LES SECRETS DU GÈNE

DU MÊME AUTEUR

Chez Odile Jacob

FRANÇOIS GROS

LES SECRETS DU GÈNE

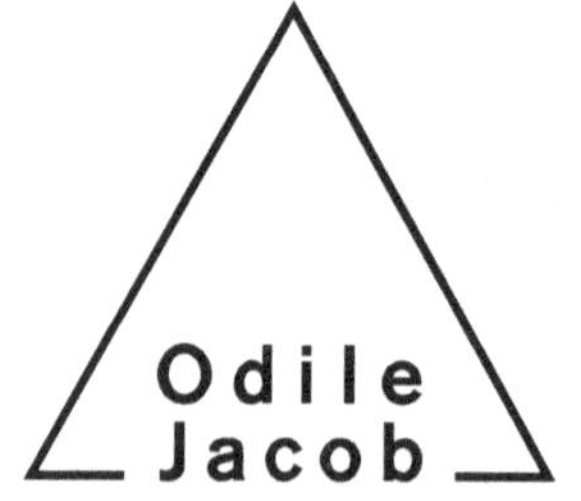

© ODILE JACOB, SEPTEMBRE 1986.
15, RUE SOUFFLOT, 75005 PARIS

www.odilejacob.fr

ISBN 978-2-0200-9325-5

À Danièle.

Préface

J'aimerais remercier tout particulièrement Odile Jacob. Son enthousiasme, son charisme d'éditrice ont eu raison de mes « états d'âmes » ou de mes réticences face à cette entreprise singulière, au demeurant nouvelle pour moi, que fut la rédaction d'un livre. Ce livre, elle l'a non seulement inspiré mais profondément aidé à concevoir.

Je suis reconnaissant à Dominique Méda. Sa lecture critique du manuscrit a représenté une étape essentielle dans la rédaction finale de l'ouvrage.

Je dois beaucoup à Geneviève Antolini. Elle a dépensé tant d'énergie et de soin à la mise en forme du manuscrit, des figures et de la bibliographie, que ce livre est aussi son œuvre.

Enfin, je souhaite que ce livre soit un témoignage d'affection à tous les miens. À Danièle surtout, ma tendre et patiente épouse qui a partagé mes peines et mes doutes et dont ces heures de travail m'ont tenu souvent trop éloigné. Puisse-t-elle, en parcourant les secrets du gène, revivre quelques-uns des souvenirs qui nous sont communs à travers cette grande odyssée scientifique ; cette odyssée qui continue...

Introduction

En 1865, un moine botaniste croise des pois dans le jardin du monastère. Constatant une grande régularité dans les résultats obtenus, il en rend responsables des « facteurs héréditaires », sorte de particules déterminant les caractères de l'espèce.

Cette démarche qui marque en fait une formidable avancée sur les théories de l'« hérédité directe » régnant[1] à l'époque, et qui va ouvrir la voie à la génétique moderne, peut nous sembler aujourd'hui bien évidente. À un effet observé, il faut bien trouver une cause, même si celle-ci ne se révèle pas des plus tangibles. Elle illustre pourtant parfaitement ce que sera la stratégie — sans doute ni avouée, ni consciente — de la biologie : substituer aux explications abstraites des relations observables entre phénomènes. C'est ainsi qu'avec Mendel, l'*inné*, cet ensemble complexe auquel nous

1. Songeons que depuis Hippocrate et Aristote et jusqu'à la fin du XIXe siècle, la transmission directe des caractères des parents vers leur descendance constitue l'explication prédominante de l'hérédité. Au XVIIe siècle par exemple, on pense que l'être dans son entier existe à l'état préformé sous forme d'un homuncule niché dans la tête du spermatozoïde et dont le cordon ombilical est dans la queue... le développement n'est donc qu'un simple déploiement.

recourons — en quête d'une cause dernière — pour expliquer nos actes ou notre « caractère », prend le visage (encore combien abstrait) d'éléments statistiquement transmis aux descendants, lors de la fécondation. Un demi-siècle d'avatars vont ainsi soumettre l'inné et l'hérédité à l'expérience : des facteurs héréditaires au principe transformant, on dégage enfin le *responsable*, l'élément qui renferme en lui notre destinée et recèle la vertu explicative du caractère : *le gène*. Résolument déterministe, la biologie croit dur comme fer à cette équation par elle maintes fois vérifiée : le gène, portion du chromosome, expliquera non seulement nos actes, mais aussi nos comportements — des plus intimes aux plus sociaux —, notre pensée, bref, tous nos caractères, tout ce qui nous distingue à jamais en tant qu'espèce, et au sein même de celle-ci en tant qu'individu. On conçoit la réaction de rejet qui accueillit ces différentes découvertes : plus la biologie mettait au jour les mécanismes d'action des gènes, plus l'opinion se refusait à croire ce qui lui était pourtant présenté — l'expérience faisant foi — comme la vérité. Comment admettre que des éléments intangibles, cachés à notre vue, et transmis inéluctablement lors de la fécondation, contiennent au sein de leur enroulement le code maître de notre destinée ? Comment accorder ne serait-ce qu'un début de créance à une science qui réduit à néant nos légitimes prétentions à la liberté ? C'est tout le problème des relations entre hérédité et liberté.

Sans nier les intentions réductionnistes, ou tout du moins déterministes de la biologie, il faut bien évidemment éclaircir le flou conceptuel qui entoure le mot comme l'objet. En effet, on assimile trop souvent le gène à un élément de fixation des caractères, d'où la facilité que nous avons à considérer le patrimoine héréditaire comme une prison biologique, dont nous ne nous échapperons pas plus, soulignons-le, que de l'inné, auquel toutes les théories finissaient toujours par avoir recours.

C'est l'un des objectifs de ce livre que de donner au lecteur les moyens de considérer, non seulement avec une certaine sérénité, mais aussi à l'aide des connaissances et des instruments adéquats, le concept de gène, pierre angulaire de la biologie moléculaire. Pour cette raison, j'évoquerai dans la première partie de l'ouvrage l'histoire ou plutôt l'odyssée de cette science, née il y a un siècle. Je serais heureux si je parvenais, au terme de cette histoire, non pas tant à réfuter l'opinion commune qu'à l'approfondir et à démontrer que la réalité est toujours plus complexe qu'on veut bien l'imaginer. La relation établie entre le gène et le caractère est en effet bien loin d'être simple : à la lumière des recherches actuelles, on peut affirmer que la conception du matériel héréditaire, comme un morne reposoir, sorte de décalogue de l'état biologique où la cellule viendrait chercher des ordres ancestraux, appartient d'ores et déjà à l'imagerie populaire. On le sait, au cours de l'évolution des espèces surtout, et dans la vie même des individus, parfois, nos gènes bougent, se transposent d'un chromosome à l'autre, se remanient, gagnent ou perdent en substance, se multiplient ou s'amenuisent, forment des familles ou meurent, se détériorent et se réparent. Le bricolage incessant paraît la règle (F. Jacob). Même si, il est vrai, la grande trame ancestrale varie peu. Mais il y a plus : nos gènes ne sont pas, comme on le pensait, faits d'un seul tenant : petits segments bien ordonnés sur la chaîne d'arpenteur de nos chromosomes ; une étrange discontinuité les caractérise avec des morceaux dont le biochimiste peut déchiffrer le sens et d'autres séparant les premiers dont le sens échappe, si toutefois ils en eurent jamais. Le gène, qui n'était d'abord qu'un « être de raison » (A. Lwoff) n'a pas encore livré tous ses secrets. C'est ce que voudrait faire comprendre la deuxième partie de ce livre. C'est un truisme que de parler, à propos de la découverte de la double hélice, de révolution scientifique, comparable à celle qui a bouleversé la physique. Cependant, son rythme, tant dans les faits que dans les esprits, prête à réfléchir. Cette évolution montre en effet que le gène n'est pas un concept tout fait, à jamais cohérent, mais qu'il n'a cessé, au cours du temps, de recouvrir des significations et des réalités différentes, véritable « Protée » de la biologie. Il est d'ailleurs, sans doute, moins un concept qu'une « idée régulatrice », un idéal d'exhaustivité dans l'explication, qui est le moteur de la recherche. C'est par cette vertu intrinsèque qu'il a permis à la biologie de retrouver chaque fois l'ardeur qu'elle croyait éteinte et la foi qu'elle pensait perdue, et de se tourner vers de nouveaux modèles qui, loin de répondre aux interrogations multiples, posaient, à l'infini, de nouvelles questions. C'est donc bien moins à un appauvrissement, comme voudraient nous le faire croire de modernes Cassandre, qu'à un approfondissement de notre connaissance du vivant que nous invite la biologie.

Il y a une vingtaine d'années, après qu'une suite de remarquables travaux eurent rendu « bien connues » les notions de double hélice et de code génétique, un biologiste américain de grand renom, Gunther Stent, écrivit que l'âge d'or de la biologie moléculaire était révolu. Cette science, à son tour, se prenait à penser à sa fin, comme si la totalité du champ auquel elle s'était vouée avait été explorée, appliqués tous les modèles, épuisées les possibilités, vérifiées et confirmées toutes les hypothèses. C'est ainsi que la biologie crut l'heure de son achèvement venue après le modèle de Crick et Watson, avec la découverte des gènes régulateurs, puis enfin avec la connaissance des boucles de fonctionnement génétique chez les micro-organismes... La prise de position de Stent ne fut pas sans effet sur ses contemporains. D'éminents spécialistes estimèrent alors que l'on savait tout — ou du moins l'essentiel — de la manière dont un gène fonctionne et même des subtilités génétiques qui conditionnent le programme de développement d'une cellule. On vit alors se dessiner un vaste mouvement de report d'intérêt, de la cellule procaryote, considérée comme un modèle épuisé, vers les modèles d'organismes supérieurs, les ***eucaryotes***[*]. Loin de procéder à un transfert graduel d'échelle et de modèle, la communauté scientifique se porta d'emblée

[*] Les mots en gras suivis d'un astérisque sont expliqués dans le glossaire en fin de volume, p. 487 s.

vers le système le plus complexe et le plus hermétique, celui qui posait le plus important défi : le système nerveux. D'où la ruée aux neurones, l'engouement pour la génétique du comportement, la redécouverte de la complexité anatomique et fonctionnelle des ensembles synaptiques. Le choix du neurone comme nouveau paradigme ne fut pas le seul ; de cette période date aussi la relance des travaux en cancérologie, virologie, immunologie...

On le voit, seules les premières pages du grand livre de la biologie moléculaire sont écrites, elles ne constituent qu'une introduction aux nouveaux chapitres que les travaux actuels sont en train de concevoir. Ce point me paraît essentiel : les gènes ne nous ont pas encore livré leur secret, et c'est aujourd'hui que l'épopée génétique commence. Comment pourrait-on le nier : un tout nouveau domaine de recherche, la neurogénétique, est en train de se créer. On commence à peine à entrevoir les règles de fonctionnement de notre hérédité cérébrale. S'agissant des éléments du matériel héréditaire, baptisés séquences oncogènes (gènes du cancer), on travaille aujourd'hui sur le rôle et sur la présence de ces gènes au potentiel malin qui, sous certaines conditions, peuvent se « réveiller » et causer les dérèglements que l'on sait. L'on possède actuellement une première classification des gènes qui correspondent aux différents cancers... Comprendre le cancer, demain, ce ne sera pas seulement être à même de le dépister et de le soigner, mais pouvoir pénétrer très en profondeur jusqu'aux rouages les plus subtils et les plus secrets qui commandent la division cellulaire. De même, la découverte de certains gènes (dits « en mosaïque ») autorise des questions et des réponses nouvelles à propos de l'origine de la vie et des espèces. Ainsi, le maintien dans nos chromosomes de tel motif chimique au sein d'une catégorie de gènes donnée ou l'existence de telle séquence non fonctionnelle (pseudogène) permettent-ils au biologiste (nouvel archéologue du vivant) de « dater » avec soin certaines étapes de notre évolution. Mieux encore, aux côtés de la « génétique contemplative », la seule que nous connaissions il y a encore dix ans, et qui se contentait de décrypter le « jeu des possibles » dans l'assortiment des caractères de l'individu ou de l'espèce, se développe une nouvelle génétique. On aura compris que ce que j'appelle « génétique d'intervention » — celle qui tente de modifier *volontairement* l'ordonnance linéaire des gènes — est grosse de bouleversements futurs.

Parvenue au faîte d'une maîtrise technologique dont les auteurs ne soupçonnaient pas eux-mêmes l'importance, la biologie moléculaire du gène découvre, au hasard d'une expérience gratuite et, somme toute, conventionnelle sur l'acide désoxyribonucléique, qu'elle est désormais en mesure de modifier artificiellement l'habitat naturel des gènes, de fabriquer à dessein des chimères de chromosomes et de faire absorber ces molécules manipulées par l'homme par des cellules vivantes... D'abord baptisée « manipulation génétique », cette nouvelle voie d'approche n'amène pas seulement à un nouveau constat de civilisation : la montée en puissance des sciences du vivant et leur extraordinaire impact sociétal en termes d'application médicales et industrielles ; elle renouvelle également le genre... car il s'agit, dès lors, de modifier les caractéristiques et peut-être aussi le programme de développement de l'espèce.

De la génétique, nous ne connaissons que la partie émergée de l'iceberg. Nous pensions que tout était dit, que déjà s'ouvrait l'ère de l'après-gène. Au même moment fleurissent les travaux les plus prometteurs : génétique des ensembles (ou génétique des architectures biologiques) ; génétique moléculaire du cerveau, génétique du comportement... le gène est partout. Pour cette raison, il nous faudra, tout au long de cet ouvrage, nous interroger sur les accusations portées contre la biologie : sommes-nous entrés dans l'ère du *pangénisme* ? Aurait-on trouvé, avec le gène, l'élément magique doué de toutes les vertus explicatives ? Je vous invite, avant d'en décider, à entrer avec moi dans le laboratoire, avec les hommes qui ont fait la science, et à admirer la grande alchimie du gène. Il ne s'agit peut-être plus tant de se libérer des gènes que de se libérer de l'idée qu'on s'en fait.

CHAPITRE I

L'acte de baptême de la génétique

L'ACTE DE NAISSANCE DE LA GÉNÉTIQUE

Qui douterait que l'homme a toujours ressenti une curiosité et une fascination certaines à l'égard des manifestations de l'hérédité, qu'il s'agisse de la sienne propre ou de celle des objets vivants qui l'entourent ? Alors que la reproduction, en tant que phénomène observable, s'imposait simplement à lui, l'exact mécanisme du processus, qui mène de l'acte de fécondation à la constitution d'un être complet, fut longtemps l'objet d'affabulations, voire de mythes.

« Quel monstre est-ce que cette goutte de semence de laquelle nous sommes produits... », se demande Montaigne au cours des *Essais* ? Pendant des siècles, on a cru — on le conçoit aisément — que les éléments qui se mélangeaient lors de la reproduction sexuée étaient contenus dans le sang. « Le sang définit l'homme. L'homme sain d'abord. » De très anciennes observations avaient présenté cette vertu, passée dans le langage (« la voix du sang », « le sang bleu », « bon sang ne saurait mentir » [1]).

1. Jean Bernard, *Le Sang des hommes*, Buchet-Chastel, 1981.

Mais le sang n'apparaissait pas seulement comme un « miroir », il était aussi le signe des vertus bonnes ou mauvaises, physiques, intellectuelles ou morales susceptibles de se *transmettre*.

Cette poétique « méprise » était d'ailleurs d'autant plus surprenante que, depuis fort longtemps (dès le néolithique), l'homme avait commencé à faire, sur les espèces animales et végétales, de la génétique « sans le savoir ». Croiser des espèces pour l'élevage ou l'horticulture ne fut longtemps que le fruit d'une démarche empirique dictée par le besoin, l'intérêt ou la simple curiosité. Il n'empêche que les plantes, comme chacun sait, n'ont pas de sang et qu'on ne pouvait donc manquer d'être frappé par les analogies que présentaient les phénomènes de reproduction dans le monde végétal et animal.

C'est d'ailleurs parce qu'ils s'intéressèrent à la fécondation *artificielle* (donc expérimentale) des plantes que des botanistes comme le Français Maupertuis et surtout l'Allemand Joseph Gottlieb Kœlreuter, né à Wurtemberg en 1733, allaient devenir, bien involontairement, les précurseurs de la science de l'hérédité, autrement dit de la génétique.

« Qui connaît aujourd'hui J. G. Kœlreuter, ce professeur, conservateur du jardin botanique de Karlsruhe, qui consacra ses études à la genèse des plantes hybrides et effectua un certain nombre d'expériences qu'allait refaire G. Mendel ? À la différence de ce dernier, il ne fut pas capable de synthétiser l'ensemble de ses observations en un modèle théorique[2]. ». Aussi fut-il perdu, ou à peu près, pour la postérité !

Tout le monde s'accorde en effet à penser que la génétique est née en 1866, date à laquelle le moine autrichien Gregor Mendel publia les comptes rendus et les résultats de ses expériences dans deux mémoires de la Société d'histoire naturelle de Brünn. Mendel était botaniste, comme

---

2. Voir A. Danchin, in *L'État des sciences et des techniques*, Édition 1983-1984, La découverte, Maspero-Boreal Express, directeur Marcel Blanc, p. 208.

ses prédécesseurs, mais avait sur ces derniers un avantage : rompu aux calculs mathématiques, il savait quantifier ses observations. Dans le petit jardin du monastère, il s'était passionné à croiser des petits pois lisses ou ridés, jaunes ou verts, et avait établi avec un grand soin la fréquence selon laquelle tel ou tel caractère issu de parents morphologiquement différents se manifestait à la première puis à la deuxième génération. Il put ainsi constater l'uniformité des hybrides de première génération et en déduisit la loi dite « de pureté des gamètes ». Elle se manifeste par exemple dans les observations suivantes : lorsque les pois « parentaux » sont respectivement jaunes et verts, leurs descendants sont tous jaunes (il y a donc dominance de l'un des caractères), *mais* — et c'est sans doute cela qui constitue la conclusion la plus importante — ces hybrides *apparemment* uniformes sont, au niveau de leurs propres gamètes, *hétérogènes*. Mendel avait en effet observé qu'à la deuxième génération, les caractères parentaux *réapparaissaient* selon des proportions statistiquement prévisibles. Tout se passait en somme comme si chaque caractère observable d'un individu était déterminé par deux « éléments » héréditaires, l'un apporté par la « mère », l'autre par le « père ». Ces éléments *ne se mélangeaient pas* chez la plante issue de la fécondation (malgré les apparences ***phénotypiques*** *) et étaient donc susceptibles d'être transmis à nouveau, de façon indépendante, à la descendance de ce plant (on parle souvent ici de « disjonction des caractères », appelée de façon plus savante « loi de ségrégation » des caractères acquis). On conçoit, dès lors, qu'un caractère pouvait être traité comme une probabilité de distribution et que, du même coup, l'hérédité devenait soumise à la prévision numérique. « Avec Mendel, écrit François Jacob, [...] les phénomènes de la biologie acquièrent soudain la rigueur des mathématiques. C'est toute une logique interne qu'imposent à l'hérédité la méthodologie, le traitement statistique et la représentation symbolique[3]. »

---

3. François Jacob, *La Logique du vivant. Une histoire de l'hérédité*, Gallimard, 1976.

Mais les deux mémoires de Mendel ne firent au mieux que l'objet d'un accueil courtois, d'autant plus indifférent que la biologie manquait à l'époque d'un cadre conceptuel propre à accueillir ces constatations. Ce ne fut que trente-cinq ans plus tard que le Hollandais Hugo de Vries, l'Allemand Carl Corens et l'Autrichien Erich Tschermak, tous trois botanistes, apportèrent la confirmation éclatante du bien-fondé de ces lois, en montrant qu'elles s'appliquaient, outre aux pois, à toute une série d'espèces végétales. C'est seulement alors, peut-on dire, qu'est née la génétique contemporaine. Nous sommes très exactement en 1900 !

Si le sort ne se jouait point sans cesse des démarches les plus savantes, la logique aurait voulu qu'au cours de la dernière décennie du XIXe siècle un rapprochement ait été établi entre les « éléments » mendéliens et la « substance » qu'un jeune chimiste suisse, Friederich Miescher, avait isolée du noyau des cellules, en 1869, l'année même où Mendel présenta son second mémoire ; substance qui, nous le verrons, n'était autre que le composant chimique de l'hérédité, à savoir l'acide désoxyribonucléique. Mais le hasard en décida autrement. Il fallut près de quatre-vingts années pour que l'*ADN* * isolé par Miescher soit reconnu comme le véritable matériel héréditaire, et ce, après bien des vicissitudes expérimentales. C'est ainsi que les deux biologistes, alors qu'ils travaillaient la même année sur les mêmes problèmes d'hérédité, à quelques centaines de kilomètres l'un de l'autre, l'un croisant des pois à Brünn, l'autre fractionnant les noyaux du sperme de saumon à Bâle, ignorent tout de leurs recherches respectives. La biologie devra attendre longtemps le rendez-vous de la génétique mendélienne et de la chimie des acides nucléiques ! Mais, encore une fois, les esprits n'y étaient pas préparés : le cheminement suivi par la science de l'hérédité allait se révéler fort différent.

Dans les années qui suivent les travaux de Mendel (et ceux de Miescher), M. Bateson en Angleterre et L. Cuénot en France établirent que les lois de Mendel régissaient également la transmission des caractères dans le monde *animal*. La démonstration que les deux règnes, végétal et animal, étaient soumis aux mêmes lois fut, conceptuellement parlant, un événement capital. On était dès lors certain que la ségrégation des caractères, qui constituait l'apport essentiel des lois de Mendel, n'était pas une particularité de la reproduction des plantes.

Mais quels sont donc ces « éléments » abstraits, ces facteurs, dont la transmission héréditaire obéit aux lois de la statistique ? Hugo de Vries, celui qui découvrit les mutations, les qualifiera de « particules représentatives » : l'expression n'est pas innocente, elle s'efforce d'apporter aux éléments en question un support matériel, qui n'est pas sans analogie avec les entités rencontrées en physique. Cuénot, quant à lui, les appelle des déterminants *chimiques* (anticipant sans s'en douter la découverte de l'ADN !) « présents aussi bien dans le "plasma germinatif" que dans les ***cellules somatiques*** * »[4] .

De quelle façon est-on parvenu à la conclusion que les « facteurs » transmissibles de Mendel ne sont autres que ce qu'on a appelé, au début de ce siècle, les *gènes* ? C'est ce qu'il convient brièvement d'évoquer.

FACTEURS MENDÉLIENS ET GÈNES

Les premières expériences de Mendel datent, comme nous l'avons dit, de 1865. Or, les chromosomes n'ont été découverts qu'aux environs de 1880, à la suite de recherches sur la division cellulaire. Le noyau, au stade qui précède la division, contient une sorte de réseau d'aspect fibrillaire qui présente une très forte affinité pour les colorants. C'est pourquoi, en 1879, W. Flemming donna

4. On oppose souvent le soma au ***germen*** *. Appartiennent au soma toutes les cellules du corps à l'exception des gonades et des cellules sexuelles ; appartiennent au germen toutes les cellules qui assurent la reproduction.

pour la première fois le nom de *chromatine* à cet ensemble filamenteux. Un peu plus tard, E. Strasburger (1880), W. Flemming (1881) et E. Van Beneden (1883) observèrent respectivement chez les plantes et les larves d'amphibiens que, lors de la division, l'enveloppe nucléaire qui délimite le noyau disparaît tandis que son contenu fibrillaire se transforme en un ensemble de filaments indépendants qui se condensent en structures allongées ou en bâtonnets plus ou moins réguliers, auxquels W. Waldeyer, en 1888, conféra leur nom de baptême : ***chromosomes*** * (c'est-à-dire corps « colorés »).

Voilà pour les chromosomes ! Mais comment en est-on venu à l'idée que les chromosomes sont les dépositaires de l'hérédité, qu'ils renferment la quasi-totalité de nos gènes et que les facteurs mendéliens ne sont autres que les gènes qui s'y trouvent localisés ? Des recherches antérieures avaient déjà établi que le noyau et les structures qui le composent jouent un rôle dans la fécondation. La fusion des deux noyaux — celui de l'ovule et du spermatozoïde — avait déjà été observée chez l'oursin en 1875. Edouard Van Beneden, professeur à Liège, dont nous avons déjà évoqué les travaux, constata alors que les chromosomes se trouvent en nombre égal dans l'ovule et dans le spermatozoïde de la même espèce, et que le noyau des cellules *sexuelles* contient un nombre de chromosomes qui est la moitié précisément du nombre de chromosomes présents dans les cellules somatiques dont ils proviennent. (On appelle « réduction chromatique » ce phénomène tel que, au cours de la méiose, on passe de 2n à n.)

Mais, c'est Weissmann, le père du néodarwinisme, qui, ayant regroupé l'ensemble de ces données, émit l'hypothèse que le noyau de la cellule germinale *renfermait une « substance héréditaire »* contenue dans les chromosomes. Sutton avance alors l'idée que la réorganisation dont les chromosomes sont le siège au cours du cycle cellulaire permet d'expliquer le comportement des facteurs mendéliens dans l'hérédité. En somme, tout ceci allait constituer ce que l'on pourrait appeler la « toile de fond » de la théorie chromosomique de l'hérédité.

MORGAN ET LA TOPOLOGIE GÉNÉTIQUE

Toutefois, c'est au fils d'un militaire sudiste, originaire de Lexington, et que l'on considère aujourd'hui comme l'un des plus grands généticiens, Thomas Hunt Morgan, qu'allait revenir le mérite d'établir cette théorie sur des bases expérimentales indiscutables. Attiré, dès le début de sa carrière, par les problèmes (et les beautés) de l'embryologie, c'est sur l'étude des chromosomes de la mouche du vinaigre, la *drosophile*, que ses travaux allaient s'engager, et ce sont les résultats obtenus de ce matériel qui allaient le rendre célèbre.

Avant d'aller plus loin, il nous faut donner quelques explications supplémentaires sur le mécanisme et l'objectif des expériences. Elles s'organisent autour des ***mutations****, notion qu'il s'agit de préciser. On sait que les partisans de l'évolution se partageaient en deux clans : les uns soutenant qu'elle s'était faite par une série de transformations graduelles et continues apparues depuis les temps géologiques et les autres, partisans de la mutation brusque (de Vries), soutenant que l'évolution a résulté d'une suite de sauts discontinus, faisant émerger chaque fois des propriétés nouvelles.

On comprend que la mutation ait été un instrument indispensable à l'étude des gènes, puisqu'elle met en évidence un fonctionnement aberrant, et souvent nouveau, du gène et donc qu'elle est le révélateur de celui-ci.

On sait que le point de départ des observations de T.H. Morgan fut l'étude des mutations affectant la couleur des yeux (notamment la mutation *white*), caractère dont il démontra, en 1910, qu'il se transmet à la seconde génération. Ces résultats, et d'autres de même nature, allaient le conduire à opérer un rapprochement entre le phénomène de mutation, découvert par Hugo de Vries chez les plantes, et les facteurs héréditaires, dont l'existence avait été postulée par Mendel. Il proposa que les mutations affectent en réalité les fameux facteurs mendéliens et que ces derniers (dénommés « gènes » pour la première fois par Johannsen) sont disposés linéairement sur les chromosomes un peu « comme les perles d'un collier ».

Mais Morgan ne se contenta pas d'assigner un support matériel aux facteurs mendéliens, sièges de mutations. Il découvrit le moyen de préciser *dans quel ordre* les gènes étaient disposés et à quelle distance relative ils se trouvaient les uns des autres, ce qui allait permettre l'établissement des premières *cartes chromosomiques*. Cette démarche fut paradoxalement rendue possible par la mise en évidence d'un phénomène à première vue... incompatible avec les lois de Mendel, phénomène dont ses collaborateurs et lui révélèrent l'existence. On a vu en effet que, selon Mendel, les caractères hérités des parents ne se mélangeaient pas après fécondation mais qu'ils ségréguaient — ou se séparaient — à la génération suivante. Or, Morgan nota qu'en maintes circonstances des caractères héréditaires ne se séparaient pas : ils restaient *liés*, se transmettant en bloc plutôt qu'individuellement. Cherchant à expliquer cette situation, Morgan et ses collaborateurs découvrent alors le phénomène dit de *crossing over* (littéralement : enjambement). On constate souvent qu'après appariement des chromosomes, il y a entrecroisement de ces derniers, puis cassure et réunion de fragments plus ou moins grands du matériel génétique. Ainsi des « segments » chromosomiques portant des groupes de gènes liés peuvent être échangés d'un bâtonnet chromosomique à un autre. Si deux gènes distincts sont très proches l'un de l'autre sur un même chromosome, la probabilité pour qu'un entrecroisement s'effectue entre eux sera beaucoup plus faible que s'ils sont éloignés. En langage moderne, on dira que ces caractères ne se recombinent pas.

Le très gros apport de Morgan et de son école réside donc, d'une certaine manière, dans l'élaboration d'une symbolique géométrique des gènes. Grâce aux cartes chromosomiques, la *représentation* des caractères d'un individu se simplifie. Mais surtout, les distances linéaires qui séparent les gènes les uns des autres sur les chromosomes, désormais matérialisés comme des points sur une droite, permettront de calculer les fréquences relatives d'« échanges » de caractères entre chromosomes et, par conséquent, de définir les probabilités de réarrangements (recombinaisons) du matériel héréditaire.

Mais pour « localiser » les gènes, il faut pouvoir caractériser les événements mutationnels qui leur correspondent. Comme nous l'avons précisé, les mutations sont alors les vrais révélateurs de l'existence et du fonctionnement du gène : elles sont donc essentielles, et jouent en quelque sorte le rôle de témoins. Le généticien est donc avant tout à l'affût de ce qu'il appelle des « marqueurs ».

En effet, s'il avait fallu se contenter des mutations « spontanées » pour suivre le destin des gènes en question, la démarche morganienne eût été un peu limitée dans son entreprise. Mais, un collaborateur de Morgan, Müller, eut la bonne idée de découvrir la ***mutagenèse*** * *provoquée* par les rayons X ; c'est ainsi que la génétique de la drosophile allait, à partir de 1927, s'enrichir de nombreux marqueurs génétiques. Ayant à leur disposition un grand nombre de mutants artificiels, les généticiens pouvaient alors se consacrer à analyser « le déterminisme de la variation ».

Grâce à Morgan, l'ère de la topologie génétique bat son plein. On accède peu à peu à une définition purement opérationnelle du gène, permettant d'éliminer le contexte « métaphysique » qui entourait le mot comme l'objet. Le gène représente désormais à la fois l'unité de mutation et de recombinaison. La mutation, en fournissant le signal observable du gène altéré, permet d'en révéler indirectement l'existence. Quant à la recombinaison, elle donne une information précise sur la localisation relative d'un gène particulier par rapport aux autres. La génétique a donc, grâce à Morgan, accompli un pas de plus vers le formalisme : c'est désormais une véritable mathématique du gène qu'élaborent les biologistes. Cependant, on continue à tout ignorer du mécanisme qui conduit de celui-ci au caractère qu'il détermine.

L'idée même que les biologistes pourraient un jour expliquer le *fonctionnement* des gènes apparaîtra au début, osons le dire, comme un acte d'une grande témérité, voire un sacrilège. C'est que le vitalisme n'est jamais tout à fait mort, renaissant de ses cendres à chaque occasion. Le moindre progrès dans la connaissance soulève une infinité de questions sous lesquelles il se niche avec prédilection ; délogé tout au plus, jamais réduit !

Tant que la génétique et la biochimie n'auront pas passé leur sainte alliance, subsistera pour les « irréductibles » du vitalisme le secret espoir que les données du problème ne sont pas complètement accessibles à l'approche expérimentale. Les « gènes » de Morgan n'ont-ils pas été considérés au début comme des déterminants héréditaires d'*importance secondaire* ne présidant qu'aux seules propriétés morphologiques de l'espèce ?

UNE GÉNÉTIQUE PHYSIOLOGIQUE

On sait aujourd'hui (nous verrons comment on est parvenu à l'établir) que les gènes sont des régions délimitées d'une longue molécule présente dans les chromosomes, l'ADN, et qu'ils doivent leurs propriétés de « déterminants » à une chaîne d'événements au cours de laquelle ils sont recopiés en d'autres motifs dont l'agencement permet la formation des ***protéines*** *, qui sont les véritables ***catalyseurs*** * de la vie cellulaire et les éléments matériels des caractères de l'espèce.

Que le gène soit un élément de codage présidant à la fabrication d'une *protéine*, elle-même responsable d'une fonction cellulaire, est une évidence qui s'impose aujourd'hui avec une telle force que nous avons — comme c'est souvent le cas, à la faveur d'un retour épistémologique sur le passé — bien du mal à imaginer que l'on ait pu mettre si longtemps à la considérer comme telle.

Souvenons-nous qu'en 1930, la biologie moléculaire n'était pas encore née. Il était donc impossible de décrire avec précision le processus allant de la mise en activité d'un gène à l'apparition du caractère correspondant. Plus modestement, mais non moins sûrement, il fut d'abord question de génétique *physiologique* : il s'agissait de relier le rôle des gènes aux connaissances biochimiques de l'époque et notamment à la physiologie cellulaire.

Dès 1901, en analysant le ***métabolisme*** * de deux ***acides aminés*** * (éléments constitutifs des protéines), la *phénylalanine* et la *tyrosine*, chez des personnes souffrant de maladies héréditaires, Garrot émit l'hypothèse qu'il devait exister une relation directe entre les *gènes* et les ***enzymes*** *, suggérant ainsi l'existence d'une relation entre le « maître objet » des sciences de l'hérédité et celui de la biochimie. Mais cette proposition prémonitoire mit très longtemps à être vérifiée ; de fait, près de quarante années...

Ce sont les travaux de M. Ouslow (1925) puis de Haldane sur les ***pigments*** * des fleurs, et surtout ceux de Beadle et Ephrussi (1935) sur les pigments des yeux de la drosophile, qui permirent d'aborder au plan *expérimental* le mécanisme de l'action biochimique des gènes, du moins à un premier niveau de résolution, et ce, en montrant qu'un gène affecte une étape physiologique *particulière*, donc enzymatique, de la formation du pigment.

Sans vouloir entrer dans le détail historique de ces travaux, il est vraisemblable que ce sont les premières observations de B. Ephrussi sur le comportement de certains types de souris et surtout sur la manifestation (l'« expressivité ») des caractères de pigmentation de l'œil des drosophiles, notamment le caractère « vermillon », qui jetèrent le fondement d'une vraie génétique physiologique, permettant ainsi l'accès expérimental aux *produits biochimiques* des gènes.

L'idée sous-jacente est la suivante : si des étapes biochimiques interviennent comme relais entre le gène et un caractère déterminé, une mutation à l'intérieur du gène peut entraîner une modification de *l'une* de ces étapes. Par voie de conséquence, certains intermédiaires de la chaîne réactionnelle conduisant au caractère final ne seront plus produits, mais d'autres, qui les *précèdent* dans la séquence réactionnelle, seront au contraire accumulés, à la manière des eaux d'un fleuve par un barrage. Si tel est bien le cas, on détiendra la preuve qu'un gène peut commander à l'activité d'une enzyme particulière.

Grâce à une très élégante technique de transplantation d'ébauches d'yeux (disques imaginaux) chez la larve de drosophile, B. Ephrussi et G. Beadle démontrent, en 1935-1936, que la pigmentation de l'œil chez la mouche du vinaigre fait intervenir deux hormones contrôlées par les gènes et qui sont les « messagers chimiques » reliant gènes et caractères.

> En effet, il résulte de leurs travaux que « deux substances diffusibles interviennent dans la synthèse du pigment brun de l'œil : la substance "vermillon" et la substance "cinnabar" ; ces deux substances sont alors séparées puis isolées... et finalement identifiées (par d'autres auteurs) à deux composés chimiques *définis* : la *cynurénine* (substance issue du métabolisme du tryptophane) et la *3-hydroxycynurénine* ».

Puisque la chaîne de conversion métabolique conduisant à la formation du pigment brun peut être bloquée par une mutation, telle la mutation V, il devient dès lors possible d'expliquer l'effet de blocage par une inhibition de l'étape de conversion tryptophane ——► cynurénine ; ainsi se trouve matérialisé, pour la première fois, de façon convaincante, le fonctionnement d'un gène. Mais, comme c'est souvent le cas, il ne suffit pas d'établir une vérité expérimentale pour que, dès le début, elle s'impose...

UN GÈNE — UNE ENZYME

L'emploi des drosophiles comme matériel privilégié pour l'étude de l'action biochimique des gènes n'était d'ailleurs pas des plus aisés, compte tenu de leur taux de reproduction et des difficultés qu'il y avait à extraire des intermédiaires chimiques sur une assez grande échelle.

De fait, on ne progressa de façon décisive dans la connaissance des relations possibles entre un gène et son produit (la protéine) qu'à partir du moment où l'on découvrit que, chez les ***protozoaires*** *, les ***bactéries*** * et les champignons inférieurs, le schéma structural du patrimoine héréditaire était identique à celui des organismes supérieurs. C'est principalement la découverte des « mutants biochimiques » chez les micro-organismes et les eucaryotes inférieurs qui permit d'étayer les observations d'Ephrussi et de les systématiser sous la forme d'une équation lapidaire qui fit d'emblée fureur : « un gène — une enzyme ».

En effet, Beadle et Tatum, qui eurent la chance de pouvoir poursuivre leurs recherches en génétique physiologique pendant la guerre (1941), purent atteindre leur objectif en analysant avec un soin extrême certaines mutations affectant les voies de biosynthèse d'un acide aminé particulier, l'arginine, chez un champignon, *Neurospora crassa*.

Le champignon *Neurospora* (comme d'ailleurs *Escherichia coli*) possède la capacité de croître dans un milieu dit « minimal », c'est-à-dire ne renfermant que du glucose, ou un autre sucre, comme *seule* source de carbone, et des sels ammoniacaux en guise de source d'azote. Si l'on excepte certaines bactéries capables de capter directement l'azote atmosphérique (les rhizobiums croissant sur les radicelles des légumineuses), peu de cellules manifestent des exigences aussi modestes quant à la nature des éléments nutritifs. Une telle situation présuppose toutefois l'existence en leur sein d'un équipement enzymatique très complexe, capable de convertir, à la faveur d'un grand nombre d'étapes distinctes, le sucre et l'ammoniac en composants cellulaires essentiels : ***polysaccharides*** *, protéines, acides nucléiques, lipides. On désigne sous le nom de « prototrophes » des cellules qui peuvent

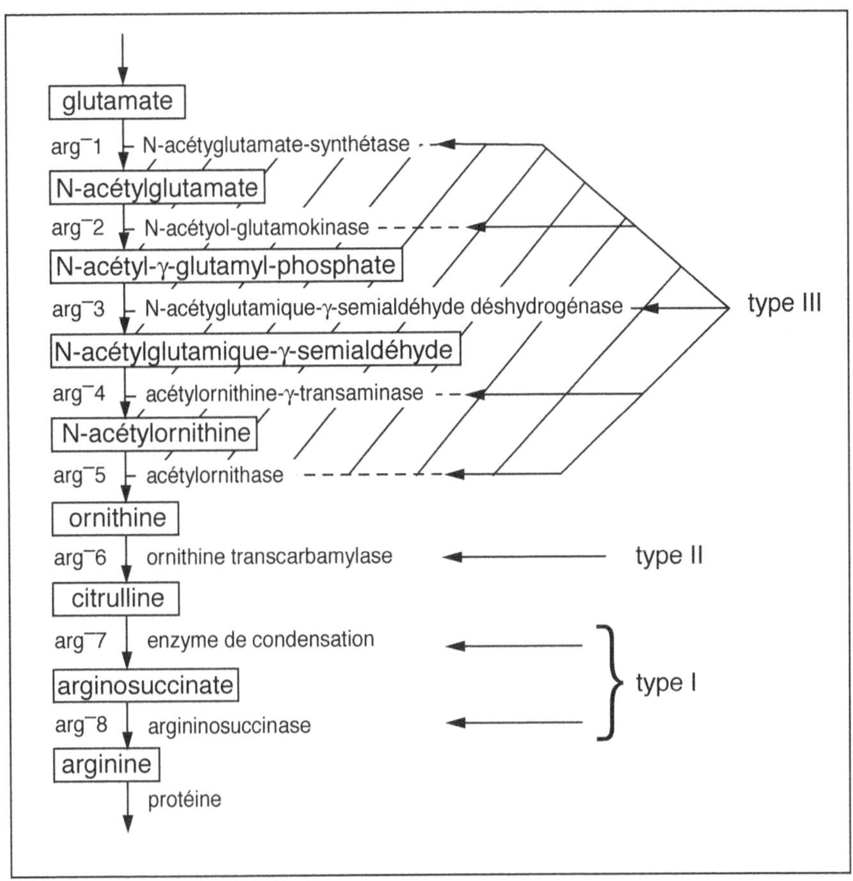

Figure 1. — *Chaîne de biosynthèse de l'arginine.* À partir de 1941, on voit se développer une véritable génétique « métabolique ». Utilisant, comme dans le cas illustré ici, les souches d'un champignon, *Neurospora*, ou des cellules bactériennes, on parvient à établir, grâce à la génétique, les voies de biosynthèse de presque tous les métabolites. Ce type d'expériences a conduit à la fameuse hypothèse « un gène — une enzyme ». (D'après l'*Encyclopédie internationale des sciences et des techniques*, 1971, vol. 6, p. 271, fig. 9.)

ainsi s'alimenter et croître sans qu'il soit besoin de leur fournir *à l'état préformé* un quelconque élément précurseur des grandes molécules constitutives de la cellule. Les généticiens disent également que l'on a affaire à une souche « sauvage », parce que cette non-dépendance de ***métabolites**** préformés est la caractéristique générale, la plus fréquemment observée dans l'espèce considérée.

Il arrive toutefois, à la suite d'une mutation pouvant survenir spontanément (mais avec une très basse fréquence : exemple, $1/10^6$ à $1/10^7$) ou après traitement par des agents mutagéniques, qu'apparaissent des types cellulaires nouveaux, dits ***auxotrophes*** *, s'avérant incapables de croître en « milieu minimal », alors qu'ils croissent parfaitement après l'ajout d'un *métabolite* particulier. Ce métabolite, pierre de l'édifice macromoléculaire, peut être un acide aminé, une base nucléique, une vitamine. Il est alors remarquable que le *seul* besoin exprimé par la souche ainsi mutée, soit la présence d'un type *unique et défini* de métabolite. Toutefois, à la suite de plusieurs événements mutationnels, on rencontre également des souches polyauxotrophes, c'est-à-dire qui requièrent pour leur développement un nombre de métabolites supérieur à 1.

C'est en s'intéressant aux mutants auxotrophiques de type arginine (baptisés arg^- par opposition aux cellules sauvages arg^+), que Beadle et Tatum parvinrent, tout comme B. Ephrussi, à montrer l'existence d'une relation directe entre l'activité d'un gène particulier et la fabrication d'une enzyme.

La *figure 1* aide à comprendre leur démarche. Les auteurs sont parvenus à classer les différentes souches mutées en trois groupes en fonction de leurs besoins nutritionnels. En effet, les chimistes avaient montré que la synthèse de l'arginine s'effectue à partir de molécules « précurseurs » ou « intermédiaires » ayant des parentés structurelles avec l'arginine, molécules appelées « ornithine » et « citrulline ». Tandis que la souche sauvage peut croître en milieu minimal (et *a fortiori* en milieu minimal supplémenté par l'ornithine, la citrulline ou l'arginine), d'autres types de mutants, baptisés 1, 2, 3, 4 ou 5, ne pouvaient croître en milieu minimum mais voyaient leur développement satisfait par l'ajout soit d'ornithine, de citrulline ou d'arginine. Une seconde catégorie (mutant 6) ne croissait pas en présence d'ornithine mais pouvait se développer aux dépens de la citrulline ou de l'argi-

> nine. Enfin deux types de mutants (7 et 8) ne voyaient leur auxotrophie satisfaite qu'en présence d'arginine. Les biochimistes ont découvert qu'il existait en effet un produit intermédiaire *entre* l'arginine et la citrulline, l'acide argino-succinique. Les gènes arg-7 gouvernent la transformation de la citrulline en acide argino-succinique et les gènes arg-8 la transformation de ce produit en arginine.

De ce type de recherches et de toute une série d'études inspirées par la même voie d'approche, on pouvait tirer plusieurs conclusions :

Les métabolites, comme l'arginine, l'un des vingt acides aminés qui entrent dans la constitution d'une protéine (c'est-à-dire, pour simplifier, les briques qui servent à bâtir l'édifice cellulaire), sont formés grâce à l'intervention *successive* d'enzymes dont chacune ne « commande » qu'une étape bien définie dans la séquence conduisant au produit terminal. D'où la notion de « chaîne de réactions » ou « chaîne de biosynthèse » (qui peut dans le cas présent s'écrire : ornithine ⟶ citrulline ⟶ argininosuccinate ⟶ arginine). Pour chacune de ces étapes, des souches mutantes ont pu être identifiées.

Il en ressort que chaque gène *normal* permet la formation d'une enzyme spécifique, catalysant une réaction appartenant, soit (comme c'est le cas ici) à la chaîne de biosynthèse d'un métabolite, soit à une chaîne dégradative, tandis que ce même gène, après *mutation*, devient souvent incapable de synthétiser cette enzyme ou, plus fréquemment, synthétise une enzyme inactive.

L'hypothèse de Beadle et Tatum : « un gène — une enzyme » eut un retentissement considérable. Elle fut d'ailleurs vérifiée par l'étude de la biosynthèse d'un grand nombre d'acides aminés, tant chez les champignons que chez les bactéries. Pendant la décennie 1950-1960, on assista à une floraison de travaux permettant d'établir de véritables « cartes » qui retraçaient les principales voies métaboliques des procaryotes et des champignons inférieurs.

En réalité, on sait aujourd'hui que les enzymes ne sont pas les seules protéines directement contrôlées par les gènes. Le déterminisme génétique intéresse *toutes* les protéines qu'elles soient douées d'activité enzymatique ou non. On connaît, par exemple, nombre de mutations affectant les propriétés des *hémoglobines* (protéines complexes intervenant chez les organismes supérieurs dans la fixation de l'oxygène). L'une des manifestations parmi les plus classiques de ces altérations génétiques est l'anémie falciforme, « maladie génétique » provoquée par une mutation ponctuelle dans un gène déterminant la synthèse d'une chaîne polypeptidique, la chaîne β, de l'hémoglobine. L'hémoglobine S (S pour Sickle en anglais) qui en résulte forme des agrégats au sein du globule rouge, ce qui entraîne sa déformation caractéristique. La mutation est « récessive ». Seuls les individus de type SS présentent les syndromes pathologiques. Les individus « hétérozygotes » manifestent un symptôme affaibli et leurs globules sont normaux.

À vrai dire — le cas des hémoglobines anormales en fournit l'illustration —, il est préférable d'exprimer l'hypothèse de Beadle et Tatum sous la forme « un gène — une chaîne ***polypeptidique*** * ». En effet, le plus souvent, les protéines, douées ou non d'activité enzymatique, sont formées par l'assemblage de *plusieurs* sous-unités moléculaires, ou chaînes polypeptidiques, qui, une fois dissociées, ne manifestent généralement pas les propriétés spécifiques (et singulièrement catalytiques) observables au niveau du complexe.

Par exemple, l'hémoglobine chez l'homme est de constitution $\alpha_2\ \beta_2$, c'est-à-dire que la molécule fonctionnelle est formée par la réunion de deux chaînes polypeptidiques α et de deux chaînes β en un édifice tridimensionnel complexe. La synthèse des deux chaînes polypeptidiques α et β de l'hémoglobine est gouvernée par deux gènes différents, non liés (encore que cette vision ne soit qu'approchée puisqu'il existe en vérité des familles de gènes α et de gènes β, mais ce point ne sera évoqué que dans les chapitres suivants). Enfin, il existe toute une catégorie de gènes dont l'activité ne se traduit pas par la formation d'une chaîne polypeptidique, mais dont le produit primaire d'expression est un *acide ribonucléique* ou ***ARN**** . À cette catégorie appartiennent notamment les déterminants génétiques qui commandent la synthèse des ARN rencontrés dans les particules cytoplasmiques appelées ribosomes ou celle des ARN servant d'« adapteurs » aux acides aminés, les ARN dits de « transfert ». Les chromosomes des cellules eucaryotiques recèlent également des familles de séquences génétiques, dites « répétitives » parce qu'elles sont présentes à un très grand nombre d'exemplaires. Certaines de ces « séquences » sont copiées en des acides ribonucléiques, de fonction inconnue et dont la contrepartie de nature protéique n'a pu être mise en évidence, si toutefois elle existe.

Avec les travaux d'Ephrussi, de Beadle et Tatum, et l'essor de la génétique métabolique, particulièrement marquant dans la décennie qui suivit la dernière guerre mondiale, on peut dire que la conception du gène en tant qu'« unité de fonction » est désormais bien étayée. C'est parce qu'ils déterminent la formation des protéines, dont les activités catalytiques ou les assemblages matérialisent les caractéristiques cellulaires, que les gènes « commandent » aux propriétés de l'espèce.

Même si l'on ne sait pas encore, à cette époque, de quoi les gènes eux-mêmes sont constitués, chimiquement parlant, on peut désormais obtenir, à partir des données de la génétique physiologique, une représentation assez concrète de leur rôle. On est ainsi passé de la notion de *caractère*, immédiatement et facilement perceptible, puisque macroscopique, mais très complexe au regard du chimisme cellulaire, à celle de *molécule*, l'enzyme (ou les polypeptides), c'est-à-dire d'un élément submicroscopique mais qui permettra, dans les décennies qui suivront, d'aborder le mode d'action des gènes d'une façon extrêmement précise. Le problème se ramène en effet désormais à comprendre comment un gène, élément de l'ADN, est capable de coder pour la formation d'une protéine, l'enzyme.

LA STRUCTURE FINE DES GÈNES

À l'époque, le chromosome apparaît comme un assemblage de gènes (unités fonctionnelles) reliés par une substance non génétique. On pense que la « recombinaison » n'a lieu qu'entre les gènes ainsi définis (c'est-à-dire qu'elle ne se produit pas à l'intérieur), et que la mutation intervient au contraire à l'intérieur des gènes, d'où la définition *classique* du gène comme une *unité de recombinaison, de mutation et de fonction*.

L'idée qui prévaut alors est que les trois unités qui définissent le gène classique : le gène morganien, müllérien et le gène défini par Ephrussi, Beadle et Tatum coïncident, et que la *correspondance* est par conséquent parfaite entre l'unité de recombinaison, l'unité de mutation et l'unité de fonction, toute altération au sein de l'une quelconque de ces unités entraînant, par voie de conséquence, l'altération dans les propriétés des deux autres, voire leur disparition. De fait, en s'intéressant de plus près aux phénomènes de redistribution (recombinaison) des « caractères » attribuables à des « gènes » sur des modèles biologiques adéquats, on a pu constater, d'une part, que cette conception était fausse et, d'autre part, que ce que l'on considérait comme l'unité de recombinaison, à savoir le gène morganien classique, pouvait être le site de multiples recombinaisons internes.

C'est ainsi que, chez la drosophile, en étudiant des ***allèles*** * différents appartenant à la même famille, on observa que des *crossing over* pouvaient se produire à l'intérieur de ce que l'on croyait être la plus petite unité de recombinaison, à savoir le gène au sens classique du terme. *Le gène apparaissait donc en quelque sorte « sécable » en mul-*

tiples éléments de recombinaison, comme l'atome en ses particules constitutives. Ces observations, réalisées sur des familles alléliques déterminant la pigmentation des yeux, conduisirent à l'idée que les gènes étaient, en réalité, des segments chromosomiques délimités composés d'éléments « recombinables », les *hétéroallèles*, susceptibles d'être le siège de mutations *indépendantes*. Si l'on poursuit l'étude de ces hétéroallèles par l'analyse des croisements, on obtient des sous-ensembles qui, eux, ne se recombinent plus : les *homoallèles*.

Mais, c'est par des tests dits de « positionnement relatif » en « cis » (même chromosome) ou en « trans » (chromosomes différents), tests effectués sur le bactériophage, qu'ont pu se préciser ces notions et du même coup qu'est devenue possible — avant l'ère de la génétique moléculaire et des cartographies physiques des séquences d'ADN — l'analyse de la structure fine des gènes. Ce test a conduit notamment S. Benzer à introduire une nouvelle notion : celle de « cistron » (mot provenant de la contraction des sigles « cis » et « trans »).

> On dira que deux hétéroallèles font partie d'un même cistron si les phénotypes obtenus, après mutation récessive en chacun d'entre eux *dans un* ***diploïde**** , sont différents selon la position relative de chaque hétéroallèle, c'est-à-dire selon qu'ils sont situés en « cis » ou en « trans », l'un par rapport à l'autre. Dans ce cas, on constatera en effet que, s'ils sont en position « cis », le phénotype est « sauvage », alors qu'il correspond à celui du mutant s'ils sont en position « trans ». Cela se conçoit car, dans le premier cas, l'un des chromosomes comporte deux mutations hétéroalléliques, mais l'autre n'en comporte pas et peut, par conséquent, suppléer par complémentation intergénique au chromosome muté. Dans le cas où les deux hétéroallèles mutés sont en « trans », chacun des « cistrons » comporte au moins une mutation, et la complémentation n'est pas possible. Il est clair que les deux hétéroallèles font partie de deux cistrons différents si, dans le cas où l'on a affaire à un diploïde,

le phénotype est sauvage, quelles que soient les positions relatives des deux hétéroallèles.

Ainsi s'est définie une nouvelle unité génétique qui comprend un assemblage linéaire d'hétéroallèles, lesquels sont autant de mini-sites mutationnels de ce gène.

S. Benzer s'est intéressé aux mutations dans une partie du chromosome du phage, mutations appelées r_{II} et dont le phénotype résulte de l'incapacité qu'a le phage porteur de cette mutation de croître sur une population de bactéries *E. coli*, normalement sensible, la souche *E. coli* de type K, tandis que ces mêmes mutants peuvent « lyser » les souches *E. coli* de type B. Ensemencés, sur un tapis de bactéries constitué par le mélange des bactéries B et K, les mutants r_{II} donneront des « plages de *lyse* * » troubles (B est lysé, mais K résiste). On peut aisément, grâce à ce test très simple, *étudier toutes les mutations possibles* au locus r_{II}. Il suffit d'infecter les bactéries avec un mélange de deux mutants r_{II} indépendants et de calculer la proportion des recombinés capables d'infecter à la fois les bactéries B et K. S'il n'y a pas de recombinaison, les mutants étudiés résultent d'une altération du même élément. Cela a permis à Benzer d'établir une carte très précise des « sites » mutationnels et de démontrer que la disposition de ces sites à l'intérieur du locus r_{II} était linéaire. Par des tests de complémentation cis-trans, cet auteur a montré que le locus r_{II} comporte en réalité deux cistrons.

En analysant l'ensemble de ces données, S. Benzer est donc parvenu aux conclusions suivantes :

— le « cistron » est la plus grande unité génétique (désormais synonyme de gène) définissable par son aptitude à complémenter en « trans » un autre chromosome porteur d'une mutation localisée à l'intérieur de la portion homothétique ;

— il existe à l'intérieur du « cistron » un nombre considérable de sites de mutations et de recombinaisons indépendants. Le « recon » est la plus petite unité de recombinaison non fragmentable par recombinaison. Le « muton » étant le plus petit élément qui, une fois modifié, peut être cause d'un changement de phénotype.

Connaissant la quantité d'ADN présente dans le chromosome d'un bactériophage et le nombre de « mutons » indépendamment caractérisés, qu'ils soient d'origine spontanée ou induite (plus de deux mille ont été identifiés...), S. Benzer a été conduit à proposer que la distance réelle séparant deux sites mutés (ou « recon ») est de *l'ordre de celle qui sépare deux nucléotides*, c'est-à-dire deux des maillons chimiques, le long de la chaîne d'ADN. Ces travaux offrent donc ceci de remarquable qu'ils ont permis de pousser l'analyse de la structure chromosomique au niveau moléculaire, sans rien connaître à l'époque ni de la nature des polypeptides impliqués ni *a fortiori* de la séquence chimique des unités correspondantes.

En montrant que chaque nucléotide de l'ADN, ou presque, peut devenir un site mutationnel, S. Benzer a ouvert la voie à la génétique moléculaire et notamment à la notion de code génétique, dont la nature véritable ne sera révélée que vers 1965. En effet, si le changement par mutation d'une seule des lettres de l'ADN peut modifier un caractère particulier de l'espèce, l'effet étant, comme nous l'avons vu, matérialisé au niveau d'une chaîne polypeptidique, on doit être conduit à supposer l'existence d'une « correspondance » point par point entre la disposition des nucléotides de l'ADN et celle des acides aminés dans le polypeptide, proposition qui sera énoncée par la suite sous le nom de principe de colinéarité[5].

5. Les travaux de C. Yanofski et D. Bonner (1964) sur la tryptophane synthétase, une enzyme d'*E. coli*, responsable de la formation d'un acide aminé essentiel, le tryptophane, et les recherches de S. Brenner sur la colinéarité DNA ⟶ protéine, viendront, quelques années plus tard, affiner ces notions, en montrant qu'il existe une correspondance entre la *séquence* de « cistron » et celle de son produit peptidique, les acides aminés modifiés étant situés dans le même ordre relatif que les sites mutationnels du cistron muté. Puisque la nature de chaque acide aminé, à l'intérieur de la chaîne du polypeptide, est

Mais nous venons d'anticiper quelque peu ! Retournons à cette époque qui se situe un peu avant la fin de la Seconde Guerre mondiale.

Si la biologie peut fournir, dans ses grandes lignes, un schéma du mode de fonctionnement des gènes, bien des inconnues subsistent.

Il convient notamment, et en premier lieu, de répondre à deux questions principales : de quoi les gènes eux-mêmes sont-ils constitués, chimiquement et physiquement parlant ? Quelles sont les bases biochimiques du déterminisme génétique des protéines ? Ce n'est qu'après avoir fourni la réponse à ces deux interrogations majeures que la génétique sortira de l'âge classique et que pourra se développer la biologie moléculaire du gène.

---

ainsi « déterminée » par une région spécifique du gène et que cet impact peut être modifié par le changement chimique d'une seule paire de bases, comme il ressort des travaux de Benzer, la voie est désormais libre pour le développement de la génétique moléculaire.

CHAPITRE II

À la recherche de la substance héréditaire

LE « MESSAGE » DE DUBOS

En 1976, le professeur René J. Dubos, sans doute l'un des derniers biologistes à appartenir à la génération des grands « pathologistes » de ce siècle, me dédicaçait son livre, *le Professeur, l'Institut et le DNA*, « en souvenir, écrivait-il, de votre séjour à l'Institut Rockefeller ». J'attache, par nature, peu d'importance aux symboles. J'ai trop à faire avec les choses de la vie. Elles s'imposent à moi — avec tant de force et d'impétuosité, que je n'ai — hélas — pas le temps de savourer le charme du symbolisme. Et, pourtant, j'avoue avoir été profondément touché par le geste de René Dubos. Jacques Monod venait de disparaître tragiquement... en pleine activité créatrice. Il était « terriblement » présent dans nos mémoires, et son génie — cet état particulier fait d'actions, de phrases et d'écrits qui, d'une certaine manière, transcendent l'homme qui en est l'auteur — nous imprégnait. Élu directeur à sa suite, je m'étais retrouvé par la force des choses responsable des destinées d'un des plus célèbres instituts de recherche au monde : l'Institut Pasteur ; ému, écrasé et pas encore tout à fait conscient des responsabilités qui m'incombaient.

Le livre de Dubos me replongeait dans le passé, un peu plus de vingt ans en arrière, à l'époque où, *fellow* de la Fondation Rockefeller, je débarquai (assez effaré et certainement peu préparé à ce rituel) dans le hall sévère du bâtiment central de l'Institut Rockefeller : « 66th Street and York Avenue », une adresse qui résonnait comme un « Sésame, ouvre-toi » pour le très parisien jeune homme que j'étais, découvrant New York, la science américaine et son *establishment*. Ce livre venait sans doute à point nommé pour mettre un peu d'ordre dans mes idées. Je ne pouvais manquer de l'interpréter comme une sorte de reconnaissance : celle d'une certaine fidélité à moi-même et à ma vocation première pour la recherche médicale.

J'y voyais à la fois le salut d'un ancien et la marque d'une confiance qui s'avérait précieuse à une époque de ma vie où mes certitudes étaient ébranlées, ne serait-ce que parce que je quittais l'univers clos et silencieux du laboratoire pour affronter le jeu déroutant et parfois un peu effrayant de l'Administration.

L'Institut Rockefeller partage d'ailleurs certains traits avec l'Institut Pasteur, ne serait-ce que ce sérieux que confère aux recherches la proximité de l'hôpital. André Lwoff le rappelle, non sans humour : le pathologique éclaire et permet de comprendre le normal : sinon, saurions-nous ce qu'est le normal ? Mais il est incontestable que s'attache à la notion même de recherche médicale un sentiment plus ou moins conscient de responsabilité, semblable chaque fois qu'il est question de la santé de l'homme, et qui impose à la démarche scientifique un « je-ne-sais-quoi » de solennité et d'assurance, même si cette dernière est parfois trompeuse...

C'est à l'Institut Rockefeller, un peu avant les débuts de la dernière guerre mondiale, qu'allait se jouer, de façon discrète, l'une des aventures scientifiques les plus importantes qui ait marqué l'évolution de la génétique moderne. C'est là, en effet, qu'allait être établi pour la première fois le rôle de l'ADN dans la transmission des caractères héréditaires, grâce à l'étude des phénomènes connus sous le nom de « transformation bactérienne ».

Cette fantastique découverte, qui se place à la charnière de la génétique morganienne et de la biologie moléculaire est pourtant peu connue du grand public. Non parce que se serait instaurée une quelconque conspiration du silence, mais, si étrange que cela puisse paraître, parce que son auteur, Oswald T. Avery, fut un homme éminemment discret. Également, sans doute — nous verrons cela plus en détail —, parce que, au début, personne n'a cru que les gènes pouvaient être faits d'une autre étoffe que de protéines. À l'époque, les *acides nucléiques* * apparaissaient en effet, comme composés de molécules trop simples pour pouvoir receler en elles-mêmes un code quelconque, les protéines ayant, au contraire, du fait de leurs formes et de leurs propriétés catalysantes, des possibilités plus grandes pour prétendre à ce rôle. Il fallut encore près de dix ans d'efforts et de recherches, et la présentation du modèle de la double hélice par Watson et Crick en 1953, pour se convaincre que les gènes — du moins ceux des cellules[1] — étaient constitués d'ADN. Dans l'intervalle, Avery était mort. Le prix Nobel ne se confère pas à titre posthume !

J'ai parlé de la discrétion d'Avery ; elle trouve peut-être pour partie son explication dans ses origines familiales : le jeune Oswald naquit en 1877, d'un père mystique, papetier de profession, mais qui devait opter pour la vocation de pasteur, d'inspiration « baptiste », quelque part dans le quartier Est de New York. Elle s'explique aussi, je crois, par l'esprit de réserve un peu confinée (mais non sans charme), qui allait inspirer l'Institut Rockefeller de sa création, en 1906, jusqu'à sa « métamorphose » en 1955, date à laquelle le solennel ensemble devint l'« université » Rockefeller et ouvrit ses murs imposants à une nouvelle génération, moins figée et certainement plus remuante ; à tout le moins beaucoup plus avide de publicité et de renom. J'ai connu ce campus quelques mois à peine avant cette « métamorphose », ayant eu la

1. En effet, chez bon nombre de virus, le matériel héréditaire peut également être un autre acide nucléique, l'ARN.

bonne fortune de travailler pendant près d'un an au côté de Rollin D. Hotchkiss, lui-même élève de René Dubos et d'Oswald Avery, sur le « phénomène » de la transformation bactérienne chez le ***pneumocoque*** *. Aussi mes souvenirs sont-ils fortement imprégnés de l'histoire de ce qu'on appela le « principe transformant ».

PHÉNOMÈNES DE VIRULENCE CHEZ LES PNEUMOCOQUES. L'ŒUVRE DE GRIFFITH

La nature chimique ou moléculaire du matériel héréditaire, du moins de celui qui « détient » en langage codé les instructions destinées à la fabrication cellulaire des protéines, puis aux activités du vivant, allait être mise en évidence, à partir de l'étude d'un phénomène de pathologie médicale n'ayant *a priori* rien à voir avec ces préoccupations. Dans les années 1946, une redoutable maladie sévit en Amérique, la pneumonie. On savait déjà qu'il existait toute une variété de pneumocoques, les uns virulents, les autres pas, et l'un des premiers objectifs de la recherche médicale était alors d'expliquer cette différence et d'examiner les mécanismes qui la sous-tendent.

C'est ainsi que, dans le premier quart de ce siècle, Fred Griffith travaillait au laboratoire de pathologie du ministère de la Santé du Royaume-Uni sur la virulence des pneumocoques. Il décrivit le premier l'existence d'une forme dangereuse qui présentait cette particularité d'être enfermée dans une enveloppe à paroi lisse (les bactériologistes l'appellent une capsule) composée de longues molécules de sucres, les polysaccharides. Il baptisa « Smooth » ou « S » ce type de microbes virulents. Il constata, par ailleurs, l'existence de formes microbiennes « avirulentes » dont l'une des propriétés était précisément qu'elles avaient perdu cette structure à paroi lisse. Cultivées sur des milieux nutritifs solidifiés par la gélose, elles formaient alors des microcolonies d'apparence « rugueuse » (« Rough » ou « R »). Griffith (qui devait périr en 1941 au cours d'un raid aérien sur Londres) s'attaqua d'abord au problème des relations entre souches S et R. Il constata, en 1922, que lorsque l'on injecte à des souris des quantités importantes de cellules avirulentes, donc incapables de déclencher par elles-mêmes la maladie, les souris inoculées survivent toutes mais qu'il n'est pas rare de récupérer par ponction cardiaque dans le sang de ces animaux des cellules de type S, donc pleinement virulentes. Ainsi, dans le corps de la souris infestée, des pneumocoques avirulents peuvent-ils subir des mutations telles qu'ils récupèrent l'aptitude à former une capsule. Cette transition R ⟶ S put ensuite être observée *in vitro*. Il était clair que la variation dans les degrés de virulence (et dans l'habillage externe des pneumocoques) résultait d'une mutation réversible. Le fait était intéressant, mais ne présentait rien en soi d'inattendu.

Poussant plus avant ses recherches, Griffith franchit alors une étape décisive. Pour des raisons qui nous échappent, il procéda à l'injection par voie sous-cutanée d'un mélange de pneumocoques R vivants (dérivés du type I [2]) avec une suspension épaisse de pneumocoques S (type II), ces derniers ayant été inactivés par chauffage, donc rendus avirulents. Les souris injectées *devaient mourir d'infection pneumocoque* et, fait inattendu, les pneumocoques S (isolés du sang cardiaque) n'appartenaient pas au type I mais au type II. Ainsi, une *transformation* s'était-elle opérée qui avait modifié la nature ou, si l'on préfère, la *spécificité* chimique de la capsule.

Les pneumocoques virulents *morts* pouvaient donc communiquer leur virulence à des souches inoffensives, qui devenaient alors pathogènes et transmettaient ce caractère à la descendance. On voit comment, à partir de là, allait se dégager peu à peu l'idée selon laquelle il existe

---

2. C'est-à-dire de pneumocoques ayant originellement une capsule polysaccharidique de constitution chimique spéciale, cataloguée comme type I.

dans les cellules (ici dans le pneumocoque virulent) un *principe*, sans doute libéré par chauffage, qui, lors de sa pénétration dans les cellules avirulentes, les transforme de façon héréditaire, c'est-à-dire quasi définitive, en leur conférant une *nouvelle* propriété génétique.

Malheureusement, Griffith ne « perçut » sans doute pas la véritable explication du phénomène qu'il venait de mettre en lumière. Il fut tellement ébranlé par le caractère inattendu du résultat que, non seulement il hésita avant de le publier mais que, lorsqu'il s'y décida, ce fut pour en donner une interprétation inexacte[3].

PREMIÈRES TENTATIVES D'EXTRACTION

Peu avant 1930, un jeune médecin canadien, Dawson, travaillant dans le laboratoire d'Avery, confirma les observations de Griffith et affina les conditions qui permettaient d'observer la transformation des pneumocoques *in vitro*. Appelé à d'autres fonctions, il devait céder la place à un autre médecin, J.-L. Alloway, lequel allait faire franchir une étape importante à la recherche. Il fut en effet le premier à tenter *une purification chimique* du principe transformant.

Jusqu'ici, on s'était contenté de mélanger des bactéries virulentes mortes à des bactéries non virulentes, pour assister à la formation « magique » des bactéries virulentes et vivantes. Mais la biochimie de l'hérédité ne pouvait se satisfaire de cette « soupe miraculeuse ». Alloway par-

3. Il imagina que les pneumocoques R peuvent *s'adapter* au milieu environnant par un mécanisme ingénieux. En effet, puisqu'ils possèdent à leur surface des résidus polysaccharides types I et II à l'état rudimentaire, lorsqu'ils sont mis au contact d'une structure polysaccharidique de type S, celle-ci agit comme un « centre de nucléation », facilitant la reformation en surface d'une capsule de même composition chimique. Il s'agissait en somme d'une interprétation purement lamarckienne.

vint à extraire des formes virulentes S, une sorte de matériel insoluble dans l'alcool, dont il se borna à souligner l'étonnante viscosité. Sans s'en douter, il venait, pour la première fois, de purifier par voie biochimique le matériel génétique d'une cellule, de façon intentionnelle toutefois (si l'on veut bien se rappeler les premiers travaux de Friedrich Mieschner).

LE PRINCIPE TRANSFORMANT ET L'ADN

Songeons qu'il faudra encore près de six ans pour reconnaître, dans le matériel purifié par Alloway, l'ADN dont, on s'en souvient, on avait déjà rapporté l'existence depuis soixante ans !

Il y aurait beaucoup à dire ici sur la rapidité avec laquelle progressent les découvertes. L'histoire du principe transformant illustre mieux que toute autre ce qui est aujourd'hui une évidence, à savoir que l'abondance des données n'est pas suffisante pour faire s'accomplir un progrès décisif de la connaissance. Il faut de surcroît que ces données s'inscrivent dans un cadre conceptuel approprié. Or, à l'époque d'Alloway, on n'aurait sans doute trouvé personne pour parier sur l'hypothèse de l'ADN.

Après le départ d'Alloway en 1932, Avery s'emploie à améliorer les techniques de préparation de la fameuse « substance transformante » et à asseoir son activité sur des bases plus précises. On pourrait le croire très proche du but. Mais, comme c'est souvent le cas à l'aube des grandes découvertes, le destin semble prendre un malin plaisir à multiplier les embûches. Pour qui s'intéresse au processus de la découverte, il convient de remarquer que l'épisode de la pomme de Newton ou du lustre de Torricelli se déplaçant avec la régularité d'un pendule sont l'exception, si toutefois ils méritent quelque crédit. Sans doute faut-il réviser l'imagerie populaire qui aime à penser que les savants sont fous ou géniaux... La politique des « petits pas » et des désillusions est le lot commun, sur fond d'entêtement il est vrai. Les expériences de « transformation » réalisées au début des années trente se caractérisent donc par une agaçante « absence de reproductibilité », au point qu'Avery remarque : « *Disappointement is my daily bread ; but I think on it* » (*« Le désenchantement est mon pain quotidien ; mais je réfléchis à tout ceci »)* .

> Quant à la nature chimique du principe transformant, on peut dire que toutes les hypothèses ont prévalu : Dawson pense d'abord qu'il doit s'agir de la capsule polysaccharidique du pneumocoque, elle-même agissant un peu à la façon d'un « amorceur » de réplication. Un peu plus tard, Alloway suggère que le matériel actif est un complexe composé d'une protéine et d'un polysaccharide. Toutes ces idées vont hanter l'esprit d'Avery, un peu comme les formules d'alliages ou de composés métallo-organiques se présenteront à la pensée d'Edison, l'inventeur de la lampe à incandescence, avant qu'il n'en vienne à imaginer le filament de carbone. En vérité, Avery manque d'une méthodologie fiable lui permettant de reproduire à volonté le phénomène de transformation. C'est sans doute à Colin Mc Leod que revient le mérite de l'avoir mise en place ; il trouve tout d'abord le moyen d'obtenir, après inactivation des pneumocoques par chauffage, des préparations plus actives et plus stables : il sélectionne ensuite des souches de pneumocoques R que leur efficacité à subir la transformation désigne comme un excellent matériel d'essai. Après tous ces tâtonnements (près de huit années !), le groupe d'Avery peut en 1940 rendre publiques ses conclusions : la préparation est dépourvue de protéine et de lipide, « elle résiste à l'action des enzymes protéolytiques (trypsine, chymotrypsine) ainsi qu'à celle de la phosphatase rénale du porc ». Bien que les extraits renferment des quantités considérables d'acides nucléiques, on observe que dans leur majorité, ils peuvent également être éliminés sans que cela nuise pour autant au pouvoir transformant. En termes

clairs : l'ARN n'a rien à faire non plus avec l'activité recherchée. Nous en sommes donc toujours à la politique des petits pas ! Ce n'est que peu après le départ de Mc Leod, à l'arrivée d'un jeune pédiatre nommé Mc Carthy, que les choses vont enfin se précipiter ! (Encore est-il difficile de retracer avec précision la séquence logique des événements.) Mc Carthy parvient à établir que la masse moléculaire de la substance transformante est élevée (comprise entre 0,5 et 1 million) en analysant son comportement à l'ultracentrifugeuse. Ce point est en soi important. Il permettra de prouver plus tard aux détracteurs d'Avery et de l'ADN que le principe transformant est une molécule suffisamment complexe pour détenir une information génétique.

Bientôt, tous les tests chimiques concordent : le principe de la transformation chez le pneumocoque est riche en *acide désoxyribonucléique* (ADN). L'un des arguments les plus convaincants est alors apporté : il s'avère que la désoxyribonucléase, une enzyme qui dégrade (c'est-à-dire qui fragmente) la macromolécule d'ADN, *fait disparaître l'activité transformante*. Dans son ouvrage, René Dubos relate le passage d'une lettre adressée par Avery à son frère Roy : « Les caractéristiques de la substance sont en tous points conformes aux valeurs théoriques d'un acide désoxyribose nucléique pur (du type *thymus*[*]). Qui aurait pu penser à une chose semblable ? La présence de ce type d'acide nucléique n'a pas, à ma connaissance, été rapportée jusqu'à présent chez le pneumocoque. » Pour la première fois également, des chercheurs suggèrent que le support de l'hérédité pourrait ne pas être de nature protéique !

C'est en novembre 1943 qu'Avery, Mc Leod et Mc Carthy soumettent leur manuscrit à l'austère revue scientifique : *Journal of Experimental Medicine*. La publication paraît en 1944. Il y est dit en toutes lettres que « la fraction active consiste essentiellement — sinon exclusivement — en une forme visqueuse, hautement polymérisée, d'acide désoxyribonucléique ».

L'HÉGÉMONIE DES PROTÉINES

Pour bien comprendre les hésitations des auteurs et les réserves qui accompagnent la publication de leur découverte, il faut réaliser que l'observation d'Avery recèle des implications théoriques d'une considérable importance : en effet, l'effet transformant est « spécifique de type[4] », ce qui signifie que chaque type de pneumocoque doit renfermer un acide désoxyribonucléique *particulier*, capable d'agir comme un vecteur héréditaire potentiel, de spécificité antigénique, conférable par transformation. On est donc en présence d'une propriété qui correspond parfaitement à la spécificité d'action que l'on attendait d'un gène.

Mais le caractère de grande spécificité d'action désormais reconnu au principe transformant, dont on vient de révéler la nature chimique, *est difficilement compatible avec ce que l'on sait à l'époque de l'ADN*. L'homme qui, en 1944, connaît le mieux ce genre de substance, au monde, est un chimiste organicien, travaillant à l'Institut Rockefeller. Il s'agit de P. A. Levene. Or, d'après son « modèle », l'ADN est un arrangement monotone et répétitif de sous-unités, appelées ***nucléotides****, dont quatre types distincts sont chimiquement connus. L'ADN, comme l'ARN d'ailleurs, n'est donc *à ses yeux* qu'une molécule simple, petite, un tétra-nucléotide en somme dont la masse molaire est *inférieure* à celle de la plupart des protéines connues, et qui n'a pas, par conséquent, les dimensions requises pour jouer un rôle important en génétique.

C'est bien pourquoi les auteurs de l'article eux-mêmes n'ont pas poussé plus avant l'interprétation de leur découverte. Ils sont même prêts à admettre que l'activité biologique du principe transformant pourrait être inhérente à des quantités infimes de substances chimiques simplement absorbées à la surface de l'ADN, présentes cepen-

4. C'est-à-dire qu'il existe autant d'ADN que de types de polysaccharides.

dant en quantités trop faibles pour se prêter à une observation précise. Tout le monde songe alors à des protéines. On peut avancer — j'ai moi-même vécu cette période dans les débuts de ma carrière — qu'à la fin de la dernière guerre mondiale, *personne ne met sérieusement en doute* le fait que l'hérédité trouve son support chimique dans des combinatoires de protéines, seules ou associées à des acides nucléiques. Il n'est pas exagéré de parler d'« impérialisme conceptuel ». Les biochimistes qui s'intéressent aux acides nucléiques sont considérés comme travaillant sur des molécules peu importantes dont le rôle est probablement purement « métabolique » (contribuant à fournir de l'énergie à la cellule), mais qui n'ont certainement rien à voir avec l'hérédité. Il faut dire que les succès remportés par l'enzymologie et en particulier sa capacité à rendre compte de la catalyse cellulaire ont permis aux protéines de prétendre à la première place. D'ailleurs, comme l'écrivent E. Antebi et D. Fischlock dans *le Génie de la vie* : « Longtemps encore les tenants des protéines protesteront qu'il reste dans le mélange étudié une fraction de protéines actives, résistantes aux protéases, ou que les observations se limitent aux seules bactéries. » Malgré l'enthousiasme immédiat de certains savants comme Sir Mac Farlane Burnet, G. W. Beadle ou André Lwoff, Avery est maintenu en quarantaine, condamné à ce que Dubos appelle un « apartheid scientifique ». Il est clair que cet état de choses a joué contre sa découverte et en a retardé la véritable prise en compte.

LE PRINCIPE TRANSFORMANT EST UN MÉLANGE DE CHROMOSOMES

À partir de 1945, avec l'arrivée d'Harryet Taylor, puis de Rollin D. Hotchkiss (sans parler de R. Kraus et de R. Austrian), se multiplient les perfectionnements expérimentaux. Ces derniers vont apporter les confirmations qui manquaient encore aux observations d'Avery. Qu'il s'agisse de raffinements dans l'analyse chimique de l'ADN, ou de précisions apportées à la notion de compétence (phase du cycle à laquelle les pneumocoques s'avèrent « transformables »), tout indique, de façon évidente, que le matériel issu des pneumocoques diffère chimiquement du modèle standard décrit par Levene, comme étant l'« archétype » des acides désoxyribonucléiques. Bref, la conviction se dégage peu à peu que les cellules ne renferment pas *un seul*, mais *une très grande variété de types d'ADN*[5]. Ceux-ci ne se distinguent pas seulement au plan chimique (par exemple, par leurs compositions relatives en « bases » nucléiques) mais également par leur capacité de causer des transformations *in vitro* pour *d'autres* caractères que les seules propriétés de la capsule (par exemple, les propriétés de fermentation des sucres, la résistance aux agents antibactériens[6], etc.). Une étape supplémentaire est franchie lorsqu'on réussit à démontrer que la transformation implique la pénétration du matériel chromosomique de la bactérie « donneuse » dans la bactérie « receveuse ». On est alors en mesure de comprendre comment un ensemble de gènes émanant d'une bactérie douée de propriétés données peut, après pénétration, se recombiner par appariement et *crossing over* avec ceux de la bactérie receveuse. Le terrain commence à être sérieusement défriché pour relier les mécanismes de l'hérédité à la biochimie des acides nucléiques. À tout le moins, on retrouve enfin le langage de la génétique...

La dernière étape consistera à mettre en évidence l'existence de groupes de liaisons entre les différents « caractères » transférables par transformation au sein des prépa-

---

5. Lorsque l'on parle ici d'une grande variété de types on fait allusion au mélange hétérogène de fragments d'ADN porteur chacun d'un ensemble de gènes distincts.
6. L'auteur de ces lignes a travaillé près d'un an aux côtés de Rollin D. Hotchkiss (avec D. Lane, M. Fox) sur la transformation pour l'acquisition des propriétés de résistance à la streptomycine et à d'autres antibiotiques. Il garde d'ailleurs de ce séjour à l'Institut Rockefeller une impression particulièrement riche et vivante.

rations d'ADN. Toutes ces données s'accordent donc pour montrer que le principe transformant est bien *un mélange de fragments de chromosomes bactériens purifiés*, et que ceux-ci sont constitués, chimiquement parlant, d'ADN.

NOUVELLES PREUVES EN FAVEUR DU RÔLE DE L'ADN DANS L'HÉRÉDITÉ

Cela étant, il est très difficile, comme le fait remarquer R.J. Dubos, de préciser à quel moment le public scientifique acquit *la conviction* que l'ADN était impliqué dans les processus héréditaires.

À vrai dire, peu après le début des années cinquante, toute une série d'observations, qui ont précédé la découverte de la double hélice, allaient faire justice des dernières réserves.

Je pense notamment aux travaux de Boivin et Vendrely qui montrèrent que le noyau d'une cellule somatique contenait deux fois plus d'ADN que celui d'une ***cellule gamétique**** de même espèce ; aux recherches de Koch, de Lévi et de Hershey, qui établirent la stabilité métabolique de l'ADN — contrairement à la relative instabilité des acides ribonucléiques.

Mais deux événements infléchirent définitivement la recherche ; en premier lieu, l'apparition parmi les chercheurs d'un courant à dominante physico-chimique, qui allait permettre — en particulier — la mise en évidence du caractère hautement polymérisé de l'ADN ; ensuite le choix par l'« école des phagistes », réunie autour de Max Delbrück, d'un modèle d'étude : le ***bactériophage****.

Les bactériophages, découverts en 1915 par T. Twort et d'Herelle, ont été longtemps considérés comme des curiosités de laboratoire, auxquelles ne pouvaient s'intéresser que les seuls microbiologistes ou les pathologistes spécialisés dans l'étude des maladies infectieuses, puisqu'il s'agit de virus affectant les bactéries. Constitués d'une enveloppe protéique qui entoure une molécule d'acide nucléique (ADN ou ARN) jouant le rôle de chromosome, ils se prêtent remarquablement aux études de génétique moléculaire, celle qui s'applique notamment au devenir d'une population. *Ils peuvent subir des mutations*, par exemple après irradiation, et il est aisé d'en mesurer les effets. Leur « spectre d'hôte » — c'est-à-dire l'ensemble des espèces bactériennes qu'ils sont susceptibles d'infecter — peut servir à repérer certaines de ces mutations. Enfin, leur morphologie (structure tridimensionnelle) est parfaitement observable au microscope électronique, etc. Nous aurons à nouveau l'occasion d'insister sur l'intérêt des « modèles » phagiques en génétique. Convenons dès à présent que, du fait de leur multiplication rapide et très synchronisée, de la simplicité des événements qui jalonnent leur formation dans la bactérie, enfin de la facilité que présentent leur purification et la détermination des mutations dont ils sont le siège, les bactériophages se prêtent remarquablement à une génétique quantitative autant que moléculaire. Jusqu'au début des années soixante, les seuls bactériophages connus étaient des bactériophages à ADN, les plus utilisés d'entre eux étant les phages de séries T paires, notamment T2 et T4. Ces mini-virus bactériens ont la caractéristique d'être très virulents pour la bactérie qu'ils infestent. Celle-ci, généralement *Escherichia coli*, subit une véritable paralysie dans le déroulement de son programme génétique. Entendons par là que le chromosome bactérien (une molécule d'ADN vingt fois plus grande que celle du phage infectant) cesse d'être actif. Les gènes bactériens « s'éteignent » en quelque sorte (ce que les Anglais appellent un *shutt off*). En revanche, l'ADN du phage pénètre à l'intérieur de la bactérie infestée, y prolifère et y fonctionne à merveille. Tant et si bien qu'il reproduit une nouvelle enveloppe de phage à l'intérieur de la cellule malade ; cette enveloppe recouvre les molécules filles issues de la réplication de l'unique molécule d'ADN de phage primitivement injectée. Plusieurs bactériophages sont ainsi reconstitués, qui, dans les heures qui suivent l'infection, se trouvent remis en liberté après que le corps bactérien a subi une destruction (ou *lyse**).

En 1952, Hershey et Chase ont fait une observation tout à fait capitale. Ayant infecté des cellules de *E. coli* avec des bactériophages T4, « marqués » à l'aide de traceurs radioactifs *différents* au niveau de la coque protéique, et de l'ADN, ils constatent que *seul* l'ADN du phage infestant pénètre dans la cellule bactérienne : toutes les protéines du phage demeurent à *l'extérieur* : elles se contentent de jouer le rôle d'une « seringue » dont la déformation déclenche la pénétration brutale de la molécule de l'ADN phagique. Or, on se souvient que, quelques heures plus tard, des bactériophages *complets* sont reconstitués, puis libérés. C'est donc bien *l'ADN* et *l'ADN seul*, qui a servi d'archétype génétique à la synthèse des protéines du virus. D'une certaine manière, l'expérience d'Hershey et Chase confirme que, dans un système biologique — en l'occurrence le bactériophage — c'est l'ADN et non la protéine qui détient l'information génétique. L'infection phagique, la pénétration du virus « effectuent » naturellement et fort efficacement la séparation physique des deux types de molécules. Les travaux de Hershey et Chase s'ajoutant à ceux d'Avery ont définitivement prouvé que l'ADN est la substance nécessaire et suffisante pour induire des transformations génétiques chez les bactéries. Ainsi, l'ADN a-t-il été « incorporé » dans les théories orthodoxes de la génétique, cinq ans avant la découverte par Watson et Crick de sa structure hélicoïdale. Chez certains virus, c'est l'ARN qui est le support de l'information génétique (Fraenkel Conradt).

DU RIGORISME SCIENTIFIQUE ET DU GOÛT POUR LES MODÈLES

On peut à présent s'interroger sur les raisons qui ont contribué à occulter aussi profondément l'une des observations qui compte pour la plus décisive en génétique moléculaire. Après tout, démontrer que l'ADN est la macromolécule dépositaire de l'information génétique, que c'est dans les combinaisons de ses sous-ensembles qu'il faut rechercher les origines de la spécificité des espèces et de leur évolution n'est pas une bagatelle ! Deux faits peuvent sans doute expliquer cette sorte de « silence ».

Le premier est sans doute lié au puritanisme scientifique professé par Avery et son entourage. J'ai déjà décrit le caractère volontiers replié, parfois méfiant, de l'homme : méfiant au sens « bernardien » du terme, c'est-à-dire critique à l'égard de toute interprétation ou de toute sémantique qui ne s'accorderait pas absolument avec les faits expérimentaux. Il ne faut pas oublier que le département d'Avery, son champ d'action, avait pour théâtre un hôpital, que son équipe avait pour charge le traitement des maladies respiratoires et, plus spécifiquement, la lutte sérologique contre la pneumonie. La Seconde Guerre mondiale n'arrangea rien et ralentit singulièrement les travaux pourtant brillamment engagés par l'équipe. Mais, au fond, la véritable cause du « silence d'Avery » en matière de communication scientifique est plus à chercher dans sa haine à l'égard de ceux qu'il appelait les « biologistes de salon » *(armchair biologists)*, lesquels se préoccupent davantage, selon lui, de créer une école de pensée que de rechercher la solidité et la reproductibilité dans leurs expériences. Avery s'interrogeait souvent sur le bien-fondé des généralisations en biologie (il utilisait même avec réticence — écrit Dubos — le terme de gène). Il n'aurait pas apprécié la course aux publications, le mariage du « scientifique » et du « médiatique », les articles qui ne cessent de fleurir, toutes choses assez banales de nos jours. Dubos prête à Hotchkiss des propos qui en disent long sur la méthodologie de travail et de communication qui existait à l'Institut Rockefeller à l'époque d'Avery :

« La première étape dans la réalisation d'une découverte comporte une phase où une évidence partielle et la spéculation seront encouragées ; elles doivent être partagées au cours de la discussion avec les proches associés et les amis, mais *pas avec le public* ; à un stade plus avancé, le chercheur doit commencer à se montrer "hypercritique" vis-à-vis de ses résultats et ne communiquer ces derniers que d'une façon purement informative, évitant la "désinformation" et la "surinformation" vis-à-vis des personnes qui ne seraient pas pleinement capables d'évaluer les conclusions. »

Comme l'ajoute R.J. Dubos en commentaire, la conséquence de cette rigueur est à coup sûr un renoncement à la valeur spectaculaire de la découverte, et c'est précisément ce prix qu'Avery dut payer : un véritable « apartheid scientifique ». Il y a certes beaucoup de grandeur d'âme dans cette façon de faire ; on sourit néanmoins lorsque l'on songe à quel point cette tradition est oubliée aujourd'hui. Certaines administrations en charge de la politique scientifique du pays ne cherchent-elles pas au contraire à recueillir la « littérature grise », c'est-à-dire l'information en gestation, dans sa consistance première, encore molle, s'intéressant en quelque sorte au brouillon plus qu'à l'édifice parfaitement construit. Nous verrons que l'auteur de l'ouvrage intitulé *la Double Hélice* (J.D. Watson) prit totalement le contre-pied de cette attitude puritaine et joua délibérément le décloisonnement, allant même jusqu'à encourager un certain vedettariat, chaque fois qu'il était convaincu de servir, ainsi plus efficacement la cause scientifique[7].

L'autre raison, qui contribua à étouffer un peu la découverte du principe transformant, est peut-être qu'elle

---

7. J'ai l'étrange privilège d'avoir eu dans ma carrière scientifique des guides ou des maîtres faisant montre à cet égard d'une philosophie très *contrastée*. Avec des personnalités telles que Michel Macheboeuf, mon premier maître en biochimie, Jacques Monod, Saül Spiegelman, Rollin Hotchkiss, James Watson, je n'ai cessé d'être, pour ainsi dire, tiraillé entre deux écoles de pensée. Chacun, à sa manière, m'a apporté beaucoup selon des méthodes ou des encouragements souvent contradictoires, allant du puritanisme à une certaine forme d'adulation des médias. J'ai souvent entendu A. Lwoff me qualifier, avec une certaine condescendance affectueuse et amusée, de « chimiste », moi qui me considérais plutôt comme un biologiste !

eut lieu avant l'heure, en tout cas avant celle de la « biologie moléculaire du gène ». Ce n'est que plus tard que toute une génération de biologistes, venus pour la plupart de la physique, apporteront aux sciences de la vie une nouvelle manière de « penser » les phénomènes du vivant, en les abordant par la théorie de l'information, s'attachant davantage aux constructions théoriques qu'à des considérations anatomiques ou physiologiques, considérées par eux avec un certain mépris parce que entachées de naturalisme. La chimie elle-même était à leur goût trop descriptive, pas assez « conceptuelle » comme on se l'entendait dire alors. C'est à coup sûr autour de Max Delbrück que des esprits comme S. Luria, J. Watson, G. Stent, F. Crick et bien d'autres sont venus se regrouper. C'est au sein de cette école de biologie moléculaire que sont nées les nouvelles questions clés sur l'origine du vivant, ses modes de réplication, la nature et l'expression des gènes.

C'est pourquoi, en 1972, Gunther Stent put écrire que pendant plusieurs années le travail d'Avery sur l'ADN, « n'avait eu que peu d'influence en génétique. La raison ne fut pas tant que les travaux d'Avery étaient inconnus, ou mis en cause par les généticiens, mais qu'ils apparaissaient prématurés [...]. Les généticiens ont semblé ne pas être en mesure d'en tirer projet ou de construire d'autres modèles ou d'autres expériences à partir de là ». Et d'ajouter : « La signification de la découverte d'Avery ne fut pleinement appréciée par les généticiens moléculaires qu'à partir de 1952, c'est-à-dire plus de huit ans après que les détails des travaux eurent été publiés. » C'est dire, sous une forme à peine voilée, qu'Avery lui-même n'avait à aucun moment mesuré la portée générale de ses travaux.

René J. Dubos a beau évoquer maints contre-exemples, en citant Dobzhansky, Sir MacFarlane Burnet, André Lwoff et Sir Henry Dale, je crois que la réflexion de Stent — même si elle n'est pas exempte d'un certain préjugé anti-Avery — demeure vraie pour l'essentiel. Il n'est pas jusqu'au comité du prix Nobel qui n'ait été influencé par la réserve délibérée d'Avery à l'égard de ses propres recherches. Ni Griffith ni Avery, qui ont incontestablement dessiné par leurs travaux l'antichambre de la biologie moléculaire du gène, ne reçurent le prix Nobel. Il y aurait sans doute là matière à réflexion pour les épistémologues, mais tel n'est pas mon propos. Qu'est-ce qui est le plus important : découvrir ou faire connaître une découverte[8] ?

Tenant de ce nouveau mode de pensée et même d'expression delbrückiennes, Salvatore Luria[9] avait pourtant réalisé assez tôt que, grâce à l'expérience d'Avery, l'ADN avait en quelque sorte l'« odeur » du matériel génétique essentiel. De sorte qu'en travaillant sur la structure chimique de l'ADN on avait des chances de s'engager sur le bon chemin et de finir par comprendre comment les gènes se reproduisent. « Quand Watson arriva en Angleterre, il découvrit que Francis Crick lui-même savait que l'ADN était plus important que les protéines[10]. » C'est donc l'histoire de la double hélice, et tout ce qui s'en est ensuivi qu'il nous faut à présent conter.

8. Cela me rappelle d'ailleurs une anecdote : l'un des premiers mémoires soumis par Jacques Monod au sujet du phénomène de l'induction gratuite lui fut retourné par le « référant » avec cette mention : « Trop d'idées, pas assez de faits concrets. » Monod le lui renvoya avec le commentaire suivant : « Monsieur le Professeur, je vous prie d'être assez indulgent pour cet article ; en effet, j'en prépare un second que je vous soumettrai : il ne comprendra que des faits et aucune idée. »

9. Référence citée dans R. J. Dubos.

10. Ce chapitre a été rédigé avant que ne paraisse l'excellent ouvrage de M. McCarty, *The transforming principle : discovering that genes are made of DNA* (W.W. Watson et Company Inc., 1985), ouvrage qui vient d'inspirer à S. Luria une revue non moins remarquable sur le sujet (« A personal account of the epochal discovery that identified DNA as the genetic material », *American Scientist*, avril 1986).

CHAPITRE III

La double hélice

LES PHYSICIENS ENTRENT EN SCÈNE...

La mise en évidence du rôle de l'ADN comme support physico-chimique de l'hérédité fut, nous venons de le voir, le résultat d'un laborieux enfantement. L'époque du « principe transformant » s'inscrit sur fond de grisaille un peu puritaine, mais non sans grandeur... Les scientifiques qui l'animent sont, Avery en tête, des médecins, ou mieux des pathologistes au meilleur sens du terme. Ceci explique cela ! Leur objectif premier est l'étude de la virulence bactérienne, c'est-à-dire de l'ensemble des mécanismes qui permettent à la bactérie de déclencher chez l'hôte infecté un état morbide, préoccupation dont la nature est fort ancienne, mais qui connut un regain d'intérêt après la dernière guerre mondiale avec la découverte des antibiotiques. On aurait d'ailleurs grand tort d'imaginer pour autant que la question de la virulence microbienne est aujourd'hui dépassée : rien n'est moins bien compris aujourd'hui ; non pas tant lorsqu'on la considère « du côté » de la bactérie — la découverte des *plasmides* * a en effet permis de réaliser de très gros progrès — que lorsque l'on s'attache à la « cible » (l'animal ou l'homme) et ses systèmes de défense (macrophages, immunité cellulaire, etc.).

Qu'importe ! On ne peut s'empêcher de penser, à l'occasion de la grande découverte d'Avery, que l'arbre a, pour quelque temps du moins, caché la forêt. Sans doute, nous l'avons dit, parce que le temps n'était pas encore venu d'accepter que l'ADN puisse receler une complexité chimique ou physique susceptible de détenir l'information génétique, c'est-à-dire contenant le code nécessaire à la formation des protéines. Nombreux étaient alors ceux qui considéraient les protéines comme seules susceptibles de posséder ces vertus pour les raisons que nous avons développées au chapitre précédent.

François Jacob, dans *la Logique du vivant*, a remarquablement expliqué que la période d'après-guerre, surtout celle des années cinquante, allait trancher sur la précédente, parce que ce ne sont plus tant les pathologistes que les physiciens qui vont intervenir sur le devant de la scène. Est-ce pour cette raison ou parce que le scientisme un peu compassé de la grande époque rockefellérienne cède la place à une nouvelle génération de chercheurs, qui vont « mettre les bouchées doubles » après le grand gel culturel dont a été victime l'humanité lors de la dernière guerre ? Toujours est-il que, pendant les dix à quinze années durant lesquelles le monde s'occupe à panser ses blessures, va se trouver bouleversée toute la conception traditionnelle, c'est-à-dire phénoménologique, du vivant. Les sciences qui en relèvent acquièrent en effet pendant ces années la méthode qui leur avait jusqu'ici cruellement fait défaut, le formalisme qui va faire naître la « biologie moléculaire ». Je me garderai de m'engager ici dans la subtile dialectique qui oppose holistes et réductionnistes. Non pour éviter de rejoindre le camp des uns ou des autres mais justement parce que, dans les faits, les oppositions ne sont jamais aussi tranchées. L'épistémologie nous apprend d'ailleurs que l'évolution d'une science dépend tout autant de la plus ou moins grande maturité d'une génération et de la mise en œuvre plus ou moins rapide de nouvelles techniques d'exploration, que du morne et régulier mouvement entre deux doctrines figées. Inventée par Mendel, grâce à l'application du formalisme mathématique aux observations des phénomènes héréditaires, la génétique s'est efforcée de devenir physiologique, puis moléculaire. Après quoi — voir chapitre X — elle s'efforcera à nouveau de s'intéresser aux « ensembles » (plans d'organisation du vivant, formes générales, cerveau, comportement, etc.).

Ce qui est frappant, c'est le rythme selon lequel progresse la biologie. D'abord fascinée par les différences, elle s'intéressa moins à l'*explication* qu'à la simple *classification* des espèces vivantes, elle s'attarda ensuite à l'étude du comportement physiologique de ces espèces, et à celle de leurs grandes fonctions (locomotion, digestion, respiration...) ; mais elle demeura longtemps incapable de ramener cette collection d'objets biologiques à un petit nombre de paramètres. Au contraire, dès lors qu'elle s'attacha à la cellule puis à la molécule, en tant que modèles universels, elle entama sa foudroyante progression.

Est-ce à dire que la biologie ne s'était jusqu'alors complu qu'à la description des individualités et des espèces ? Il serait tout à fait inexact de le prétendre : par exemple l'*unité énergétique* du monde vivant, que Lavoisier avait entrevue lorsqu'il comparait la respiration à une combustion, était déjà fort bien étayée dans les années 1945-1950, et ce grâce à la biochimie enzymatique. Les efforts accomplis depuis les travaux de Louis Pasteur sur la fermentation levurienne, la contraction musculaire, la respiration et la photosynthèse par des hommes comme Meyerhof, Warburg, Lipman, Krebs et Calvin sont bien là pour en témoigner. Leurs recherches ont en effet montré que tous ces grands processus énergétiques impliquent chez les microorganismes, les plantes et les animaux, des mécanismes réactionnels *très voisins* (glycolyse, cycle respiratoire, ou cycle de Krebs, etc.). Mais la question principielle de la biologie reste posée : comment expliquer à la fois l'extrême *diversité* des espèces et la conservation héréditaire de cette diversité ? Quels sont les mécanismes qui assurent la stabilité de la transmission héréditaire ?

Ces mécanismes sont-ils identiques chez tous les êtres vivants ? On touche ici à la question de l'origine des êtres vivants (qui relève de la *chimie abiotique* *), du code de leur diversification et de la transmission héréditaire de ce code. En bref, on est amené à s'interroger sur les bases physico-chimiques de l'hérédité.

C'est bien ce qu'avait compris le physicien allemand, Erwin Schrödringer, éminent spécialiste de la théorie de l'information, qui, dans un livre désormais célèbre *Qu'est-ce que la vie ?* s'efforça d'établir un pont entre la physique et ce que l'on savait alors de la génétique. Quand Schrödringer écrivit ce livre, en 1945, on croyait encore, malgré les travaux d'Avery, que les gènes étaient des molécules composées d'un type spécial de protéines. Néanmoins, ce livre fut l'un des premiers « actes de foi » en faveur de la biologie moléculaire et de l'idée que les gènes sont les composants clefs des cellules vivantes. Dès lors, comprendre la vie, c'était comprendre le fonctionnement des gènes, non plus à la manière des grands généticiens de l'époque classique (c'est-à-dire en recherchant les « caractères cellulaires » qu'ils déterminent ou qu'ils modifient), mais d'un point de vue physico-chimique, autrement dit, en termes « moléculaires ».

LES PROCARYOTES : UN NOUVEAU MODÈLE POUR LA GÉNÉTIQUE

Dès lors, il ne s'agissait plus seulement de mettre en évidence le lien unissant l'activité biologique et la structure des molécules, ce qu'avait d'abord déjà réussi à faire Pasteur, puis les biochimistes cherchant à expliquer le fonctionnement cellulaire par le jeu des enzymes. Il fallait désormais préciser quelles étaient les grandes molécules qui, dans une cellule vivante, constituent les supports de l'hérédité et par conséquent du code génétique. De « physiologique » (Ephrussi), la génétique, devenue « métabolique » avec Beadle et Tatum, devait maintenant atteindre le niveau « moléculaire ».

Il est incontestable que l'attitude de grands physiciens tels que Schrödringer ou Niels Bohr face aux phénomènes du vivant eut une influence très profonde sur la démarche de la nouvelle école des « physiciens-biologistes », tels Linus Pauling, Max Delbrück, Salvatore Luria, Francis Crick, Gunther Stent... pour ne citer que les plus éminents. Puisque le problème était ainsi posé, peu importait le « contenant » des gènes ; peu importaient les propriétés des cellules destinées à servir de modèles d'étude ; l'essentiel était de choisir parmi l'infinité des espèces et des systèmes vivants, quelques *archétypes* qui serviraient de référence à une analyse moléculaire, donc physico-chimique, du vivant. C'est précisément parce que l'école de Delbrück avait compris la nécessité d'utiliser des objets d'étude se prêtant facilement à l'analyse mathématique et physique que la génétique progressa rapidement. Ces objets simples (du moins en apparence !) c'étaient les bactéries et les virus qui les infectent : les bactériophages. Désormais, la génétique bactérienne allait prendre le pas sur celle des grands organismes, parce que les populations auxquelles elle s'adressait se reproduisaient rapidement et atteignaient des dimensions numériques qui facilitaient le dépistage des mutations.

Observer l'effet des mutations chez les organismes supérieurs n'est pas aisé. Non que leur fréquence spontanée soit inférieure à celle des mutations bactériennes, mais le matériel héréditaire des eucaryotes étant à la fois diploïde (deux jeux de chromosomes parentaux) et polymorphe (le même gène est souvent répété plusieurs fois), et ces organismes se reproduisant lentement, les *conséquences* de ces mutations sont en général difficiles à mettre en évidence. En revanche, analyser des phénomènes mutationnels (dont les fréquences sont comprises entre un et dix événements pour dix millions d'individus), sélectionner sur un milieu approprié n'importe quel « mutant », construire en somme (avant la lettre) de véritables banques d'organismes porteurs de mutations définies, et de marqueurs génétiques appropriés devient avec les systèmes procaryotiques, sinon un exercice de routine, du moins une démarche relativement simple. Nous aurons à nouveau l'occasion de parler des étapes les plus marquantes de cette nouvelle génétique des microorganismes à laquelle des savants éminents comme J. Lederberg, J. Monod, F. Jacob, E. Wollman ont attaché leur nom, notamment lorsqu'il sera question du fonctionnement des gènes. Mais le point qu'il convient de souligner dès à présent, c'est que le choix de l'outil d'expérience fut, comme presque toujours, une étape décisive pour les progrès de la connaissance.

MON PREMIER CONTACT AVEC LA DOUBLE HÉLICE

Mais, si la génétique des bactéries et des phages a permis de mettre en lumière les grands mécanismes biologiques de la reproduction génétique et surtout les règles générales du fonctionnement du matériel héréditaire, c'est grâce à une autre démarche des physiciens biologistes, inspirée non plus de l'étude statistique des populations mais de la *cristallographie* des grandes molécules, que cette nouvelle école va à nouveau faire parler d'elle. En effet, c'est seulement lorsque la structure cristalline du matériel héréditaire, l'ADN, sera connue, que naîtra véritablement la biologie moléculaire des gènes. C'est donc l'histoire de la double hélice qu'il nous faut à présent conter. Sa découverte fut le fruit des efforts conjugués de deux jeunes hommes : un Américain, J.D. Watson, et un Anglais, F. Crick. L'un et l'autre appartenaient à la nouvelle école de pensée et accomplirent, en collaboration avec un troisième cristallographe éminent, Maurice Wilkins, ce que Peter B. Medawar, prix Nobel de médecine en 1960 (et l'un des plus importants philosophes de la science contemporaine), n'a pas hésité à appeler « la plus grande réussite scientifique de notre siècle ».

Semblable au héros de Stendhal lors de la bataille de Waterloo (qu'on me pardonne la comparaison), qui ne vit de l'un des plus grands événements de l'histoire que les démêlés avec ses officiers et son cheval, c'est dans des circonstances assez banales, que je prêtai attention pour la première fois au modèle de la double hélice. Je souligne bien « prêtai attention » car si j'avais certes entendu parler du modèle lui-même un peu auparavant, récent *fellow* de la Fondation Rockefeller, mes préoccupations immédiates ne m'avaient pas permis d'y accorder cependant plus qu'une curiosité distraite. Sacrilège des sacrilèges s'il pouvait en être ! Qui aurait pu dire à l'époque que je serais amené quelques années plus tard à travailler aux côtés de ce même Watson, à voir vivre et agir de très près le fameux « Honest Jim », ce monstre sacré, cet enfant terrible de la biologie, sans doute l'un des grands chercheurs contemporains pour qui j'ai le plus de sympathie et d'admiration ? Certainement avec J. Monod et F. Jacob, l'un des hommes qui m'ont le plus apporté. Je me trouvai donc dans ce grand et morne campus d'Urbana, une méchante petite ville de l'Illinois nantie d'un immense complexe universitaire, à l'époque l'un des meilleurs aux États-Unis (avec certains établissements new-yorkais) pour étudier la biochimie et la génétique. Mon « patron », le regretté Saül Spiegelman, spécialiste de l'adaptation enzymatique, professeur de génétique incomparable, et Salvatore Luria discutaient avec passion du « modèle » et c'est probablement à travers leurs enseignements et leurs commentaires que j'ai pris conscience que ce modèle était en fait la « chose vraiment importante pour la biologie du moment ». Nous étions en 1953, peu après la « publication » de Watson et Crick. Avec le recul, je me demande d'ailleurs si, sur le moment, tous les biologistes mesuraient vraiment la portée de l'événement. J. Watson avait fait sa thèse chez Salvatore Luria, l'un des brillants protagonistes de l'école des « phagistes ». S. Luria est d'origine italienne et S. Spiegelman adoptait volontiers une rigueur dialectique inspirée du Talmud. Les choses ne tournaient pas toujours rond entre eux, même s'ils s'estimaient mutuellement. Cela a certainement contribué à stimuler mon attention, qui avait sans nul doute besoin de l'être. Quelque neuf mois plus tard, j'allai compléter mon stage à New York chez le Dr R.D. Hotchkiss et assister à des débats non moins ardents autour des mécanismes de la réplication de la double hélice, car, Cavallieri, un physicochimiste travaillant à l'Institut du Sloan Kettering, grand ami de Rollin Hotchkiss, venait de proposer une structure en hélice quadruple...

LES PRÉLIMINAIRES CRISTALLOGRAPHIQUES — L'α-HÉLICE

J'ai évoqué ci-dessus les raisons pour lesquelles l'arrivée des physiciens dans le monde de la biologie avait été décisive, en disant que leur attitude avait inspiré des méthodologies et la recherche d'outils biologiques nouveaux. Mais ce serait une erreur d'imaginer que leur contribution à la biologie moléculaire, quelque importante qu'ait pu s'avérer la génétique du phage et d'*E. coli*, se limita à cela. L'étude de la structure tridimensionnelle des grandes molécules biologiques — les macromolécules — avait en réalité été commencée par divers travaux de physicochimistes et de chimistes. Linus Pauling, par exemple, avait eu dès la fin de la guerre l'idée d'étudier la structure des protéines — ou plutôt des chaînes polypeptidiques en ayant recours à la technique de diffraction des rayons X. Cette technique tirait parti du fait que chaque *atome* de la molécule étudiée diffuse en les déviant légèrement le faisceau de rayons X. Les faisceaux ainsi diffractés ayant impressionné, au terme de leur course, une émulsion photographique, on obtient des séries d'impacts (ou images de diffraction) que l'on peut interpréter, c'est-à-dire convertir, en des structures à trois dimensions. On peut donc en déduire la disposition des atomes dans l'espace et éventuellement mettre en évidence certains motifs de périodicité qui informent sur la manière dont le cristal moléculaire est organisé. L. Pauling est sans doute l'un des premiers à avoir attiré l'attention sur l'importance des structures hélicoïdales, grâce à ses contributions capitales à l'élucidation des ***régions*** dites en *α-hélice* *. Ses travaux éclairaient d'un jour nouveau l'analyse des régions dites « fibreuses[1] » fréquemment rencontrées au sein des protéines.

Dans son ouvrage *la Double Hélice*, James D. Watson raconte comment, avant qu'il n'arrive au Laboratoire Cavendish de Cambridge pour y travailler chez le grand chimiste Max Perutz et chez Lawrence Bragg, l'un des fondateurs de la cristallographie, et peu de temps après la mise en évidence de l'α-hélice de protéines par Linus Pauling, la plupart des chercheurs, Francis Crick compris, ne s'intéressaient pas encore vraiment à la structure tridimensionnelle de l'ADN. De fait, l'objectif premier de Watson — du moins son objectif officiel — était d'aider un autre physico-chimiste de génie : John Kendrew, à débrouiller la structure d'une protéine, la myoglobine, programme auquel le jeune Watson n'allait d'ailleurs pas tarder à renoncer. Il raconte également comment Maurice Wilkins qui travaillait au King's College de Londres se

1. On entend par polypeptides d'assez courts enchaînements d'acides aminés, les sous-unités dont sont constituées les protéines. La démarcation entre grands polypeptides et protéines est d'ailleurs difficile à préciser. Par convention, on appelle protéine un polypeptide comprenant plus d'une cinquantaine d'acides aminés. Les protéines sont des molécules dont les formes sont généralement irrégulières. Pour utiliser un langage imagé, disons qu'elles comportent des parties en relief (bosses ou protrusions) et des parties en creux dont la distribution relative confère à chaque molécule sa configuration spatiale caractéristique (encore appelée configuration stérique). Toutefois la plupart des protéines peuvent être considérées comme de très grosses molécules composées de parties arrondies globulaires et allongées ou « fibreuses ». Ces parties fibreuses sont aussi observées sur des polypeptides de synthèse. Pauling a montré que les régions en fibres ont la configuration d'un ressort en spirale étirée ; il s'agit donc d'une hélice simple (formée d'une seule fibre). Les éléments qui la constituent (les acides aminés) établissent entre eux des liaisons à distance, liaisons qui sont parallèles à l'axe général de l'hélice.

préoccupait déjà, avec Rosalind Franklin, de déterminer les constantes cristallographiques et d'interpréter les images de diffraction obtenues sur des cristaux d'ADN.

WATSON ET CRICK ENTRENT EN SCÈNE

De fait, toujours selon Watson, c'est Maurice Wilkins qui semble avoir le premier éveillé son intérêt pour les travaux radiographiques effectués sur l'ADN au cours d'un congrès scientifique tenu à Naples, au printemps de 1951, en projetant la première photographie d'un cristal d'ADN aux rayons X. Que Watson se soit intéressé à l'ADN n'avait en soi rien de surprenant, si l'on songe aux travaux qu'il avait réalisés chez S. Luria sur la génétique du phage. Après plusieurs tentatives assez peu fructueuses pour s'initier à la chimie des acides nucléiques dans le laboratoire d'Herman Kalckar, Watson avait pris la décision de se rendre à Cambridge, où l'étude physico-chimique (notamment cristallographique) des grandes molécules biologiques était au centre des préoccupations.

Les difficultés qu'il avait rencontrées dans l'interprétation des diagrammes cristallographiques de la myoglobine allaient libérer Watson de ses projets officiels et lui laisser le champ libre pour « parler et discuter avec Francis Crick plusieurs heures par jour »...

Celui que toute la communauté des biologistes connaît sous le nom de Francis est l'un des êtres les plus étonnants par sa fantaisie, son jaillissement intellectuel et l'extraordinaire débit de son discours. N'allez point le prendre pour un rhéteur. Nous sommes avec lui face à l'un des esprits les plus clairs et à l'une des intelligences les plus constructives de notre temps. Le qualificatif d'explosif s'y applique assez bien. À l'inverse d'un Newton qui, dit-on, s'exprimait très rarement, c'est un homme dont le cheminement intellectuel relève du dialogue permanent, un dialogue un peu particulier, il est vrai, tant son propre discours est riche, dense et persuasif. Il a quelque chose d'un acteur de génie. Ce n'est point, comme certains ont pu le penser, par quelque comportement narcissique, encore que — ainsi que J. Watson le dit assez bien : « Jamais je n'ai vu Francis Crick d'humeur modeste », — mais il y a chez Crick une volonté de persuasion et de communication qui implique le personnage dans sa totalité et qui est d'une absolue sincérité. Il est clair que cet homme, à qui la biologie moléculaire doit les contributions les plus importantes, cherche à éprouver par le discours ses propres idées. De là vient aussi sa réserve pour la logique formelle, déductive (à l'inverse d'un Jacques Monod) et son goût pour le bon sens, les formules imagées qui font appel à l'intuition plutôt qu'à un raisonnement mathématique compliqué, et qui utilisent plus volontiers les modèles visuels que les équations.

C'est sans doute parce que Watson et Crick ont adopté une démarche empirique et de bon sens — celle qui consistait à construire un jeu de « modèles moléculaires » et à commencer « à jouer avec » — que les deux hommes sont parvenus à transmuer leurs connaissances en cette lueur fugitive, cet « instant éclair » en lequel Jankélévitch voit le saisissement du vrai.

LES VRAIES QUESTIONS

Il semble bien que ce soit Maurice Wilkins qui ait fait le premier remarquer que « le diamètre de la molécule d'ADN est plus grand qu'il ne serait si l'on avait affaire à une seule chaîne de polynucléotides (groupe de nucléotides) ». Ce qui inclina à penser que la molécule d'ADN « était *une hélice multiple faite de plusieurs chaînes* de polynucléotides enroulées les unes autour des autres[2] ».

2. Loc. citée dans l'ouvrage de Watson et Crick, *la Double Hélice*, Laffont, 1984, p. 82.

Il convenait dès lors d'expliquer comment cette hélice « multiple » maintenait sa cohésion dans l'espace, c'est-à-dire de préciser la nature des liaisons chimiques unissant les nucléotides présents sur chacune des chaînes. S'agissait-il, comme dans le cas de l'α-hélice simple de Pauling, de « liens hydrogène » (un atome d'hydrogène étant « partagé » entre deux atomes et maintenant un pont électrostatique entre eux), ou de « liaisons ioniques » (type acide-base) faisant intervenir le groupement phosphate acide qui figure dans tous les nucléotides ?

Il est absolument essentiel de lire *la Double Hélice* si l'on veut comprendre la genèse de la « découverte ». Il serait à la fois long et un peu inutile de retracer celle-ci, sauf à écrire une version à coup sûr moins vivante de ce qui est sans nul doute un des *best-sellers* de la littérature contemporaine.

Il faut toutefois bien réaliser que plusieurs solutions ont été mises à l'épreuve avant que l'on ne parvienne à celle qui s'est définitivement imposée[3].

LA SOLUTION : LA LOI DES APPARIEMENTS

Un beau matin, comme J.D. Watson le relate lui-même, et après bien des tâtonnements, notre ami fait une observation qui va s'avérer capitale. Pour en mesurer la portée, il faut rappeler que les acides nucléiques, et par consé-

3. Par exemple, il fut postulé à certains moments :
— que l'ADN pouvait revêtir une structure bihélicoïdale comportant des appariements entre paires de bases identiques — ce qui conférait pourtant à l'assemblage une charpente irrégulière puisque les ***bases puriques*** *, c'est-à-dire l'adénine et la guanine, et les ***bases pyrimidiques*** * (thymine et cytosine) avaient des formes différentes ;
— que les bases établissaient entre elles des ponts hydrogène réguliers ;
— que l'ADN avait une structure cristalline *tri* et non *bi*hélicoïdale.

quent l'ADN, sont formés de l'enchaînement d'unités, les nucléotides. Ces nucléotides comportent au moins trois parties, dont deux (le phosphate et le sucre) sont *identiques* chez tous les nucléotides, le seul élément spécifique étant la troisième partie appelée *base nucléique*. Cette base nucléique peut en effet comporter l'une quelconque des quatre molécules, que nous appellerons A, B, C ou D. Si l'on pense, ce qui est raisonnable, que l'enroulement des deux chaînes d'ADN l'une autour de l'autre, qui constitue la double hélice, est assuré grâce à des interactions à distance s'exerçant entre les lettres A, B, C et D disposées à l'intérieur de chacune des chaînes *de sorte que des ponts s'établissent d'une chaîne à l'autre*, il devient alors capital de préciser comment les arrangements peuvent s'établir *par paires* entre l'un quelconque des quatre éléments. En réalité, il existe $4^2 = 16$ combinaisons par paire, c'est pourquoi il convient de faire des choix. Il se trouve que parmi les quatre « bases » possibles, A, B, C, D, deux ont une configuration chimique particulière : on les appelle des « purines » (il s'agit de l'adénine et de la guanine). Les deux autres sont des pyrimidines (la cytosine et la thymine). Pour simplifier, nous baptiserons A, G, C et T ces quatre bases. Après avoir essayé des modèles d'appariement homologues (c'est-à-dire purine-purine ou A-G et pyrimidine-pyrimidine ou T-C) qui confèrent à l'ensemble de la double hélice une configuration irrégulière, Watson constate que le couple purine-pyrimidine (A-T) occupe dans l'espace le même volume que le couple G-C, ce qui n'est pas le cas pour les couples A-C et G-T.

Cette morphologie tridimensionnelle présente immédiatement bien des attraits. Tout d'abord, deux séquences de bases irrégulières peuvent être régulièrement disposées au centre d'une hélice à la condition qu'une purine soit toujours appariée à une pyrimidine. De plus, ce modèle, qui est tel que l'adénine (A) aille toujours de pair avec la thymine (T) et que la guanine (G) s'unisse toujours à la cytosine (C), est en parfaite conformité avec une découverte remarquable, effectuée par E. Chargaff, selon laquelle, dans l'ADN de toutes les espèces, *le nombre de molécules d'adénine est toujours égal à celui des molécules de thymine et le nombre de molécules de guanine identique à celui des molécules de cytosine* (en d'autres termes : A = T et G = C).

Enfin, cette règle des accouplements moléculaires (AT et GC), ou « code des complémentarités », possède une extraordinaire vertu : si l'on dissocie les deux chaînes préalablement enroulées l'une sur l'autre, *la séquence (enchaînement des nucléotides) de chaque chaîne séparée peut être déduite automatiquement de celle de l'autre* : par exemple un enchaînement — ACTGAA — sur l'une des chaînes admet *obligatoirement* l'enchaînement TGACTT sur l'autre. En d'autres termes, les séquences de base des deux chaînes enroulées sont « complémentaires ». Il est donc possible de comprendre désormais comment une seule chaîne peut servir de « matrice » pour la synthèse d'une autre chaîne et, par là même, d'en déduire les lois physiques de la réplication *(figure 2)*.

On sait qu'ayant imaginé ce modèle, Watson et Crick le présentèrent à Maurice Wilkins afin que celui-ci vérifie qu'il était conforme aux données de diffraction aux rayons X effectivement obtenues sur des préparations d'ADN.

Il faudra peu de temps à Maurice Wilkins pour se convaincre que la « morphologie » moléculaire des paires

Figure 2. — La double hélice. Tel le caducée attribut d'Hermès, dieu de la magie, devenu le symbole de l'art de guérir, la double hélice est l'emblème, pourrait-on dire, de la biologie moléculaire. — **A)** Représentation la plus simple d'un cristal d'ADN tel que Watson et Crick en ont proposé l'agencement. (D'après *The Nucleic Acids*, 1955, vol. 1, p. 465, fig. 7.) — **B)** Reproduction (réplication) du cristal d'ADN. Noter la séparation des deux chaînes en un endroit privilégié, baptisé « fourche de réplication » et la reconstitution des deux hélices jumelles. Le mécanisme enzymatique est très complexe. La néoformation des chaînes passe par la fabrication de courts fragments (Okasaki) qui sont ensuite assemblés en une chaîne continue. — **C)** Principe « d'appariements » des couples de bases AT et GC. (B et C : d'après *Molecular Biology of the Gene*, 1965, p. 267, fig. 9-7 et p. 132, fig. 4-14.)

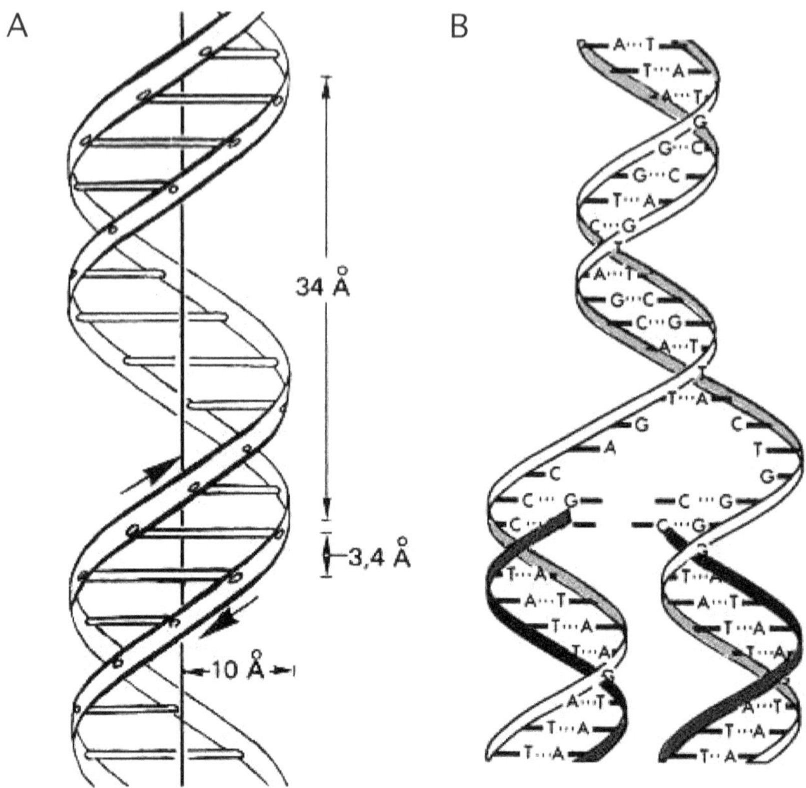
A
34 Å
3,4 Å
10 Å
B

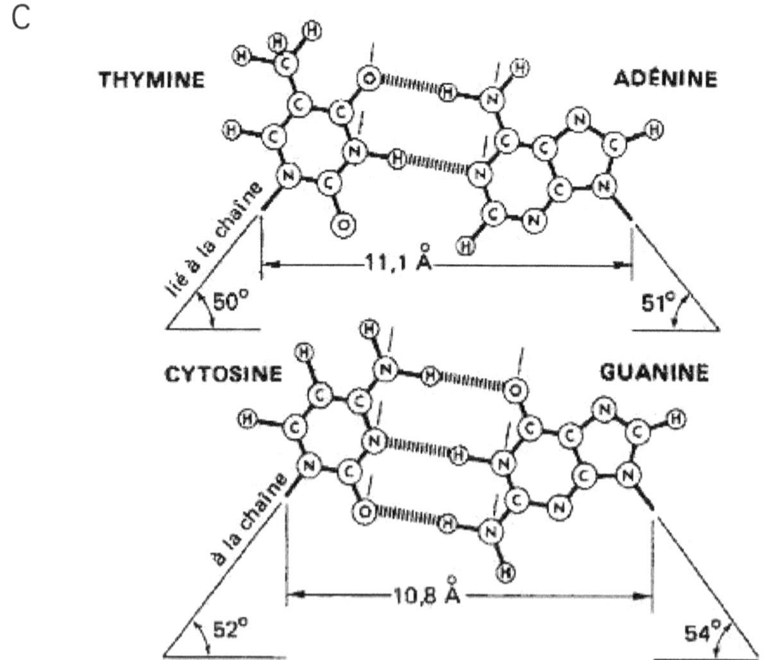
C
THYMINE
ADÉNINE
lié à la chaîne
11,1 Å
50°
51°
CYTOSINE
GUANINE
à la chaîne
10,8 Å
52°
54°

de bases nucléiques, dont Watson et Crick viennent d'entrevoir la clef, est en tous points conforme — quant aux distances interatomiques qu'elle implique — aux données de la cristallographie.

Aussi est-ce en 1953, une fois effectuées les vérifications nécessaires, que paraîtra la publication du modèle dit « de la double hélice ».

> Double hélice droite, comprenant dix paires de bases par tour d'hélice (dont le « pas » a une longueur de 34 A), les bases azotées des nucléotides étant disposées selon des plans superposés perpendiculaires à l'axe central de l'hélice, chaque base d'une des deux fibres étant précédée et suivie par d'autres qui sont disposées de telle sorte qu'une légère angulation régulière existe entre les plans successifs, de façon à assurer à l'ensemble sa configuration en spirale. Chaque base d'une fibre est reliée dans le même plan, à une base « complémentaire » appartenant à la fibre jumelle qui lui est accolée par des liens hydrogène (2 pour les paires A : T ; 3 pour les paires G : C). Toutefois, si la *séquence* d'une fibre se déduit donc aisément de la séquence de la fibre jumelle, puisqu'elle lui est rigoureusement complémentaire, « *les polarités* des deux fibres sont inverses » (c'est-à-dire que les orientations des liens, qui unissent à l'intérieur d'une même chaîne d'ADN les atomes de phosphore et les atomes de sucres, sont opposées). L'architecture d'ensemble ressemble donc à un « escalier en spirale » dont les rampes symétriques seraient les atomes de phosphore qui courent entre les plans des sucres (désoxyriboses), lesquels sont, eux, parallèles à l'axe central et, par conséquent, perpendiculaires à ceux des bases azotées. L'édifice est d'une grande stabilité. Celle-ci est bien sûr assurée par les liens très stables (dits covalents) des nucléotides au niveau des fibres individuelles, mais également par des liens moins stables dits « non covalents ». Ces derniers résultent, pour une fibre donnée, de l'effet d'empile-

ment des bases[4] que leur rapprochement unit par des forces particulières (que les spécialistes nomment forces de Van der Walls), mais aussi entre les deux fibres complémentaires de l'établissement des liens « hydrogène ». Si l'on réalise qu'il existe des dizaines de milliers de paires de nucléotides dans une double hélice naturelle d'ADN, on conçoit que ces liaisons « faibles » additionnent leurs effets et concourent à la parfaite cohésion des fibres (effet coopératif).

Que le modèle de la double hélice ait eu un impact aussi important en biologie, que la théorie atomique en physique, ne fait absolument aucun doute. Toutefois, comme l'écrivent J. Watson et J. Tooze, en 1981, dans le prologue à l'ouvrage intitulé *The DNA Story* : « L'élucidation de la structure en double hélice de l'ADN, en 1953, ne provoqua pratiquement aucun "remue-ménage" en dehors du petit cénacle de scientifiques qui s'attendaient plus ou moins à ce que cette découverte se fît. Pour être plus précis, une intense excitation se mit à régner à l'intérieur de ce cercle étroit de chercheurs, parce que l'on était désormais en mesure d'attaquer la génétique au niveau moléculaire et qu'il devait en résulter, tôt ou tard, de pouvoir détenir les clefs explicatives de la structure et de la fonction des gènes. » Mais d'ajouter (et ceci est évidemment à rattacher à l'explosion intellectuelle qui a fait suite au génie génétique vingt années plus tard) : « Nous n'étions pas en mesure de prévoir de conséquence pratique immédiate dans le monde qui nous entoure, aucune raison en tous cas pour laquelle l'homme de la rue, par opposition au jeune étudiant, en viendrait à savoir quelque chose à propos de notre existence, encore moins qu'il lui viendrait un jour le désir de comprendre les faits de

4. En effet, les plans ou « plateaux » des bases étant perpendiculaires à l'axe général de l'hélice, telles les parties planes des marches d'un escalier, il s'établit un arrangement comme celui que constituerait une pile d'assiettes empilées les unes sur les autres de façon instable.

génétique dont la complexité croissante allait être décryptée dans les vingt années qui suivirent. »

Un biologiste de talent, E. Chargaff, dont on a vu quel rôle éminent il avait joué dans l'élucidation même de la structure de l'ADN, n'allait d'ailleurs pas hésiter à prétendre, quelques années après la publication de Watson et Crick, que toute cette biologie moléculaire n'était pas de nature à faire progresser « d'un pouce » nos connaissances en matière médicale ou dans quelque secteur appliqué que ce fût. Nous verrons en effet que la biologie moléculaire du gène, née des observations sur la double hélice, a dû attendre une vingtaine d'années avant que l'on commence à pouvoir en dégager les premières applications, grâce à la découverte des techniques de l'ADN recombinant.

S'il est vrai qu'il a fallu attendre la découverte des recombinaisons génétiques *in vitro* (génie génétique) pour que la connaissance moléculaire des gènes prenne place parmi les grandes technologies modernes, on aurait pu penser que l'impact conceptuel des recherches de Watson et Crick allait s'avérer d'emblée considérable. Il fut considérable — je l'ai déjà évoqué —, mais ce ne fut pas d'emblée.

Curieusement, le modèle (précisément parce que cela en était bien un !) allait pour quelque temps « pâtir » de son aspect trop théorique. On se refusait à croire que la reproduction du matériel héréditaire, cause de la perma-

Figure 3. — Fusion et renaturation de la double hélice. A) Au-dessus d'une température (appelée Tm) qui dépend de la composition chimique des ADN, les deux chaînes de la double hélice se séparent ce qui accroît leur absorption dans la région de l'ultraviolet. Par retour à des températures inférieures au Tm, les chaînes séparées s'enroulent à nouveau et la densité d'absorption retourne plus ou moins vite à la valeur avant chauffage. L'ADN du thymus de veau ne se renature pas, car son Tm est inférieur à 67 °C. — B) Séquence probable des événements accompagnant la réformation d'une double hélice après séparation artificielle des deux brins complémentaires. (D'après *Molecular Genetics-An introductive narrative*, 1978, p. 216, fig. 8-12 A.)

A

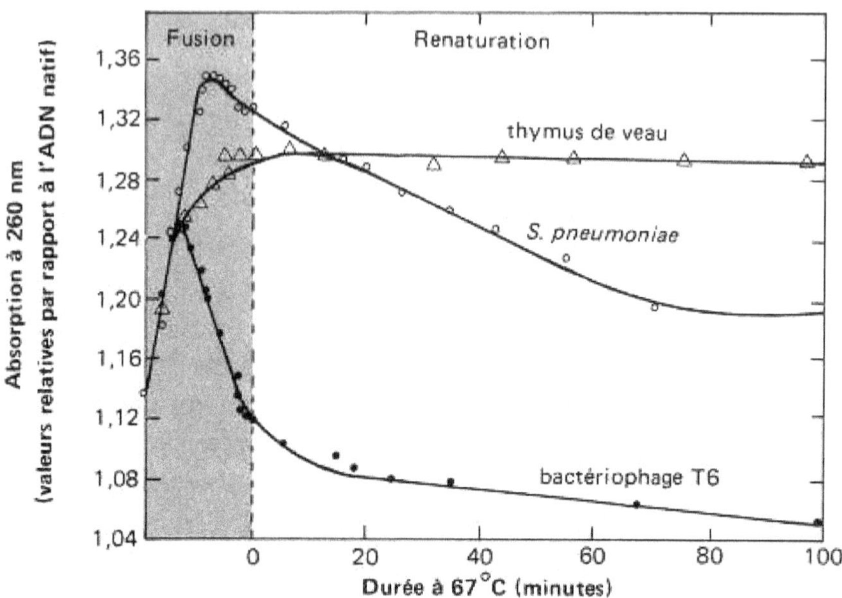
Fusion
Renaturation
thymus de veau
S. pneumoniae
bactériophage T6
Absorption à 260 nm
(valeurs relatives par rapport à l'ADN natif)
1,36
1,32
1,28
1,24
1,20
1,16
1,12
1,08
1,04
0
20
40
60
80
100
Durée à 67 °C (minutes)

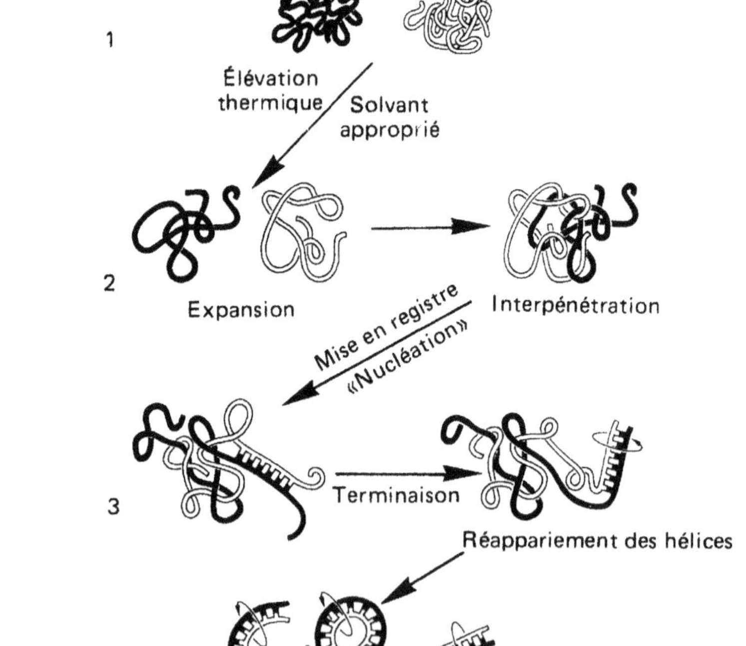
B
1
Élévation thermique
Solvant approprié
2
Expansion
Interpénétration
Mise en registre
«Nucléation»
3
Terminaison
Réappariement des hélices
4
Duplex reconstitué

nence des caractères d'un individu et de son appartenance à l'espèce, puisse reposer sur un mécanisme aussi *simple* que celui avancé par Watson et Crick dans leur règle des appariements complémentaires. Pour eux, en effet, « si l'on imagine que l'un des deux brins d'ADN est comparable au négatif d'une photo et l'autre au positif, on peut alors tirer du premier [le négatif] un positif et du second [le positif] un négatif. On se retrouve alors avec deux *nouvelles* molécules d'ADN parfaitement identiques qui sont [alors] rattachées par une enzyme, comme par une fermeture Éclair[5] ».

Il est d'ailleurs relativement surprenant que l'Institut Karolinska ait laissé s'écouler près de neuf années pour reconnaître publiquement l'étendue et l'importance de la découverte de Crick, Watson et Wilkins par l'attribution du prix Nobel. Il est probable — si l'on en juge par la portée même de cette découverte, telle qu'elle nous apparaît aujourd'hui — qu'il y eut à cela plusieurs raisons : d'abord l'accueil, incrédule, qu'on lui réserva, ensuite, le fait qu'il s'agissait d'un résultat essentiellement théorique ; enfin, le caractère pour le moins anticonformiste de Watson et Crick... Lorsqu'en 1961, je serai amené à travailler avec J.D. Watson à Harvard, je trouverai en lui un homme un peu amer, de contact difficile (sauf avec moi, il est vrai), souffrant de ne pas être encore pleinement reconnu, même si la double hélice s'est déjà définitivement imposée. Il me rapportera un jour une réflexion du grand chimiste R.B. Woodward (qui reçut en 1965 le prix Nobel pour les synthèses de la chlorophylle) : alors que Watson lui confiait ses désillusions, Woodward lui répondit : « Jim, pourquoi diable voudriez-vous que l'on vous aimât. Les gens qui réussissent sont toujours seuls... »

---

5. Loc. citée : *Le Génie de la vie*, Elizabeth Mantebi et David Fishlock, Éd. Hologramme. 1985.

LES CONSÉQUENCES

La physico-chimie des polymères

Néanmoins, s'il fut lent à s'imposer, le modèle de Watson, Crick et Wilkins suscita une véritable moisson de découvertes que je me bornerai à évoquer.

Dans le domaine de la physico-chimie générale des polynucléotides tout d'abord ; c'est ainsi que le déroulement brutal de la double hélice sous l'influence d'agents dénaturants — telles une élévation de température au-dessus d'un certain seuil, l'action d'agents alcalins, etc. — se traduit par un phénomène découvert en 1960. Ce phénomène (appelé par les spécialistes « Hyperchromicité ») consiste en un accroissement, d'environ 30 % de la densité optique d'une double hélice d'ADN, à la longueur d'onde où celle-ci est généralement déterminée, c'est-à-dire 260 nm (c'est en effet la valeur moyenne des longueurs d'onde ultraviolettes où les bases puriques et pyrimidiques présentent un maximum dans leur spectre d'absorption des rayons ultraviolets). Grossièrement parlant, l'hyperchromicité est due au fait que, lorsque les deux brins qui composent l'hélice double d'ADN se trouvent appariés l'un à l'autre, les bases nucléiques qui les constituent ne sont pas libres dans leur rotation planaire et, par conséquent, ne sont pas à même d'absorber les rayons UV de façon optimale. Elles sont, si l'on veut, partiellement immobilisées. Une fois dégagées des contraintes dues aux effets d'empilement réguliers, tels qu'ils s'exercent dans la double spirale et aux liens physico-chimiques maintenus entre les chaînes, elles offrent une capacité accrue à absorber les rayons UV, d'où l'élévation moyenne observée dans la densité optique.
Ainsi, en suivant l'évolution de la densité optique d'une solution renfermant de l'ADN en fonction de la température *(figure 3)* on observe une courbe caracté-

ristique, dite *courbe de fusion*, qui se traduit par une montée brusque de cette densité, à partir d'une température entraînant la séparation des deux chaînes complémentaires. On appelle Tm la température correspondant à la moitié de l'accroissement total de la densité optique.

Des travaux très approfondis ont été consacrés au mécanisme de la fusion thermique, ainsi qu'aux facteurs susceptibles d'influer sur la valeur du Tm d'un ADN donné. Il a notamment été observé que cette valeur dépendait très étroitement de la force ionique de la solution. Lorsque la concentration saline est élevée, les « liaisons hydrogène », entre les paires de bases situées en vis-à-vis sur chacune des deux chaînes, se trouvent renforcées.

La valeur de Tm d'un ADN donné est donc toujours définie pour une force ionique déterminée.

Mais, fait plus important, cette même valeur dépend d'une façon très précise de la composition moyenne de l'ADN étudié en bases nucléiques. Plus précisément, il existe une relation régulière entre la valeur de Tm et la proportion des bases G + C. Plus un ADN est « riche » en bases GC, plus la température de demi-fusion (Tm) sera élevée. Cette situation traduit simplement le fait que les bases G et C forment des appariements plus stables que les bases A et T, puisque trois liens hydrogène sont impliqués dans le premier cas contre seulement deux dans le second.

Il en résulte que la mesure de la valeur de Tm pour un ADN donné permet, indirectement, d'en déduire la teneur relative en couple GC donc, d'une certaine manière, la composition moyenne. De plus, l'analyse de la régularité cinétique de la courbe de fusion nous informe sur l'homogénéité de la préparation et le degré de complexité des séquences chimiques présentes dans les deux chaînes. Ainsi, un mélange d'ADN ayant des richesses différentes en couple GC non seulement « fond », selon une courbe présentant plusieurs inflexions, mais on peut, par des études optiques plus fines, décomposer la courbe de fusion globale en une série d'événements de fusion localisés et aborder ainsi l'analyse de « domaines » ou sous-ensembles pouvant correspondre à des gènes ou portions de gènes définies.

Enfin, lorsque deux chaînes d'une double hélice, séparées l'une de l'autre par fusion totale, suivie d'un refroidissement brusque, sont placées en solution, à une température légèrement inférieure au Tm, on assiste à un phénomène remarquable qui équivaut à la renaturation (reformation) lente de la double hélice. La renaturation complète exige une assez longue durée, ce qui se conçoit, si l'on réalise qu'elle requiert un réappariement exact des deux chaînes. En d'autres termes, certains appariements partiels peuvent s'établir au cours de ce processus de « recuit » qui laissent des régions contiguës non renaturées. Les deux brins ne sont maintenus accolés que sur une faible distance formant parfois des segments à double chaîne, intercalés avec des régions non appariées (appelées « bulles »). De tels appariements cèdent, thermodynamiquement parlant, la place à des appariements plus stables jusqu'à ce que la double hélice véritable soit en quelque sorte recollée sur toute sa longueur.

On voit donc que les phénomènes de fusion et de renaturation apportent des arguments physico-chimiques très solides en faveur du modèle de la double hélice et, qu'à l'inverse, c'est la double hélice qui a permis d'expliquer le comportement physico-chimique de l'ADN en solution.

Ainsi les études concernant la fusion (ou déroulement artificiel) de la double hélice et le phénomène inverse : la renaturation (réenroulement des brins séparés), allaient-elles s'avérer par la suite d'une très grande importance. En effet, la possibilité de reconstituer artificiellement, dans les conditions décrites ci-dessus, des doubles hélices d'ADN, voire des hélices mixtes (ADN-ARN messager), sera à l'origine d'une nouvelle technique développée par Marmur et Doty, puis par S. Spiegelman vers 1960, et connue sous le nom d'« hybridation moléculaire ». Elle repose sur l'utilisation de « sondes ADN », sortes d'hameçons qui permettent d'aller « pêcher », en partie grâce à ce processus de réappariement, le brin complémentaire de la sonde. On conçoit que cette technique permette de « purifier » un gène particulier au sein d'une population complexe ou, si la sonde est marquée par des substances radioactives, de déceler la présence de virus ou d'organismes infectieux dans des fluides biologiques divers (sang, urine) ou des extraits cellulaires. Tous ces travaux contribueront au développement, à partir de 1980, des techniques de diagnostic génétique pour le dépistage des maladies héréditaires.

Le mécanisme des mutations

Une autre conséquence de l'établissement du modèle de Watson et Crick — de portée biologique plus générale — fut *la découverte de l'explication des mutations génétiques ponctuelles au niveau moléculaire*. Nous avons montré, dans le chapitre I, que la plus petite unité de mutation, ou « muton », se ramenait *in fine au changement d'une paire de bases à l'intérieur de la double hélice*. Il restait néanmoins à expliquer comment, au niveau du nucléotide, c'est-à-dire à l'échelle de quelques Angströms (l'Angström correspond à la dix millième partie du millimètre et s'écrit en abrégé Ä), pouvaient se produire ces mutations, découvertes par de Vries et qui jouent un rôle si important dans l'étiquetage des gènes et dans l'évolution. Ici encore la loi des complémentarités apportait une explication remarquablement simple. Elle était fondée sur le fait qu'au cours de la reproduction du matériel héréditaire — c'est-à-dire au cours de la réplication d'une molécule d'ADN en deux molécules filles — se produisent parfois des erreurs enzymatiques (ce que le biochimiste A. Kornberg put vérifier directement d'ailleurs sur des modèles *in vitro*). Ces erreurs, dont la fréquence peut être artificiellement accrue, se traduisent par la mise en place, face à l'une des bases de l'une des deux chaînes de l'ADN parental, d'une base non complémentaire. À la génération suivante (lors du cycle suivant de réplication), l'un des brins fils, qui intervient comme matrice pour la fabrication d'une autre double hélice et qui comporte alors une base étrangère, est recopié sans erreur, cependant que l'altération partielle d'un nucléotide est définitivement répercutée. Ernst Freeze a précisé que deux types de phénomènes peuvent alors se produire : l'un appelé *transition* où une paire AT, par exemple, est remplacée par une paire GC ; l'autre baptisé *transversion* où cette même paire AT est transformée en TA (ou GC en CG).

On peut aisément en saisir le principe. Il met en jeu le phénomène dit de « tautomérisation » des bases nucléiques. Nous avons vu en effet que les bases peuvent exister sous plusieurs configurations chimiques de sorte que, comme le décrit J. Monod dans *le Hasard et la Nécessité*, les bases azotées peuvent, outre leur état normal — celui qu'elles revêtent à l'intérieur de la double hélice d'ADN —, adopter exceptionnellement et transitoirement une forme (tautomérique) dans laquelle la capacité d'appariement spécifique de la base est en quelque sorte « inversée » (par exemple la base C, dans la forme « exceptionnelle », s'apparie à A et non à G au cours de la réplication, ce qui changera le code génétique en cet endroit particulier de la chaîne d'ADN). On connaît des agents chimiques qui accroissent considérablement la probabilité, c'est-à-dire la fréquence des appariements « illicites ». Ces agents sont de puissants mutagènes.

Mais les mutations ne relèvent pas toujours d'un mécanisme aussi délimité, aussi ponctuel. Certaines d'entre elles se traduisent par un « raccourcissement » de la séquence chimique à l'intérieur de la double hélice. Il se produit alors ce que l'on nomme une délétion. Celle-ci peut n'intéresser qu'une paire de bases (microdélétion) ou une très longue portion de l'ADN (macrodélétion). Les mécanismes impliqués peuvent d'ailleurs être différents. Ainsi, certains agents chimiques (comme les colorants basiques appelés « acridines ») peuvent s'insérer *entre* les nucléotides dans la fibre d'ADN, de sorte que, au cours de la réplication, les enzymes « oublieront » de recopier une ou plusieurs bases situées en vis-à-vis (les mêmes acridines d'ailleurs, et pour les mêmes raisons, peuvent, du fait de la déformation qu'elles engendrent provoquer au contraire l'insertion d'une ou plusieurs bases azotées supplémentaires au cours de la duplication). Les « macrodélétions » peuvent avoir pour origine des recombinaisons non réciproques suivies d'excision de la portion d'ADN mal appariée. Elles peuvent, notamment, être dues à des radiations ionisantes.

Ce n'est toutefois que lorsque l'on eut élucidé les mécanismes d'expression des gènes — c'est-à-dire la façon dont l'ADN est transcrit en ARN messager et ce dernier « traduit » en protéines — ainsi que les lois du code génétique et la nature des enzymes susceptibles de provoquer des coupures, soudures, excision ou réparation de l'ADN, que l'on fut en mesure de fournir une explication satisfaisante des mutations au niveau enzymatique. Il n'en demeure pas moins que, comme nous venons de le dire, la connaissance de la double hélice et des lois d'appariement des bases a éclairé les aspects généraux du phénomène.

LA RÉPLICATION ET L'INVARIANCE REPRODUCTIVE

Enfin, il faut mettre à l'actif des travaux de Watson et Crick l'explication, au niveau biochimique et physico-chimique, d'un phénomène biologique de portée encore plus générale, puisqu'il s'agit de la « réplication » (reproduction) du matériel génétique chez les cellules ou les virus.

C'est en cela que le modèle de Watson et Crick s'est avéré le plus important. En effet, depuis les travaux de L. Pasteur, on savait que les êtres vivants ne sont pas les produits d'une génération spontanée, mais qu'ils dérivent (du moins en est-il ainsi depuis des milliards d'années) d'autres êtres vivants préexistants, cette loi s'appliquant à toute cellule, même celle des micro-organismes. Cette perpétuation implique la mise en œuvre de réaction enzymatiques particulières, utilisant en tant que « matrices » d'origine des macromolécules. Or, l'une des difficultés auxquelles on se heurte, lorsque l'on fait l'hypothèse que les protéines pourraient intervenir en tant que « matrices » de réplication ou de codage, tient au fait que ces molécules sont précisément incapables de se reproduire à l'identique *par elles-mêmes*, puisqu'elles ne recèlent pas dans leur continuité de motifs chimiques, ou séquences, qui soient directement « autocomplémentables », comme c'est le cas pour l'ADN.

Dans leur publication originale, dès 1953, Watson et Crick ne manquent pas de signaler de façon aussi lumineuse que succincte, que les seules propriétés de la double hélice permettent de comprendre la réplication d'un gène et par conséquent l'*invariance* (relative) du matériel héréditaire ou, plus simplement, la transmissibilité des caractères. On désigne alors par réplication la formation de deux nouveaux brins d'ADN à partir de l'ADN existant qui permet la reproduction à l'identique d'une cellule nouvelle, à l'issue de la division.

Le principe en est tellement simple que l'on est parfois surpris qu'il n'ait pas été mis plus tôt en lumière, mais il convient de remarquer qu'inversement la logique du mécanisme s'est imposée après coup avec une telle force que, pour plusieurs années du moins, *d'autres* modes de réplication (par exemple, sous l'effet des transcriptases inverses) ont totalement échappé à l'observation !

Sous sa forme la plus schématique, la réplication de la molécule d'ADN peut s'expliquer de la façon suivante. Il y a séparation des deux fibres complémentaires d'ADN (comme sous l'effet de la fusion thermique, décrite ci-dessus). Ces fibres présentent, ainsi que nous l'avons déjà rappelé, une polarité chimique inverse due au fait que les *liens phosphodiesters* * sont orientés sur chacune d'entre elles, selon des directions opposées.

La séparation est suivie par la reconstitution, nucléotide par nucléotide, des deux fibres complémentaires.

« La formation de cette structure [l'ADN], écrit J. Monod, est [donc] très étroitement comparable à celle d'un cristal. Chaque élément de séquence dans l'une des deux fibres joue le rôle d'un "germe cristallin" qui choisit et oriente les molécules qui viennent spontanément s'y associer, assurant la croissance du cristal. Deux fibres complémentaires, artificiellement dissociées, reforment *spontanément* le complexe spécifique, chacune choisissant, presque sans erreur, sa partenaire parmi des milliers ou des millions d'autres séquences. »

On voit clairement que les deux molécules ainsi synthétisées contiennent chacune l'une des fibres en amont de la molécule mère, plus une fibre néoformée par appariement spécifique, nucléotide par nucléotide. Ces deux molécules sont identiques entre elles ainsi qu'à la molécule mère. Le processus se répète à chaque génération cellulaire. Tel est, comme l'écrit J. Monod, « le mécanisme, très simple dans son principe, de l'invariance réplicative ». C'est évidemment à ce phénomène que Francis Crick fait allusion lorsqu'il écrit, en manière de boutade, que J. Watson et lui ont découvert « le secret de la vie » ou que J. Watson professe : « J'ai réécrit la Bible. »

Si l'on considère les choses de plus près, et compte tenu du fait que chaque double hélice néoformée est en réalité un hybride moléculaire composé d'une fibre parentale et d'une fibre reconstruite, on peut appeler *semi-conservatif*[6] un tel processus. Plusieurs équipes, à la suite de la publication originale de 1953, se sont donc attachées à rechercher, expérimentalement, si la réplication présentait bien ce caractère. Tous les manuels de biochimie expliquent comment, en ayant recours à des isotopes lourds (C_{13}, N_{15}) destinés à marquer les fibres parentales et à les distinguer des fibres néoformées (en milieu sans isotope), les deux chercheurs américains, Meselson et Stahl, ont établi en 1958, de façon définitive que la répli-

6. En effet, dans la molécule d'ADN fille, seule la moitié de l'ADN parental — c'est-à-dire un brin sur deux — se trouve conservée.

cation obéit à un processus semi-conservatif, confirmant ainsi les hypothèses de Watson et Crick.

Pour J. Monod, l'*invariance reproductive* (c'est-à-dire la permanence, la reproduction et la multiplication des structures hautement ordonnées) représente, avec la *téléonomie* (c'est-à-dire la capacité de faire converger un ensemble d'activités vers le succès du « projet » et des performances qui contribuent précisément à la permanence des êtres vivants), les deux caractéristiques qui distinguent ces derniers de tous les autres « objets ». (Longtemps, comme Monod le fait remarquer, ce principe d'invariance a été considéré comme paradoxal parce qu'on y voyait une propriété non conforme au deuxième principe de la thermodynamique. Mais l'auteur du livre *le Hasard et la Nécessité* explique pourquoi il n'en est rien.) En montrant que l'invariance repose sur la *symétrie* de l'ADN, cet énorme cristal apériodique, symétrie chaque fois reconstituée grâce aux règles d'appariement des bases, Watson et Crick ont donc fait franchir une étape capitale à la connaissance de la propriété, sans doute la plus remarquable, des systèmes biologiques.

Toutefois, si la clef de la réplication génétique se trouvait désormais découverte, on n'en était pas moins conscient que la *machinerie* cellulaire, utilisée pour la transmission héréditaire et destinée à satisfaire indéfiniment au principe de l'invariance, était en réalité *très complexe*.

Elle ne fut élucidée que beaucoup plus tard, après que les biochimistes (notamment Kornberg) eurent réussi à purifier les nombreuses enzymes ainsi que la plupart des facteurs protéiques mis en œuvre. Pour associer, au contact d'une fibre parentale — qui agit ici comme une véritable matrice —, les nucléotides qui vont constituer la fibre complémentaire, sont requis, outre la matrice et les substrats de la réaction (les désoxynucléotides), une source de potentiel chimique et un (ou plusieurs) catalyseur(s). Dérouler une double hélice dans la bonne direction, selon un synchronisme qui tienne compte de la division cellulaire, reconstituer sans erreur des molécules complémentaires de polarité inversée, démarrer l'opération au bon endroit dans la continuité de cette énorme molécule que représente une chaîne d'ADN, enfin assurer la séparation des deux doubles hélices filles, tout ceci demande une extraordinaire précision dans l'« horlogerie » requise.

La génétique des micro-organismes, la biochimie, l'étude des molécules au microscope électronique, toutes ces approches vont peu à peu contribuer à établir le mécanisme moléculaire de la réplication génétique tel que nous le connaissons aujourd'hui. Il ne faudra pas moins de quinze à vingt ans de recherches supplémentaires pour y parvenir. Mais l'on peut dire qu'avec la découverte de la structure cristalline du matériel héréditaire, les biologistes ont, dans le début des années cinquante, franchi une étape considérable. Désormais le pont n'est plus seulement jeté entre la génétique et la chimie — grâce aux travaux d'Avery —, mais également entre la génétique et la physique. C'est au niveau des gros *biopolymères*, que l'on désignera désormais du nom de « macromolécules informatives », que vont pouvoir s'analyser les grands phénomènes de l'hérédité. Tout est donc en place pour le développement d'une véritable biologie moléculaire du gène. Celle-ci va progresser si vite au cours des deux décennies qui suivront, qu'elle deviendra le centre exclusif des préoccupations et des recherches de la biologie tout entière. Jamais peut-être, dans l'histoire des sciences, l'homme n'a éprouvé, autant que dans cette relativement courte période, le sentiment de décrypter les mécanismes les plus fondamentaux du monde vivant, ses caractéristiques les plus essentielles et jusqu'à son origine.

CHAPITRE IV

La cybernétique des gènes

RETOUR DE NEW YORK, IL Y A TRENTE ANS...

Les brumes sales d'une fin d'été, une odeur de mazout un peu écœurante, le mugissement contrasté des sirènes, l'éclat glauque des appontements verdis par les algues, la danse pataude des cargos : le décor est en place. Quant aux acteurs, ils se tiennent sur le pont arrière du *Queen Elisabeth*. Lentement, les silhouettes massives des docks du port de New York s'estompent. Une page est tournée.

Nous sommes assaillis par les souvenirs les plus frais, ceux du matin, pendant lequel une excitation fébrile nous a ravi le temps de notre peine. Très tôt, chez les Maury Fox, où nous avons passé une nuit peuplée d'images et de rêves de retour, dans le petit appartement que nous avons rejoint la veille après avoir donné congé à notre propriétaire pour nous trouver plus à pied d'œuvre au matin du départ, nous avons été réveillés par l'irruption sympathique et bruyante de David Hogness et de son épouse, venus nous prêter main-forte pour les derniers gestes de ce jour « J ». Dernières caisses à clouer, derniers paquets, effets personnels entassés à la hâte dans l'une de nos trop nombreuses valises. Tout cela sera allégrement et presque gaillardement charrié dans la petite voiture des Hogness qui sont venus fort gentiment avec les Fox nous conduire aux docks, pour nous aider à hisser tout cet attirail dans les cabines. Je revois encore la scène comme si je la vivais aujourd'hui : six jeunes gens d'une gaieté un peu nerveuse — celle des émotions qui précèdent les départs — sablent une dernière fois le champagne ! Encore quelques échanges de cadeaux et il nous faut prendre congé les uns des autres. Les mains s'agitent sur le pont et nous nous retrouvons soudain seuls, le cœur lourd. On dit que les Français voyagent peu, ne s'expatrient pas volontiers. Cela est vrai et pourtant peu d'entre eux s'attachent sans doute avec autant de profondeur aux paysages nouveaux, à l'atmosphère des villes étrangères et aux gens qui les habitent.

Pour nous, le chagrin est d'autant plus grand que notre expérience de vie américaine pendant une année a été riche d'enseignements, de contacts scientifiques inoubliables, et l'adaptation plus facile.

Lorsque, sur le chemin du retour, l'étrave du *Queen* commence à fendre les eaux, glissant aux pieds de la statue de la Liberté, Françoise pleure. Je n'en mène pas large... Tout cela se passait il y a presque exactement trente ans à l'heure où j'écris ces lignes. Nous avions le sentiment, bien sûr éminemment subjectif, qu'une époque était en train de s'achever. Tout à nos pensées, aux prévisions de ce qui nous attendait en France, nous n'étions pas conscients qu'une partie nouvelle allait effectivement se jouer dans le domaine des sciences de la vie, et que le milieu de cette décennie verrait s'épanouir une sorte d'âge d'or pour la biologie moléculaire.

Mais il est extrêmement difficile de fixer avec précision les périodes marquantes dans l'évolution des idées. En effet, c'est l'accumulation d'une série d'événements apparemment insignifiants — et dont le vrai relief ne se perçoit qu'avec le recul du temps — qui agit comme déclencheur. Du moins en est-il ainsi des grandes époques de création scientifique, l'acte de naissance d'une création artistique se percevant plus aisément à travers la matérialité de son produit. Il est bien rare en tout cas que le contraste soit total entre la période préparatoire et les « grandes novations ». C'est pourquoi, rompant en quelque sorte avec l'enchaînement historique, il nous faut faire à présent retour sur le passé.

L'ÉCOLE DE PARIS ET LA RÉGULATION DES GÈNES

Bien des choses s'étaient passées avant notre départ pour les États-Unis. À vrai dire, un lent mais inexorable cheminement des idées et une accumulation de faits expérimentaux remarquables étaient venus rendre cohérente une nouvelle discipline de l'hérédité (dont la biologie moléculaire du début des années soixante, celle du zénith, saura se nourrir avec profit). Cette nouvelle discipline était apparue au début comme une modeste subdivision de la génétique classique : on la désignait généralement sous le nom de « génétique des micro-organismes » ou encore génétique bactérienne. J'en ai déjà évoqué quelques traits dans les chapitres précédents, en parlant des travaux de S. Benzer, de Hershey et Chase, de Luria et Delbrück à propos des propriétés de recombinaison et de reproduction des bactériophages.

De fait, à partir des années cinquante, tandis que l'école américaine démontrait quel extraordinaire parti pouvait être tiré de la génétique des bactériophages et que se préparait, aux États-Unis et en Grande-Bretagne, la découverte de la double hélice, l'école française — pour une très large part localisée à l'Institut Pasteur — allait contribuer de façon non moins féconde à une meilleure connaissance du fonctionnement des gènes. Cette contribution de l'école française est due essentiellement aux travaux de biologistes tels que André Lwoff, Jacques Monod, François Jacob, Elie Wollmann, et réside dans l'étude approfondie de quelques grandes fonctions cellulaires analysées, chez la bactérie de référence : *Escherichia coli*. Ces fonctions : *l'adaptation enzymatique* (plus tard rebaptisée « induction »), la *lysogénie*, la *sexualité bactérienne*, les *processus de réplication et de transfert génétique liés aux épisomes* (tous termes que nous expliquerons en détail) offriront, aux yeux des premiers observateurs, la même caractéristique : pendant très longtemps, on sera tenté de les considérer comme des phénomènes, sinon singuliers, du moins spécifiques des bactéries et donc de portée conceptuelle trop réduite pour éclairer le fonctionnement des gènes chez l'*ensemble* des êtres vivants. C'est seulement vers les années soixante que les auteurs mêmes de ces travaux, et la communauté scientifique, prendront conscience de la *généralité* des mécanismes découverts. On pourra alors élaborer des modèles d'une grande valeur heuristique, destinés à comprendre l'organisation, le fonctionnement et la régulation des gènes. Ces modèles seront d'ailleurs à leur tour remis en cause dans les années 1973-1974. En effet, après avoir abondé dans le singularisme, c'est en revanche un peu à tort, ou en tout cas trop hâtivement, qu'on étendra à l'ensemble des eucaryotes des observations faites sur la seule *E. coli*. Avant de parler, dans les chapitres suivants, de l'ARN messager, du code génétique et de la biosynthèse des protéines qui représentent, avec l'étude de la structure des macromolécules informatives et des ***transconformations* * *allostériques* ***[1], les grandes réalisations de la biologie moléculaire, ayant précédé la découverte du génie génétique, j'évoquerai donc — à très gros traits — quelques-unes des observations qui relèvent de cette génétique bactérienne, J'insisterai plus particulièrement sur celles qui ont le plus contribué au progrès de nos connaissances sur le fonctionnement et la régulation des gènes : je veux parler de l'induction enzymatique. Il ne s'agit point là — je ne le rappellerai jamais assez — de donner une version historique des faits, mais plutôt de placer quelques jalons indispensables.

---

1. Quand une petite molécule interagit avec le site de reconnaissance, il s'établit une sorte de phénomène de propagation à distance, qui déforme l'ensemble de l'édifice, de telle sorte que d'autres sites, présents en des endroits parfois éloignés du premier, peuvent se trouver modifiés (du grec *allos* : autre).

LE « PHÉNOMÈNE » DE L'ADAPTATION ENZYMATIQUE

La découverte des mécanismes « cybernétiques[2] » auxquels obéissent les gènes de micro-organismes — c'est-à-dire des moyens mis en œuvre par les organismes unicellulaires pour ajuster le fonctionnement de leur ***génome**** aux conditions du milieu — a eu, et continue d'avoir, des répercussions considérables sur la représentation de l'***homéostase**** cellulaire. Elle a éclairé, d'une façon tout à fait révolutionnaire, le comportement physiologique d'êtres considérés jusqu'alors comme inférieurs : les bactéries. Elle a en effet révélé que la cellule bactérienne est en fait une « mini-usine » génétique susceptible de s'adapter à de multiples situations et capable de déployer une stratégie finement programmée face à toutes sortes de modifications introduites dans son environnement. En mettant au jour le concept de gènes régulateurs, elle a fourni des modèles, simplifiés certes, mais déterminants pour comprendre certains éléments clefs de processus infiniment plus complexes, telle la ***différenciation**** chez les organismes supérieurs.

Pourtant, l'étude de ce que l'on dénomma d'abord « adaptation enzymatique » s'inscrit dans des débuts modestes. Jacques Monod, l'un des premiers, sous l'impulsion de son maître, le biologiste Teissier, alors qu'il tentait de transposer à l'analyse de la croissance bactérienne certaines lois biométriques du développement des populations, fut frappé par l'étonnante simplicité des besoins nutritionnels d'un micro-organisme, *Escherichia coli* (choisi comme modèle d'étude, du fait de l'absence de ses propriétés pathogènes).

2. La cybernétique est la science du « gouvernement », elle est constituée par l'ensemble des théories relatives aux communications et à la régulation des ensembles. On va voir que le terme pouvait, tout à fait légitimement, être appliqué aux êtres vivants.

Quelques sels minéraux, des ions ammonium (NH^{3+}) comme seule source d'azote, du glucose comme source de carbone, suffisent à assurer le développement complet du microbe. En comparant différents glucides quant à leurs capacités à permettre la croissance, Monod constate que certains disaccharides, comme le lactose, ne peuvent être utilisés d'emblée : preuve en est qu'une assez longue phase de latence doit s'écouler avant d'observer la pousse d'une culture d'*E. coli*, alors que le glucose est métabolisé immédiatement. En 1947, il imagine de fournir aux bactéries maintenues en milieu synthétique un « cocktail » de glucides (ex. : mélanges glucose-lactose ou glucose-arabinose, etc.). Il observe alors un phénomène curieux, baptisé par lui « diauxie », dont la *figure 4* nous dépeint les caractéristiques. Après une première phase de croissance immédiate, les bactéries cessent de se diviser, puis recommencent quelques heures après. Il est facile de démontrer que, dans le cocktail de glucides, c'est d'abord le glucose qui est consommé, suivi, après arrêt de la croissance, par le lactose. Fait surprenant, aucune consommation de lactose ne se produit tant que demeure du glucose dans le milieu. Il faudra quelque temps pour comprendre la signification profonde de cet effet diauxique : les bactéries possèdent l'équipement enzymatique qui leur permet d'attaquer et de consommer le glucose par le jeu des conversions glycolytiques. En revanche elles ne renferment pas, le plus souvent — et c'est le cas des cellules inoculées au milieu d'expérience —, les enzymes permettant de dégrader le lactose en ses composants : glucose + galactose. L'enzyme de cette conversion est connue : c'est la lactase, ou β-galactosidase. Très tôt, ces observations permettent d'introduire à la fois les concepts et la sémantique appropriés : on dira que l'utilisation du glucose est *constitutive*, celle du lactose *adaptative* ou, de façon plus précise, on parlera peu après de la « formation adaptative » de la β-galactosidase.

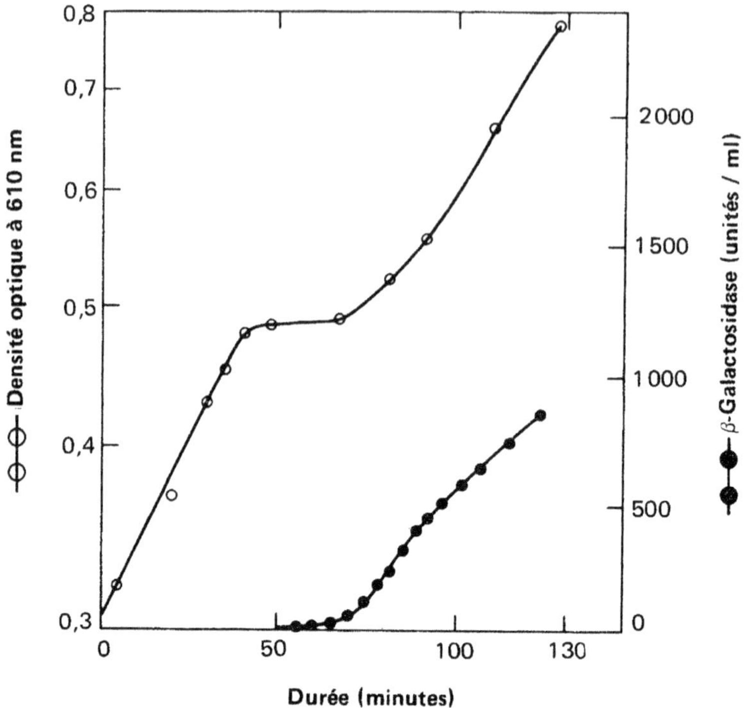

Figure 4. — *Diauxie.* Noter le caractère biphasique de la courbe de croissance lorsque la cellule d'*Escherichia coli* croît sur un mélange de glucose et de lactose. Les enzymes d'utilisation du glucose sont toujours présentes (elles sont « constitutives »). Celles qui assurent l'utilisation du lactose (β-galactosidase) sont absentes au début du cycle. Leur « induction » par le lactose n'a pas lieu tant qu'il subsiste du glucose dans le milieu. (D'après *Molecular Genetics — An introductive narrative*, 1978, p. 684, fig. 20-10.)

Le génie de Jacques Monod trouvera là, comme par la suite, son trait caractéristique : celui de tirer de phénomènes simples des considérations d'une grande portée au plan physiologique puis, par une démarche symétrique, d'expliquer « du visible complexe par de l'invisible simple » selon la fameuse formule de Jean Perrin.

En somme, à travers l'analyse physiologique du comportement d'une *population,* Monod va peu à peu dégager l'idée que le patrimoine d'une *cellule* de micro-organisme n'exprime pas, en toutes conditions, la totalité de son registre. Tous les gènes ne sont pas activés en même temps, ni en toutes circonstances. Le « milieu » peut exercer une influence *régulatrice* sur nombre d'entre eux, en favorisant ou en empêchant (selon les cas) leur fonctionnement.

Il comprend très vite qu'il faut débarrasser l'étude de l'adaptation de toute considération « entéléchique ». Le vrai problème est d'expliquer *comment* le glucose empêche l'apparition de la β-galactosidase, alors même que le lactose la déclenche. Très tôt, il soupçonne qu'on détient dans cette observation, apparemment anecdotique, la clef des relations régissant l'activité d'un gène et les facteurs environnants qui la règlent. Mais, pour aller plus avant, il convient d'approfondir le mécanisme de l'adaptation.

Que le lecteur me pardonne ici une digression ! C'est à l'époque où il s'attaquait à ce problème (vers 1947), que je fis la connaissance de J. Monod. Né d'un père français et d'une mère originaire du Milwaukee, celui que des générations de biologistes allaient reconnaître comme l'un des esprits les plus pénétrants de ce temps, avait alors trente-six ans, l'apparence d'un très jeune homme, la faculté exceptionnelle d'en imposer à ses auditeurs par le charme, la persuasion mais aussi l'assurance que lui conférait l'étonnante rigueur de ses raisonnements. Par leur logique implacable, ses explications ressemblaient aux déductions d'un Sherlock Holmes, en ce qu'elles plaçaient immanquablement l'interlocuteur en position d'infériorité. Cette infaillibilité de raisonnement, sans doute liée à une formation mathématique poussée, irritait parfois et agaçait d'ailleurs plus d'un de ses confrères. Il fait peu de doute qu'elle exerçait sur ses élèves un pouvoir de fascination dont il jouait abondamment. Les premiers contacts avec lui laissaient une impression très forte. Pourtant, celui qui allait devenir pour moi un maître savait aussi se montrer amical, attentionné et généreux. Le moins surprenant dans sa personnalité n'était pas ce mélange entre une volonté évidente d'en imposer et de convaincre avec une sensibilité dont j'ai pu mesurer la richesse tout au long de ma vie de chercheur à ses côtés. Mais laissons là cette évocation d'un homme auquel je dois pratiquement tout au plan scientifique et revenons à l'adaptation enzymatique.

Nous sommes donc en 1947. L'adaptation enzymatique est à la mode. D'autres chercheurs étrangers — par exemple S. Spiegelman, C. Hinshelwood — s'y intéressent. L'un et l'autre proposent des théories explicatives, aussi élégantes et habiles qu'inexactes mais ayant le grand mérite de susciter des vérifications expérimentales qui conduiront, en dernière analyse, à la solution.

Selon Spiegelman, l'adaptation se ramène à une sélection (darwinienne) de cellules aptes à fermenter le sucre correspondant, solution qui repose sur l'existence d'éléments génétiques cytoplasmiques voisins de ceux qui sont alors décrits par Sonneborn chez les paramécies. Pour Hinshelwood (prix Nobel en chimie pour ses travaux sur la catalyse), il en va tout autrement : il imagine que, dans chaque cellule bactérienne, *avant* l'adaptation, existe une pré-enzyme non fonctionnelle, par exemple un précurseur inactif de la β-galactosidase. L'absence de fonction tient selon lui à ce que le précurseur ne peut pas adopter *spontanément* la conformation tridimensionnelle propre à l'état activé.

Que fait le lactose, sinon interagir avec ce précurseur et lui conférer l'état actif par un jeu de « transconformations » entraînant des modifications de son état physico-chimique selon un schéma d'action qui annonce fort curieusement la fameuse théorie dite de l'*induced fit*[3] qu'en d'autres circonstances Koshland développera pour expliquer certains phénomènes liés à l'interaction protéine ligand. Pour Hinshelwood, l'activation du précurseur ne peut être produite que par une sorte d'effet d'« action de

---

3. La théorie de l'*induced fit* présuppose une certaine malléabilité conformationnelle des molécules de protéines ; les petites molécules substrats (ou ligands) imprimeraient au cours de leur interaction avec ces protéines l'état conformationnel « adapté » à la formation du complexe le plus stable.

masse » et requiert une interaction avec un substrat véritable. Le lactose n'est-il pas d'ailleurs substrat naturel de la β-galactosidase ?

Un progrès tout à fait décisif est accompli à partir du moment où J. Monod et son collaborateur Melvin Cohn — jeune chercheur américain, venu passer un stage post-doctoral et qui restera en France... pendant sept ans ! — font cette constatation surprenante : la synthèse de la β-galactosidase, enzyme dite adaptative, ne requiert pas nécessairement l'ajout d'un glucide, *consommable* par l'enzyme, comme l'est, par exemple, le lactose. Elle peut être déclenchée par d'autres sucres et notamment par des analogues chimiques de sucres *incapables de fonctionner comme substrats de l'enzyme* ou, si l'on préfère, d'être métabolisés par elle. Du coup, le schéma d'Hinshelwood est caduc. Plus question non plus d'invoquer quelque « adaptation » téléonomique, telle que la formation de l'enzyme au cours d'une « adaptation » répondant à un *besoin* nutritionnel spécifique, la cellule « sachant » qu'elle doit fabriquer le « catalyseur » requis pour la consommation du substrat. Sans exclure l'idée d'un projet finalisé (par exemple l'ajustement d'une activité génétique à une nouvelle situation), il apparaît que le « projet » cellulaire n'est en tout cas pas dirigé vers le *métabolisme* de la molécule déclenchant le phénomène d'adaptation.

Le terme d'***induction****, plus général, plus neutre, dépourvu de tout contexte anthropomorphique, se substitue désormais au terme d'adaptation, avec cependant toute la complexité qu'elle implique, mettant en évidence la notion de signal : la molécule lactose n'est qu'un signal chimique, déclenchant l'apparition d'une activité enzymatique. On va désormais tenter d'expliquer comment et non pourquoi. On dira même que l'induction est « gratuite » (métaboliquement parlant) puisqu'elle ne s'accompagne d'aucun avantage métabolique ou énergétique particulier pour la cellule dont elle est le siège.

GÈNES RÉGULATEURS ET OPÉRONS

On conçoit dès lors que cette simplification méthodologique va désormais permettre d'aborder le problème d'une façon nouvelle. Puisqu'il est possible d'induire (sans aucune phase de latence) l'apparition d'une enzyme spécifique, la β-galactosidase, sans changer l'équilibre métabolique, c'est donc, pensent Monod et ses collaborateurs, qu'une substance simple (l'inducteur) doit pouvoir activer directement le *gène* qui commande l'apparition de l'enzyme. Ainsi un problème d'adaptation est-il réductible à une problématique d'interaction entre gènes et facteurs du milieu. Mieux, c'est la première fois que l'on détient, avec *E. coli* et ses inducteurs, un système biunivoque défini de déclenchement réversible dans l'expression génétique. Il sera relativement aisé d'établir, peu après, que l'induction provoque une *synthèse de novo* de l'enzyme en combinant, comme l'ont fait Cohn et Monod, les expériences de marquage au moyen d'aminoacides radioactifs et la caractérisation de l'antigène néoformé grâce à l'emploi d'un anticorps spécifique. Mais la palette expérimentale va continuer de s'enrichir. Monod et ses collaborateurs observent en effet que, si la synthèse de la β-galactosidase requiert en général la présence d'un inducteur (lactose ou inducteur gratuit non métabolisable), on peut toutefois isoler des *mutants* chez lesquels cette enzyme est fabriquée à tout moment, sans qu'il soit besoin d'ajouter un inducteur chimique dans le milieu de culture. (On désigne par le symbole i^+ les cellules ordinaires de *E. coli* qui sont *inductibles* et i^-, celles qui synthétisent la galactosidase de façon *constitutive*, c'est-à-dire sans ajout d'inducteur.) Ces expériences sont en fait les premières à établir directement l'existence des gènes *régulateurs*.

À partir de ce moment (nous sommes en 1956), les choses vont se précipiter. On va passer de la description phénoménologique du problème à une analyse proprement mécanistique. En effet, on en est désormais au stade où il convient d'expliquer comment un inducteur — c'est-à-dire une molécule agissant comme un signal déclencheur — peut mettre en activité un gène qui, en l'absence de ce signal, ne fonctionne pas.

> Auparavant, il avait été montré que l'inducteur de la β-galactosidase (enzyme appelée « Gz » ou « Z » en abrégé) n'entraîne *pas seulement* la formation de cette enzyme. Il déclenche également, et de façon simultanée, la formation de deux enzymes liées au métabolisme du lactose, ou plus généralement des β-galactosides : il s'agit de la « galactoside-perméase » (dénommée « Y ») et de la galactoside-acétylase (symbolisée par la lettre « a »). La première, étudiée de façon remarquable par Georges Cohen, permet de concentrer les β-galactosides dans l'espace intracellulaire. Il s'agit d'une enzyme membranaire. Le rôle de la seconde, étudiée par Zabin, demeure encore inconnu. Ce qui ne va pas manquer de frapper Monod et ses collaborateurs ainsi que François Jacob qui s'est depuis quelque temps joint à ce groupe, c'est que les gènes codant pour les trois enzymes sont contigus (sur le chromosome) et forment une séquence vectorielle y ——► z ——► a.

Ainsi commence à se dégager la notion fondamentale selon laquelle une partie des gènes bactériens est organisée en *unités autonomes de régulation et d'expression*, ces ensembles pouvant « répondre » de façon quasi simultanée à l'effet du signal inducteur, ou réagissant en « bloc ». Deux problèmes vont donc, dès lors, se poser : comment les gènes sont-ils organisés pour pouvoir être activés « en même temps » et quelles sont les particularités chromosomiques qui le permettent ? L'autre question est plus générale encore : comment une molécule simple — l'inducteur — peut-elle activer un gène ? S'agissant du *mécanisme* de l'induction, deux schémas symétriques s'imposent implacablement tant leur logique est grande. Ou bien l'inducteur est capable d'activer *directement* les gènes présents dans l'unité fonctionnelle constituée par les trois gènes de conversion du lactose que nous venons de décrire, ou il le fait *indirectement*. Par exemple, on peut très bien concevoir qu'une cellule bactérienne « non induite » fabrique une sorte d'inhibiteur (un répresseur) dont l'action verrouille constamment l'expression des gènes z, y et a. L'induction équivaudrait dès lors à *contre-carrer* l'effet inhibiteur. Dans le premier cas, on stimule la batterie des trois gènes parce que la molécule inducteur (par un mécanisme qu'il convient d'expliquer) interagit elle-même, ou indirectement, avec cette batterie génétique. Dans le second cas, on peut supposer que c'est avec le « répresseur », et non directement avec les gènes, que l'inducteur doit se combiner pour dégager la batterie génétique de l'action inhibitrice spontanée.

Pendant quelque temps, J. Monod et F. Jacob pencheront pour un mécanisme à effet direct. Cela paraît plus simple, voire plus « naturel ». En effet, il semble difficile au départ d'imaginer un mécanisme en deux temps : inhibition et levée de cette inhibition, l'idée qu'une cellule normale puisse fabriquer des inhibiteurs pour ses *propres* gènes n'étant pas la plus plausible : nous sommes alors en 1957. Je me souviens que cette année sera marquée par un événement important : la venue, en qualité de *visiting professor*, de Léo Szilard, physicien atomiste de réputation internationale, esprit universel, remarquablement ouvert aux problèmes biologiques et passionné par la recherche de leur solution.

Pendant quelques semaines, Monod et Jacob disparaîtront pratiquement de la vue de leurs collaborateurs. Ils se tiennent enfermés pendant de longues heures avec Szilard, pour examiner comment il faut trancher entre les deux hypothèses *princeps* : la régulation positive (induction directe, avec possible intervention d'une protéine activatrice tenant lieu d'intermédiaire) et la régulation négative, fondée sur l'existence d'un répresseur. Après quelque temps, le schéma expérimental est trouvé. Il faut donc *construire* le système bactérien susceptible d'en faire l'épreuve. C'est là que la contribution de F. Jacob va s'avérer tout à fait déterminante et permettre la réalisation de l'une des plus belles expériences effectuées en génétique microbienne durant ces dernières années. Cette expérience est connue sous le nom de « Pyjama » pour la simple raison que les auteurs en sont A. Pardee, F. Jacob et J. Monod, dont la réunion syllabique d'une partie des noms donne quelque chose qui ressemble fort, en anglais, au vêtement de nuit que l'on endosse avant de se mettre au lit...

EXPÉRIENCE DITE « PYJAMA » ET INTERACTION « ALLOSTÉRIQUE » DE L'INDUCTEUR

Il ne s'agit rien de moins ici, nous l'avons dit, que l'étudier comment fonctionne un gène régulateur et de choisir entre deux mécanismes également plausibles au regard de la simple logique : nous venons de voir que le gène i peut être le site d'une mutation telle que la bactérie mutée (i^-) exprime la β-galactosidase de façon « constitutive », c'est-à-dire sans qu'il soit besoin de lui fournir un inducteur chimique (qu'il s'agisse d'un inducteur-substrat ou d'un inducteur gratuit). Cette propriété est-elle due à la *perte* de synthèse d'un répresseur normalement formé chez une bactérie « sauvage » de constitution i^+, ou au contraire — et symétriquement à *l'acquisition* par le mutant de la capacité à former une substance « activatrice » codée par le gène i, que la souche normale ne serait pas à même de synthétiser ?

Pour répondre à cette question, il faut être à même de construire une cellule bactérienne « diploïde », c'est-à-dire portant sur deux chromosomes *différents* les caractères i^+ et i^-, afin d'étudier l'interaction des produits de ces gènes respectifs. La découverte de la sexualité bactérienne et l'étude détaillée des modalités de transfert de chromosome d'une bactérie dite mâle à une bactérie dite femelle — découverte que venaient de faire Jacob, Wollman et leurs collaborateurs — allait précisément permettre de réaliser l'expérience cruciale. Celle-ci consiste à croiser une bactérie mâle de constitution i^+z^+ avec une bactérie femelle i^- z^-et à étudier l'expression du gène z après pénétration du chromosome *(figure 5)*.

Au départ, la bactérie femelle n'est le siège d'aucune synthèse de β-galactosidase. Rien d'étonnant à cela puisqu'elle est (de génotype) z^-. Peu de temps après qu'a pénétré la portion de chromosome mâle porteur des gènes i^+z^+ (cette pénétration, comme l'ont montré Jacob et Wollman, s'effectue selon une polarité et avec une vitesse parfaitement reproductibles, de sorte que l'on peut *prévoir* le moment précis de la conjugaison à partir duquel les gènes i^+z^+ ont franchi la membrane externe de la bactérie femelle), on soumet les bactéries en train de se conjuguer à des forces élevées de turbulence physique (cavitation). Pour cela, on place la culture dans un broyeur à grande vitesse destiné à la préparation des jus de fruits... Les forces déployées entraînent la cassure du chromosome mâle en partie engagé dans le cytoplasme femelle (un peu à la façon d'un *coïtum interruptum* d'un genre un peu brutal). Les bactéries femelles comportent désormais un petit fragment du chromosome de la souche mâle et offrent ainsi la constitution diploïde i^+z^+/i^- z^-.

À partir de ce moment on constate un démarrage très important de la synthèse de β-galactosidase. Cette synthèse ne peut être l'apanage de bactéries mâles intactes qui n'auraient pas commencé à se conjuguer puisque *le milieu est dépourvu d'inducteur*. D'ailleurs, en jouant sur les marqueurs de sensibilité aux antibiotiques, on peut tuer sélectivement les cellules mâles après fécondation, sans influer sur la suite des événements. Elle ne peut résulter non plus d'une activité des bactéries femelles non fécondées (puisque ces bactéries sont de type z^-). Force est de conclure qu'elle se produit exclusivement dans la bactérie diploïde, ou zygote. L'étude cinétique révèle que la synthèse débute dès la pénétration du fragment i^+z^+. Fait remarquable : quelque temps après que le gène z introduit dans le cytoplasme femelle a commencé à s'exprimer, on observe un fléchissement, puis un *arrêt* complet dans la formation de l'enzyme. Si, à présent,

A

β-Galactosidase (unités / ml)
15
10
5
0
Streptomycine
Inducteur
T6
Inducteur
présent
pas d'inducteur
2
4
6
8
Durée (heures)

B

Cinétique de formation des
recombinants et
de l'enzyme
Unités d'activité enzymatique (racines carrées)
1,6
0,9
0,4
0,1
0
Recombinants
Enzyme
2 x 10^6
10^6
0
Recombinants/ml.
15
25
35
45
55
Minutes (après croisement)

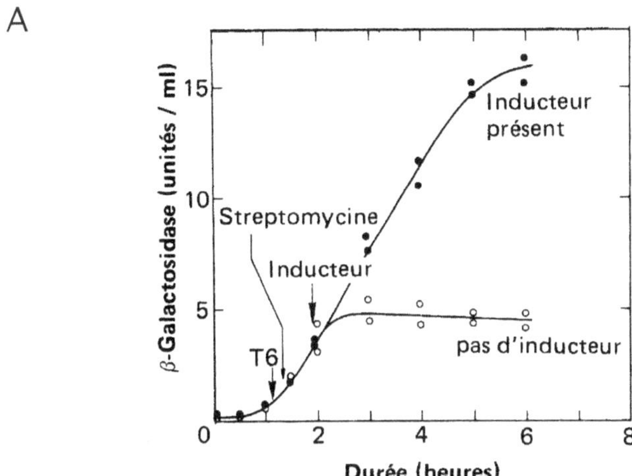

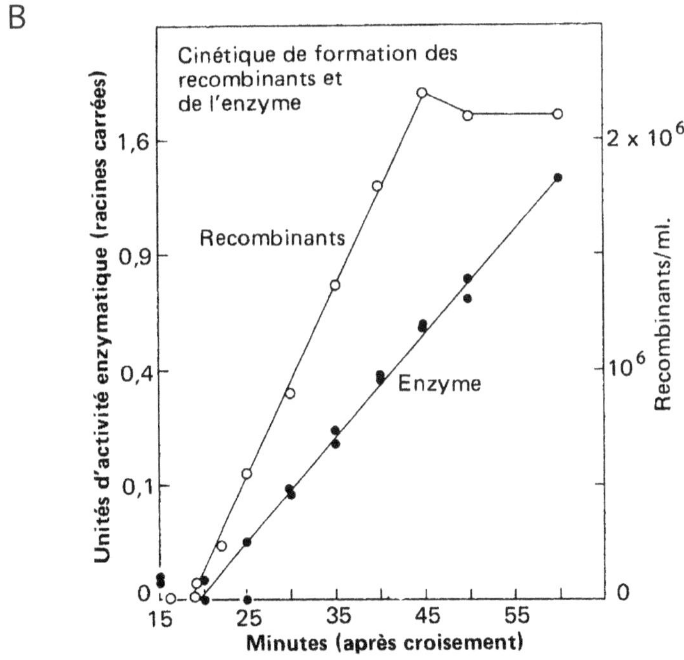

on ajoute un inducteur chimique, la synthèse de galactosidase reprend instantanément.

L'interprétation de ces résultats et en particulier le ralentissement puis l'arrêt complet dans l'expression du gène z^+ sont évidents. Le gène i, qui est proche du gène z sur le chromosome mâle, fabrique un inhibiteur diffusible, un *répresseur*. La mutation $i^+ \longrightarrow i^-$ correspond donc à la perte de cette capacité. Lorsque le fragment d'ADN mâle i^+z^+ pénètre dans un cytoplasme $i^- z^-$, le gène z^+ peut s'y exprimer d'emblée puisque la cellule femelle ne renferme que très peu ou pas du tout de répresseur (elle est i^-). Toutefois, au bout de quelque temps, les produits du gène i'nouvellement introduits commencent à s'accumuler. Lorsque le zygote en renferme suffisamment, la synthèse de galactosidase s'arrête. Elle ne reprendra qu'en présence d'un inducteur artificiel capable d'inactiver le répresseur.

Cette belle expérience établit de façon très claire l'existence de ce que Pardee, Jacob et Monod ont appelé *la régulation négative*, en mettant en évidence le fait que l'induc-

Figure 5. — *L'expérience « Pyjama » (Pardee, Jacob, Monod)*. — A) On conjugue une souche « mâle » (i', z^+) sensible à la streptomycine et au phage T_6 avec une souche « femelle » (i^-, z^+) résistante à la streptomycine et à T_6). Après que les gènes d'utilisation du lactose (i, z, etc.) ont été transférés, on tue les cellules mâles (streptomycine + T_6) et on suit la cinétique d'apparition de la galactosidase dans l'œuf (mérozygote). En l'absence d'un inducteur chimique, l'expression du gène Z se poursuit pendant trois heures, puis s'arrête du fait de l'accumulation du « répresseur » formé par le gène i^+. (D'après *Molecular Genetics — An introductive narrative*, 1978, p. 674, fig. 20-6.) — B) Cinétique de production d'enzyme (Gz) par les mérozygotes après conjugaison. La quantité de Gz s'accroît linéairement en fonction du carré de la durée écoulée depuis l'apparition des premiers « zygotes » (recombinants). La population de recombinants croît linéairement avec le temps. De sorte que le taux de synthèse de l'enzyme par zygote est constant *dès* l'instant où le gène Z a pénétré dans la bactérie femelle. (D'après *Biochemical Society Symposium*, 1961, n° 21, p. 122, fig. 11.)

tion enzymatique est due non pas à une activation *directe* du génome par la molécule inductrice, mais à l'action inactivatrice qu'entraîne cette molécule sur un inhibiteur, le répresseur, normalement codé par le gène régulateur. L'induction, en bref, est l'annulation d'un effet inhibiteur.

L'expérience « Pyjama » représente sans doute, par son élégance et l'ampleur de ses implications, un des sommets de la contribution de l'école pasteurienne à la biologie moléculaire. Elle établit en effet clairement *qu'il existe deux catégories de gènes : les « gènes de structure »*, ou gènes classiques, seuls connus avant ces travaux, et qui, tel z, sont dépositaires d'une information spécifique leur permettant de *coder* pour les protéines que peut fabriquer un micro-organisme, et *les gènes régulateurs* (type *i*), dont l'expression *commande* le fonctionnement des premiers. Il est désormais légitime de parler d'une véritable « cybernétique » des gènes : pour la première fois, il apparaît que tous ne fonctionnent pas en effet sur le même niveau : ils obéissent à une *hiérarchie* d'effets, certains d'entre eux présidant à l'activité des autres. C'est ce qui ressort le plus clairement de l'ensemble des travaux concernant l'induction enzymatique. Notons qu'il s'agit là d'une boucle de régulation simple, dont l'activité est déclenchée de *façon réversible* par l'ajout d'un inducteur. Monod et Jacob ont à l'époque beaucoup attiré l'attention sur la réversibilité du processus : si l'inducteur est éliminé du milieu, la synthèse de β-galactosidase cesse ; s'il est ajouté à nouveau, la synthèse reprend aussitôt[4]. Pourquoi le caractère réversible

4. Monod, Jacob et leurs collaborateurs sauront remarquablement exploiter ces résultats cinétiques : puisque le gène z s'exprime tout de suite chez *E. coli* sauvage, en présence d'un inducteur (ou dans le zygote formé dans l'expérience « Pyjama » après que le gène z^+ est entré dans un cytoplasme i), c'est que ce gène peut synthétiser une protéine, la galactosidase, sans avoir à fabriquer une molécule intermédiaire qui serait indispensable à la synthèse de la protéine, ou bien c'est que l'intermédiaire supposé fabriqué par le gène z est donc d'une extraordinaire instabilité métabolique. Nous verrons comment cette remarque devait conduire à postuler l'existence d'un *ARN messager* instable, distinct des ARN cellulaires connus à cette époque.

de la commande par les gènes régulateurs est-il essentiel ? Parce que, d'une part, il est prouvé que l'induction, chez les bactéries, ne modifie pas l'*état* du génome (contrairement, par exemple, à l'action de certains ***transposons**** susceptibles d'altérer un programme de développement en provoquant des changements dans l'état physique de certains gènes de structure), mais seulement son *activité*.

D'autre part, l'induction bactérienne est, selon l'expression des physiologistes, un phénomène d'*homéostase* — c'est-à-dire dont l'ampleur varie avec l'intensité du signal et s'adapte à celui-ci — et non l'équivalent d'une différenciation, phénomène à la faveur duquel un signal initial, une fois son impact produit, déclenche une séquence d'événements conduisant à un changement d'état irréversible.

Si l'on devait se risquer à évoquer le « pourquoi » des choses, on pourrait remarquer que l'homéostasie génétique, qui gradue la réponse en fonction du signal, et ce, aussi longtemps que ce signal se manifeste, permet à une même cellule de micro-organisme de déployer un registre d'adaptation plus étendu à un plus grand nombre de signaux. Un signal à effet *irréversible* orienterait, en effet, la bactérie vers un programme de développement *fixe* qui limiterait ses capacités de réponse à d'autres stimuli.

> L'étude des cinétiques d'induction exigera des expériences complémentaires et la mise en œuvre de bactéries génétiquement adaptées.
>
> En effet, il est aisé de concevoir que, pour pénétrer dans une cellule bactérienne, un inducteur « gratuit » — exemple le composé IPTG (isopropylthiogalactoside) — doit être concentré dans l'espace intracellulaire. Ce phénomène de concentration résulte d'un phénomène dit de « transport actif » comme le connaissent bien les spécialistes travaillant sur le rôle des membranes cellulaires — phénomène qui requiert de l'énergie et qui résulte de la mise en activité de sortes de « pompes » situées précisément à l'interface de la membrane et du milieu ambiant. Ces « perméases »

ont été mises en évidence grâce au très élégant travail de Georges Cohen, élève comme moi de Jacques Monod. Il a ainsi pu démontrer la généralité de leur intervention : il existe des « perméases » *spécifiques* pour des métabolites ou groupes de métabolites définis, qu'il s'agisse des aminoacides, des vitamines, des glucides, etc. Ainsi, le lactose, inducteur naturel, ou l'IPTG, inducteur artificiel, sont « concentrés » par le jeu d'une « galactoside perméase » codée par le gène y, gène situé à proximité de z sur le chromosome.

Lorsque l'on étudie la cinétique d'induction de z, en fonction de la concentration externe en un inducteur gratuit, on obtient une cinétique qui ne traduit donc pas directement l'interaction de l'inducteur et du répresseur codé par le gène i, mais la saturation de la perméase Y, dont la mise en jeu introduit en quelque sorte un facteur limitant.

Certains mutants Y^-, incapables de concentrer les β-galactosides (substrats et/ou inducteurs) mutants appelés *cryptiques*, ont été isolés. Ces bactéries $i^+z^+y^-$ sont néanmoins inductibles pour peu que la concentration exogène en inducteur soit élevée et permette une pénétration par diffusion passive. Chez de tels mutants cryptiques, il est dès lors possible d'étudier la cinétique d'induction de z sans être gêné par le relais imposé des perméases.

Ces études — et quelques autres de même type — ont conduit à la certitude que l'interaction répresseur-inducteur (schématisée par R-I) ne répondait pas à une cinétique michaelienne[5]. S'inspirant de données obtenues de façon indépendante par Changeux et Monod, ainsi que par Monod, Wyman et Changeux — données résultant de l'étude des interactions enzymes-ligands dans certains systèmes — Monod, Jacob et Changeux émirent l'hypothèse que cette interaction était de type allostérique. Toutefois, le mécanisme de l'effet de répression-induction

5. Cinétique admettant en état d'équilibre la saturation du site actif de l'enzyme par le substrat.

n'allait être pleinement élucidé que plus tard : il fallut attendre d'une part que W. Gilbert et B. Müller Hill caractérisent ce répresseur en démontrant sa nature protéique et sa pluralité de fonctions, d'autre part que F. Jacob et ses associés mettent en évidence le site chromosomial, l'opérateur, au niveau duquel le répresseur est capable de se fixer, entravant ainsi le fonctionnement du gène de structure.

L'ISOLEMENT DU RÉPRESSEUR ET LES OPÉRONS

La découverte d'un gène régulateur (i), distinct du gène de structure (z), sur lequel il exerce son effet, eut le mérite, comme on vient de le voir, d'éliminer définitivement le schéma « hinshelwoodien », selon lequel le produit du gène de structure *lui-même* (donc l'enzyme) réglerait, par l'entremise d'une boucle d'autorégulation *(feed back)*, l'activité de ce même gène. L'inducteur n'aurait alors eu d'autre effet que de déplacer l'enzyme du complexe formé entre lui et son gène de structure. Il devait donc bien exister une substance régulatrice *sui generis* établissant un relais de commande négatif entre les gènes i et z. À partir de là, une question essentielle se posait : *comment* fonctionnait un gène régulateur ? La parole était-elle exclusivement réservée aux biochimistes ? On pouvait légitimement le penser. Néanmoins, deux faits retardèrent la mise en évidence du produit élaboré par le gène régulateur. Le premier fut que l'équipe parisienne, qui excellait dans l'art de la génétique et de la microbiologie, n'était pas préparée aux technologies impliquées par la chimie des protéines, ou, d'une manière générale, par la biochimie analytique. On ne disposait d'ailleurs pas alors des microméthodes analytiques adéquates, et cependant nécessaires à l'identification de substances qui, tel le répresseur, existaient de toute évidence à des concentrations infinitésimales. Le second était que l'élucidation de la nature du produit intermédiaire, formé au cours de l'action d'un gène régulateur sur un gène de structure, exigeait un système d'essai d'une considérable précision et d'une grande spécificité. En d'autres termes, il convenait d'affiner l'étude de la cible génétique du répresseur avant d'être à même de le déterminer parfaitement. Un progrès spectaculaire fut donc accompli dans l'étude de la répression et plus généralement dans l'analyse des circuits de régulation génétique, lorsque F. Jacob et ses collaborateurs découvrirent un élément dont la détermination manquait jusqu'alors à la compréhension de l'ensemble du dispositif.

> Cet élément fut baptisé « opérateur ». La logique qui conduisit à sa mise en évidence est très simple. Si le répresseur existe (et il faut bien qu'il en soit ainsi puisque l'on observe des mutations $i^+ \longrightarrow i^-$), on doit admettre qu'il « intervient » en un endroit précis du chromosome bactérien. Cet endroit, ce point d'impact, peut s'identifier soit au gène de structure lui-même, soit à une *séquence d'ADN proche de ce gène*. F. Jacob et ses collaborateurs réussirent à isoler un nouveau type de mutant β-galactosidase « constitutif » dans lequel, bien que le gène régulateur soit pleinement fonctionnel, la synthèse de la β-galactosidase se produisait à un niveau élevé, en l'absence d'inducteur. Tout se passait donc comme si c'était la *cible* du répresseur qui, cette fois-ci, se trouvait abolie. Il devait s'avérer que cette cible, l'*opérateur*, est située entre le gène i et le gène z. De tels mutants furent baptisés « opérateurs constitutifs » ou O_c par Jacob et Monod, l'allèle sauvage répressible étant de type O^+.

Désormais, l'ensemble des observations concernant l'induction enzymatique s'inscrit dans un cadre d'explication d'une étonnante simplicité. Jacob et Monod comprennent que l'*ensemble* des gènes, qui constituent un chromosome bactérien, est organisé en une série de circuits de régulation distincts et indépendants qu'ils baptisent ***opérons*** *.

L'opéron « lactose » par exemple, ce sera la portion du chromosome comprenant l'enchaînement i, o, z, y, a. Chez une cellule d'*E. coli* à l'état normal, croissant en l'absence d'inducteur, le gène i^+ synthétise un répresseur qui, agissant au niveau du commutateur de régulation, « o » (l'opérateur), bloque l'expression des trois gènes contigus z, y et a. Après addition d'un inducteur exogène (voir ci-dessus), le répresseur « r » est inactivé et les trois gènes de la séquence « lactose » peuvent alors s'exprimer[6] *(figure 6)*.

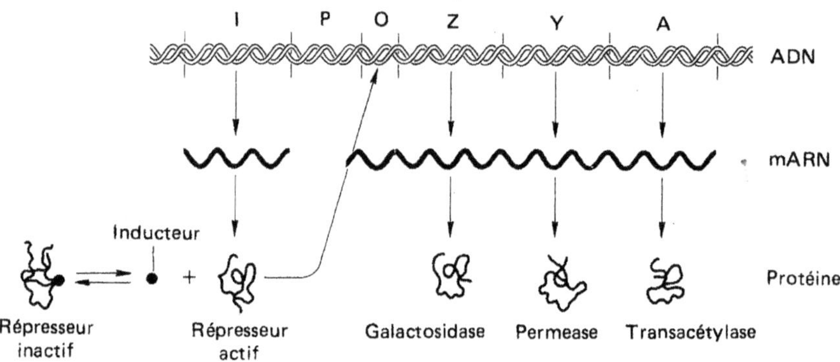

Figure 6. — Le modèle original de l'opéron « lactose », tel qu'il fut proposé par Jacob et Monod en 1961 pour expliquer la régulation des gènes « lactose ». (D'après *Molecular Genetics — An introductive narrative*, 1978, p. 676, fig. 20-7.)

6. À ce schéma, aujourd'hui classique, manquait cependant un dernier élément : il s'agissait en effet d'expliquer *comment*, après induction, trois gènes adjacents, tels ceux de l'opéron lactose, peuvent être « *coactivés* ». Peu de temps après la mise en évidence des opérateurs, Jacob et ses collaborateurs parviendront précisément à identifier, en une position du chromosome correspondant à une région située entre « i » et « o », une autre séquence génétique, baptisée « promoteur », ou « p », qui commande l'expression coordonnée des trois gènes de l'opéron lactose après levée de l'effet répresseur. Lorsque le site « p » subit une délétion, on ne peut induire l'activité de ces gènes. En revanche, si la délétion est suffisamment longue, on peut dans certains cas observer une *restauration* de l'expression coordonnée. Ceci s'explique si l'on admet que le promoteur est le site au niveau duquel *débute* l'expression vectorielle des trois gènes contigus z, y et

L'opéron est à la fois *une unité de régulation* et *une unité de fonction*, commandant un phénotype physiologique particulier[7].

Le modèle de l'opéron consacre les travaux de l'école pasteurienne des gènes, car il intègre à lui seul l'ensemble des concepts et des données se rapportant à l'étude de la régulation génétique chez les bactéries.

Son importance est essentiellement due au fait qu'il permet, pour la première fois, de mettre en évidence que les gènes *ne fonctionnent pas dans les chromosomes indépendamment les uns des autres*. Outre la hiérarchie instaurée entre gènes régulateurs et gènes de structures — les uns étant les gènes « artisans » responsables de la fabrication des protéines, et les autres les gènes directeurs, « gouvernant » l'activité des « gènes artisans » (d'où le terme de cybernétique) —, d'autres liens *organisent* le fonctionnement des gènes, relevant de la *juxtaposition* de certains gènes « artisans », telle qu'on l'observe dans l'opéron « lactose ». En résumé, l'interconnexion existant entre les gènes des bactéries — qui ne peut que refléter l'extraordinaire adaptabilité de ce type de cellules à leur milieu, puisqu'elle permet, selon les circonstances, d'« allumer » ou d'éteindre des batteries de gènes avec une surprenante rapidité — est à la fois *cybernétique* et

---

a de l'opéron lactose. Si ce site de démarrage est altéré, la machinerie cellulaire qui « lit » les gènes sera dans l'impossibilité de fonctionner, même si la répression est levée. Une délétion beaucoup plus longue dans la direction opposée à l'ensemble z y a (en amont du sens de lecture) aura pour effet de « raccorder » ces trois gènes à un *autre* promoteur commandant l'expression d'un autre ensemble génétique et situé à une distance éloignée de l'opéron lactose. Notons que l'effet de restauration présuppose une certaine « interchangeabilité » des promoteurs.

7. Le généticien Demercz avait, quelques années auparavant, déjà fait cette surprenante observation que chez une bactérie, le Salmonelle, les gènes gouvernant la biosynthèse d'un acide aminé sont fréquemment contigus et forment un ensemble dont il avait perçu qu'il devait répondre à une finalité régulatrice particulière sans toutefois pouvoir la préciser, faute de connaître alors les gènes régulateurs et leurs cibles, les opérateurs.

topologique. Il est clair — Jacob et Monod n'en ont jamais fait mystère — que ces notions et la sémantique servant à les décrire : batteries de gènes, gènes de commande (ou gènes régulateurs), commutateurs (ou opérateurs), sont très inspirées des schémas classiques en électricité.

Autre remarque : le modèle de l'opéron permet une simplification considérable dans l'étude des gènes des micro-organismes, puisqu'il conduit à classer ces gènes en « batteries » et qu'il met en évidence que des gènes, dont les produits concourent à une même fonction métabolique (par exemple ici l'utilisation d'un sucre, le lactose) sont très fréquemment, sinon toujours *groupés*. On ne peut alors échapper à la question suivante : est-ce le regroupement génétique qui a précédé l'intégration des fonctions physiologiques ou l'inverse ? C'est là une question très importante en particulier pour ce qui touche à l'évolution, mais à laquelle on ne peut malheureusement pas répondre. Cependant, deux remarques s'imposent : premièrement, l'organisation en « opérons » illustre, à n'en pas douter, la parfaite adéquation qui existe entre gènes et milieu : autant d'opérons bactériens, autant de grandes fonctions physiologiques. (Encore n'avons-nous pas envisagé les interrelations susceptibles d'exister entre des opérons distincts[8].) Le principe d'*économie de structure* pour la réalisation d'un *projet* défini est donc pleinement satisfait et nous nous trouvons bien face à l'une des manifestations les plus saisissantes de la *téléonomie* d'un objet vivant.

En second lieu, l'organisation en « opérons » au sens strict du terme — c'est-à-dire en batteries de gènes contigus, commandés en bloc par un gène régulateur — *n'existe pas* chez les organismes eucaryotiques. Chez ces derniers, les regroupements de gènes impliqués dans une

8. Or il en existe : par exemple, le glucose inhibe le fonctionnement de tous les opérons dont les gènes sont impliqués dans le catabolisme (métabolisme dégradatif) des oses. C'est donc bien qu'il existe des groupes ou catégories d'opérons capables de répondre à un signal chimique général.

même fonction sont l'exception[9]. Au contraire, les gènes d'une même famille physiologique sont dispersés, c'est-à-dire localisés sur des chromosomes distincts ou en des endroits éloignés d'un même chromosome.

Sans céder à l'interprétation finaliste, peut-être s'agit-il d'une différence fondamentale entre procaryotes et eucaryotes qui s'expliquerait, au plan génétique, par le fait que les premiers sont constitués de cellules multifonctionnelles à croissance rapide et les seconds de cellules généralement monofonctionnelles (ou douées d'un nombre de fonctions restreint) à croissance lente ou nulle. En d'autres termes, les bactéries sont généralement contraintes de fabriquer toutes les métabolites qui sont nécessaires à leur croissance, alors que les cellules eucaryotiques sont le plus souvent *hyperspécialisées* et très dépendantes de métabolites préformées. La différence est donc patente : croissance rapide et autonome, adaptabilité optimale au milieu dans le premier cas, spécialisation poussée à l'extrême, répondant mieux à l'organisation tissulaire, assortie d'une dépendance étroite du milieu intérieur, dans le second.

Ainsi, dans les années 1961-1963, le modèle de l'opéron peut-il être considéré comme définitivement établi. Que de chemin parcouru depuis les premiers travaux sur l'adaptation enzymatique ! L'école pasteurienne peut s'enorgueillir d'avoir élaboré peu à peu toute l'histoire de la cybernétique des gènes.

Si j'ai pris le parti de la relater de façon quelque peu détaillée, c'est parce qu'elle met en évidence la manière

9. On connaît par exemple des gènes regroupés (dans une même portion d'un chromosome) qui interviennent dans la maturation des chaînes de la globine — l'une des composantes protéiques de l'hémoglobine des vertébrés — ou dans celle des molécules de myosine (une protéine de leur appareil contractile). Mais les gènes, quoique regroupés, ne sont pas rigoureusement contigus, comme c'est le cas dans un opéron, et n'obéissent pas à une régulation coordonnée, mais plutôt séquentielle.

dont l'implacable démarche du raisonnement a permis de dégager l'un des concepts majeurs de la biologie moléculaire de ces dernières décennies ; ou, si l'on préfère, parce qu'elle illustre ce que François Jacob a appelé avec une grande pertinence la « logique du vivant ». Mais, il faut l'avouer, s'agissant des sciences de la vie, une telle situation est, d'une certaine manière, exceptionnelle. Les grandes acquisitions de la biologie se sont faites le plus souvent au hasard de l'observation, même si, comme l'a dit Magendie, « le hasard ne favorise que les esprits préparés ». Quoi qu'il en soit, l'admiration que suscita cette logique triomphante (et bien sûr aussi la somme considérable des résultats qu'elle venait d'obtenir) allait valoir aux auteurs des circuits de régulation (F. Jacob et J. Monod), en 1965, le prix Nobel de médecine, qu'ils partagèrent avec celui qui avait été leur grand inspirateur du début et leur « maître à penser » pendant plusieurs années, le biologiste André Lwoff. J'aurai l'occasion d'évoquer les circonstances de cet événement, qui ne devait d'ailleurs pas être sans conséquence pour moi-même.

L'histoire de la régulation génétique ne s'arrête cependant pas à la démonstration de l'existence des gènes régulateurs et de ces batteries de gènes à régulation coordonnée que sont les opérons, même si ce sont ces éléments qui revêtent, sans conteste, la dimension la plus significative de la découverte.

De fait, elle aura encore des prolongements essentiels et, sans vouloir d'aucune manière en apporter ici une description fidèle et complète, deux éclairages supplémentaires méritent cependant d'être présentés. Le premier concerne *la nature chimique du répresseur* et le second *les modalités* de la régulation génétique elle-même, dans la mesure où il existe chez les micro-organismes (et leurs virus) des situations où intervient la « régulation positive », aussi fréquemment et peut-être plus, que la régulation « négative » (par répression) que nous venons de décrire. Ceci nous conduira à dire quelques mots du modèle du bactériophage lambda.

ISOLEMENT DU RÉPRESSEUR

Peu après l'expérience de conjugaison bactérienne, qui avait permis d'établir l'existence d'un facteur de régulation empêchant l'expression de l'opéron lactose, Monod et Jacob s'étaient interrogés sur la nature moléculaire du répresseur. De façon assez surprenante, l'équipe pasteurienne allait d'abord s'engager, comme nous allons le voir, sur une fausse piste...

En effet, pendant longtemps, l'idée prévalut chez Monod et Jacob que le répresseur était un *acide ribonucléique*. La raison de leur attachement à cette hypothèse ne m'est toujours pas très évidente aujourd'hui. Je suppose que la hardiesse conceptuelle qui avait conduit les deux biologistes à postuler l'existence de gènes *inhabituels* (au regard de leur mode d'action) tels les gènes régulateurs, les incitait à doter de propriétés quelque peu exceptionnelles, les molécules fabriquées par ces gènes[10]. Les hypothèses concernant l'ARN messager n'avaient pas encore vu le jour. Par ailleurs, comme Monod « se répandait » fréquemment en déclarant, à qui voulait l'entendre, qu'il ne « comprenait rien » au rôle joué par les acides ribonucléiques dans la cellule (au point qu'il manifestait un peu de réticence à me voir étudier leurs propriétés), il ne lui déplaisait sans doute pas de leur

10. Il faut également rappeler qu'à l'époque on avait déjà décrit l'existence des « ARN de transfert », petits ARN cellulaires capables d'attacher un acide aminé à l'une de leurs extrémités pour aller transporter ce ligand sur une matrice permettant la polymérisation des aminoacides ainsi fixés en une molécule de polypeptide. Puisqu'un ARN était capable de fixer une molécule, étrangère en quelque sorte, aux éléments chimiques qui le constituent (les nucléotides), il n'était pas absurde d'imaginer un attachement terminal (et covalent) d'un inducteur enzymatique. L'« ARN répresseur » non lié se fixait à l'opérateur et rendait inaccessible le promoteur voisin aux enzymes de transcription. L'inducteur en s'attachant à lui libérait l'opérateur de l'effet de verrouillage.

attribuer, grâce à la régulation, un rôle somme toute assez particulier.

Puisque j'étais « le spécialiste des ARN » dans le laboratoire, c'est à moi que fut confiée la tâche de rechercher, avec G. Cohen et A. Ullmann, si un inducteur radioactif se fixait sur l'hypothétique inducteur. Pendant quelque temps nous eûmes le sentiment de tenir le répresseur... au bout de notre pipette. Une certaine quantité de radioactivité était constamment retrouvée après marquage de cellules inductibles dans la fraction des ARN. Il fallut toutefois peu de temps pour établir qu'il ne s'agissait que d'un artefact... Ces résultats un peu fâcheux calmèrent presque définitivement notre désir de mieux connaître la nature du répresseur... du moins au sein du service de biochimie de l'Institut Pasteur[11]. En effet, plus d'un an après, c'est à l'Américain W. Gilbert (prix Nobel de chimie en 1980) que revint le mérite d'isoler pour la première fois cette substance à partir de la bactérie *E. coli*. Au moment où il avait entrepris ses travaux, Gilbert savait déjà que le répresseur était certainement une protéine, pour la simple raison que des mutants du gène « i » avaient été décrits, chez qui le produit était sensible à des températures qui ne pouvaient dénaturer que ce seul type de molécules.

> W. Gilbert eut cependant d'autant plus de mérite à isoler un répresseur à l'état pur, que les cellules bactériennes n'en renferment guère plus de quelques molécules, autant dire des traces infinitésimales. Il dut inventer et construire des « mutants du gène i », capables de produire ces molécules à des taux plusieurs centaines de fois plus élevés que chez une

11. En science, aucune idée fausse ne l'est complètement. Dans le cas présent, l'idée qu'un ARN puisse, dans des conditions exceptionnelles, agir comme répresseur d'un gène, a pu être vérifiée en faisant appel à des gènes à polarité inversée dont le brin non informatif est copié en un antimessager. Cet antimessager peut à son tour former des complexes hautement spécifiques avec les molécules d'ARN messager véritables et en bloquer de ce fait, la traduction en protéines.

cellule « sauvage », puis utiliser le fait que le gène i pouvait être véhiculé par des plasmides, sorte de minichromosomes capables de se reproduire extrêmement vite et par conséquent de doter la cellule hôte d'un très grand nombre de copies du gène, dont ils sont les vecteurs.

Toujours est-il qu'il parvint en 1968 à isoler le répresseur lactose, à en établir le poids moléculaire et à en décrire les propriétés. L'une des plus remarquables s'avéra l'aptitude de cette molécule à se lier, dans le tube à essai, à des fragments d'ADN porteurs d'un gène O^+ (l'opérateur) après mélange avec ces fragments. L'affinité calculée était considérable, comprise entre 10^{-12} et 10^{-10}. La fixation fut démontrée très simplement parce qu'un fragment d'ADN O^+ non lié passe à travers une fine membrane de nitrocellulose, tandis qu'après fixation du répresseur il est retenu sur le filtre (expériences de Riggs et Bourgeois). Enfin, lorsqu'un inducteur (ex. : IPTG) était ajouté au complexe opérateur-répresseur, celui-ci se dissociait instantanément. De cette façon se trouvait directement confirmée par la biochimie l'hypothèse du répresseur que Monod et Jacob avaient pu élaborer en s'appuyant sur des données purement génétiques.

Ainsi, un peu plus de vingt ans après la publication des travaux de Monod sur la diauxie, le phénomène d'adaptation globale d'une population de bactéries à un nouveau substrat, mesurée par des approches purement biométriques, avait conduit, grâce à une démarche logique et patiente combinant génétique et biochimie, à la découverte de nouvelles propriétés du génome, puis à la caractérisation totale des protéines de régulation et de leur mode d'action.

À la suite des travaux de Gilbert, il devenait désormais possible d'étudier la répression *in vitro*, à l'aide des composantes chimiquement purifiées du système : opéron lactose, répresseur et inducteur. Dès lors la répression se ramenait à un problème d'interactions moléculaires dont l'analyse physico-chimique devenait parfaitement accessible.

Il s'agit d'interactions tripartites, puisque le répresseur protéique peut « reconnaître » la séquence opératrice à laquelle il se lie, mais qu'il est également susceptible de réagir avec le répresseur (expérience de dialyse à l'équilibre). La génétique fine du locus i et les modèles physico-chimiques dérivés d'études effectuées avec des « fragments » polypeptidiques du répresseur (B. Müller Hill, K. Weber, etc.) ne devaient pas tarder à établir que la protéine régulatrice comprend de fait deux « domaines » : celui qui agit sur l'expression de l'opéron et celui qui interagit réversiblement avec l'inducteur. Le fait le plus remarquable — que les travaux de J. Monod allaient d'ailleurs mettre en évidence —, c'est qu'une interaction de l'inducteur avec le domaine particulier du répresseur qui lui correspond, provoque *à distance* une transconformation de *l'autre* domaine, celui précisément qui « reconnaît » l'opérateur et entraîne de ce fait immédiatement, la dissociation du complexe que forme le répresseur avec l'opérateur. On appelle « allostérique » (de *allos* qui veut dire autre) ce type d'interaction, puisqu'en réagissant en un site particulier avec une molécule douée d'une grande affinité pour ce site, la protéine subit un changement d'état au niveau d'un *autre site*. Monod, Changeux et Wymann ont consacré d'ailleurs, de très importants travaux aux mécanismes de l'allostérie ainsi qu'à la nature physique des protéines manifestant cette propriété (protéines allostériques). Mais, pour ce qui nous concerne ici, ces recherches apportaient un éclairage décisif aux modalités physico-chimiques de la régulation négative.

RÉGULATION POSITIVE

À la vue de ces résultats, on pouvait être tenté de penser, dans le début des années soixante — tant la « rationalité » de la régulation négative était grande —, que *toutes* les cellules et, mieux encore, tous les systèmes biologiques (y compris les virus) réglaient leur fonctionnement génétique par la *levée d'un effet répresseur*, comme cela se passait avec l'opéron lactose. Aussi pouvait-on dire avec D. R. Hofstadter[12], commentant les processus régulatoires *(feedbacks)*, que « la nature semble aimer les doubles négations et qu'il y a probablement quelques raisons très profondes à cela ». L'« induction » n'implique-t-elle pas la mise à l'écart du répresseur, c'est-à-dire n'est-elle pas la « négation d'une négation » ? Au début, les résultats issus d'autres recherches semblèrent conforter l'idée que le contrôle génétique reposait toujours sur des mécanismes régulateurs de cette nature.

> De fait, peu après les premiers travaux sur l'opéron lactose, d'autres systèmes enzymatiques assurant la dégradation de substances à chaînons carbonés et notamment des hydrates de carbone, par exemple les glucosides, devaient s'avérer être soumis à une régulation de type répression-induction. Plus généralement, on reconnut assez vite, à la suite de travaux émanant de chercheurs américains — Novick, Umbarger et Szilard — que des « métabolites », c'est-à-dire des molécules simples, constituant les chaînons des principales molécules biologiques et notamment les « acides aminés », réprimaient, dans certaines conditions, les gènes gouvernant les enzymes de leur biosynthèse.
>
> Il s'agit là d'une loi très générale : J. Monod et F. Jacob l'ont dénommée l'effet « NSU » (pour se référer aux travaux de Novick, Szilard et Umbarger).
>
> Il est aisé d'en comprendre la portée « téléonomique » (au sens donné par Monod à ce mot, voir *le Hasard et la Nécessité*) : lorsqu'une cellule de micro-organisme commence à accumuler un des vingt acides aminés en quantité supérieure à celle qui est requise pour fabriquer la protéine, ou lorsque cet acide aminé lui est fourni en excès à l'état préformé, elle dispose d'un extraordinaire système de verrouillage, qui lui évite à

12. D. R. Hofstadter, *Gödel, Escher, Bach*, 1985, Interéditions.

la fois un gaspillage énergétique et des déséquilibres dans les systèmes d'activation (voir plus loin) en bloquant la synthèse de cet acide aminé à partir des précurseurs carbonés et azotés. Elle met alors en jeu *deux* mécanismes complémentaires : l'un repose sur une *inhibition* du *premier* enzyme de la chaîne de biosynthèse par l'acide aminé, produit terminal de la chaîne ; l'autre sur la *répression* par ce même acide aminé des gènes qui codent pour les enzymes intervenant dans cette chaîne. À noter que le premier dispositif fait intervenir une interaction allostérique et qu'il en résulte un verrouillage *instantané,* tandis que le second (la répression), en agissant au niveau des gènes, n'a qu'un effet à plus long terme.
Rien n'illustrait mieux que ce double dispositif — rétrocontrôle du premier enzyme et répression — l'étonnante intelligence cellulaire... des micro-organismes. À tout le moins, on pouvait trouver là une généralisation de la mise en œuvre des systèmes de régulation négative. Une nuance importante devait cependant être introduite : tandis que pour la dégradation des sucres (ex. : lactose, β-glucosides, etc.) la cellule faisait intervenir un répresseur agissant spontanément sur son opérateur, la répression des chaînes de biosynthèse des acides aminés impliquait l'existence d'un *pré-répresseur* convertible en répresseur actif par l'acide aminé terminal. De plus, tandis que la levée de répression des opérons « cataboliques » exigeait l'intervention d'un inducteur, celle des opérons « anaboliques » (biosynthèse des acides aminés par exemple) reposait sur le simple abaissement du niveau intracellulaire de l'acide aminé au-dessous d'un seuil critique.

L'« intelligence cellulaire » des micro-organismes, en matière de cybernétique génétique, au sens développé précédemment, allait-elle donc se ramener à une mise en œuvre de boucles régulatrices agissant par répression « spontanée » (cas des opérons codant pour les enzymes de dégradation des métabolites) ou « déclenchée » (cas des opérons codant pour les enzymes de biosynthèse) ? On pouvait être fortement tenté de le penser, tant la simplicité formelle du schéma présentait d'attraits ! C'était méconnaître une fois de plus la diversité, et je serais tenté de dire l'« ingéniosité » des mécanismes régulateurs en biologie.

En 1962, E. Englesberg, étudiant l'opéron responsable chez *E. coli* du métabolisme d'un sucre à cinq chaînons carbonés, l'*arabinose*, décrivait un premier exemple de régulation mixte, à la fois positive et répressive. Ici, l'arabinose « induisait » bien — comme précédemment le lactose — les enzymes de son propre métabolisme. Mais au lieu de le faire en se combinant à un répresseur à effet coordonné, il se combinait à une protéine, produit d'un gène régulateur — en conférant à celle-ci la capacité d'*activer* l'opéron. C'était là le premier exemple d'un schéma de régulation de type « positif », situation exactement *symétrique* à celle que Jacob et Monod avaient décrite. D'autres exemples de régulation « positive » furent alors observés, telle l'induction des enzymes catalysant la conversion du maltose (M. Schwartz, O. Raibaud et M. Hofnung). Certains n'hésitèrent pas à avancer que le schéma « Jacob — Monod », ou plutôt la théorie de la répression généralisée mise en avant par ces auteurs, avait, pour quelque temps, fait négliger aux chercheurs une part importante de la réalité, en ne révélant que la face « émergée de l'iceberg ». Selon eux, la répression négative ne serait qu'un cas de figure, de portée physiologique restreinte, d'autant que chez les organismes supérieurs, l'induction enzymatique n'est que très rarement mise en jeu, si toutefois elle l'est. À mon sens, cette interprétation était fort injuste. Tout d'abord, en science et plus particulièrement en biologie, c'est bien connu, on n'a jamais complètement raison, lorsque l'on avance un schéma d'explication réductionniste, tant sont variées les solutions utilisées par les « êtres vivants » pour s'adapter, se développer, ou survivre. Ensuite, la découverte des boucles de régulation positive n'ôte absolument rien au fait que Jacob et Monod ont été les premiers à imaginer l'existence des gènes régulateurs et des boucles cybernétiques permettant l'adaptation des organismes unicellulaires à leur milieu. L'homéostase génétique, c'est-à-dire si l'on veut l'« effet tampon » qu'exercent certains gènes par rapport aux variations du milieu en régulant l'activité d'autres gènes, n'a commencé à être comprise qu'à partir de leurs travaux. Il n'en demeure pas moins que le schéma le plus solidement établi est toujours, tôt ou tard, entamé par quelque découverte qui le remet, au moins partiellement, en cause. D'une certaine manière, même la régulation négative de l'opéron lactose, apparemment orthodoxe (au sens « pasteurien » du terme) comporte dans son déroulement des éléments faisant intervenir certains des mécanismes de la régulation positive.

> Sans nous étendre... il faut en effet mentionner le fait que le système lactose, comme nombre d'autres systèmes cataboliques régulables par la levée d'une répression, subit une autre forme de verrouillage généralisé : ce que Monod a décrit pour la première fois sous le nom d'« *effet glucose* ». (Souvenons-nous des expériences sur la diauxie. En présence de glucose, le lactose ne peut « induire » les enzymes qui assurent sa conversion métabolique.)
>
> En bref, l'explication de l'effet glucose n'a été trouvée que beaucoup plus tard après qu'il eut été observé qu'en sa présence l'AMP cyclique (un nucléotide particulier dont Sutherland a démontré qu'il intervient dans presque toutes les cellules vivantes comme un médiateur général, sorte de « second messager ») voit son taux s'abaisser considérablement. Or cet AMP cyclique est un cofacteur indispensable au bon démarrage (et sans doute à un arrêt correct) de la transcription. Il agit en *activant* une protéine qui se fixe en un site très proche du promoteur de F. Jacob. On peut donc dire que, d'une certaine manière, il ne suffit pas d'inactiver réversiblement le répresseur de l'opéron lactose pour que celui-ci soit transcrit en ARN messager — et par conséquent pour qu'il fonctionne. Encore, convient-il que la protéine fixant l'AMP cyclique puisse interagir à la manière d'un activateur au début de la transcription de l'opéron (A. Ullmann).

On est donc parvenu à mettre en évidence une extraordinaire combinatoire de boucles régulatrices négatives (répression) et positives (effet AMP cyclique), qui illustre le degré de raffinement auquel est parvenu le fonctionnement génétique des micro-organismes. À tel point que l'on en vient à penser qu'il était conçu de façon à répondre à toutes les situations métaboliques possibles. Hofstadter n'a donc pas vraiment raison : la nature n'aime pas tellement les doubles négations. Elle semble préférer la combinaison de négations et d'affirmations.

RÉGULATION GÉNÉTIQUE RÉVERSIBLE ET DIFFÉRENCIATION

Toutes ces situations de réglage en boucles cybernétiques, qu'elles correspondent à une « régulation négative » (Hofstadter) ou à une coactivation, destinée à mettre en branle un ensemble de gènes, ont ceci de commun qu'elles sont parfaitement *réversibles*. Que le signal externe (un inducteur, ou un inhibiteur exogène comme le glucose ou l'acide aminé) voie son niveau baisser au-dessous d'un certain seuil et le système est ramené à son état initial.

Or, *le développement* d'un système biologique ne dépend pas uniquement d'une simple combinatoire arithmétique de boucles régulatrices. Encore faut-il, cela est évident, qu'il obéisse, chronologiquement, à un certain *ordre*, et que la séquence des événements emprunte toujours le même chemin sans jamais revenir — sinon très rarement — au point de départ. On comprend sans peine que *l'acquisition* par *E. coli* des enzymes « métabolisant » le lactose après induction, par addition de lactose exogène, *ne soit pas l'équivalent d'une différenciation*. Cette acquisition cesse dès l'instant où l'inducteur est éliminé. En revanche, lorsqu'un virus se forme à partir de ses éléments constitutifs, lorsqu'un organe acquiert sa morphologie et ses propriétés à partir d'une cellule originelle, il accumule un certain nombre de transformations, concourant à un état final *irréversible* : ce que les biologistes dénomment un « phénotype ». Sauf à revenir à un état embryonnaire (dédifférenciation, cancer), l'organe différencié conserve très longtemps ce phénotype *même si l'inducteur morphogénique n'est plus présent* : en effet, celui-ci n'agit souvent que sur une seule étape de développement, généralement la plus précoce, n'étant plus nécessaire, une fois l'effet « déclencheur » terminé. Le problème s'est de bonne heure posé de savoir si l'on pouvait ramener la différenciation des objets biologiques à des « ensembles » de boucles régulatrices agissant de concert, et de façon qu'un signal déclencheur entraîne l'apparition d'un état nouveau et irréversible. Dans la remarquable publication de leurs travaux au cours du symposium qui s'est tenu à Cold Spring Harbor en 1961, Jacob et Monod proposèrent toute une série de schémas formels répondant à ces caractéristiques, et qui reposaient alors tous sur des combinaisons de boucles de régulation négative, « reliées » par l'entremise *d'une substance diffusible* (résultant de l'action d'une première boucle mais capable d'activer à distance une autre boucle). Des circuits en « chaînes », en « cascades » ou en « balancier » furent proposés[13]. Mais, les exemples de régulation « positive » n'avaient pas encore été découverts et, de plus, il fallait pouvoir disposer d'un modèle simplifié de développement se prêtant à une analyse correcte de ces circuits. C'est de l'étude d'un petit virus bactérien, *le bactériophage λ,* qu'allaient se dégager les premières notions précises permettant de relier conceptuellement une séquence de développement et un ensemble de boucles « négatives » et « positives ».

---

13. L'idée générale est que le déclencheur biochimique agit par l'intermédiaire d'un opéron. Il active celui-ci (par dérépression ou effet positif direct). L'un des gènes de structure de l'opéron fabrique alors une protéine qui agit, intrinsèquement, comme élément régulateur (type activateur) *vis-à-vis d'un second opéron*, et ainsi de suite. Ce type d'action séquentielle permet d'expliquer assez bien le caractère d'irréversibilité et d'unidirectionnalité du développement et l'action transitoire du déclencheur biochimique.

LE BACTÉRIOPHAGE LAMBDA ET SON PROGRAMME DE DÉVELOPPEMENT

Peu de systèmes biologiques (hormis peut-être la cellule d'*E. coli*) ont fait l'objet d'études aussi détaillées que le bactériophage λ. Aussi conviendrait-il de lui consacrer tout un ouvrage, du moins si l'on visait à expliquer l'étonnante richesse des circuits de régulation impliqués.

Comme tel n'est pas notre but, nous nous contenterons ici d'une description simplifiée.

λ est un bactériophage, c'est-à-dire un virus bactérien, dont le matériel génétique est composé d'ADN *(figure 7)*. Contrairement à bon nombre d'autres bactériophages connus, il peut exister sous *deux états* distincts, ce qui constitue une véritable « merveille d'ajustement génétique ». L'un de ces états est celui que revêt le virus lorsqu'il se reproduit activement à l'intérieur de la bactérie avant de « mûrir », c'est-à-dire d'y stocker plusieurs centaines de particules infectieuses et de libérer celles-ci en provoquant, de l'intérieur, la déchirure de l'enveloppe cellulaire (lyse). Ces mêmes particules de phages se réabsorbent sur d'autres cellules encore intactes, y injectent leur ADN, et le cycle recommence : telle est la situation

Figure 7. — *Carte génétique simplifiée du bactériophage λ et événements accompagnant son induction à l'état de prophage.* — A) Pour simplifier, on n'a indiqué ici que quelques-uns des gènes essentiels et le chromosome du phage est présenté comme une structure linéaire. (D'après *Ciba Foundation Symposium on Homeostatic Regulators*, 1969, p. 110.) — B) 0 — état réprimé ; 1 — mode de transcription dans les premières secondes, après inactivation du répresseur CI (ici par chauffage). 2 — induction sous la dépendance du gène N, des opérons C_{III}-int et Q. 3 — induction sous la dépendance du gène Q des gènes d'expression « tardive ». Noter les effets inducteurs en « cascades ». (D'après *Proceedings of the Royal Society, London*, 1970, vol. 176, p. 255.)

A. STRUCTURES GÉNÉTIQUE DU CHROMOSOME DE λ

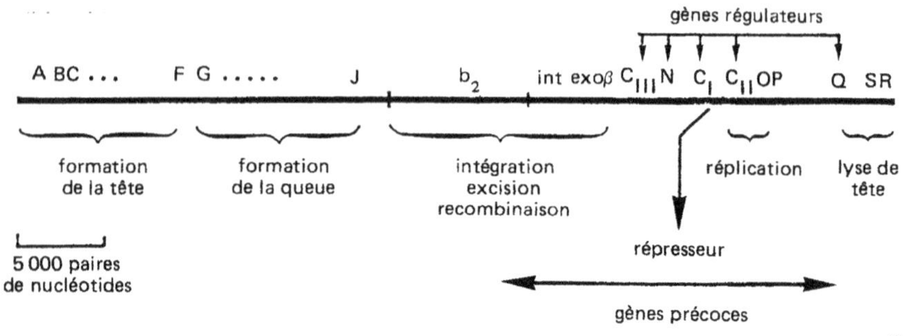

B

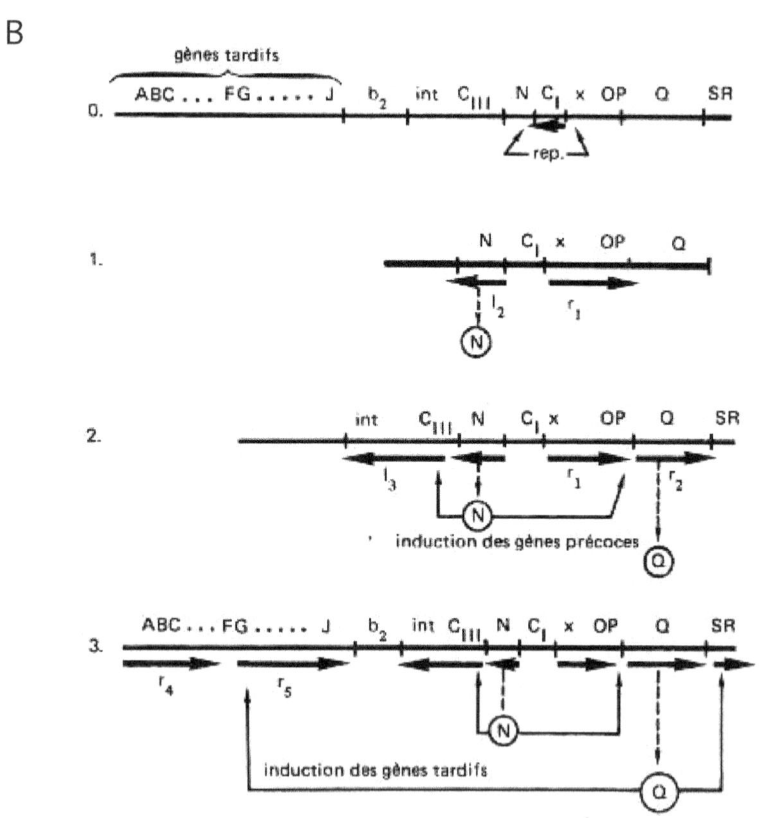

lorsque la bactérie hôte est douée d'une sensibilité appropriée à l'action du virus. L'autre état de perpétuation du phage est plus original : il est connu sous le nom de « lysogénie ». On entend par là une forme de parasitisme que développe le virus lorsque la reproduction du matériel génétique du virus est impossible. À l'état lysogène, l'ADN viral incapable de se répliquer parvient cependant à s'insérer dans la continuité du chromosome bactérien. Les gènes viraux deviennent alors partie intégrante du chromosome de la bactérie lysogène. Ces gènes sont inactifs car verrouillés par un répresseur : celui-ci est produit par un gène régulateur du bactériophage (le gène CI) qui en bloque le fonctionnement à la manière dont « le répresseur de l'opéron lactose » empêche l'expression de ce dernier. André Lwoff, qui a consacré une partie importante de sa carrière à l'étude de la lysogénie, a décrit cet état sous le nom de « parasitisme au niveau génétique ». En effet, si les gènes du virus lysogène sont « silencieux », c'est-à-dire passagèrement non transcrits et par conséquent inoffensifs, ils sont en revanche « reproduits » à chaque cycle de la division cellulaire par les réplicases bactériennes. Ceci constitue une forme de perpétuation particulièrement efficace de l'information génétique du virus. Réfléchissons un instant à la portée micro-écologique de cette dualité d'états : si le virus ne disposait que d'une forme de reproduction végétative, c'est-à-dire passant par le cycle lytique habituel, viendrait un instant où toutes les cellules sensibles étant lysées, les particules virales libérées *ne trouveraient plus le support biologique nécessaire à leur développement*. D'une certaine façon, la lysogénie procure donc au virus un avantage sélectif puisqu'il peut *accroître ses chances de multiplication*, en laissant les bactéries survivre, mais en se divisant « avec elles » aux dépens de leur propre machinerie (qui veut voyager loin, ménage sa monture...).

Cela présuppose, à l'évidence, que le virus puisse passer de l'état « lysogène » à l'état « végétatif ». Cette transition peut s'effectuer spontanément, mais avec une faible fréquence. On peut cependant accroître celle-ci jusqu'à ce que la quasi-totalité des bactéries lysogènes devienne capable de produire du bactériophage. Cette transition accélérée artificiellement porte le nom d'*induction lysogénique*. Il s'agit bien là en effet d'une *induction* au sens classique (activation des opérons bactériens répressibles), puisque l'ADN du phage peut, sous certaines conditions, produire un répresseur.

> Lwoff, Siminovitch et Kjeldgaard ont fait progresser l'étude de ce curieux modèle viral en découvrant comment l'on peut précisément déclencher l'induction de bactéries « lysogènes » pour le phage λ. Il suffit le plus souvent de les soumettre aux effets d'une certaine dose de rayonnement ultraviolet. Au bout de très peu de temps, l'ADN inséré dans le chromosome s'en détache, puis se reproduit dans l'espace intracellulaire, retrouvant alors son cycle végétatif normal.
>
> Si, à présent, on examine d'un peu plus près l'*organisation* des gènes dans un ADN viral maintenu à l'état lysogène, on peut mettre en lumière les faits suivants : l'ADN a une masse moléculaire de $3{,}7 \times 10^7$ daltons et renferme en réalité une quarantaine de gènes qui ont dans leur très grande majorité été identifiés et localisés. *Le point important pour notre propos est le suivant* : avant l'induction lysogène, le répresseur C_I verrouille deux opérons situés de part et d'autre du gène qui code pour ce même répresseur. On comprend que, juste après l'induction, ces deux opérons (dits « ultraprécoces ») soient alors les tout premiers exprimés (par le jeu de transcriptases) se déplaçant dans des directions opposées. L'opéron situé à droite de C_I regroupe une série de gènes qui commandent certaines fonctions importantes pour la réplication. Il inclut les gènes Cro C_{II} O P. L'opéron situé à gauche de C_I inclut les gènes N et C_{III}. Les produits des gènes C_{II} et C_{III} sont des protéines régulatrices qui interviennent d'une façon complexe dans le maintien de l'effet répresseur C_I. En revanche, le gène N est un élément de régulation *positive*, et la protéine dont il commande la synthèse présente *une propriété remar-*

quable. Tandis *qu'en son absence* les ***transcriptases*** *[14] parties des promoteurs P_L et P_R de chaque côté de C_I, s'arrêtent à la limite des gènes C_{III} et P respectivement, *en sa présence*, ces mêmes enzymes de copiage poursuivent leur action au-delà de ces limites, transcrivant l'opéron C_{III} int, vers la gauche, et l'opéron Q vers la droite. La protéine régulatrice N possède ainsi la capacité de contrecarrer l'effet du facteur de terminaison de sorte qu'elle autorise la formation d'un ARN messager, prolongeant la chaîne d'ARN N-CIII. Le gène Q est un autre gène régulateur capable d'agir à distance. Ce facteur peut d'une part activer les gènes RS qui codent pour les enzymes provoquant la lyse du virus à la droite de l'opéron C_{II} O P Q, et d'autre part les fonctions (dites tardives) de maturation à gauche de l'opéron responsable de l'excision ou de l'intégration. Bien que l'on connaisse aujourd'hui dans pratiquement tous leurs détails les étapes de transcription intéressant l'ensemble du génome phagique, il nous suffit d'arrêter là notre commentaire. Une conclusion remarquable se dégage de ce modèle. On comprend comment, grâce au jeu combiné et en cascade, d'effets de répression et d'activation agissant à distance (que ces effets se produisent en « cis, c'est-à-dire sur le même chromosome, comme c'est le cas du régulateur N, ou en "trans", comme c'est le cas du régulateur Q), le programme génétique du virus peut obéir à une chronologie stricte conduisant à sa maturation complète (F. Gros, P. Kourilsky, D. Luzzati et S. Naono ; Szybalski ; *figure* 7).

Avec le modèle λ on détient la connaissance, sans doute la plus précise au niveau moléculaire, d'une horloge génétique commandant le développement complet d'un système

14. On appelle transcriptases, ou encore ARN polymérases ADN dépendantes, les enzymes catalysant le recopiage de l'ADN génomique en un ARN, généralement du type ARN messager. La transcription est donc, comme nous le verrons, la première étape marquant la mise en activité (ou expression) d'un gène, la seconde étant la traduction de l'ARN messager en protéine.

biologique à partir d'un programme entièrement codé au niveau de l'ADN qu'il renferme. En effet, le rôle des quelque quarante gènes que comporte le chromosome de ce petit virus, est connu. Mais surtout, on est parvenu à retrouver très exactement l'*ordre* dans lequel tous ces gènes sont mis en activité au cours du développement du virus, l'élément « déclencheur » de toute cette séquence par la production d'un virus complet étant l'inactivation du répresseur du phage. Ainsi, à partir de ce seul événement, peut-on suivre, étape par étape, le processus d'activation génétique en son entier, tous les relais de commande intermédiaires menant de l'induction d'un gène unique à la production d'un objet biologique complet.

Cette véritable « dissection moléculaire » du fonctionnement programmé d'un chromosome fut le résultat d'un très grand nombre de recherches[15]. Y ont contribué de façon prédominante des biologistes tels que F. Jacob, E. Wollman, Campbell, D. Kaiser, W. Szybalski, A. Skalka, H. Eisen, P. da Silva, S. Spiegelman, R. Thomas[16] et une myriade d'autres chercheurs de talent dont la liste complète serait fort longue. Entre 1963 et 1968, moi-même et mes collaborateurs, S. Naono, P. Kourilsky, D. Luzzati, M.M. Portier, L. Marcaud et F. Brégégère, nous sommes également consacrés à la biologie moléculaire de cet infiniment petit, baptisé « λ ». Je conserve de ces années — du fait même de ce travail collectif — certains des souvenirs les plus féconds de ma carrière de recherche... A. Marc Ptashné devait revenir le mérite de caractériser le répresseur C_I et d'en préciser les modalités d'action au niveau physico-chimique. Grâce à l'école suisse, sous l'instigation de Kellenberger, les processus terminaux

15. Cf. l'ouvrage consacré au bactériophage λ, Cold Spring Harbor Symposium on Quantitative Biology, 1970.
16. René Thomas, qui a également apporté de nombreuses contributions à l'étude génétique du phage λ, s'est d'ailleurs penché depuis quelques années sur les modèles de simulation mathématique des boucles de régulation de ce phage. Ses travaux de modélisation sont sans doute parmi les plus avancés dans ce domaine.

d'assemblage des protéines virales allaient être, eux aussi, élucidés.

Le « système » λ apparaissait donc comme le modèle simplifié certes, mais tout à fait pertinent, du processus complexe de *différenciation* au niveau génétique. La cascade d'événements qui conduisaient de l'inactivation du répresseur (C_I ; étape initiale de déclenchement), à l'activation séquentielle des batteries génétiques, puis à l'assemblage sans défaut d'une particule infectieuse, n'était pas sans ressembler à la morphogenèse programmée d'un tissu ou d'un organe, à partir d'une cellule primitive. Dans l'un et l'autre cas, au cours d'une succession d'événements, sorte de marche à petits pas, le système considéré évoluait peu à peu vers un état irréversible. En somme, grâce au modèle que représentait le développement de ce bactériophage, on assistait pour la première fois au déroulement d'un « programme de différenciation en miniature », dont on connaissait désormais le logiciel (l'ADN) et les algorithmes (relais multiples permettant aux différents éléments de cet ADN d'agir dans le bon ordre).

Il n'est donc point surprenant que, vers la fin des années soixante, les biologistes moléculaires, fortifiés dans leur démarche par la résolution complète du programme génétique de développement du phage λ, aient pu penser que leurs acquis allaient s'avérer décisifs dans l'étude de la différenciation de systèmes biologiques plus complexes.

Or, si l'étude du développement des virus animaux a très largement tiré profit de ces résultats, il fallut quelque peu « déchanter » dès l'instant que l'on s'attaqua à la différenciation somatique d'une cellule animale ou végétale. À l'heure actuelle, la différenciation des cellules eucaryotiques n'a toujours pas révélé son secret : on commence à comprendre le mécanisme de la transcription des gènes chez les organismes supérieurs, mais le problème de leur régulation demeure, pour l'essentiel, un mystère. On en est encore, semble-t-il, au déchiffrage des signaux de régulation, sans être vraiment à même d'expliquer les relations temporelles qui s'établissent au niveau moléculaire entre les divers gènes activés au cours du développement d'un tissu. Heureusement pour la science, il reste encore bien des problèmes à résoudre, et des paradoxes à expliquer !

Les algorithmes de régulation chez les eucaryotes. Remarques préliminaires

En effet, l'étude de la régulation des gènes d'organismes supérieurs aux diverses phases de leur développement est, à coup sûr, l'un des objectifs *princeps* de la biologie moléculaire, notamment depuis ces dernières années. Peu à peu, en effet, on a pris conscience que les structures et même les principes mis en œuvre ici étaient infiniment plus complexes que ne le laissait croire la simple extrapolation des résultats concernant les circuits de régulation chez les bactéries. Cela est devenu manifeste après qu'on eut réalisé que le « contrôle négatif » des gènes par des répresseurs ne paraissait s'appliquer qu'à titre exceptionnel au réglage du fonctionnement des gènes dans les cellules animales[17]. Les biologistes se sont alors attaqués au problème à l'aide de différentes méthodes. La première a consisté à définir l'état physicochimique du matériel héréditaire présent dans les noyaux des cellules eucaryotiques. Ce point sera abondamment développé dans la suite de l'analyse. Si l'on s'en tient aux généralités, on peut dire en premier lieu que l'appareil génétique des cellules sans noyau défini, dites procaryotiques (bactéries, certaines algues, etc.), inclut des gènes admettant pour support moléculaire une longue, mais généralement unique, molécule d'ADN circulaire qui ne contracte que des associations transitoires et fragiles avec des protéines

---

17. Il s'agit par exemple des effets de répression en « trans » par des protéines virales, telles la protéine ICP4 du virus du polyome ou l'antigène T. Encore convient-il de remarquer que l'on sait encore peu de chose sur les mécanismes biochimiques des processus dits d'extinction des fonctions spécifiques, pendant la formation des hybrides somatiques, processus pouvant suggérer la mise en œuvre d'effets répresseurs généralisés et qui ont fait l'objet de très remarquables travaux dans le laboratoire de M. Weiss.

dont la nature avait d'ailleurs échappé jusqu'à un passé récent (J. Yaniv). Bien que l'image soit quelque peu forcée, le « chromosome » des bactéries ressemble donc plutôt à une molécule d'ADN « nu », qui se trouverait en contact *direct* avec les éléments solubles ou figurés du reste de la cellule : le ***cytoplasme*** *. En effet, si l'ADN bactérien est rattaché à la couche interne de la membrane par l'intermédiaire de certaines formations (appelées des « mésosomes »), il n'est cependant pas « compartimenté » par une membrane nucléaire. Tout indique d'ailleurs que les enzymes responsables du recopiage des gènes bactériens en ARN messagers ont libre accès à cet unique et gigantesque cercle d'ADN qui ne comporte pas moins, selon les estimations, de 1 500 à 2 000 gènes !

Il en va tout autrement pour le matériel génétique des organismes eucaryotiques. Nous aurons l'occasion de traiter cette question dans les chapitres suivants (notamment V et VIII). Mais, au risque d'anticiper quelque peu, voire même d'être redondant, il apparaît important de comparer, dès à présent, certaines des caractéristiques générales de la régulation chez les organismes supérieurs et chez les bactéries, en insistant sur les effecteurs protéiques impliqués et sur les signaux utilisés dans l'ADN. Ce qui frappe tout d'abord, dans le cas des eucaryotes, c'est l'extraordinaire degré de *condensation* de l'ADN présent dans les chromosomes. Les molécules de cet acide nucléique sont repliées, torsadées, compactées, enfouies à l'intérieur du noyau, dans un état qu'on pourrait qualifier de « superenroulement ». La meilleure image que l'on peut en donner est celle du « câblage » des circuits électriques. Enroulé une première fois autour de globules d'***histones*** * (véritables bobines protéiques), l'ADN participe ensuite à un second niveau de condensation, formant après coup des figures en « solénoïdes », dont la cohésion est maintenue par des protéines basiques particulières servant de joints. Ces solénoïdes subissent un troisième niveau de contraintes physiques en formant des super-boucles réunies à des matrices protéiques spéciales (les protéines d'arêtes ou *scaffolding proteines*), etc. De proche en proche, on parvient ainsi à des rapports de compaction pouvant atteindre plusieurs centaines, voire quelques milliers, l'ensemble de ce gigantesque conglomérat étant enfermé dans une sorte de sac, la *membrane nucléaire*. On peut avancer sans trop de risque qu'un tel état d'organisation de la structure héréditaire fondamentale chez les « eucaryotes » doit conférer à ces derniers un formidable avantage évolutif. En effet, dans un même volume cellulaire, les cellules douées d'un véritable noyau sont parvenues à loger une quantité d'information génétique près de 100 à 1 000 fois supérieure à celle que l'on trouve chez les « procaryotes ».

Une question se pose alors : comment les enzymes et les très nombreux facteurs requis pour faire fonctionner les gènes à noyau peuvent-ils atteindre leurs cibles moléculaires, à travers le formidable lacis que constitue la chromatine (le terme de chromatine sert à désigner de façon génétique l'ensemble des complexes ADN-protéines présents dans les noyaux des cellules). Ce n'est point là un mince problème.

La seconde démarche des biologistes s'est concentrée sur un aspect complémentaire du premier. Ayant élucidé la structure globale de la chromatine, ils se sont intéressés à la structure fine des gènes, toujours sous l'angle physico-chimique. Ici encore, leur étude allait leur réserver d'immenses surprises : outre la découverte du fait que les gènes eucaryotiques sont constitués le plus souvent par des « mosaïques » de parties codantes et de parties non codantes interrompant les premières, on s'est aperçu que le fonctionnement de ces gènes, c'est-à-dire *leur transcription* en ARN messager, faisait intervenir un assez grand nombre de séquences chimiques agissant comme éléments de signalisation et localisées en dehors des « limites » mêmes du gène en question. Nous évoquerons ce point plus avant (chapitre V) : en dehors d'une courte région d'ADN (la séquence TATA) qui fait office de signal de « démarrage » pour la transcription (et qui ressemble opérationnellement à ce que Jacob avait défini comme un *promoteur* de transcription pour les gènes bactériens), on a découvert que, dans bon nombre de cas, d'autres séquences « signalisatrices » étaient indispensables pour qu'un gène fonctionne *(figure 8)*. Il s'agit notamment d'une courte séquence chimique : CAAT (la *CAAT box*), et d'une série d'éléments situés à des distances souvent considérables du promoteur, que les spécialistes ont désignés du nom d'*enhancers*, terme anglais signifiant activateurs (ou littéralement augmenteurs de puissance). Ces segments d'ADN particuliers qui peuvent d'ailleurs exister en plusieurs copies possèdent la caractéristique suivante : en leur absence (on peut en effet les éliminer par délétions naturelles ou plus facilement grâce aux recombinaisons génétiques), le gène est transcrit à un taux très faible à partir de son promoteur. En revanche, lorsque les séquences *enhancers* conservent leur intégrité, le *taux* de transcription, ou si l'on préfère l'indice de fonctionnement du gène, est accru de façon considérable. Toutes ces séquences signalisatrices qui ne comportent guère plus que quelques paires de bases peuvent, soit revêtir la même composition chimique quel que soit le gène — il s'agit alors de « signalisateurs » à effet général ou « ubiquitaires », c'est le cas des séquences CAAT ou TATA, soit manifester une certaine spécificité, c'est-à-dire posséder une nature chimique *adap-*

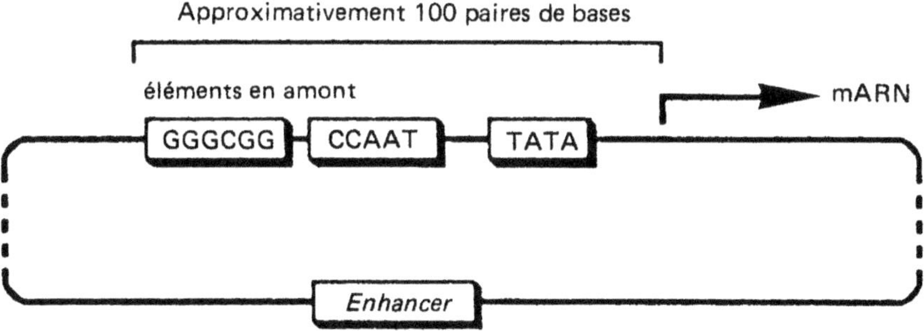

Figure 8. — Arrangement des séquences d'ADN réglant la transcription dans un gène eucaryotique. Noter la présence de l'élément appelé « enhancer » qui accroît considérablement l'efficacité de la transcription, qu'il soit situé à droite ou à gauche du promoteur (séquence TATA). (D'après *Nature*, 1985, vol. 316, p. 774, fig. 1.)

tée à un gène particulier ou à un petit nombre de gènes. Ainsi les séquences *enhancers* présentent-elles la plupart du temps une certaine spécificité liée aux catégories de gènes concernés. Mais ce n'est pas tout : il existe également, encore que leur mise en évidence soit plus récente, des sites particuliers d'ADN présents en des endroits variables du domaine génétique en fonctionnement, localisés le plus souvent entre les *enhancers* et les signaux chimiques CAAT et TATA qui paraissent opérer également comme des séquences régulatrices (Dynan et Tjian).

Au total, l'analyse de ces régions de l'ADN qui jouxtent les gènes (régions que les biologistes qualifient d'« adjacentes » au sens large), le plus souvent en position d'*amont* par rapport à la direction générale de la transcription, c'est-à-dire en position 5'selon le code chimique adopté, met en lumière l'existence d'une assez grande variété d'éléments dont certains servent de sites de « reconnaissance » pour les enzymes de transcription et d'autres de sites de « régulation ». Le point le plus frappant, c'est la distance souvent considérable qui sépare ces différents sites sur le chromosome à l'intérieur d'un domaine de fonctionnalité. De fait, ces éléments ne sont *jamais* en continuité les uns par rapport aux autres. Il y a sans doute une excellente raison à cela : n'oublions pas que l'ADN eucaryotique est une molécule énorme, dont la masse peut atteindre quelques centaines de milliards de daltons. Elle ne peut résider dans la cellule à l'état d'une fibre déployée. Sa longueur en extension totale serait de près de deux mètres. D'où les indispensables contraintes topologiques qui conduisent à des arrangements extraordinairement compacts de ces immenses fils d'ADN comme nous l'avons évoqué ci-dessus. Dès lors, des sites d'ADN, qui sont localisés « vectoriellement parlant » à de très longues distances les uns des autres sur une fibre étirée, subissent *un rapprochement* à la faveur de ce superenroulement. Mieux encore, si des distances (linéaires) n'étaient pas respectées, si un espacement précis ne séparait pas certains de ces signaux de fonctionnement, les protéines qui s'y trouvent combinées ne se retrouveraient pas elles-mêmes en position de contiguïté pour permettre l'activation des gènes. Il est donc probable que les distances observées entre les séquences chimiques, faisant office de signaux, ne font sans doute que correspondre aux contraintes imposées par le rapprochement obligatoire des protéines liées à ces séquences génétiques et sont donc en relation avec leurs paramètres physiques (dimensions axiales, diamètres globulaires moyens, formes, etc.). Ces remarques constituent une transition adéquate pour évoquer à présent la troisième démarche, qui inspire depuis quelques années les biologistes dans l'analyse de la régulation des gènes chez les organismes eucaryotiques, celle qui, précisément, vise à appréhender la nature des protéines modulant l'activité des gènes et capables de se lier par conséquent à l'ADN.

Au cours de ces quatre ou cinq dernières années, on a en effet assisté à une véritable floraison de travaux dans ce domaine. Longtemps, en effet, la nature de l'ensemble des protéines du noyau, à l'exclusion des histones qui servent à l'enroulement du ruban d'ADN — et n'ont somme toute qu'un rôle exclusivement mécanique —, constituait une véritable énigme pour les biologistes cellulaires. Dans l'ignorance où l'on se trouvait quant à leur fonction, elles avaient été rangées dans une catégorie « fourre-tout » baptisée « protéines non-*histones* * » (NHP en anglais). Les premières analyses globales effectuées sur cette immense famille de molécules en révélaient la complexité sans pour autant permettre de nous éclairer sur leur rôle possible.

De fait, on commence à peine à entrevoir celui-ci. L'impression d'ensemble qui s'en dégage est que la chromatine est une structure supra-moléculaire de conformation physico-chimique si complexe, qu'un assez grand nombre de facteurs protéiques sont requis pour « activer » les domaines appelés à devenir fonctionnels au cours de la différenciation cellulaire. D'où l'intervention d'une très grande variété d'éléments régulateurs capables d'agir à plusieurs étapes de cette activation. Pour en donner une idée, il faut bien réaliser que lorsqu'un ensemble de gènes présents en un endroit particulier d'un chromosome devient fonctionnel, il faut en tout premier lieu que les histones, éléments permettant l'enroulement et la condensation de l'ADN, soient au moins transitoirement dissociées de la région ainsi activée (M. Yaniv ; C. Wu). Faute de quoi, aucun autre élément régulateur et même aucune autre enzyme de copiage du messager génétique n'accéderait à la structure en double hélice. Tant que les histones sont présentes (sous la forme de nucléosomes fortement scellés eux-mêmes par l'histone H1), l'ADN qu'elles recouvrent existe dans un état de « répression » totale. On a pu calculer en effet que le taux de transcription des régions condensées de la chromatine était plusieurs millions de fois inférieur à ce qu'il devient après « décondensation » locale. Ce processus de décondensation, très étudié sur des minichromosomes modèles tels ceux que représentent les matériels génétiques de petits virus à ADN (SV40, polyome), est dû à ce que certaines protéines nucléaires sont capables de s'attacher provisoirement en des points stratégiques de l'ADN, *empêchant les histones de s'y fixer* et de « compacter » leurs zones d'attachement. (Ces protéines de décondensation restaurent d'ailleurs la sensibilité de l'ADN auquel elles se lient vis-à-vis de la DNase, une enzyme qui attaque la double hélice, sauf lorsqu'elle est dans un état hypercondensé, état des domaines chromatiniens comportant des gènes inactifs ; Weisbrod, Felsenfeld.)

Sans vouloir dépeindre les choses dans leur détail, disons que la décondensation des « domaines » chromosomiques en cours d'activation est probablement un processus fort complexe mettant en jeu plusieurs événements dont la séquence nous échappe encore. Il s'agira, par exemple, de modifications chimiques des histones H1 produites sous l'influence d'enzymes particulières, modifications accompagnant la fixation des premières protéines lesquelles « ouvrent », si l'on peut dire, de petites « fenêtres » dans l'amas chromatinien, entraînant le départ des histones H1 (départ facilité par le fait même que les molécules de cette histone demeurent associées par un processus coopératif). L'ADN de la chromatine ainsi décondensée (certains biologistes disent « ouverte ») n'en est pas pour autant le siège d'une transcription immédiate en ARN messagers. Comme on l'a deviné, de très nombreux facteurs protéiques, agissant les uns comme éléments indispensables à la transcription, les autres comme protéines régulatrices (s'attachant par exemple aux séquences *enhancers*), devront à leur tour entrer en jeu, pour que les gènes, désormais accessibles aux protéines d'activation, deviennent à proprement parler fonctionnels, c'est-à-dire copiables (P. Chambon ; Tjian ; M. Yaniv ; Roeder).

On a décrit, à ce jour, près d'une vingtaine de facteurs protéiques capables de se lier à l'ADN en des sites spécifiques. L'étude de leurs propriétés biochimiques s'avère déjà féconde. Une constatation s'impose : le passage d'une chromatine inactive (condensée) à une chromatine active (décondensée) se traduit par la fixation, au voisinage du gène proprement dit, *d'un ensemble de protéines* contractant entre elles des associations *coopératives* (Schaffner). Le résultat de tout ceci est que la RNA polymérase II, enzyme de copiage des gènes, peut alors enclencher son action au niveau du promoteur jusqu'au site de polyadénylation, site au niveau duquel le processus de copiage s'arrête.

Ce développement éclairera les raisons pour lesquelles l'étude de la régulation des gènes au niveau du matériel héréditaire des eucaryotes se heurte encore à de nombreuses difficultés. Outre qu'on est loin de connaître dans leur totalité les protéines impliquées, les algorithmes proprement dits de cette régulation sont à peine entrevus[18].

18. Nombre de biologistes de la cellule eucaryote s'inspirent néanmoins de l'examen de modèles d'interactions plus simples, telles qu'on peut les analyser dans la fixation de certaines protéines d'origine procaryotique (répresseur CI du phage λ, protéine cro, protéine CRP) sur leurs séquences spécifiques. On a notamment constaté que toutes ces interactions faisaient intervenir des complexes protéines ADN présentant un axe de symétrie d'ordre 2 (diade) passant entre deux domaines en α hélices de ces diverses protéines. Il existe d'ailleurs des analogies entre la façon dont ces facteurs protéiques se lient spécifiquement à leurs séquences d'ADN réceptrices et le mode d'interaction du dimère des histones H3 avec l'ADN au sein d'un nucléosome (A. Klug).

La tâche s'avère d'autant plus ardue que, nous venons de le dire, les protéines sont positionnées au niveau des séquences signalisatrices qu'elles reconnaissent à la faveur de processus *coopératifs* : la liaison de certaines d'entre elles facilite la fixation des autres, et le jeu complet de ces protéines une fois mis en place subit des changements conformationnels impartissant à leur tour des contraintes d'enroulement particulières à la fibre d'ADN sous-jacente. L'ordre dans lequel ces événements se déroulent demeure également inconnu.

Il y a là un formidable défi à la biologie moléculaire et il n'est pas interdit de penser qu'une fois de plus ce pourrait être l'étude des structures cristallines formées par ces assemblages, voire d'une partie d'entre eux, qui apportera la solution du problème.

Toute cette histoire est donc bien étrange : c'est précisément au moment où l'on s'attendait à ce que la génétique moléculaire apporte son message le plus signifiant et livre des résultats pouvant concerner l'ensemble du vivant, de la bactérie à l'homme, que l'on a commencé à percevoir les limites et les différences de ces deux paradigmes : le monde des micro-organismes et celui des organismes supérieurs, appelés « eucaryotiques ». La seconde partie de cet ouvrage sera d'ailleurs construite autour de cette idée : unité du monde vivant, certes, mais choix de solutions souvent fort différentes, pour parvenir à cette unité. Mais n'anticipons pas ! La fin des années soixante et le début de la décennie qui lui fait suite apporteront à la biologie moléculaire du gène une extraordinaire moisson de découvertes : celles qui touchent aux mécanismes mêmes de l'expression des gènes. Avec le messager, le code génétique et la caractérisation des étapes biochimiques intervenant dans le décodage de cet ADN, nombreux sont ceux qui penseront que la biologie moléculaire du gène, parvenue à son faîte, n'aura désormais plus rien à dire, tombant ainsi dans une méprise assez surprenante, mais somme toute heureuse pour la poursuite des sciences biologiques elles-mêmes.

CHAPITRE V

« Code et messager »

La plupart des recherches en génétique — depuis qu'est née cette branche particulière de la biologie — s'inscrivent dans une sorte de « va-et-vient perpétuel » entre l'effort de formaliser les données d'observation, par le biais de schémas abstraits, et la volonté de comprendre les mécanismes mis en œuvre à un niveau de précision analytique sans cesse plus élevé. Par exemple, les gènes étaient définis par Mendel comme des « entités transmissibles » ayant, tels les « atomes » de Lucrèce, les caractéristiques de « particules », plus petits déterminants possibles d'une propriété[1]. Mais peu après, la génétique abandonne l'application des lois *formelles* de la statistique pour se faire plus descriptive, plus « mécanistique », grâce à l'étude des effets *physiologiques* du gène, et ce, sous l'impulsion d'Éphrussi, Beadle et Tatum. La découverte de l'ADN transformant du pneumocoque consacre encore davantage cette « descente » vers le concret

1. Cette comparaison n'est d'ailleurs pas purement fortuite : Mendel, dit-on, reçut une formation de physicien. On rapporte même — ce point est d'importance — qu'il fut démonstrateur de physique à l'université de Vienne, et qu'il aurait eu pour maître le fameux Christian Doppler, l'un des adeptes de la mécanique ondulatoire.

puisqu'on précise avec elle la *matérialité* chimique des gènes. En revanche, avec la double hélice de Watson et Crick, c'est d'une certaine manière le retour à la symbolique ! C'est un modèle d'une très grande densité conceptuelle qui se dessine, nous l'avons vu, puisque les idées *d'invariance reproductive* et *d'information* s'y rattachent.

La mise en évidence des gènes régulateurs, par le groupe de Paris, introduit, elle aussi, une notion abstraite, celle de réseaux cybernétiques des gènes. Pour la rendre plus explicite, on fait alors appel à des modèles analogiques plus concrets, inspirés de nos connaissances sur les réseaux de communication : certains gènes commandent à d'autres ; le matériel héréditaire fonctionne sur le principe des circuits, des batteries, avec des réseaux, des standards, des lignes, comme un véritable central téléphonique.

Enfin, après qu'ont été découverts le caractère « informationnel » de l'ADN et les régulations cybernétiques, l'approche analytique, s'appuyant sur la biochimie, se dessine à nouveau, avec la préoccupation de comprendre, d'une part *comment* les gènes fonctionnent, concrètement parlant, en tant que molécules, et, d'autre part, comment les commandes régulatrices opèrent effectivement au niveau de ces gènes cibles que sont les gènes de structure. En effet, si l'on connaît les répresseurs, « molécules relais » qui, telles des manettes, mettent hors circuit ces batteries génétiques que sont les opérons, il reste à établir selon quel mécanisme biochimique s'effectue cette mise hors circuit. En résumé, on sent bien, vers 1960, qu'avec l'information codée dans la double hélice, avec les gènes régulateurs et les opérons, on a mis le doigt sur certains des aspects les plus fondamentaux des phénomènes de l'hérédité, mais qu'il manque un maillon essentiel pour comprendre comment on passe de l'ADN aux protéines et la façon dont ce passage peut être contrôlé par les gènes régulateurs. Ce maillon capital, c'est le mécanisme qui assure le transfert de l'information génétique, étape que les biologistes moléculaires appellent communément l'« expression » des gènes.

Dans le présent chapitre, on a regroupé ce qui a trait précisément à ce problème.

La compréhension du transfert de l'information génétique, au niveau moléculaire, se ramène à une série de questions précises :

— Quelle est la *nature* du code génétique inscrit dans l'ADN ?

— Comment la cellule lit-elle, ou décrypte-t-elle, ce code qu'elle doit « traduire » en protéines ?

— Le décryptage du code de l'ADN, nécessaire à la formation des protéines, est-il direct ou indirect ?

Avant d'en parler plus avant, disons que le code *consiste* en certaines combinaisons formées par des groupements particuliers des quatre lettres qui servent à écrire la séquence chimique de l'ADN (les quatre bases nucléotidiques). Ce code n'est pas « lu » directement par la machinerie cellulaire : le décryptage commence par la formation d'une molécule, *l'ARN messager*, qui, dans la mesure où l'on assimile l'un des deux brins de l'ADN à un « négatif » photographique, en est le « positif », ou la copie matérialisée. C'est cet ARN messager, fidèle empreinte de l'ADN, que la machinerie cellulaire traduit en protéines, grâce au jeu combiné de nombreux éléments. L'ARN messager est donc le « passage obligé » du transfert de l'information génétique, et c'est donc de lui que je parlerai en premier lieu. Mais soulignons, dès à présent, qu'avec la découverte des ARN messagers, du code génétique et des mécanismes assurant le transfert de l'information de l'ADN aux protéines, la biologie moléculaire de l'hérédité a sans doute accompli ses plus spectaculaires performances, en un temps extrêmement court, cinq ans environ. Elle parviendra rarement, par la suite, à cette convergence de résultats et à cette efficacité.

• Le messager

L'histoire à laquelle j'ai sans doute, en tant qu'acteur, le plus participé et qui m'a le plus profondément marqué est celle qui concerne l'hypothèse puis la vérification de l'existence des ARN messagers chez les bactéries.

Cette histoire, que le lecteur m'en excuse, je tenterai de la conter en mêlant les modes anecdotique et logique. Je pense d'ailleurs, ce faisant, demeurer au fond plus fidèle à la démarche telle que je crois qu'elle s'est déroulée.

Tout a commencé — en tout cas pour moi — par un beau matin des années 1960, à l'Institut Pasteur. Nous assistions, dans le grand amphithéâtre, au séminaire de Jacques Monod, dont je serais fort incapable de retrouver le titre exact, mais qui portait, je m'en souviens fort bien, sur les mécanismes formateurs des protéines. C'était peu de temps après que Pardee, Jacob et Monod eurent réalisé leur expérience, abondamment relatée au chapitre précédent.

On a sans doute en mémoire le fait que cette expérience (dite « Pyjama ») avait apporté la preuve de l'existence des gènes régulateurs et des répresseurs. Mais elle allait permettre de dégager une autre conclusion, et c'est au fond de cela que discutait Monod, lors de son séminaire.

En effet, oubliant pour un moment les gènes régulateurs, les trois auteurs de l'expérience « Pyjama » avaient réalisé que leur résultat recélait un autre aspect, qui se présentait à première vue comme un paradoxe. Il consistait en ceci que, lorsqu'un gène mâle (celui de la β-galactosidase) entre par conjugaison dans la cellule femelle, la protéine correspondante — c'est-à-dire ici l'enzyme codée par le gène en question — commence à se former *immédiatement*. En moins d'une minute après cette conjugaison, la femelle fabrique en effet la substance codée par le gène reçu de son partenaire. De plus, le taux de formation est d'emblée maximal : il n'y a pas, si l'on préfère, de phase d'accélération transitoire, ou, si toutefois cette phase existe, elle doit être extrêmement courte. Qu'une cellule femelle traduise ainsi la nouvelle information génétique qui lui est transférée ne présentait rien d'inattendu. Qu'elle la traduise aussi rapidement ne laissait point de surprendre *ceux qui connaissaient les hypothèses alors en vigueur* sur le mode de fonctionnement des gènes ; c'était donc essentiellement sur ce paradoxe de la *cinétique* propre à la réponse de la bactérie femelle que Monod était en train de gloser.

Avant de rappeler quelles étaient précisément les hypothèses formulées, à l'époque, sur le mode de formation des protéines à partir des gènes — exercice nécessaire si l'on veut comprendre le raisonnement qui devait finalement conduire à l'hypothèse de l'ARN messager — je résumerai, par souci de clarté, les aspects du paradoxe cinétique évoqué ci-dessus, en m'excusant d'emprunter pour quelques instants à la démarche syllogistique.

On imaginait à l'époque qu'un gène — c'est-à-dire un segment de la molécule d'ADN — devait, pour fonctionner, être à même de coder pour une protéine. Ce « décodage », comme je l'ai rappelé dans les pages précédentes, implique des étapes *intermédiaires*. Il s'établit une séquence d'événements que l'on peut schématiser comme suit : gène ——► X ——► protéine, X étant la molécule intermédiaire. Le calcul cinétique nous apprend que si X est une molécule *stable*, c'est-à-dire ne se décomposant que très lentement sous l'action des enzymes, la cellule dans laquelle démarre cette séquence d'événements ne fabriquera la protéine à taux maximum qu'après un certain *délai*, qui correspond à la durée nécessaire pour *accumuler* l'intermédiaire en question. Puisque tel n'était pas le cas dans l'observation « Pyjama », on était conduit soit à rejeter l'existence d'un intermédiaire, soit à supposer que cet intermédiaire est lui-même très instable. Or, les idées que l'on avait à l'époque étaient compatibles non seulement avec l'existence d'un intermédiaire X, mais aussi avec l'idée que cet intermédiaire est stable : les résultats de Pardee, Jacob, Monod relevaient donc à première vue du paradoxe.

Tels étaient les fondements logiques du raisonnement. Avant d'aller plus avant, et pour donner un contenu plus précis à notre propos, il est temps d'évoquer les données que l'on possédait, concernant le mode de formation (la synthèse) des protéines. Après quoi nous reviendrons sur les hypothèses que Monod et Jacob furent conduits à formuler, et qui allaient précisément mettre en défaut certaines des idées reçues.

LES PRINCIPALES DONNÉES CONCERNANT LA FORMATION DES PROTÉINES AVANT L'HYPOTHÈSE DU « MESSAGER »

La biochimie des grandes molécules cellulaires, les *macromolécules* dites « informatives » (ainsi appelées parce que leur genèse résulte d'un transfert d'information et parce qu'elles contiennent elles-mêmes une information transmissible à d'autres molécules), à savoir les acides nucléiques et les protéines, avait accompli d'importants progrès depuis la fin de la dernière guerre mondiale et jusqu'en 1960, époque où fut réalisée l'expérience de Pardee, Jacob, Monod. Ces « acquisitions » peuvent être regroupées de la façon suivante.

On savait, à l'époque, que les protéines étaient de grosses molécules (encore appelées polymères) aux motifs réguliers, constituées par l'assemblage, selon un ordre (ou une séquence) spécifique, d'une vingtaine *de types* d'unités (ou chaînons de constitution) : les acides aminés, le nombre de ces sous-unités variant dans de très larges limites entre une centaine et quelques milliers. Leur enchaînement résulte de l'établissement d'une liaison chimique particulière, appelée liaison peptidique, dont la formation requiert de l'énergie. L'origine en est le clivage (hydrolyse) de petites molécules renfermant un atome de phosphore sous un état tel, que sa libération produit un nombre élevé de calories (substances dites à haut potentiel d'hydrolyse ; F. Lipmann).

Puisque c'est l'ordre d'enchaînement linéaire des acides aminés — ou « séquence » — d'une protéine qui lui impartit sa spécificité, à la fois structurellement et physiologiquement parlant (cette séquence pouvant toutefois subir des changements plus ou moins marqués d'une espèce à une autre), les biologistes s'étaient posé depuis assez longtemps la question de savoir quelle était *l'origine* même de cette spécificité d'enchaînement. D'une certaine manière, il fallait bien convenir du fait qu'une certaine *information préétablie* était nécessaire. En effet, une protéine est une structure hautement ordonnée qui s'établit à partir de molécules, les acides aminés, lesquels existent d'abord à l'état « désordonné », c'est-à-dire sous la forme de collections d'éléments non agencés, distribués selon les lois du hasard. Monod a bien expliqué comment, sur le plan thermodynamique, l'accroissement local d'ordre que représente l'assemblage de molécules initialement désordonnées en un réseau cristallin parfaitement défini, était « payé » par un transfert d'énergie thermique, et ce pour satisfaire aux deuxième principe de la thermodynamique. Mais on conçoit que l'assemblage exige l'existence d'une sorte de *programme*, susceptible de lui dicter son caractère *topologique*. On peut le comprendre aisément par le raisonnement suivant : supposons une protéine formée de 200 acides aminés. Sachant qu'il existe 20 types d'acides aminés, le nombre de combinaisons possibles est 20^{200} ; or la cellule doit opérer un « choix » et un seul parmi ces combinaisons. D'où l'idée qu'elle est dirigée par un *autre* agencement moléculaire préexistant ou, si l'on préfère, une information préétablie. On a pensé pendant quelque temps qu'une protéine donnée était directement fabriquée par une autre protéine, une enzyme, ou par le jeu combiné de quelques enzymes, ce qui revenait à dire que l'information requise pour la formation d'une protéine particulière résidait dans d'autres protéines déjà présentes[2]. Il est bien évident — et on s'en est aperçu assez rapidement — qu'une telle situation conduit à une tautologie. Comment expliquer la formation de protéines, qui fabriquent elles-mêmes d'autres protéines ? Le système invoqué eût été sans fin...

2. On sait aujourd'hui que quelques enzymes géantes, à multisites actifs, parviennent à catalyser la synthèse de polypeptides cycliques renfermant une dizaine de résidus tout au plus.

Qu'est-ce donc qui, dans la cellule, pouvait apporter l'information susceptible *d'orienter* l'enchaînement linéaire des acides aminés au cours de la biosynthèse d'une protéine définie ? Force était de reconnaître que, de quelque façon, les acides aminés étaient mis dans le bon ordre au contact d'une sorte de « plan d'assemblage » renfermant un code susceptible de définir, par l'enchaînement de ses propres éléments, celui de la protéine. On appelle matrice (ou en anglais *template*) ce type de molécules qui contient le plan directeur fixant l'*ordre* de fabrication d'autres molécules.

Entre les années cinquante et cinquante-cinq ont donc fleuri toute une série d'hypothèses relatives à ces matrices d'assemblage (Dounce, Lipmann) à mesure, d'ailleurs, que la biochimie de la polymérisation des protéines commençait à marquer de spectaculaires progrès.

> C'est ainsi que les travaux de F. Lipmann, Zamecnick, M. Hoagland, ont clairement établi qu'avant d'être copolymérisé avec d'autres acides aminés selon une séquence déterminée, chaque acide aminé est activé par une enzyme *particulière*, en présence d'une molécule d'ATP[3]. Le complexe ternaire formé entre cette enzyme d'activation, l'AMP et l'acide aminé, réagit ensuite avec une petite molécule d'acide ribonucléique — l'ARN de transfert ou tARN — ainsi dénommée parce que cette molécule se lie à l'acide aminé et *le transporte sur les matrices d'assemblage*. C'est Francis Crick, l'un des pères de la double hélice, qui eut en effet l'extraordinaire intuition que ces ensembles, formés par l'union du tARN et d'un acide aminé (souvent schématisés : tARN ~aa) permettaient de « positionner » très exactement chaque acide aminé en son lieu exact, face à un site spécifique de la matrice (théorie de l'adapteur). J'ai contribué d'ailleurs pour ma part à étayer cette hypothèse en établissant avec

3. ATP : acide adénosine-triphosphorique, formé par l'union d'un nucléotide, l'AMP et d'une molécule de pyrophosphate.

S. Lacks, en 1957, que chez *E. coli*, chaque acide aminé transite cinétiquement par un *pool* instable de tARN~aa, avant d'être incorporé en liaison peptidique dans une chaîne de protéines.

En d'autres termes, on commença à comprendre, et ce, dans le détail biochimique, comment l'« ordre » — ici la séquence d'agencement des éléments de la matrice — pouvait, indépendamment de la *nature* moléculaire de celle-ci, être à l'origine de la fabrication d'un autre enchaînement, directement inspiré du premier. De nombreuses analogies furent évoquées pour rendre compte du phénomène : la carte perforée, les bandes magnétiques, etc., tous objets qui *renferment* un code, convertible, grâce à la cellule « lectrice », en d'autres ensembles de messages signifiants (séquence de montage, parole, musique, etc.). Ces comparaisons étaient justifiées, à l'exception près que, dans les systèmes vivants, ces structures de codage détenant l'information sont, contrairement aux modèles évoqués ici, *capables de se reproduire*.

Indépendamment, et peu avant les années cinquante, deux biologistes, Caspersson en Suède et Jean Brachet en Belgique, avaient été frappés par une corrélation remarquable, constatée chez plusieurs cellules ou tissus, entre l'*intensité* avec laquelle les protéines y sont synthétisées et leur *richesse* en acide ribonucléique (ARN). Notons qu'à cette époque on se référait à l'ARN, *en général*, comme s'il s'agissait d'un constituant moléculaire *unique*.

On savait depuis les travaux plus anciens de Boivin, Vendrely et leurs associés que, cytologiquement parlant, les cellules renfermaient de l'acide désoxyribonucléique (ADN) dans leurs noyaux, c'est-à-dire dans leurs chromosomes, et de l'acide ribonucléique dans leur « cytoplasme » (la présence d'ARN dans certaines parties définies du noyau, le nucléole, était déjà connue mais on ignorait en revanche l'existence de l'ADN cytoplasmique tel qu'il figure dans les chloroplastes ou les ***mitochondries****). On savait que les acides nucléiques (ADN et ARN) étaient constitués d'enchaînements d'unités chimiques, les nucléotides, renfermant une molécule d'un sucre en C5 (le ribose pour les ARN et le désoxy-ribose pour l'ADN), des bases azotées et un atome de phosphore. Ceci résultait des très remarquables travaux des écoles allemandes (Levene) et anglaises (Todd).

Pendant longtemps, toutefois, alors que l'on commençait à soupçonner (puis à reconnaître, après les travaux sur le principe transformant) que l'ADN représentait le substrat chimique des gènes, on fut beaucoup plus en peine, quant au rôle précis de l'ARN. Ceci provenait du fait que, dans les débuts, on ne disposait pas de techniques de purification capables de préserver ces molécules. De sorte qu'après isolement, elles se présentaient sous la forme de polymères très courts de nucléotides. Les améliorations apportées aux techniques physico-chimiques de purification des virus à ARN (Stanley, Bawden et Pirie), la connaissance des facteurs enzymatiques de dégradation, ou ribonucléases (Kunitz), allaient conduire peu à peu à l'isolement de copolymères nucléotidiques particulièrement longs, pouvant atteindre des masses molaires du million ou plus.

Dès lors, plus rien ne s'opposait à l'idée, résultant des travaux de Brachet et de Caspersson, selon laquelle l'ARN représente la matrice d'assemblage des protéines, puisqu'il pouvait détenir dans l'ordre d'assemblage de ses propres nucléotides l'« information » nécessaire. Cette notion de « matrice d'assemblage » impliquait alors en réalité trois caractéristiques : en premier lieu (ceci était implicite mais pendant longtemps non explicité), l'ARN de Caspersson-Brachet *dérive des gènes*, dont on savait (Beadle et Tatum) qu'ils « codent », c'est-à-dire détiennent l'information pour les protéines. Deuxièmement, il devait exister autant de molécules d'ARN susceptibles de servir de « moules » aux protéines qu'il existe de protéines distinctes dans la cellule. Ce point non plus ne transparaissait pas clairement, ou pas encore, des expériences de

Brachet et Caspersson. La troisième étant que, dans la cellule, l'ARN ou mieux les ARN servent de « sites » d'assemblage dans la formation des protéines.

Singulièrement toutefois, les relations entre ADN et ARN apparaissaient encore bien nébuleuses, et l'hétérogénéité moléculaire des ARN, propriété obligée de molécules appelées à exercer un rôle matriciel vis-à-vis d'un très grand ensemble de protéines appartenant à des types différents, n'avait pas encore été mise en évidence.

La nature physico-chimique de l'ARN ne s'est précisée qu'après que plusieurs chercheurs (Albert Claude en Belgique, G. Pallade, puis Roger Stanier aux États-Unis) ont découvert un aspect très important de l'organisation ultra-structurelle du cytoplasme.

Il s'agit du fait que la majorité de l'ARN contenu dans ce compartiment cellulaire existe à l'état de microparticules, purifiables par ultracentrifugation à partir de broyats cellulaires, et baptisées d'abord « granules » de Claude et Pallade (leur découverte a valu le prix Nobel à leurs auteurs) puis, plus tard ***ribosomes****. Grossièrement, on constate que si l'on fractionne un extrait cellulaire par centrifugation, près de 90 % de l'ARN du cytoplasme est « ribosomial », c'est-à-dire particulaire, les 10 % restants comprenant les ARN de transfert déjà décrits.

Dès lors, si les hypothèses de Brachet et de Caspersson, sur le rôle de l'ARN dans la synthèse des protéines, étaient correctes, on devait admettre que les chaînes de protéines s'assemblent au contact des ribosomes.

Cette proposition se trouva confirmée grâce à toute une série d'expériences faisant usage d'acides aminés radioactifs comme « précurseurs » des protéines néoformées. Certaines d'entre elles furent réalisées *in vivo* : elles établirent très clairement (Britten, Cowie, Davidson, Roberts) que les ribosomes étaient des sites de transition obligatoires avant la formation des protéines. D'autres, plus convaincantes, mirent à profit les systèmes acellulaires. Utilisant des broyats cellulaires de tissu hépatique (Zamenick) ou de la bactérie

> *E. coli* (A. Tissières, P.F. Spahr, Fse Gros, J.D. Watson), plusieurs laboratoires parvinrent à reproduire *in vitro* la synthèse complète des chaînes protéiques à partir de leurs acides aminés et à démontrer que les ribosomes jouent bien le rôle de sites d'assemblage. Ces données de topologie infra-cellulaire (à savoir que les chaînes protéiques sont « montées » au contact des ribosomes et non à d'autres sites cellulaires (membranes, portion soluble du cytoplasme, ADN, etc.) semblaient en bon accord avec l'idée selon laquelle l'ARN des ribosomes sert de chaîne de montage (matrice) pour les protéines.

Outre les arguments « *cytologiques* » (observation de Brachet et Caspersson) et « cinétiques » (formation des *premières* chaînes protéiques au contact des ribosomes), certaines données de caractère métabolique allaient compléter les connaissances sur les propriétés générales des ARN. À mesure que s'accumulaient ainsi les observations relatives à la biosynthèse des protéines, les chercheurs, peu avant les années soixante, avaient également acquis la conviction que les biopolymères cellulaires, protéines et acides nucléiques, étaient — contrairement à ce qui avait été avancé précédemment par Rittenberg et Schoeheimer dans leur théorie sur l'« état dynamique » des protéines — des molécules *métaboliquement stables*, c'est-à-dire ne se décomposant que très lentement, une fois assemblées, à l'intérieur de la cellule. Chez *E. coli* en tout cas, les protéines présentent des durées de renouvellement de plusieurs jours (expériences de M. Cohn et du groupe du Carnegie Institute à Washington), donc très supérieures au temps de division de la bactérie et *il en va de même pour les acides ribonucléiques* (expériences de Koch et Levy, Davern et Meselson).

Ce dernier point, en apparence assez particulier, allait s'avérer d'une très grande importance dans le développement des arguments logiques qui devaient conduire à supposer l'existence des ARN messagers. Mais avant d'en examiner les conséquences, il nous faut évoquer un autre aspect se rapportant à l'étude du rôle des acides ribonucléiques dans la biosynthèse des protéines.

Une prédiction intéressante découlant des relations supposées entre ARN et protéines était la suivante : si, de quelque façon, on parvient expérimentalement à « brouiller » l'enchaînement des nucléotides dans l'ARN ou à introduire dans ces molécules des agents de substitution, sorte de « faux nucléotides », on doit s'attendre à ce que, dans certains cas, les protéines formées au contact de ces matrices modifiées soient elles-mêmes altérées dans leurs propriétés. Nous verrons le parti qui a été tiré des expériences dites de « brouillage du code », pour préciser la *nature* des molécules d'ARN impliquées dans le rôle de « messagers ».

> De nombreux laboratoires avaient décrit des tentatives visant à brouiller le code des ARN en obligeant des cellules en croissance à incorporer des analogues chimiques de nucléotides (ou, pour être plus précis, de certaines des bases azotées, purines ou pyrimidines, entrant dans leur constitution). Lorsque j'avais effectué mon premier stage aux États-Unis dans le laboratoire de S. Spiegelman à Urbana, je m'étais, à mon tour, employé à ce genre d'expériences en étudiant les effets de toute une série d'analogues artificiels de bases nucléiques, sur la synthèse de diverses enzymes chez la *levure*. Certains d'entre eux, la 5-hydroxy-uridine, l'aza-uracile, etc., s'avéraient capables d'influer sur les cinétiques de synthèse de la maltase. Néanmoins, cette enzyme était physico-chimiquement mal définie. De sorte qu'après mon retour chez J. Monod (vers 1955), j'avais mis en chantier d'autres expériences avec ces mêmes agents afin d'analyser leur influence sur la synthèse de la β-galactosidase d'*E. coli*. Généralement, on observait une certaine inhibition dans son taux différentiel de synthèse (taux corrigé par rapport à celui de la synthèse protéique totale), mais ces effets étaient d'amplitudes modestes. C'est alors que furent décrits les premiers résultats obtenus avec un nouvel agent, principale-

ment étudié chez la levure, un analogue de l'uracile, le composé 5-fluorouracile (en abrégé 5-FU). Les données de la littérature devaient s'avérer suffisamment encourageantes pour que je me procure cette substance. A. Pardee aux États-Unis, puis S. Naono et moi-même montrions que l'addition de 5-FU à une culture d'*E. coli* induite, inhibe, de façon *quasi instantanée,* la synthèse de β-galactosidase active[4], l'effet étant partiellement levé en fournissant aux cellules de l'uracile ou de l'uridine.

Peu de temps après, Naono et moi observions que le 5-FU inhibe partiellement la synthèse de la phosphatase alcaline. Enfin, nous parvenions à établir que l'enzyme qui continue à se former en sa présence manifeste une thermostabilité inférieure à celle de l'enzyme normale. S. Benzer a tenté d'expliquer ce résultat en faisant l'hypothèse qu'en certaines positions, dans l'enchaînement de l'ARN matrice, le 5-FU qui s'est substitué à l'uracile modifie le code génétique, ce qui entraîne la formation de protéines inactives ou instables[5].

Ainsi, l'on détient, en 1960, un ensemble important de données concernant les modalités de formation des protéines. Ce qui frappe avant tout, c'est leur caractère assez disparate, lié au fait qu'elles résultent souvent de démarches totalement indépendantes et reposent sur des techniques assez différentes. Si l'on met les faits bout à bout, on est conduit à l'interprétation suivante : les gènes codent pour la formation des chaînes protéiques ; ces dernières sont assemblées sur des matrices moléculaires ; ces matrices moléculaires sont des molécules d'ARN dont on croit, à l'époque, qu'elles ne sont autres que les ARN présents

4. En effet, il s'accumule à la place une galactosidase inactive repérable grâce à un anticorps dirigé contre l'enzyme normale.

5. S. Naono devait disparaître brusquement des suites d'une maladie en 1984. Tous ceux qui l'ont connu ont gardé de lui le souvenir d'un biologiste incomparable, d'un expérimentateur de génie et d'un homme au grand cœur.

dans les ribosomes. Force est donc de conclure qu'un gène (fait d'ADN) code pour une protéine, par l'*intermédiaire* d'une chaîne d'ARN ribosomial, situation que l'on peut résumer par l'équation : un gène ——► un ARN ribosomial ——► une protéine.

Nous avons vu également que l'ARN ribosomial est une molécule stable (à durée de vie prolongée dans la cellule).

LES ACTES DE BAPTÊME DU « MESSAGER »

Or, pour en revenir au fameux séminaire de Monod, commentant les résultats cinétiques issus des expériences sur le transfert du gène codant pour la β-galactosidase, on se trouvait en possession de données qui semblaient incompatibles avec le schéma d'ensemble. Puisque dans celui-ci il était admis qu'un ARN ribosomial, molécule stable, sert de matrice intermédiaire entre le gène et la protéine, on se serait attendu à ce que la pénétration d'un gène nouveau dans une bactérie femelle déclenche la formation de la protéine correspondante, en obéissant à une cinétique à accélération constante encore appelée « autocatalytique ». Expliquons-nous : après son entrée dans une cellule femelle, le gène étudié fabrique plusieurs molécules d'ARN ribosomial qui s'accumulent, après quoi ces molécules sont traduites en protéines ; or, il faut un certain temps pour que s'établisse un état de régime stationnaire tel que la traduction de tous les ARN préaccumulés équilibre le taux de fabrication de nouvelles molécules d'ARN à partir de gènes. Tel n'était pourtant pas, on s'en souvient, le résultat *observé* : le taux de synthèse de la galactosidase était *d'emblée maximal*.

Une même constatation, inattendue, découlait des expériences avec l'analogue « brouilleur du code », le 5-FU : l'addition de 5-FU à une culture bactérienne bloquait instantanément l'accroissement d'activité de la β-galactosidase faisant suite à l'induction de cet enzyme alors qu'on se fût attendu à un effet beaucoup plus lent.

Deux interprétations étaient possibles :

— ou bien l'ARN ne joue *aucun* rôle dans la synthèse des protéines. Il faut alors admettre que les acides aminés s'assemblent *directement* au contact de l'ADN, c'est-à-dire des gènes proprement dits. La synthèse des protéines n'admet alors aucun intermédiaire ;

— ou bien l'ARN sert de matrice d'assemblage, mais *ce n'est certainement pas l'ARN ribosomial qui remplit cette fonction.*

Écartant l'hypothèse n° 1, Monod avança alors l'idée conçue par F. Jacob et lui qu'existait peut-être un ARN, jusque-là non décrit qui, chez les bactéries, avait une durée de renouvellement très rapide, et ce, afin de rendre compte des résultats expérimentaux. Il le baptisa « *messager* » pour rendre compte du fait qu'il devait s'agir d'une molécule fabriquée à partir de gènes, sans doute *transportée au niveau des ribosomes*, et capable de les « *programmer* » pour la formation de chaînes protéiques spécifiques. Une telle hypothèse était à l'époque extrêmement hardie : elle revenait à dire que l'ARN ribosomial n'avait aucun rôle *direct* dans le transfert de l'information. Ces derniers étaient bien — comme déjà démontré — des lieux d'assemblages pour les chaînes protéiques, mais l'information pour l'ordre d'assemblage émanait d'une *autre* molécule, à vie très brève, capable de s'y associer transitoirement. Monod conclut enfin son exposé en constatant que, puisque aucune substance de cette nature n'était alors connue... de deux choses l'une : *ou bien elle existait tout de même, mais il restait à la trouver, ou bien elle n'existait pas... et dans ce cas l'ensemble des concepts pourtant logiquement établis en matière de biosynthèse protéique... était faux !* Tel était Monod : il n'y avait point avec lui de juste milieu... Par la suite eurent lieu à l'Institut Pasteur, puis au laboratoire de biologie moléculaire du *Medical Research Council* (MRC) à Cambridge, plusieurs rencontres auxquelles participèrent J. Monod, F. Jacob, F. Crick, S. Brenner, rencontres au cours desquelles l'idée de l'ARN messager allait être reprise, à la fois en s'inspirant du raisonnement qui vient d'être évoqué à propos de l'induction enzymatique et des résultats obtenus par une équipe de chercheurs américains, Volkin et Astrachan, résultats concernant l'ARN formé après infection par le bactériophage T2. Nous reparlerons de ces résultats un peu plus tard.

C'est imprégné de la logique sans appel de J. Monod, mais aussi des idées hétérodoxes agitées par la « bande des quatre » à Paris et à Cambridge que, quelques mois plus tard, je me rendis à nouveau aux États-Unis chez J. D. Watson pour un séjour dont j'étais alors fort loin de soupçonner l'importance.

CELUI QU'ON APPELLE JIM

J'avais rencontré Jim quelques mois auparavant lors des *Gordon Conferences*. Le personnage m'avait interloqué et séduit. Le cheveu en bataille, les yeux un peu exorbités, rougis par une allergie rebelle, la bouche découvrant une denture fournie, le menton fuyant et le visage inondé de taches de rousseur, l'un des pères de la double hélice frappait par l'abondance de ses gestes et la rapidité de son débit, qui n'avait d'égale que celle de ses enjambées : le suivre à la marche relevait du prodige ! Un mot le qualifiait bien : électrique. Les nerfs à fleur de peau, incapable de tenir en place et de fixer un objet plus de quelques secondes. Sa démarche tenait du mouvement « brownien ». Chaussé de baskets, il laissait émerger de son chandail distendu et d'un pantalon qui semblait ignorer le repassage, des membres allongés et secs. Ses propos évoquaient davantage le sarcasme que la conversation et il lançait ses idées à la cadence d'une mitraille. Bref, il avait quelque chose d'insaisissable et de fascinant. Et pourtant, cette « pile électrique faite homme » laissait deviner une sensibilité profonde, une intelligence acérée et une énergie farouche. On ne pouvait demeurer indifférent à un tel personnage.

J'éprouvai tout de suite beaucoup de sympathie pour lui, une sympathie que les années n'ont pas émoussée. Il s'était intéressé à mes travaux sur le mode d'action d'un antibiotique, le chloramphénicol. Je venais en effet de décrire avec F. Neidhardt un phénomène assez singulier, l'existence, chez *E. coli* soumis au « chloramphénicol[6] », d'une nouvelle catégorie de ribonucléoprotéines extrêmement instables. Ces « particules chloramphénicol », comme on les baptisait à l'époque, présentaient un certain intérêt, car on espérait, en les étudiant, mieux comprendre la biogenèse des ribosomes. De fait, M. Nomura (un chercheur américain, d'origine japonaise) s'était efforcé de purifier ces objets singuliers dans le laboratoire de Jim. Nous étions convenus, lors d'un premier entretien, que je poursuivrais mes travaux à Harvard en analysant les modalités de renouvellement de l'ARN de ces particules par des expériences de marquage avec des précurseurs radioactifs.

J'arrivai à Cambridge en juin. Il était entendu que de son côté Françoise, qui m'accompagnait, travaillerait avec Alfred Tissières sur la biosynthèse des protéines en système *in vitro*. Nous logions dans l'« Appian Way » : tout un programme. Cette « via Appia » du Massachusetts était une impasse minuscule et charmante bordée de vieilles maisons de bois peintes, à colonnades, dans le plus pur style de la Nouvelle-Angleterre.

Notre demeure était celle du père de Jim. Il avait en effet consenti à la louer pendant ses vacances. C'était une maison fort agréable, où abondaient de vieux ouvrages illustrés d'entomologie et d'ornithologie. Jim avait eu longtemps, comme nombre d'Américains à l'époque, la passion du *bird watching*. Nous eûmes parfois le plaisir de rencontrer le vieux papa Watson. Veuf, il vouait à son fils une adoration touchante, mélange de préoccupation « maternelle » et de réprobation rentrée. Jim ne laissait

6. Antibiotique actif contre les bactéries « gram négatif », surtout connu pour sa capacité à inhiber totalement la biosynthèse des protéines.

pas de lui causer du souci : sa santé, son humeur, sa passion pour les voitures de sport (il pilotait sa « Jag » en plein Cambridge, comme à Indianapolis), etc. Le vieil homme se doutait bien que son fils était une façon de génie, mais se demandait parfois s'il arriverait à se « stabiliser ». Jim avait alors bien des amourettes ; de fait, il « craquait » devant toutes les jeunes filles mais cela n'avait guère de lendemains. Aussi était-il souvent morose. Il venait s'en ouvrir fréquemment à nous. Nous essayions, sans succès, de le ramener à la raison ou de lui « remonter le moral ». Ceci ne contribua pas peu à nous rapprocher et nous aida à le mieux découvrir, donc à nous attacher davantage à lui...

LA DÉCOUVERTE DE L'ARN À MARQUAGE RAPIDE

Venu pour analyser les « particules chloramphénicol », je n'eus jamais, ou presque, à y mettre la main. Le hasard (destin ?) devait en décider autrement. En effet, une première expérience destinée à marquer ces particules à l'aide d'un précurseur radioactif des ARN devait nous conduire d'emblée sur une autre piste. Jim m'avait confié un « binôme » (à moins qu'il ne m'ait confié à lui ?). C'était un gros garçon brun, astucieux, expérimentateur remarquable qui s'est illustré par la suite, grâce à ses travaux sur les ribosomes : Chuck Kurland. Nous commençâmes nos expériences de marquage. Chuck était alors l'une des très rares personnes à savoir préparer et utiliser les « gradients de saccharose[7] » pour le fractionnement des particules cytoplasmiques. Nos travaux consistaient à analyser, par

---

7. Il s'agit d'établir à l'intérieur d'un tube à essai, ou d'un tube à centrifuger, une solution faite de strates superposées ayant des concentrations en saccharose croissant de façon régulière entre le fond du tube et le niveau supérieur de la solution. Cela exige l'emploi d'un dispositif particulier... et une certaine habileté manuelle.

ultracentrifugation contre un gradient linéaire de saccharose, la distribution des fractions d'ARN de *Coli* néoformées après des marquages de durées variables.

> Dès la première expérience, nous constatâmes un fait curieux : la distribution du marqueur (C^{14} uracile ou P^{32}) ne correspondait pas à celle des ARN traditionnels : ARN ribosomiaux et ARN de transfert. En outre, plus le marquage était bref et plus la « distribution » des fractions marquées apparaissait « inorthodoxe » *(figure 9)*.
> Après des semaines de travail, il devint évident que le phénomène était reproductible et que nous avions affaire à une catégorie *nouvelle* d'ARN. Longtemps, très longtemps, nous penchâmes pour une interprétation somme toute assez classique : ce que révélait le marquage isotopique rapide correspondait peut-être à des molécules *précurseurs* des ARN ribosomiaux. Il s'avéra cependant, pour toute une série de raisons, que cette interprétation n'était pas correcte : nous fûmes notamment frappés par le fait que, lorsque la concentration en ions Mg^{++} est suffisante, cet ARN à « marquage rapide », comme nous l'appelâmes désor-

Figure 9. — *L'ARN messager de la bactérie E. coli.* — **A)** Schéma montrant comment sédimente un extrait de bactéries *E. coli*, marquées par de l'uracile radioactif (un précurseur de l'ARN), au cours d'une centrifugation à grande accélération contre un gradient de sucre. En pointillé, les positions respectives des composants du ribosome à l'état dissocié (30 S et 50 S). En trait plein la distribution du matériel renfermant l'uracile radioactif après un marquage très court (20 secondes). Le tracé en trait plein matérialise l'ensemble des molécules d'ARN messager. (D'après *Cold Spring Harbor Symp Quant. Biol.*, 1961, vol. 26, p. 114, fig. 2 A.) — **B)** Même expérience en « sédimentant » la fraction des ARN totaux obtenue après élimination des protéines. Noter le caractère hétérogène de la fraction des « ARN messagers », s'opposant à la symétrie des ARN ribosomiaux (16 S et 23 S). (D'après *Bull. Soc. Chim. Biol.*, 1964, vol. 46, p. 1443, fig. 1.)

A

50S
30S
0,400
0,200
DO 260
600
400
200
coups/min
CPM
DO
10
20
30
Tubes

B

DO 260 μ
0,2
DO
CPM
CPM
400
200
5
10
15
20
Tubes

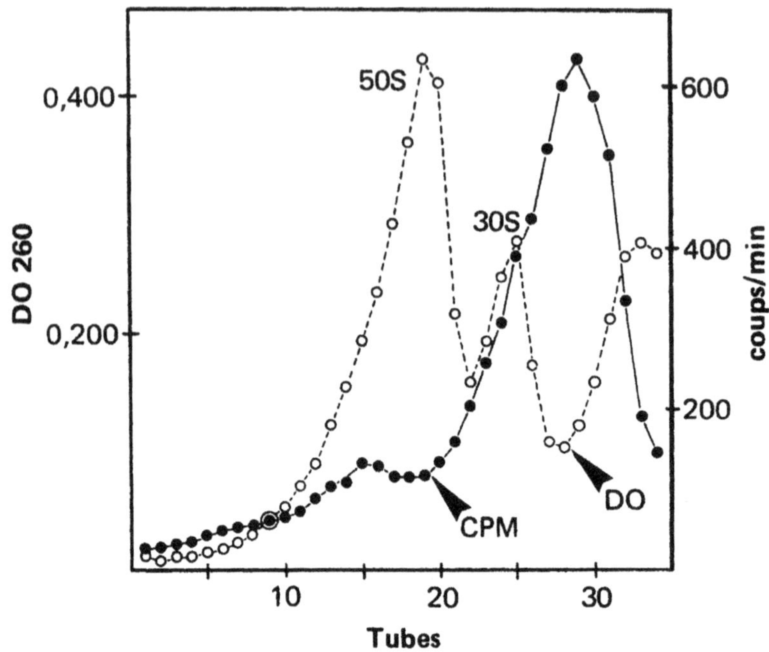

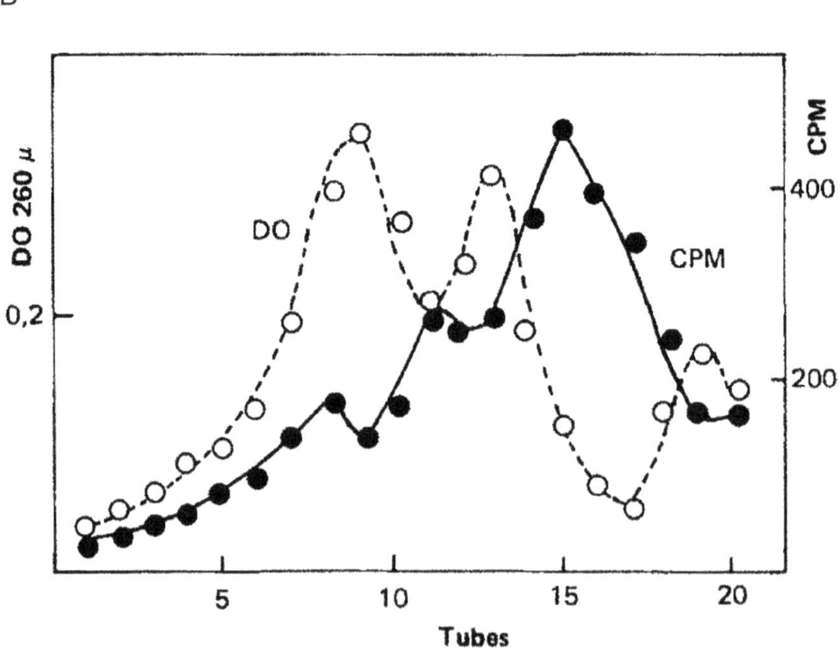

mais, s'associait aux ribosomes 70 S de façon réversible. Nous pûmes établir qu'un marquage avec du 5 Fluorouracile radioactif — dont nous savions par nos expériences qu'il brouillait le code des ARN — fournissait le même tracé que l'uracile radioactif.

Nous acquîmes alors la conviction que nous avions affaire à la fraction d'ARN messager dont Monod et Jacob à Paris, Crick et Brenner au laboratoire du M.R.C., avaient pris le parti de penser... qu'il devait « sûrement exister ».

Dans les pages précédentes, j'ai montré que, si Monod s'était rangé à cet avis, c'était en se fondant sur des arguments cinétiques. Pourtant, lors de son fameux séminaire, à l'Institut Pasteur, il avait fait également allusion à une observation étonnante qui apportait quasiment la preuve de l'existence du messager, sans que les auteurs de cette observation aient d'ailleurs eu pleinement conscience de ce fait.

Il s'agissait de la mise en évidence par Volkin et Astrachan, dès 1958, d'un ARN d'un type alors nouveau — que révélait un marquage par le phosphore radioactif — de bactéries infectées par le bactériophage T_2. Volkin et Astrachan avaient observé, comme d'autres avant eux, que les phages « paralysent » d'une certaine façon le génome bactérien et par conséquent, bloquent complètement, après infection, la synthèse des ARN et des protéines de l'hôte. Toutefois, le virus est capable de « détourner » la machinerie cellulaire à son profit puisqu'il parvient à fabriquer les ARN et protéines qui lui sont propres. Ayant eu l'excellente idée de marquer ces cellules infestées par le P^{32}, ils avaient pu caractériser la formation d'un ARN métaboliquement instable, dont la composition moyenne en nucléotides reflétait de façon étonnamment précise celle de l'ADN du phage (au point que dans leurs publications premières ils pensèrent un instant avoir découvert un ARN précurseur de l'ADN phagique). C'est pourquoi, peu après que les premières spéculations relatives à l'existence des messagers eurent vu le jour, plusieurs personnes commençaient à émettre l'idée que l'ARN de « Volkin-Astrachan » n'était autre que l'ARN « messager » du phage.

Jim, Chuck et moi, avions d'ailleurs vérifié qu'après centrifugation en gradient de saccharose, l'ARN de phage T_2 présentait un profil de distribution proche de l'ARN rapidement marqué de bactéries normales.

Nous venions donc de mettre en évidence un ARN à durée de vie très brève, distinct de l'ARN ribosomial, apparenté à la fraction découverte par Volkin et Astrachan, présentant deux propriétés compatibles avec le rôle de messager : l'aptitude à se lier réversiblement (selon la concentration ionique) aux ribosomes et à incorporer un analogue pouvant brouiller le code génétique. Avec une certaine hésitation au début, puis une conviction grandissante, nous commençâmes à penser qu'il s'agissait bien de la fraction des ARN messagers bactériens...

L'EXPÉRIENCE DE PASADENA

À quelques milliers de kilomètres de nous, sur la côte ouest des États-Unis, dans le laboratoire de M. Meselson à Pasadena, F. Jacob et S. Brenner réalisaient des expériences très similaires aux nôtres, sans que leur équipe ni la nôtre soient au courant de la simultanéité des démarches.

La littérature s'est fait (à juste titre) abondamment l'écho de leur très belle expérience. Soupçonnant, comme je l'ai développé plus haut, que l'ARN mis en évidence par Volkin et Astrachan, n'était autre que l'ARN messager spécifique du bactériophage, et cherchant à démontrer qu'il est susceptible de s'attacher aux ribosomes bactériens pour y orienter la synthèse des protéines du virus, Jacob et Brenner s'étaient rendus à Pasadena, au printemps 1960 (à l'époque même où je me trouvai chez Watson), pour réaliser une série d'expériences.

Utilisant comme précurseurs d'ARN des isotopes lourds, ils étaient parvenus à distinguer de façon extrêmement nette l'ARN néoformé après infection phagique de l'ARN ribosomial préexistant. Ils avaient pu montrer que cet ARN présente la même composition en nucléotides que celui décrit par Volkin et Astrachan (le rapport A + U/G + C était identique au rapport A + T/G + C de l'ADN phagique). Enfin dans certaines conditions ioniques, cet ARN néoformé pouvait s'associer de façon réversible aux ribosomes préexistants. En combinant la séparation des ribosomes par centrifugation en chlorure de césium et le marquage radioactif des protéines phagiques néoformées, ils parvinrent à montrer que les protéines du phage se fabriquent au contact des ribosomes « préexistants » sous l'influence de l'ARN phagique *néoformé*. D'un certain point de vue, leur expérience était plus probante que la nôtre. Le système du *coli* infecté par le bactériophage possède l'avantage d'éliminer toute contamination parasite par les macromolécules de l'hôte. De surcroît, la composition de l'ARN messager de phage se démarquait beaucoup plus clairement de celle des ARN ribosomiaux de la cellule bactérienne normale ce qui permettait d'écarter toute interprétation conférant à l'ARN rapidement marqué un rôle de précurseur des ribosomes.

À l'inverse, l'expérience réalisée chez J. Watson présentait un intérêt différent et en quelque sorte complémentaire. Elle démontrait qu'il existe *chez une bactérie normale et probablement dans toute cellule* une catégorie d'ARN messager s'apparentant à l'ARN de Volkin et Astrachan. Sans cette démonstration, on aurait pu longtemps penser que ce dernier représentait un cas d'espèce, propre à des micro-organismes placés en situation « anormale » et par conséquent une simple curiosité de laboratoire ; les expériences menées parallèlement sur les deux côtes des États-Unis se confortaient donc mutuellement.

Ainsi, grâce à ces deux voies d'approche, se dégageait un résultat essentiel, éclairant le transfert de l'information génétique : *les ribosomes (et leurs ARN) ne possèdent pas de spécificité dans le codage des protéines* ; les vrais messages qui reçoivent l'information des gènes sont des ARN spéciaux, à vie très brève, qui se transportent des gènes aux ribosomes et y impartissent les programmes d'assemblage des protéines : il existe donc autant de types d'ARN messagers qu'il existe de types de gènes et de protéines distincts.

En septembre, je revins des États-Unis, épuisé, mais en proie à ce type d'exaltation qui s'empare des chercheurs qui ont le sentiment d'avoir « ouvert une piste ». J'avais vécu des jours et des nuits de véritable fièvre à Harvard. Les appareils y étaient encore assez vétustes : le compteur de radioactivité était « antédiluvien » et émettait des bruits de machine à laver, la verrerie de laboratoire était rare. Il n'y avait aucune aide technique. Il fallait pratiquement tout faire soi-même, de sorte que l'on collait à l'expérience physiquement autant qu'intellectuellement, si je puis dire. Dans un ouvrage consacré à J. Monod *(les Origines de la biologie moléculaire)*, j'ai décrit la vie au laboratoire chez Jim Watson. Une très solide amitié s'était nouée entre nous. Jim lui-même avait mis la main à la pâte. L'atmosphère était tout à la fois électrique et passionnante. Un jour, Jim arrive, flanqué d'un curieux personnage, un garçon étonnant à la figure de Martien, le nez chaussé d'énormes lunettes, et me demande de l'intégrer à l'équipe, en précisant qu'il s'agit d'un brillant professeur de physique, à la même université. Je devais l'initier aux techniques de la biochimie. Ce que je fis de mon mieux. Il avait l'air extrêmement intelligent pour autant qu'on puisse en juger car il ne disait pas deux mots de la journée. Il est vrai que mon anglais devait être dissuasif et que son français l'était tout autant. Cet élève de circonstance... c'était W. Gilbert, futur prix Nobel... en biologie moléculaire.

En septembre, à Paris, il faisait un temps magnifique. Un colloque international devait avoir lieu quelques jours à peine après mon retour au Centre de l'avenue Kléber : il s'agissait des mécanismes de l'expression génétique. Monod présidait la session où je fus invité à parler de « l'ARN à marquage rapide », comme on l'appelait encore pudiquement. Je dépassai mon temps de parole, mais Jacques me pria de poursuivre, estimant que les données étaient très importantes. À la fin du colloque, il s'approcha de moi et me dit ces mots qui sont restés gravés en moi : « Cette fois, François, nous tenons une très belle histoire, nous allons pouvoir nous amuser. »

Vers novembre, les deux équipes, celle de Cambridge et celle de Pasadena, après s'être communiqué leurs résultats, décidèrent de les publier de façon simultanée, c'est-à-dire dans le même numéro de la revue scientifique *Nature*. Ce fut le point de départ de très nombreuses expériences un peu partout dans le monde, dont le but était de vérifier et de compléter ces travaux.

LES VÉRIFICATIONS

Les biologistes se rendirent peu à peu à l'évidence : l'ARN messager existe. De nombreuses vérifications s'avérèrent toutefois nécessaires, touchant par exemple à la cinétique de marquage du messager (expérience que je réalisai lors d'un second séjour chez Watson avec W. Gilbert et H. Hiatt), à sa composition en nucléotides (D. Hayes) ou à son aptitude à stimuler la synthèse des protéines dans un système acellulaire reconstitué (C. Willson).

De son côté, Spiegelman avait découvert une technique qui allait s'avérer d'une extraordinaire fécondité dans la poursuite des travaux. S'inspirant des observations de Marmur et Doty démontrant que les deux brins de l'ADN peuvent être séparés par fusion thermique, mais qu'ils peuvent se réapparier pour reformer une hélice double dans certaines conditions, il établit, pour la première fois, que l'ARN messager du phage T_2 est capable de s'associer avec l'un des deux brins de la double hélice d'ADN de ce phage. Un hétéroduplex ADN-ARN est ainsi reconstitué. Sous cet état, l'ARN échappe complètement à l'action de la ribonucléase. On détenait ainsi la possibilité de caractériser et de purifier les « messagers » grâce à cette nouvelle technique *d'hybridation moléculaire*, et l'on montrait du même coup que le copiage des ADN en ARN messagers a lieu sur un seul des deux brins de la double hélice, ce qui annonçait les travaux ultérieurs qui ont précisé comment les enzymes baptisées ARN polymérases transposent la séquence chimique de l'ADN en séquence d'ARN, opération généralement appelée « transcription génétique ».

Enfin, de son côté, C. Levinthal introduisit l'usage de l'actinomycine D, un inhibiteur puissant de la transcription ADN ⟶ ARN, pour mesurer avec précision la durée de vie métabolique des ARN messagers bactériens. Ses travaux ont permis de montrer que chez *B. subtilis* par exemple, la durée de « demi-vie » est de l'ordre d'une trentaine de secondes. Il convient d'insister sur ce point : en effet, c'est parce que les ARN messagers, produits de leurs gènes, ont des taux de renouvellement aussi rapides, que les bactéries disposent en réalité d'une étonnante et efficace capacité d'adaptation aux nombreux facteurs de milieu. Si les messagers étaient très stables, elles ne pourraient changer aussi rapidement le registre de fonctionnement de leurs gènes, devant attendre que ces molécules aient disparu pour cesser d'exprimer les protéines correspondantes avant d'en fabriquer d'autres.

Les travaux de Levinthal expliquaient fort bien que, dans une bactérie croissant à l'état de régime, la fraction des ARN messagers ne représente guère plus que de 2 à 3 % des ARN totaux. On ne pouvait donc en révéler l'existence qu'en pratiquant des marquages de très courte durée aux isotopes radioactifs. Après mon retour à l'Institut Pasteur, plusieurs chercheurs américains demandèrent à rejoindre mon équipe, soit afin de poursuivre des recherches sur les messagers bactériens (tel fut le cas du Dr H. Hiatt, associé à la publication de 1961), soit pour tenter d'en caractériser la présence dans des cellules d'organismes eucaryotiques. Néanmoins, s'agissant de ce dernier aspect, les choses devaient s'avérer plus délicates. Ce qui ne m'empêcha point d'apprendre beaucoup de choses avec mes « visiteurs » (Paul Marks, Irving London) et de nouer par la suite des liens aussi riches qu'agréables.

Ce n'est que plus tard, vers 1965, que Klaus Scherrer, un chercheur suisse qui revenait d'un long stage chez J. Darnell à New York, réussit à démontrer la présence, dans des cellules sanguines d'oiseau, d'une famille d'ARN à marquage rapide composée de molécules de tailles fort différentes, comme le révèle leur analyse par ultracentrifugation, certaines d'entre elles ayant des masses moléculaires de plusieurs millions : au point qu'il est possible de les « visualiser », c'est-à-dire d'en observer les « impacts » après micrographie électronique (Scherrer et Granboulan).

Aujourd'hui, les techniques de séparation des ARN messagers ont gagné en précision et en simplicité. Il est désormais possible de procéder à leur fractionnement en les faisant migrer dans des gels (électrophorèse), puis de les transférer (par imprégnation) sur des feuilles de nitrocellulose, enfin de les « repérer » avec une précision parfaite, en les hybridant *in situ* avec des sondes d'ADN radioactives contenant les gènes correspondants ou des copies artificielles de ces messagers (cADN). En d'autres termes, l'étude des messagers d'une cellule est devenue — comme il est dit de nos jours — un acte d'analyse « banalisée », sinon totalement de « routine ». L'ARN messager est donc d'une certaine manière la carte de visite du gène, je devrais dire du gène *actif*. Nous verrons plus tard que chez les organismes supérieurs, si la plupart des gènes sont fonctionnels, d'autres sont à jamais silencieux, tels des volcans éteints (les ***pseudogènes****). Ces gènes morts ne sont plus copiés en ARN messagers. En génétique moléculaire des organismes eucaryotes, l'étude de la distribution des ARN messagers par hybridation revêt donc une grande importance pour établir quelle est la portion fonctionnelle du « génome ».

LES TROIS « NOBEL »

En 1965 tombait l'annonce du prix Nobel attribué à J. Monod, F. Jacob et A. Lwoff pour leur découverte de l'ARN messager et l'ensemble de leurs travaux touchant à la régulation génétique. Je déjeunais alors à Paris chez mon ami Melvin Cohn, un chercheur américain dont j'ai déjà parlé et qui logeait alors chez notre vieille amie commune, Mme Sarah Rapkine. La France, qui était restée longtemps à l'écart de la plus haute sanction internationale en matière de sciences, avait tout à la fois un légitime réflexe de fierté et un certain sursaut d'étonnement : fort peu de nos citoyens connaissaient les trois lauréats et encore moins la nature de leurs recherches. Il n'était pas rare de rencontrer ici et là quelques mouvements d'humeur. Pourquoi l'Institut Karolinska se prenait-il à couronner des « inconnus », dont l'œuvre n'avait somme toute aucune portée pratique immédiate, plutôt que de « reconnaître » X ou Y (dont le lecteur me pardonnera de taire ici les noms). Comme il est d'usage chez les médias (mais qui aurait pu leur en faire grief ?), ils furent saisis d'une frénésie de savoir. Les trois grands hommes, outre les hommages traditionnels (Élysée, Académie, Sorbonne, etc.), durent satisfaire la curiosité des grands reporters, se produire, s'expliquer, s'analyser, etc., bref, s'étaler au grand jour. Un numéro spécial de l'hebdomadaire *Paris-Match* popularisa leurs silhouettes et tenta d'expliquer leur œuvre. Et comme aurait pu dire Marcel Aymé : « Dès l'instant où l'on parla d'eux dans les salons de coiffure, ils commencèrent vraiment à entrer dans l'histoire. »

L'après-midi même du Nobel, ils invitèrent nombre de leurs collaborateurs et amis à une sorte de cocktail improvisé à l'Institut Pasteur ; quand j'arrivai, le service Monod ressemblait à un champ de bataille livré aux vainqueurs, qui n'étaient pas tant les lauréats eux-mêmes que les journalistes ou radio-reporters. M'apercevant, Jacques et François laissèrent là leur coupe de champagne et vinrent spontanément vers moi avec quelques mots particulièrement amicaux. Nous étions tous très émus. Jacques était grave, presque triste. Comme je lui en faisais la remarque, il me répondit : « Que veux-tu, j'ai le sentiment de n'être plus moi-même... Je crains désormais d'appartenir à une autre catégorie d'homme : l'homme officiel. Je t'en prie, ajouta-t-il, si pareille chose se produisait, ne me laisse point m'enferrer. Je sais que tu me diras toujours la vérité. » François semblait, pour sa part plus épanoui, quoiqu'un peu écrasé par l'événement. Il ne parvenait pas à y croire. Il faut dire que son ascension à ce niveau prestigieux de reconnaissance internationale avait été foudroyante. Entré à l'Institut Pasteur dans les années cinquante, ce chirurgien avait eu pendant la guerre une conduite héroïque et ses blessures l'avaient orienté vers une autre profession, celle de chercheur. Il s'était fait un nom en cinq ans, était devenu célèbre (avec E. Wolmann) grâce à ses travaux sur la conjugaison bactérienne, avait surpris le monde des biologistes par sa pénétration d'esprit autant que par son étonnante moisson de découvertes, faites seul ou en collaboration avec J. Monod... Enfin, il décrochait la plus haute distinction scientifique que convoitent bien des chercheurs. Son génie intuitif ne devait cesser de s'affirmer par la suite...

André Lwoff arriva un peu plus tard. Aussi à l'aise et « bien dans sa peau » que Monod était réservé et mélancolique. Comme Jacques lui en expliquait les raisons, il partit d'un grand éclat de rire puis, constatant que son brillant élève ne changeait pas d'attitude, il nous entraîna Jacques, François et moi dans un endroit retiré. Là, Jacques recommença à lui exposer ses appréhensions, sa crainte de devenir un homme de lauriers et de décorations, etc. André s'emporta : pouvait-on être aussi inconséquent en un tel jour ? Somme toute le père spirituel « passait un savon » à l'un de ses fils. De quelle manie subite était donc affligé ce dernier ? Qu'il se réjouisse que diantre... ou bien qu'il aille se faire psychanalyser (ce furent à peu près les termes qu'il employa) ! Puis il nous planta tous les trois, allant clamer ici et là que Jacques était devenu « fou à lier »...

Dans la soirée eut lieu une conférence de presse. Certains journalistes tinrent à replacer l'événement dans son contexte national. En quoi la France et le gouvernement avaient-ils contribué, par l'aide à la recherche pasteurienne, à cet éclatant succès ? La réponse de Lwoff fut cinglante : « Jusqu'à présent, à de rares exceptions, fort peu de gens en France ont pris intérêt à nos travaux... Quant aux conditions matérielles... elles sont à la limite de l'acceptable. Je vous invite à venir visiter le "grenier", dans lequel nous avons réalisé nos recherches pendant de nombreuses années. » C'est ainsi que le « grenier » de l'Institut Pasteur devint célèbre. L'opinion commença à s'émouvoir. Le gouvernement se mit à réagir. Le général de Gaulle fut sans doute alerté. Il fut décidé qu'un nouveau bâtiment serait construit sur le campus de l'Institut Pasteur, permettant aux trois lauréats de poursuivre leurs recherches dans des conditions plus décentes.

Ce bâtiment — aujourd'hui baptisé « Jacques Monod » — fut achevé vers 1973. De fait, J. Monod, nommé directeur de l'Institut Pasteur en 1972, ne put jamais en tirer profit pour ses propres travaux, absorbé qu'il fut par d'importantes tâches administratives. André Lwoff, qui avait entre-temps accepté la direction de l'Institut du cancer à Villejuif n'y travailla point non plus. Un bureau lui fut aménagé. Seul François Jacob et ses collaborateurs, ainsi que certains élèves de J. Monod (dont l'auteur), s'y installèrent.

LA « LOGIQUE » DU MESSAGER

Ainsi, dans les débuts des années soixante, l'étude du transfert de l'information génétique de l'ADN aux protéines est-elle passée du stade de la spéculation à celui de l'analyse : le code des gènes, supposé être contenu dans la séquence des molécules d'ADN, ne subit pas un décryptage direct. L'opération admet une étape intermédiaire, qui consiste en la production d'une copie partielle d'ARN messager, transportable sur les sites de lecture que sont les ribosomes. C'est cette copie qui est décryptée, lue si l'on préfère, en protéines. Le problème du code génétique reste fondamentalement le même, puisque la formation du messager n'équivaut qu'à une transposition du code ADN en un code ARN, impliquant à peu de chose près les mêmes lettres (uracile à la place de la thymine).

Une première question vient à l'esprit. Pourquoi le flux d'information qui s'écoule de l'ADN aux protéines emprunte-t-il une étape intermédiaire ? Cette question est d'autant plus pertinente que, sous certaines conditions, on peut obliger les ribosomes à traduire directement en protéines des molécules d'ADN, pourvu qu'elles soient à brin simple.

Sans trop vouloir s'engager sur le terrain des causalités phylogénétiques, on peut remarquer que, grâce à l'intermédiaire « messager », la synthèse des protéines et la réplication de l'ADN ont lieu en des compartiments infracellulaires distincts. Si les ribosomes lisaient directement l'ADN, on pourrait craindre des interférences fréquentes entre ces deux processus distincts que sont la reproduction des gènes et leur fonctionnement. En outre, l'efficacité de la traduction serait faible si le gène servait directement de matrice. En fabriquant plusieurs molécules d'ARN messagers à partir du gène, la cellule dispose d'un plus grand nombre de matrices d'assemblage pour une protéine donnée. Une autre question se pose : le flux d'information s'écoule-t-il toujours dans la direction susdite, à savoir de l'ADN à l'ARN messager et du messager à la protéine ? C'est ce qu'on a cru pendant fort longtemps, mais nous verrons que certains systèmes biologiques, notamment certains virus à ARN, utilisent des stratégies d'expression fort différentes, impliquant un transfert d'information de l'ARN vers l'ADN. Ce point sera évoqué plus en détail. Certes, il s'en faut de beaucoup qu'à cette époque on connaisse les détails *enzymatiques* des mécanismes de transfert : passage de l'ADN au messager (transcription) et du messager aux protéines (traduction). Atteindre cet objectif exigera plusieurs années de travail. Mais, on peut dire que vers 1961 les grands principes du transfert de l'information génétique sont établis.

Enfin, il est intéressant de noter que l'hypothèse du messager est née de considérations sur la régulation de l'opéron lactose, tout autant que des observations relatives à la synthèse des ARN après infection par le bactériophage. Inversement, elle allait permettre de préciser selon quelles modalités s'opère la régulation négative par le répresseur. Avec G. Attardi et S. Naono, je démontrai pour la première fois que l'induction d'un gène entraîne l'apparition de l'ARN messager correspondant, ce qui ouvrait la voie à des études plus approfondies sur l'interaction entre le répresseur et les mécanismes de transcription.

• Le code

La découverte du code génétique représente sans doute l'une des plus belles acquisitions de la biologie moléculaire. On serait même tenté de dire qu'elle en marque l'apogée. Personne n'aurait pu imaginer, cent ans auparavant, à l'ère mendelienne, que l'on découvrirait un jour les clefs du fonctionnement génétique, au point de savoir déchiffrer le « langage chimique » de l'hérédité. Que le lecteur se reporte au chapitre I de ce livre. Il mesurera mieux ainsi le chemin parcouru.

Pourquoi la connaissance du code représentait-elle une étape essentielle ? Pour un grand nombre de raisons, au premier rang desquelles figure évidemment l'explication du fondement même de l'information génétique. Pour en donner une idée, disons que cette information aurait pu reposer sur des principes de stéréospécificité, plutôt que de combinaison de lettres, telles celles qui font le sens des mots. On aurait pu ainsi imaginer que l'ARN messager comprenne des motifs *morphologiquement distincts*, avec des boucles, des prolongements, voire des ramifications, tels qu'on les observe dans certains ARN dits de structure. C'est en « reconnaissant » des successions de « bosses » et de « creux » que le ribosome aurait lu le code...

Une autre raison, de caractère pratique, réside dans le fait que, connaissant le code génétique ; il est désormais extrêmement facile de déduire la séquence d'une protéine de celle de son gène, ou de son ARN messager. Or, l'on dispose aujourd'hui d'un ensemble de techniques, pour la plupart standardisées, qui permettent de déterminer très rapidement la séquence chimique d'un acide nucléique (ADN ou ARN), beaucoup plus vite que celle d'une séquence polypeptidique. La chimie des protéines s'est donc transformée, pour partie, en chimie des acides nucléiques. Nous verrons ce point en détail lorsque nous évoquerons l'impact des biotechnologies.

Enfin, la connaissance du code ne concerne pas, on s'en doute, la seule machinerie biologique, telle qu'elle se présente à nous *aujourd'hui* ; elle est aussi extrêmement riche d'implications quant à *l'origine même de la vie*. D'autant plus que le code génétique est universel (ou à très peu de chose près) ; ce qui signifie que la vie, celle de la biosphère terrestre en tout cas, a « choisi » à un certain moment, d'adopter cette solution et aucune autre.

Pourquoi ce « choix » ? Nous ne sommes pas encore à même de l'expliquer. Pourquoi telle grille de correspondance plutôt que telle autre existe-t-elle depuis l'apparition des premières formes de vie ? Nous l'ignorons. Certains spécialistes du codage (au sens cryptographique et pratique du terme) avancent l'idée que le code est « tamponné », c'est-à-dire programmé pour minimiser les variations trop brusques ou trop critiques : s'il présente les caractéristiques que nous lui connaissons aujourd'hui, c'est parce que les combinatoires et les combinaisons qu'il implique, *réduisent* au minimum les effets des mutations. Ils lui trouvent d'ailleurs bien d'autres vertus intrinsèques, ce qui tendrait à prouver que le code choisi par la nature, ou par « le grand architecte » est non seulement le meilleur des codes possibles mais que dans les conditions imposées, il pouvait sans doute difficilement en exister d'autres.

Nous ne prendrons point parti. Au reste, nous en serions bien incapables. Mais nous touchons là à l'un des aspects les plus controversés des sciences de la vie, celui de l'origine des systèmes vivants : pourquoi est-ce une combinaison de nucléotides (de l'ARN) qui se trouve être l'élément codant, et l'acide aminé, l'élément codé ? Pourquoi n'est-ce pas le contraire ou pourquoi d'autres polymères biochimiques que les acides nucléiques n'ont-ils pas été sélectionnés pour servir de chaînes informatives ? La relation nécessaire nucléotides-acides aminés trouve peut-être un début d'explication dans les saisissantes expériences de Miller. Il fut l'un des premiers à montrer qu'en déchargeant des ultraviolets dans un mélange de gaz dont la composition est proche de celle qui devait prévaloir au début de l'existence de notre planète... ce sont, pour l'essentiel, des bases nucléiques et des acides aminés qui se forment.

L'APPROCHE FORMELLE DE LA DÉCOUVERTE DU CODE

La découverte du code résulte de la convergence de deux démarches : une démarche « formelle » et une démarche « expérimentale », laquelle doit d'ailleurs beaucoup au hasard.

L'aspect proprement abstrait de la démarche est le produit de quelques cerveaux brillants, tels Gamov et F. Crick. Mon propos n'est pas de la retracer en détail. Il repose néanmoins sur le raisonnement suivant :

> S'il existe des gènes et des ARN (messagers) faits d'enchaînements nucléotidiques capables de « déterminer » les enchaînements polypeptidiques, il doit exister un *code* chimique permettant de passer du langage des acides nucléiques à celui des protéines. On

ne connaît que vingt types d'acides aminés dans les protéines. Quant aux acides nucléiques, ils résultent toujours de l'enchaînement de quatre types de nucléotides dont les bases sont ATGC pour l'ADN ou AUGC pour l'ARN. On doit donc faire appel à des *combinaisons* de nucléotides pour le codage des protéines. Si ces combinaisons étaient par groupe de deux on ne disposerait que de $4^2 = 16$ d'entre elles (Crick). On doit donc faire intervenir des combinaisons ternaires, ou « triplets ». Il existe $4^3 = 64$ triplets possibles, donc en moyenne trois fois plus que de types d'acides aminés naturels. Ceci a donc amené à proposer (puis à vérifier) que le code était « dégénéré », entendant par là que les correspondances ne sont pas biunivoques (une à une). F. Crick avait très bien perçu qu'il existe plusieurs façons pour un ribosome de « lire » une succession de triplets sur l'ARN messager. La « lecture » peut, si l'on veut, se faire trois par trois, mais en admettant un ou plusieurs nucléotides interrompant la lecture du mot à mot, sortes de *virgules* si l'on préfère ; elle peut aussi se faire trois par trois, sans virgule. Enfin, une lecture par blocs de trois est également concevable telle que chacun des trois nucléotides du triplet soit reconnu comme élément signifiant du triplet suivant ou précédent. Les expériences de suppression et de restauration du cadre de lecture (expériences réalisées sur les mutants dits *frame shift* du phage T_2) ont permis de restreindre ces choix. Elles montrent que la lecture du messager est de type « non chevauchant » et « sans virgule ». Ainsi, dans une séquence formée des éléments A, B, C et D, telle : BCAADCBAB, le ribosome ne « reconnaîtra » de signification qu'à l'enchaînement successif : BCA — ADC — BAB... À noter que le site du démarrage de lecture est crucial. Comme l'est d'ailleurs incidemment l'endroit où celle-ci s'arrête. Plus tard, les biochimistes ont réussi à démontrer qu'il existe des ***codons**** pour « déclencher » (initier) la traduction du messager (ce sont les codons AUG et GUG), comme il existe trois codons « d'arrêt » de lecture (UAA, UAG, UGA). Certains de ces codons d'arrêt (appelés aussi « non-sens »

1re ↓ / 2 →	U	C	A	G	3e ↓
U	PHE	SER	TYR	CYS	U C A G
	PHE	SER	TYR	CYS	
	LEU	SER	Ochre	Opale	
	LEU	SER	Amber	TRP	
C	LEU	PRO	HIS	ARG	U C A G A
	LEU	PRO	HIS	ARG	
	LEU	PRO	GLUN	ARG	
	LEU	PRO	GLUN	ARG	
A	ILEU	THR	ASPN	SER	U C A G
	ILEU	THR	ASPN	SER	
	ILEU	THR	LYS	ARG	
	MET	THR	LYS	ARG	
G	VAL	ALA	ASP	GLY	U C A G
	VAL	ALA	ASP	GLY	
	VAL	ALA	GLU	GLY	
	VAL	ALA	GLU	GLY	

Figure 10. — *Le code génétique et ses soixante-quatre combinaisons.* — La première lettre de chaque triplet est lue dans la colonne verticale de gauche, la deuxième dans la rangée horizontale, la troisième dans la colonne verticale de droite. Les noms des radicaux acides aminés correspondants sont donnés en abrégé. Les triplets UAA, UAG et UGA sont des codons « non sens » (interrupteurs de lecture). Le triplet UGA (opale) n'a vu sa fonction précisée qu'ultérieurement. (D'après *Cold Spring Harbor Symp. Quant. Biol.*, 1966, vol. 31, p. 1.)

lorsqu'ils interviennent à l'intérieur d'une séquence informative par suite d'une mutation) peuvent être traduits exceptionnellement sous l'influence d'adapteurs d'un genre particulier, appelés « tARN suppresseurs ». Si l'on réalise qu'AUG et GUG servent *à la fois* d'initiateurs mais aussi de codons pour un aminoacide, la méthionine, il existe au total 64 – 3 = 61 codons ayant un sens et 3 d'entre eux — les codons de terminaisons — qui, généralement, n'en ont point.

Les relations de codage entre triplets (ou codons) et aminoacides sont rappelées dans la figure 10.

L'HISTOIRE DE LA PNPASE ET LA DÉCOUVERTE DU CODE GÉNÉTIQUE

Comment est-on parvenu à « assigner » à chacun des triplets sa signification ? C'est là une longue et belle histoire. En voici l'essentiel : en 1952, une biologiste française, Marianne Grunberg-Manago, effectuait un stage aux États-Unis. Après un séjour à Urbana, chez Gunsalus, elle fut amenée à travailler chez un autre biochimiste américain de renom : Severo Ochoa. Celui-ci recherchait alors quel pouvait être le mécanisme enzymatique assurant la formation des acides ribonucléiques. Après plusieurs tentatives, Manago et Ochoa découvrirent chez *E. coli* une enzyme, la polynucléotide phosphorylase (ou PNPase)[8]. La découverte de cette enzyme fit grand bruit. C'était la première fois que l'on était capable de fabriquer *in vitro* une longue molécule de synthèse ayant des propriétés extrêmement proches de celles d'un ARN. On crut même pendant quelque temps avoir isolé le système responsable de la biosynthèse des ARN *cellulaires*. Il fallut cependant se rendre à l'évidence : il n'en était rien. La

---

8. Mot composé de polynucléotide, c'est-à-dire polymère de nucléotides ou ARN, et de phosphorylase, c'est-à-dire enzyme capable de décomposer ce polymère en présence d'ions phosphates.

PNPase de Manago et Ochoa était totalement insensible à l'action de matrices à ADN. De plus, elle fabriquait indifféremment des polymères de type ARN à 1, 2, 3 ou 4 lettres, selon la nature des substrats et les rapports dans lesquels ils se trouvaient présents dans la réaction. Le rôle de cette enzyme qui travaille sans matrice génétique n'est d'ailleurs toujours pas élucidé. On suppose qu'elle interviendrait dans le renouvellement des ARN messagers dont elle assurerait la destruction métabolique.

Les choses en seraient demeurées là, si de nombreux physico-chimistes, y compris Manago et Ochoa, n'avaient compris le parti qu'on pouvait tirer de l'emploi des polynucléotides de synthèse.

Par exemple, on comprit assez vite que l'étude des interactions de polymères formés d'une seule base répétée, poly A et poly U, mais possédant chacun une base complémentaire appariable selon le modèle de Watson et Crick, permettrait d'analyser plus commodément les processus d'hybridation moléculaire ou de fusion que les acides nucléiques naturels. Mais surtout, une expérience sensationnelle allait être réalisée grâce à leur emploi, par un biochimiste allemand, Henrich Matthaei, travaillant dans le laboratoire de Marshall Nirenberg à Bethesda. Nirenberg s'intéressait, comme d'autres chercheurs, à la synthèse des protéines. Comme A. Tissières, J. Watson et P.F. Spahr, qui en avaient été les promoteurs, il recherchait quels étaient les facteurs et composants infra-cellulaires requis pour fabriquer *in vitro* des molécules de protéines dans des mélanges renfermant des ribosomes, des ARN de transfert, des acides aminés et... des ARN messagers.

Après d'autres biologistes (en particulier Fraenkel Conradt), il avait observé par exemple que l'addition d'ARN issu de diverses sources naturelles, tel que l'ARN du virus de la mosaïque du tabac, déclenchait dans son système reconstitué une abondante synthèse de protéines, qu'il suivait par incorporation d'un mélange d'acides aminés marqués.

Nirenberg et Matthaei eurent alors l'idée de recourir à un messager « témoin » dont ils n'attendaient, par conséquent, aucune activité stimulatrice, et choisirent pour ce faire, un polymère répétitif, le poly U, incapable de coder pour une vraie protéine puisque ne renfermant lui-même qu'une seule lettre au lieu de quatre...

> Leur surprise fut grande de constater que l'ajout du faux messager provoquait une incorporation considérable d'acide aminé radioactif dans une substance ayant les caractéristiques d'une protéine. Elle le fut encore plus en constatant *qu'un seul acide aminé*, parmi les vingt possibles (à savoir la phénylalanine), était incorporé. Ainsi le « messager synthétique » poly U stimulait la formation d'une pseudo-protéine, la polyphénylalanine. L'idée leur vint alors qu'on détenait sans doute là le moyen d'élucider le code génétique : si le poly U codait pour la phénylalanine, c'est que des combinaisons de la lettre U, très certainement les triplets UUU devaient signifier « phénylalanine » dans le langage du code génétique. J'eus vent du début de ces expériences en 1961, alors que je me trouvais à Harvard, par l'intermédiaire du biologiste B. Davies. Puis, je n'en entendis plus parler jusqu'au jour où fut rapporté au Congrès international de biochimie à Moscou qu'un autre polymère à une seule lettre, le poly A... codait pour une poly-lysine. Il devenait clair qu'on était alors sur la bonne voie. Je me souviens des toutes premières réactions de J. Monod : « C'est trop beau pour être vrai. »

On connaît la suite de cette fantastique histoire : en guère plus d'un an, combinant l'emploi des copolymères à deux ou trois « lettres » (entendons par là à deux ou trois bases nucléiques) et grâce à l'examen, soit de la nature des acides aminés incorporés, soit de celle des amino-acyles tARN retenus sur des filtres de nitrocellulose (selon l'ingénieuse technique mise au point par P. Leder et M. Nirenberg), pratiquement toutes les combinaisons du code se trouvaient déchiffrées.

Rarement la communauté des biologistes ne s'est sentie plus engagée, rarement elle a suivi le déroulement des opérations avec autant d'intérêt. Une véritable course de vitesse s'était en effet engagée dans une fièvre assez inhabituelle, entre deux laboratoires concurrents, celui de S. Ochoa et celui de M. Nirenberg. Les grands quotidiens américains s'en faisaient même parfois l'écho ! On apprenait ainsi de nouvelles bribes du code en lisant le *New York Times* !

En 1963, la signification de presque toutes les combinaisons codantes (ou ***codons****) était connue et l'on put proposer une grille du code génétique. Sans entrer dans les détails, on constate, en examinant le tableau du code, que sur soixante-quatre combinaisons théoriquement possibles, soixante et une ont un sens, c'est-à-dire qu'il leur correspond un acide aminé défini. Les trois autres codons UAA, UAG, UGA n'ont pas de correspondant parmi les acides aminés. De fait, il s'agit de codons signalant aux ribosomes que la lecture de messager est terminée. Ils sont dénommés « codons d'arrêt », ou « codons stop ». En outre, on rencontre fréquemment ce que l'on appelle des codons synonymes (ex. : la leucine en admet quatre : UUA, UUG, CUU, CUC). Cela correspond au fait qu'il y a *en moyenne* trois codons par acide aminé (61/20). Enfin, on voit que souvent un acide aminé donné est « spécifié » par les deux premières lettres du mot de code (ex. : l'isoleucine est codée par AUU, AUC et AUA, etc.). On dit qu'il y a un certain « jeu » *(wobble)* dans la troisième lettre du triplet. On se posa alors la question : *dans quelle mesure ce code était-il identique dans l'ensemble du règne vivant* ? Toute une série d'arguments expérimentaux permirent d'établir qu'il en allait bien ainsi. Par exemple, il s'avéra (F. Lipmann) que dans un système acellulaire, il est possible de synthétiser une chaîne de globine de lapin en remplaçant complètement les amino-acyles tARN de lapin par ceux d'*E. coli* (pour autant que les ribosomes, le messager et les facteurs de transfert émanent de réticulocytes de lapin). Bien d'autres démonstrations de *l'universalité du code* furent apportées par la suite. Ce point eut d'emblée un retentissement considérable. Non seulement, en effet, le code des gènes était découvert, on avait déchiffré le hiéroglyphe cellulaire, mais ce code était bien le langage « parlé » par tous les êtres vivants, de la bactérie à l'homme, chez les végétaux comme chez les animaux. Ce résultat renforce l'idée selon laquelle le code semble avoir des propriétés optimales. Il n'aurait pas varié depuis près de trois milliards d'années... Les biologistes avaient de quoi pavoiser ! De fait, c'est probablement l'une de leurs plus belles réussites. Du moins n'a-t-elle pas peu contribué à confirmer — sans doute un peu hâtivement — l'idée selon laquelle tout ce qui relève de la génétique moléculaire, sinon découle de *lois* physico-chimiques identiques (ce qui en soi reste valable), du moins répond aussi à des *mécanismes* biochimiques invariants, transposables des procaryotes aux eucaryotes, ce qui, nous le verrons, n'est pas le cas.

Quoi qu'il en soit, cette idée même de l'universalité du code vient tout récemment d'être mise *partiellement* en défaut : un Français du CNRS, François Caron, travaillant chez le Dr P. Slonimski, au laboratoire de génétique de Gif-sur-Yvette, ainsi qu'un Américain de l'Indiana, John Preer, ont observé l'un et l'autre... que dans certains cas le code peut être variable. Telle est la situation observée chez certains micro-organismes ciliés, de la famille des Infusoires. Tandis que dans plus de 99,9 % des cas étudiés, les codons UAA et UAG sont des signaux d'arrêt ; chez les infusoires ils servent à coder un acide aminé, la glutamine, UGA seul servant de signal stop. Il semblerait que les ciliés soient apparus particulièrement tôt dans l'histoire de la vie, ou du moins qu'ils appartiennent à un embranchement phylétique extrêmement ancien. Plus récemment, un chercheur japonais a réalisé une observation de même nature en montrant qu'UGA, utilisé jusqu'ici par tous les organismes (y compris les infusoires) en tant que codon stop, servait chez les mycoplasmes (organismes extrêmement primitifs) à coder pour un autre acide aminé, le tryptophane.

Ces observations, bien qu'elles n'entament pas pour l'essentiel le concept d'universalité des systèmes de codage (car elles ne se réfèrent, en tout cas pour le moment, qu'à des situations exceptionnelles) sont cependant d'un intérêt considérable, car elles indiquent d'« autres chemins » suivis par l'évolution biotique et, qui sait, d'autres chemins possibles dans le futur pour les êtres vivants.

Ochoa était déjà détenteur d'un prix Nobel, qu'il avait partagé en 1959 avec le « grand » Arthur Kornberg pour les travaux qu'ils avaient accomplis l'un et l'autre sur la biosynthèse des acides nucléiques, le premier, nous l'avons vu, pour la découverte de la PNPase, le second pour ses magnifiques recherches mettant en lumière la biosynthèse enzymatique des ADN par les ADN polymérases — ADN dépendantes. Nirenberg devait se voir décerner à son tour la très haute distinction en 1968. Il partagea le prix Nobel avec R. Holley et G. Khorana. Beaucoup regrettèrent que M. Manago ne fût point du nombre...

LES GRANDES ÉTAPES DE L'EXPRESSION BIOCHIMIQUE DU GÈNE

Dans la décennie qui s'est écoulée entre 1960 et 1970, la biosynthèse des « macromolécules informatives » a commencé à faire l'objet d'une analyse minutieuse. Il ne suffisait point d'avoir montré qu'une relation *globale* existe dans la cellule entre les gènes, les messagers et les protéines. Toute la biochimie de ces interrelations était à développer.

TRANSCRIPTION

On commença à rechercher ce qui dans une cellule pouvait assurer le copiage de l'ADN en ARN (transcription), puis on s'attacha à préciser les étapes intervenant dans la biosynthèse des protéines à partir de l'ARN (traduction). Les travaux de plusieurs chercheurs[9] finirent par mettre au jour le mécanisme même de l'étape qui transpose l'information codée dans les gènes en une information tout entière contenue dans l'ARN messager. Le terme de transcription signifie bien ici qu'on ne fait que transposer une information incluse dans cette « bande magnétique codée » qu'est l'ADN, en une « copie fidèle », qui, avec des lettres légèrement différentes (U à la place de T), maintient dans son intégralité l'information initialement présente dans cet ADN, puisque l'ordre d'enchaînement des bases est conservé[10]. À ce stade, il ne s'agit donc pas encore d'un décryptage. Les organites infracellulaires, la machinerie de traduction (ribosomes, tARN, acides aminés) n'interviennent pas encore. Chez les micro-organismes, il s'avéra très clairement qu'une enzyme géante (l'ARN polymérase ADN dépendante) était capable de copier les ADN en ARN de séquences complémentaires. Ces observations révélèrent que le mécanisme de la transcription était relativement simple et qu'il présentait des parentés avec celui de la réplication[11]. En effet, dans le processus de réplication, un ADN polymérase copie l'ADN en ADN, en faisant usage, comme dans la transcription, de nucléosides triphosphates du type général XTP sauf

9. S. Weiss puis P. Berg, Zillig... et quelques autres.
10. Rappelons que seul l'un des deux brins de la double hélice est transcrit en ARN selon le principe de l'antiparallélisme déjà décrit pour expliquer la formation de la double hélice. Cela veut dire que l'ARN messager est complémentaire et non identique au brin d'ADN copié, par conséquent identique en terme de polarité à l'autre brin d'ADN non transcrit.
11. Toutefois, là s'arrête la parenté. En effet, tandis qu'il suffit d'une enzyme, l'ARN polymérase, pour fabriquer *in vitro* aussi bien qu'*in vivo* un ARN messager à partir de l'ADN, l'ADN polymérase ne suffit pas à synthétiser un ADN double brin à partir d'ADN préexistant. Le processus de la réplication est pour sa part extrêmement complexe et met en jeu pas moins d'une dizaine de protéines ou peut-être même plus.

qu'il s'agit ici de désoxyribo et non de ribonucléoside triphosphates[12].

Les choses sont certainement plus complexes dans les systèmes dits eucaryotiques. D'une part, tandis que chez les bactéries, une seule et même ARN polymérase peut transcrire tous les types de gènes en ARN, donnant ainsi naissance non seulement aux ARN messagers mais également aux ARN des ribosomes et aux ARN de transfert, ou connaît chez les eucaryotes *plusieurs* ARN polymérases spécialisés dans les types d'ARN cellulaires formés. Ainsi l'ARN polymérase qui « transcrit » les ARN messagers n'est-elle pas la même que celles qui catalysent la formation des ARN ribosomaux et des ARN de transfert (P. Chambon). D'autre part, il convient de rappeler que chez les bactéries, comme nous l'avons déjà commenté, la transcription débute sur l'ADN, au niveau d'une courte séquence génétique, appelée *promoteur*, qui sert de point d'attache à l'enzyme de copiage. Chez les eucaryotes, les *signaux de ponctuation* qui assurent, sur l'ADN, « en amont » d'un gène, le démarrage correct de la transcription, sont apparemment plus nombreux que chez les procaryotes. Ces signaux sont souvent dénommés « boîtes » de régulation (comme il existe des boîtes de vitesse !) parce que, si les séquences chimiques qui les caractérisent se retrouvent dans la plupart des « gènes » eucaryoti-

12. La caractérisation des enzymes responsables de la transcription chez les bactéries a permis de vérifier, directement cette fois, avec des molécules purifiées (ADN, ARN polymérases, etc.) que le répresseur est capable d'empêcher *in vitro* la transcription du gène sur lequel il exerce un contrôle négatif (Zubay, Pastan). Une étude particulièrement poussée des interactions entre le répresseur du bactériophage lambda, le promoteur du phage (dont la séquence a été depuis lors déterminée) et l'ARN polymérase, étude due à Ptashné, débouche aujourd'hui sur une représentation tridimensionnelle des interférences entre ces principaux éléments. Désormais ce genre de travail est devenu l'affaire des physico-chimistes et l'on parvient à rendre compte avec une extrême précision de ces interactions.

A

procaryotes
régulation positive
TTGACA
«boîte» Pribnow
TATAAT
transcription site d'initiation
environ − 50
~ 10 pb
~ 35 pdb

levure
UAS
UAS
«boîte» TATA
site d'initiation
jusqu'à 100 pdb

eucaryotes supérieurs
enhancer / éléments régulateurs
c
r
r
«boîte» TATA
TATA$^{A}_{T}$A$^{A}_{T}$
site cap
~ 30 pdb
Enhancers d'amont ou d'aval agissant à longue distance.

B

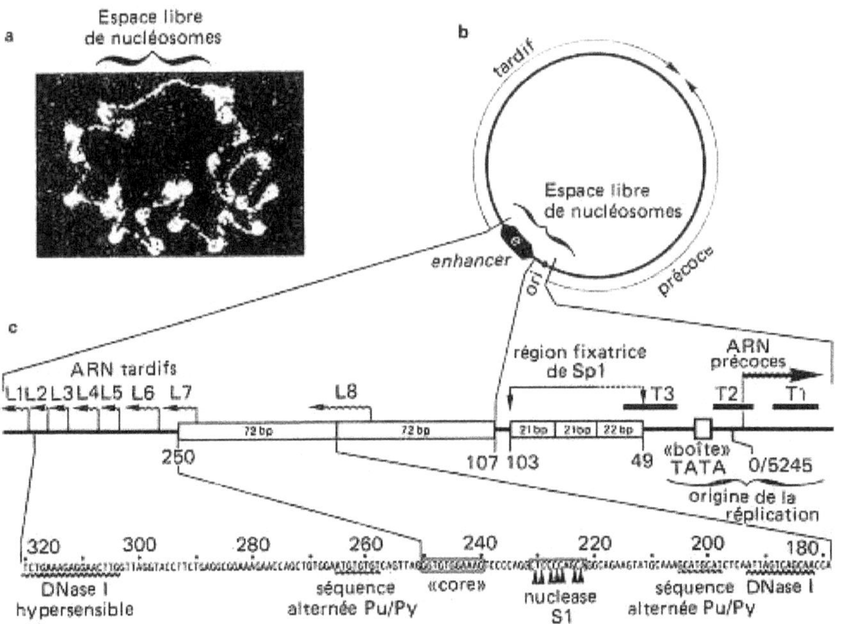

ques avant le point de démarrage, ils peuvent néanmoins présenter certaines variantes qui ne semblent point pour autant en altérer la fonction. On distingue parmi les boîtes de régulation les plus connues, celles qui englobent la séquence TATA (*TATA box* en anglais) séquence qui se retrouve toujours à vingt et un résidus nucléotidiques *avant* le site de démarrage de la transcription. Si le site de démarrage est numéroté « zéro », selon les conventions en vigueur, on dira, dans le jargon très particulier des spécialistes, que la *TATA box* est située à la position — 21. On dis-

Figure 11. — A) Signaux chimiques assurant la régulation de la transcription génétique. On compare ici les situations les plus fréquemment observées chez les procaryotes, chez un eucaryote inférieur (la levure) ou supérieur (cellules animales, etc.). Noter chez les procaryotes l'existence de « boîtes » de régulation dont les positions (à — 10 et — 35 paires de bases), sont très strictes. Les promoteurs procaryotiques sont souvent l'objet d'une régulation négative grâce à l'action d'un répresseur interagissant avec un site opérateur non indiqué ici. Chez la levure, la boîte de régulation riche en séquence TATA *(TATA box)* peut occuper des distances variables par rapport au site d'initiation *(cap)*. On note l'existence d'éléments régulateurs situés en amont (*upstream activation sites*, UAS) qui se lient à autant de facteurs protéiques. Leur nombre et leur position sont variables. (D'après « Eukaryotic transcription », *Current Communications in Molecular Biology*, 1985, p. 2, fig. 1) — B) Organisation détaillée d'un élément régulateur, l'*enhancer* du virus SV40. En « a » figure une électromicrographie du minichromosome du virus. On y dénote la présence de nucléosomes ainsi que la région libre d'histones *(nucleosome free gap)* ; « b » carte simplifiée du génome viral ; l'*enhancer* principal est compris entre les positions 100 et 300 ; « c » agrandissement de la séquence de la région *enhancer* et des promoteurs précoces ou tardifs. Noter le foisonnement de signaux régulateurs (sites fixateurs du facteur SP1 ; *TATA box*, sites fixateurs du facteur T, éléments répétés à soixante-douze paires de bases, régions riches en séquences purines et pyrimidines altérées, etc.) ; L_1... L_8, messagers tardifs du virus. Pour plus de précision se reporter au texte. (D'après *Trends in Genetics*, 1985, p. 226, fig. 3.)

tingue très souvent une autre « boîte de ponctuation », celle dont le prototype est la séquence chimique CAAT (ou *CAAT box*). Mais l'on sait encore fort peu de chose sur ce « code de régulation ». On a de bonnes raisons de penser que d'autres éléments de la séquence d'ADN, situés en amont du site de démarrage, parfois d'ailleurs à des distances considérables (P. Chambon, M. Birnstiel), peuvent influer de façon très significative sur le *taux* de transcription. Parmi ces éléments figurent des courts segments d'ADN, appelés *enhancers* parce que leur présence paraît indispensable au maintien d'un taux de transcription suffisant pour assurer le copiage du nombre adéquat de messagers à partir d'un gène donné (P. Chambon, M. Yaniv). On commence à pouvoir disposer de techniques permettant d'aborder l'étude des signaux de régulation présents au niveau de l'ADN des systèmes eucaryotiques grâce, notamment, aux expériences de transfert de gènes clonés dans des cellules receveuses qui sont susceptibles d'exprimer à des degrés divers le gène étranger ainsi introduit, mais ne le font que pour autant qu'on respecte, à l'intérieur du fragment transféré, certaines séquences particulières situées en amont de signaux de démarrage de la transcription. La délétion de ces signaux particuliers (que l'on peut artificiellement provoquer grâce au génie génétique) abolit alors le fonctionnement du gène transféré (bien que les ponctuations classiques — *CAAT box, TATA box* — soient respectées). Des expériences fort intéressantes ont été menées dans cette direction en analysant l'expression des gènes codant pour la « globine » (Chao et col.), les interférons (Zinn et col) ou les actines (Melloul et col).

Le schéma décrit dans la *figure 11* tente de donner au lecteur un aperçu de la complexité des éléments de ponctuation les plus répandus ; mais ces données ne trouvent sans doute leur véritable signification que si elles sont intégrées à un modèle à *trois dimensions* ; en d'autres termes, des signaux distants les uns des autres sur une échelle linéaire sont dans la réalité probablement rapprochés, du fait des contraintes de repliement (compaction) qu'admet l'ADN des eucaryotes dans la chromatine. On ne connaît cependant que peu de chose sur les lois de ce superenroulement dans les nucléosomes.

Deux traits tout à fait caractéristiques des ARN messagers chez les eucaryotes ont ensuite été découverts. Leur mise en évidence n'a d'ailleurs point manqué de surprendre les biochimistes : le premier concerne l'existence, *en début de chaque ARN messager* (c'est-à-dire selon les conventions biochimiques en vigueur, en position dite 5'-phosphate terminale), d'une très courte séquence comportant des liaisons atypiques : il s'agit de ce que l'on dénomme *cap* en anglais, sorte de « coiffe » dont se « pare » chaque messager et dont la présence est indispensable à la traduction correcte de celui-ci en protéines. Les réactions biochimiques qui assurent la mise en place de la séquence *cap* sont bien connues. On sait qu'elles se produisent dès le démarrage de la transcription et sont sous la dépendance d'un signal ADN particulier. Le site dit de *capping* est donc, par convention, situé au point zéro sur l'échelle vectorielle de transcription. L'autre caractéristique est liée à la présence, à l'extrémité terminale (3'OH) du messager transcrit, d'une séquence formée par l'enchaînement successif de résidus d'adénine : la séquence « poly A » (Brawerman, Darnell). Notons qu'il existe quelques exceptions à la règle de la « polyadénylation » terminale : certains « messagers » (par exemple ceux des protéines basiques du noyau, les histones) ne la subissent pas, d'autres ne comportant que de très courtes séquences « poly A ». Le rôle de cette élongation terminale par des « restes » d'adénine, une fois terminée la transcription de la chaîne du messager, n'est pas encore pleinement élucidé. Tout semble indiquer qu'elle se produit avant que la chaîne de messager ne quitte le noyau de la cellule eucaryote. Divers auteurs ont imaginé que la séquence « poly A » serait impliquée dans le « transfert » des messagers du noyau vers le cytoplasme. D'autres pensent qu'elle influe sur leur degré de stabilité.

Toutes ces « singularités » (existence de véritables ponctuations génétiques réglant les taux de transcription, réactions de *capping* et de polyadénylation) ont accrédité l'idée que les mécanismes d'expression génétique chez les eucaryotes, du moins à l'étape de *transcription*, revêtent un caractère différent de celui qui s'applique à la transcription chez les procaryotes. N'oublions pas que le matériel génétique des eucaryotes présente une organisation physico-chimique (chromatine) et chimique (discontinuité des séquences de codage) qui le distingue beaucoup de celui des micro-organismes.

TRADUCTION GÉNÉTIQUE

La transcription de l'ADN en un ARN messager, première étape de l'expression génétique, est une opération somme toute relativement simple puisqu'elle ne met en jeu qu'une seule enzyme définie, la précision dans l'opération de recopiage étant assurée par un jeu de « facteurs » protéiques qui sont en nombre limité. Le mécanisme de la traduction de la séquence de nucléotides du messager en séquence d'acides aminés est, quant à lui, beaucoup plus compliqué dans son principe même. En effet, si la transcription est une opération de simple copiage, la traduction implique, comme son nom l'indique, une transposition de code, un décryptage. Pour utiliser une expression imagée (mais qui n'a ici aucune prétention métaphysique) la cellule doit « comprendre » un texte. Ce texte, c'est la succession des signes, ou « mots » que représentent les codons juxtaposés dans la longue chaîne de l'ARN messager, codons dont on se souviendra qu'ils sont eux-mêmes composés dans un alphabet à quatre lettres (les bases des nucléotides : A G U C). Alors que notre cerveau traduit un texte en images et symboles, ayant un contenu cognitif défini, et capables de receler une signification précise concernant l'action, la décision, ou simplement l'évocation, la cellule traduit le messager en protéines. Pour ce faire, elle doit pouvoir opérer une transition du texte nucléotidique de l'ARN dans le langage des protéines. Dans les années soixante, on pensait tout simplement qu'elle était capable de « disposer » directement des acides aminés face à des ensembles de nucléotides. Mais on s'est peu à peu rendu compte que le mécanisme mis en œuvre reposait sur un principe de démultiplication admettant de nombreuses étapes intermédiaires. Il n'est en rien direct.

Avant de l'explorer un peu plus avant, certaines caractéristiques générales de la traduction méritent d'être soulignées. Tout d'abord les interactions stérospécifiques (non covalentes) qui assurent le transfert d'information du messager à la protéine font intervenir, nous venons de le souligner, plusieurs étapes successives. Celles-ci mettent en jeu plusieurs constituants cellulaires, dont chacun reconnaît son partenaire fonctionnel immédiat et *celui-ci seulement*. Le début de la séquence des événements « ignore » la fin. Pour être plus précis, il n'y a pas de relation (stérique) *directe* entre le triplet codant de l'ARN messager et l'acide aminé « codé » par ce triplet. Qu'on me pardonne la comparaison, mais cela évoque d'une certaine manière le fonctionnement d'un réseau d'agents secrets, où chaque agent ne connaît que son « contact » immédiat, mais où n'est transmise à chaque étape que l'information juste nécessaire à l'accomplissement d'une phase précise de l'opération ; de sorte qu'il n'est pas possible de « remonter » au sommet de la « filière » mais que le plan final est cependant mis à exécution !

En second lieu, et contrairement à ce que l'on imaginait au début, le décodage des triplets du messager a lieu selon une réaction *séquentielle*, c'est-à-dire « triplet après triplet ». Il démarre à une extrémité de la chaîne du messager et se termine en une autre, selon une direction bien définie (appelée, en langage technique, « polarité »). Lorsque les premières spéculations concernant le rôle des ARN en tant que matrices d'assemblage des acides aminés virent le jour, on imaginait au contraire un processus d'assemblage *simultané*. Les acides aminés étaient directement mis en place en regard de leur site spécifique ; après quoi, une fois chacun d'entre eux « positionné », un mécanisme agissant à la manière d'une fermeture Éclair les réunissait en une chaîne polypeptidique. Dans le processus traductionnel, comme on l'a, au contraire, clairement établi, « les interactions successives des différents composants interviennent à chaque étape pour aboutir à un polypeptide en voie d'assemblage, résidu par résidu, à la surface d'un constituant (le ribosome). Ceci est comparable à une "machine-outil" qui fait avancer "cran par cran" une pièce en train d'être façonnée ; tout cela fait penser irrésistiblement à une chaîne de production dans une usine de montage » (Monod).

Troisième caractéristique générale, la traduction répond à un mécanisme *irréversible* et *unidirectionnel*. Une fois synthétisée par enchaînement séquentiel des résidus « acides aminés » au contact du messager, la chaîne du polypeptide adopte la conformation thermodynamiquement la plus stable et se détache de la matrice. Cette conformation est propre à chaque protéine et dictée par la seule information que représente *l'ordre* d'enchaînement et la *nature* des résidus. Aucune information n'est transférée dans le sens *inverse*, c'est-à-dire de la protéine ainsi formée vers l'ARN ou l'ADN. « Le système tout entier — écrit Monod —, par conséquent, est totalement, intensément conservateur, fermé sur soi-même et absolument incapable de recevoir quelque enseignement que ce soit du monde extérieur. » L'auteur de l'ouvrage *le Hasard et la Nécessité* voyait d'ailleurs en ceci l'explication de l'extraordinaire stabilité des espèces.

Le fait que chaque élément du système agisse pour son propre compte, que la traduction génétique n'implique pratiquement pas de régulation rétroactive (telle qu'une étape accomplie en aval de la chaîne influe sur le déroulement de l'étape amont ou sur sa vitesse), le caractère parfaitement séquentiel et polarisé, son irréversibilité et son « unidirectionalité », tout ceci donne une impression assez « déterministe » à l'ensemble du processus[13] : à partir du moment où il démarre, toutes les réactions qu'il comporte s'enchaînent en une cascade d'événements convergeant vers un but et un seul : la fabrication d'une protéine. On imagine donc aisément l'extraordinaire *précision* avec laquelle chaque rouage moléculaire doit être conçu et doit fonctionner. La plus petite erreur dans la lecture d'un codon, du messager, et tout le processus est faussé : par exemple, la protéine fabriquée n'adoptera pas sa conformation normale (elle sera inutile), ou bien elle ne sera synthétisée qu'à l'état de fragment. Rien d'étonnant, dès lors, à ce que les biochimistes aient isolé, comme nous le verrons, une pléiade de facteurs protéiques (trois pour le démarrage du processus, trois au moins pour son déroulement, deux à trois pour son arrêt...), sans compter les quelque soixante tARN adapteurs, les vingt enzymes d'activation, et, bien, entendu, le messager, les ribosomes, eux-mêmes fort complexes dans leur infrastructure...

Un dernier point mérite d'être souligné : toute l'opération de traduction d'une chaîne de messager a lieu dans une bactérie en moins d'une minute. On peut calculer qu'en moyenne il faut à la cellule de l'ordre d'un dixième de seconde pour « reconnaître » la signification d'un codon du messager et pour le « traduire ». Or, si l'on est

---

13. À vrai dire, depuis quelques années, on est parvenu à la conclusion que le mécanisme de traduction n'est pas si « déterministe » et « aveugle » que son étude première en donnait l'impression. Il est fort vraisemblable qu'il obéit à des régulations capables d'affecter, par exemple, la vitesse de traduction des ARN messagers, notamment en fonction de la nature chimique des codons. En effet, nous avons vu que le code génétique était dégénéré (plusieurs codons par acides aminés). Or chaque espèce cellulaire renferme des quantités d'ARN de transfert (ARN adapteurs) dont les proportions *relatives* peuvent varier beaucoup dans la réserve cellulaire. Il peut alors se faire que, pour certains codons, le tARN adapteur soit particulièrement rare. Cela entraînera un ralentissement dans la chaîne de production. Plus généralement, il semble qu'existent de véritables phénomènes d'encombrement du trafic des ribosomes dont le rôle téléonomique commence à peine à être élucidé (M. Manago).

en mesure de décrire de façon précise la séquence des événements qui se produisent, il faut bien réaliser que cette description n'est qu'approchée. Reconnaître et traduire un codon en un dixième de seconde, cela implique des changements physicochimiques de conformation beaucoup plus rapides au niveau de la tête de lecture : le ribosome. Imaginons en effet que celui-ci opère par le système des « essais » et « erreurs ». Il lui faudra sans doute « essayer » de « positionner » plusieurs tARN adapteurs face au codon reconnu *avant* d'ajuster celui qui convient. Le temps de « résidence » des tARN adapteurs incorrects face à un codon donné doit donc être extrêmement court. Comment de tels mécanismes de choix peuvent-ils être accomplis en des espaces de temps aussi restreints ? Quelles sont les interactions physicochimiques et les changements de conformation impliqués ? On sait bien qu'à côté des aspects « phénoménologiques » couverts par la biologie moléculaire, il y a place pour un domaine d'études beaucoup plus précis, qui repose sur l'analyse des transconformations ultrarapides. Ce niveau d'analyse ne permet pas encore de donner une représentation des phénomènes à une échelle spatio-temporelle aussi complète et précise qu'on pourrait le souhaiter, même si de nombreux physicochimistes continuent de s'intéresser à ces réactions ultracourtes[14].

Il n'est point dans notre intention de « décrire » le détail des étapes de la traduction génétique. Les manuels de biochimie l'ont fait depuis longtemps et avec une précision bien supérieure à celle que je serais amené à

14. L'étude par la technique du graphisme moléculaire qui permet, grâce aux traitements rapides des conformations au moyen des ordinateurs et à la représentation sur écran, d'éprouver un très grand nombre d'interactions entre les éléments participant à la traduction génétique (ribosomes, t-ARN, amino-acyles tARN synthétases, etc.) ne devrait pas manquer de fournir d'ici peu des informations d'un grand intérêt (cf. par exemple les travaux du groupe de J.-P. Ebel à l'Institut de biologie moléculaire de Strasbourg).

apporter ici. Il peut néanmoins s'avérer intéressant de mettre en relief certains aspects du phénomène tels que :

— l'activation des acides aminés précédant leur alignement sur la matrice ;

— la nature des signaux qui, au niveau du messager, permettent le bon démarrage et l'arrêt correct des processus de lecture ;

— le rôle des adapteurs ;

— la façon dont un ribosome, véritable tête de lecture, se meut sur le messager, tel un train, du signal départ jusqu'au signal stop.

ACTIVATION

Dans la nature, toute mise en ordre demande de l'énergie. Avant d'être accroché à l'« ***adapteur**** » qui le placera au bon endroit face au codon du messager, chaque acide aminé *reçoit* ce supplément d'énergie à partir d'une substance, à haut potentiel d'hydrolyse, ainsi appelée parce que son clivage en milieu aqueux libère une énergie importante. Cette substance à haut potentiel est d'ailleurs la véritable monnaie d'échange énergétique de toute cellule et est communément utilisée pour toute opération mobilisant un flux d'énergie dans une direction ou dans une autre : il s'agit de l'acide adénosine triphosphate, ou ATP.

> Il y a plusieurs années, F. Lipmann, qui généralisa la notion de substance à haut potentiel d'hydrolyse, puis W. Maas, Zamenick, Hoagland..., ont montré que chaque acide aminé, avant d'être « incorporé » dans une chaîne de protéine, doit d'abord être « activé » (énergétiquement, s'entend). Un complexe s'établit avec l'ATP et l'enzyme qui est responsable, pour chaque acide aminé, de cette activation. Ce complexe (enzyme-AMP-acide aminé) *prépare* donc l'acide aminé à réagir avec la molécule adapteur qui le disposera en regard du codon du messager qui lui corres-

pond. La réaction, qui prépare au « positionnement », implique la formation d'un amino-acyle tARN. Celle-ci résulte de l'interaction du premier complexe enzyme-AMP-acide aminé avec le tARN reconnu par l'enzyme d'activation. À noter — ce point constitue l'un des principes fondamentaux de la traduction — que, dans ces réactions préparatoires, l'acide aminé ne reconnaît pas *directement* son tARN adapteur (ou réciproquement). C'est l'enzyme d'activation propre à l'acide aminé qui réagit d'abord avec celui-ci, puis avec l'adapteur. En d'autres termes, l'acide aminé ne connaît que son enzyme d'activation, qui est le vrai « médiateur » dans l'interaction avec le tARN. Cela implique naturellement une capacité de « double reconnaissance » (acide aminé et tARN) de la part de l'enzyme. Nous discuterons ultérieurement des implications de cette médiation en cascade.

PONCTUATION ET TRAFIC

Il est indispensable que la lecture du messager, ou mieux sa traduction effective, commence et finisse aux bons endroits. Cela se comprend aisément. Le messager est un texte ou plutôt une phrase, formée de mots : les codons. Pour la lire convenablement, il faut respecter la ponctuation, sinon le sens du message est faussé, ou nul.

S'agissant des codons de démarrage et des codons d'arrêt de lecture, l'essentiel a déjà été dit. Toutefois, le démarrage, plus souvent appelé « initiation » par les auteurs anglo-saxons, fait appel à une batterie complexe d'éléments. Il faut mettre en œuvre un amino-acyle tARN *particulier*, le N-formyl-méthionyl-tARN, ainsi que plusieurs facteurs protéiques (baptisés « facteurs d'initiation »), dont l'étude a été menée dans plusieurs laboratoires (Ochoa et Wahba ; Manago, Revel et Gros, etc.). Parmi ces « facteurs », certains ont pour fonction de transporter le N-formyl-tARN (ou tARN initiateur) au niveau du codon de démarrage (AUG ou GUG) présent dans la chaîne du messager associée au ribosome. D'autres facteurs interviennent pour permettre une fixation correcte de l'une des deux sous-unités du ribosome (la particule 30 S) au niveau d'une portion particulière de l'ARN messager qui forme avec l'ARN du ribosome un appariement spécifique (séquence de Shine et Dalgarno). L'arrêt de lecture se produit lorsqu'un ribosome, portant avec lui la chaîne protéique à l'état naissant, rencontre un codon d'arrêt (UAA, UAG, UGA). Un autre facteur, dit de « terminaison », entre alors en jeu, puis une enzyme clive la chaîne polypeptidique naissante de son lien avec le tARN, ce qui entraîne sa libération (Caskey, Chapeville).

APPARIEMENT CODON — ANTICODON — RÔLE DES ADAPTEURS

L'appariement codon-anticodon est cependant la *clef* de tout le processus de lecture. En effet, F. Crick avait réalisé que, du fait de la diversité des radicaux chimiques R, portés par chacun des acides aminés (de constitution R-CH-NH_2-COOH), chaque « reste » d'acide aminé se trouverait positionné à des distances trop *variables* par rapport aux codons du messager, pour que puisse s'établir une liaison peptidique. D'où l'idée de faire intervenir des « adaptateurs », sortes de petits « tuteurs » maintenant, chacun pour ce qui le concerne, un acide aminé différent à la bonne distance de son codon respectif, de façon que les radicaux COO^- et NH_2^+ de deux acides aminés adjacents se trouvent suffisamment rapprochés. L'hypothèse des « adapteurs » possède une autre vertu : on voit mal en effet le type de liaisons chimiques, même non covalentes, qui permettrait d'apparier *directement* chacun des radicaux d'un acide aminé avec un codon, même s'il existe sans doute certaines lois — probablement mises en œuvre à l'ère prébiotique — qui font que des groupes de nucléotides étaient probablement capables d'interagir avec certains acides aminés, avec une très faible affinité toutefois. En revanche, on conçoit qu'il est aisé d'apparier un codon du messager avec une courte séquence présente dans la continuité du tARN adapteur. Cette courte séquence, appelée *anticodon*, est *complémentaire* de celle du codon et lui est antiparallèle. L'appariement met en jeu les mêmes lois de complémentarité que celles qui ont été décrites à propos de la double hélice d'ADN. Ainsi, ce qui dans la cellule « lit » le code, ce n'est pas le ribosome, encore moins l'ensemble des acides aminés : ce sont, nous l'avons dit, les enzymes d'activation. Chacun d'entre eux (il en existe une vingtaine) détient une *double spécificité* qui lui permet d'attacher l'acide aminé approprié au bon tARN adapteur. Après quoi, tout est affaire d'appariements entre paires de bases complémentaires du codon et de l'anticodon. La sélection des lettres, qui vont constituer les mots du langage protéique et leur alignement dans le bon ordre, se fait donc à l'étape d'activation et de transfert aux tARN adapteurs.

Les codons des messagers ne « voient » donc jamais *directement* les acides aminés, ils ne « voient » que leur adapteurs, apparemment conçus dans l'économie cellulaire de telle manière qu'ils incluent dans leur propre continuité un triplet antiparallèle et complémentaire du codon. F. Chapeville et F. Lipmann ont bien démontré que les acides aminés étaient parfaitement « aveugles », ou mieux encore « myopes », vis-à-vis du code de l'ARN messager. Ils sont totalement incapables de le lire sans leurs adapteurs : preuve en est faite que, si le résidu d'un acide aminé particulier, la « cystéine », une fois lié à son tARN spécifique, est modifié *in situ* par des procédés artificiels en un autre résidu, l'« alanine », cet ARN spécifique de la cystéine positionnera l'alanine en lieu et place de la cystéine.

Si l'on réfléchit un instant au présupposé d'une telle situation (celle qui prévaut cependant depuis que la vie existe ou, en tout cas, depuis près d'un milliard d'années), il suggère une « intention phylétique » extraordinaire. À tout le moins, elle illustre de façon saisissante à quel point la traduction et la machinerie cellulaire qui fabrique les éléments requis pour cette étape représentent des systèmes en « boucles téléonomiques », entièrement fermés sur eux-mêmes, révélant une adaptation parfaite au « projet » pour lequel ils sont conçus. Songeons : pour que le code soit « lu », il faut que « préexistent » dans la cellule autant de gènes qu'il y a de types de tARN différents, afin que ces adapteurs puissent être disponibles. Ces gènes, à leur tour, doivent comporter dans leur séquence d'ADN, celle-là même qui, après transcription, sera « reconnue » par certains codons particuliers du messager. Il faut en outre que la configuration tridimensionnelle du tARN soit telle (elle est aussi prédéterminée par la séquence du gène) que l'anticodon soit, stériquement parlant, « exposé », c'est-à-dire capable de se trouver dans une « boucle » et non dans une structure bihélicoïdale. De plus, il faut que la cellule comprenne autant de gènes distincts qu'il existe d'enzymes d'activation (amino-acyles tARN synthétases), chacune de ces enzymes (et par conséquent des gènes correspondants) étant ainsi faite qu'elle ne reconnaît qu'un tARN *et un seul. Par quels jeux sélectifs savants, par quel bricolage moléculaire incessant, l'information contenue dans l'ADN de chaque micro-organisme a-t-elle évolué, comment s'est-elle graduellement modifiée* au point que le système de traduction devienne — pour l'essentiel — un système clos, non évolutif, tournant sur lui-même, affichant, sous chacun de ces aspects, des merveilles d'ajustement et de complémentarité ?

Les lois de l'évolution moléculaire sont encore trop mal comprises pour que l'on soit à même d'expliquer comment les choses ont pu se passer à l'origine. Quelles macromolécules sont apparues les premières ? Sans doute les polyribonucléotides capables d'interagir par liaisons faibles ? Certains d'entre eux, les tARN, auraient acquis une structure tridimensionnelle complexe, les faisant ressembler à des protéines (F. Crick), ce qui aurait permis les premières interactions spontanées avec des acides aminés. Il a bien fallu que ces éléments-là existent pour que les messagers puissent être traduits ! À moins que de tout autres lois d'autoreconnaissance n'aient été mises en œuvre « au début » ? On se perd en conjectures.

L'ACTION ET LE MOUVEMENT DES RIBOSOMES

Enfin, quel est le rôle du ribosome ? Il est double. D'une part, il contribue à *stabiliser* les liens entre *codons* et *anticodons*. En effet, sans les ribosomes, ces liens seraient trop fragiles pour que puisse s'établir un enchaînement peptidique entre deux acides aminés contigus, positionnés chacun par leur tARN respectif. La stabilisation est assurée par certaines propriétés du ribosome imputables à son asymétrie.

> Cette énorme particule (sédimentant à 70 S) comprend en effet deux « composants » dissociables : un grand (50 S) et un petit (30 S). À la particule 30 S est dévolue la propriété de se fixer solidement à la chaîne du messager. Quant à la particule 50 S, c'est elle qui renferme les sites occupables par les amino-acyles tARN, ainsi que par les divers facteurs enzymatiques qui les y transportent (facteurs de transfert ou facteurs T). (S. représente l'unité Sverdberg, du nom du biophysicien suédois qui s'est attaché à l'étude de l'ultracentrifugation des grandes molécules. Plus cette constante est élevée, plus la masse de la molécule est grande.)

D'autre part, le ribosome sert également de « tête de lecture » et doit par conséquent être à même de se *déplacer* le long du messager[15]. C'est également sur cette

---

15. Une fois formé le lien peptidique entre le résidu de l'aminoacyle t-ARN présent au site « aminaocyle » (ou site A) et la partie C terminale du peptidyl t-ARN localisé au site adjacent (ou site P) la liaison est catalysée par une peptide synthétase, activité liée à l'intégrité de la particule 50 S.

grande particule qu'intervient le facteur dit « de translocation » qui, tout en assurant le mouvement du ribosome d'un codon au suivant, permet au tARN adapteur privé de son acide aminé par la formation d'un lien peptidique d'être « éjecté » : ce qui libère le site du ribosome pour la mise en place de l'amino-acyle tARN suivant (F. Lipmann ; M. Manago).

Une chaîne d'ARN messager est généralement parcourue (dans la direction 5' ⟶ 3') par plus d'un ribosome à la fois. De sorte que lorsque la traduction atteint sa vitesse de régime, on observe dans la cellule des assemblages constitués par des chaînes de « messagers », liées à des chapelets de ribosomes, chacun des ribosomes étant porteur d'une chaîne polypeptidique dont la taille est d'autant plus grande que le ribosome considéré se trouve plus proche du codon d'arrêt de lecture. On a donné à ces assemblages le nom de « polyribosomes » (A. Rich). La multiplicité des fonctions d'un ribosome se conçoit assez bien lorsque l'on prend conscience de l'extrême complexité de leur composition et de leur structure. Dans une seule particule 30 S, on ne dénombre pas moins d'une chaîne d'ARN ribosomial (16 S) et de 21 protéines de structure ; on trouve deux ARN : (l'ARN 23 S ; A. Tissières), et le petit ARN 5 S découvert par R. Monier et R. Rosset, ainsi qu'une quarantaine de protéines de structure dans la grande sous-unité (Wittman). En 1969, M. Nomura, qui a consacré à l'étude des ribosomes de très remarquables travaux, est parvenu à démontrer que la formation d'une particule ribosomiale obéit à des lois d'assemblage épigénétiques. Il suffit en effet de *mélanger* dans certaines conditions ARN et protéines pour reconstituer complètement un ribosome actif. L'étude de la structure des ribosomes, tant au plan biochimique qu'au niveau de son ultrastructure, a été poussée à un très haut degré de raffinement.

Les mécanismes de la traduction sont, à des variantes près, identiques chez les organismes supérieurs et les micro-organismes, bien que les ribosomes diffèrent dans leurs dimensions ainsi que dans leurs compositions en ARN et protéines, et que les « facteurs » impliqués soient un peu plus complexes.

Ainsi, dans le début des années soixante-dix, le fantastique « ballet » des transcriptases, des amino-acyles tARN, des facteurs protéiques, des messagers et des ribosomes, était-il compris dans les moindres phases de son ordonnancement. S'il restait, et tel est encore le cas aujourd'hui, des éléments à préciser, c'était bien davantage au niveau de la physico-chimie des interactions en jeu (à des échelles de temps extrêmement brèves, auxquelles sont perceptibles les processus de transconformation) qu'au niveau phénoménologique global.

Deux grands concepts émergeaient de cet ensemble de connaissances liées aux mécanismes de l'expression des gènes étudiés, pour l'essentiel, chez les micro-organismes : le concept de *flux unidirectionnel de l'information*, plus connu des biologistes sous le nom de « dogme central de la biologie moléculaire » et le concept de *colinéarité* entre ADN et protéines.

S'agissant du « dogme central » (évoqué sans doute pour la première fois par F. Crick), son énoncé est des plus simples :

« Dans les systèmes biologiques, l'information génétique s'écoule *toujours* des gènes vers les acides ribonucléiques messagers, et de ces ARN vers les protéines. » Ce qui prit très vite la forme d'un schéma : « ADN ——► ARN ——► protéines. »

Ainsi formulé, le dogme présentait non seulement l'intérêt de résumer — sur le mode einsteinien — quinze années de recherches sur les mécanismes de l'expression des gènes, mais, dans sa symbolique, il recelait aussi une grande vertu : montrer, par le sens même des flèches, que le flux « informationnel » *ne peut emprunter* d'autres directions. En particulier, il s'avérait extrêmement peu plausible, après la découverte de la transcription génétique ADN dépendante, que l'information puisse être transférée à contre-courant, c'est-à-dire de *l'ARN vers l'ADN* !

Nous verrons pourtant que ce principe sera mis en défaut avec la découverte des « transcriptases inverses », enzymes qui copient l'ARN en ADN, de manière à ce que soit transmise héréditairement l'information initialement comprise dans une séquence d'ARN. Bien que ces enzymes aient principalement été mises en évidence chez un groupe particulier de virus, *les rétrovirus*, on a de bonnes raisons de penser qu'ils peuvent aussi intervenir, dans certaines conditions, au sein des cellules.

S'agissant de la *colinéarité*, l'idée était que, dans une cellule, on doit toujours s'attendre à trouver un ajustement colinéaire et vectoriel (c'est-à-dire calculé à partir d'une origine donnée) entre l'alignement des codons de l'ADN et l'alignement des acides aminés dans la protéine codée par cet ADN.

> De très belles expériences, dues au départ à Dintzis, avaient montré que, lors de la formation des chaînes protéiques, les premiers « restes » d'acides aminés assemblés sont ceux qui sont situés au voisinage de la portion N-terminale de la future protéine et les derniers ceux qui sont situés en position C-terminale. En d'autres termes, la synthèse d'une protéine obéit à une *polarité stricte*, chaque acide aminé étant séquentiellement incorporé.
>
> Ingram avait ensuite démontré qu'une mutation ponctuelle, donc le changement supposé du nucléotide dans un seul triplet de l'ADN, peut, dans certains cas, entraîner la substitution d'un acide aminé par un autre, cette substitution étant la seule observée dans l'ensemble de la chaîne protéique. Ainsi, *l'anémie falciforme*, maladie héréditaire affectant la chaîne de globine, est due à une mutation ponctuelle telle que l'acide glutamique de la chaîne de globine est remplacé par la valine et *c'est la seule modification observée*. Cette observation, rapidement étendue à d'autres cas de figure, permet d'accréditer l'idée d'une correspondance colinéaire, point à point, entre l'ADN et la protéine.
>
> Enfin diverses expériences (S. Brenner) mirent à profit l'existence de mutations qui transforment la significa-

tion ordinaire d'un codon en une ponctuation d'arrêt. Prenons l'exemple du codon UAA, l'un des codons de terminaison. Un tel codon peut *apparaître* artificiellement, *à l'intérieur* de la séquence normale d'un ARN messager, à la suite d'une mutation affectant par exemple les codons UAU ou UAC codant pour la tyrosine, du fait d'un changement de la troisième lettre du triplet. Ce type de mutation, on le conçoit, *interrompra* la lecture du code à l'endroit où apparaît ainsi le codon d'arrêt. De fait, il existe des amino-acyles tARN particuliers, dits « suppresseurs », qui résultent de mutations apparues dans certains gènes des ARN de transfert, et qui sont capables de « restaurer » la lecture interrompue. Tout se passe comme si les tARN de ces suppresseurs avaient acquis, au niveau de l'anticodon, la capacité de s'apparier aux codons « non sens ». Les protéines restaurées par suppression pourront donc inclure, au site même de cette restauration, un reste d'acide aminé distinct de celui qui est normalement présent lorsque le gène de structure n'est pas muté (voir les travaux d'A. Garren). De telles mutations dites « non sens » (non « supprimées ») ont pour conséquence que le gène où elles se produisent, gouverne alors la synthèse d'une chaîne de protéine *incomplète*. Il se trouve que l'ADN de bactériophage de série T se prête particulièrement bien à ce type d'études, car on peut, en soumettant le phage à l'action de certains mutagènes, accroître considérablement la fréquence des mutations « non sens » à l'intérieur d'un même gène, et selon *l'emplacement* de ces mutations, obtenir des fragments d'une *même* protéine phagique présentant la même origine, mais *des longueurs différentes*. En déterminant les tailles de ces fragments et les emplacements des sites mutés, il devint possible de vérifier, à un codon près, le principe de colinéarité.

Nous sommes donc à la fin des années soixante, l'établissement de ces trois grands principes : *l'universalité du code génétique*, le *dogme central* et *la colinéarité*, symbolisant de façon très claire le cheminement et les succès de la biologie moléculaire du gène, depuis la découverte de la double hélice. La biologie moléculaire, grâce surtout aux travaux de l'école de Paris, principalement à Jacques Monod et F. Jacob, dans les années soixante, « a réussi à s'intégrer au schéma néodarwinien » (J. Ruffié). En expliquant les différentes étapes de l'expression génétique et leur régulation — du moins sur des modèles procaryotiques —, les biologistes moléculaires n'ont pas seulement décrypté le langage chiffré des gènes, ils ont également fourni une clef explicative à l'ontogenèse moléculaire d'un grand nombre de structures biologiques complexes. Ils ont en effet montré comment l'on peut, en général, passer d'un palier d'intégration au palier suivant. Tout le problème réside — le lecteur s'en est rendu compte — dans la transposition d'une information *linéaire* (ADN — ARN messager) en une information d'un ordre supérieur, celle qui est contenue dans la conformation *tridimensionnelle* des protéines. Or, d'une part, c'est cette conformation à trois dimensions qui va, à son tour, régler nombre de fonctions cellulaires et de processus épigénétiques : reconnaissance intercellulaire, communication, assemblage des organites, interactions de toutes sortes conduisant à des ensembles, chez certains organismes, à des populations intégrées. D'autre part, les biochimistes ont également démontré (Anfinsen) dans les années cinquante-cinq, que la séquence linéaire d'un polypeptide étant donnée, c'était sa conformation thermodynamiquement la plus stable qui s'instaurait *automatiquement*, c'est-à-dire sans qu'une intervention exogène supplémentaire soit nécessaire, sans autre « instruction » que celle qui est impartie à l'ordonnancement des acides aminés par l'enchaînement des acides nucléiques du gène et du messager.

Toutes les propriétés révélées par cette ontogenèse moléculaire sont donc impliquées dans cette information primitive, ce qui fait dire à Jacques Monod (*le Hasard et la Nécessité*, p. 109) : « La construction épigénétique d'une structure n'est pas une création : c'est une révélation... À chacune de ces étapes, des structures d'ordre supérieur et des fonctions nouvelles apparaissent, qui, résultant des interactions spontanées entre produits de l'étape précédente, révèlent, comme un feu d'artifice à plusieurs étages, les potentialités latentes des niveaux inférieurs. Tout le déterminisme du phénomène trouve sa source en définitive dans l'information génétique représentée par la somme des séquences polypeptidiques interprétées, ou plus exactement filtrées par les conditions initiales[16]. »

Ainsi, la biologie moléculaire apportait-elle aussi une explication d'une remarquable limpidité à l'épigenèse. Elle s'inscrivait, à l'instar de la théorie atomique en physique (et à mon sens elle s'inscrit toujours), comme l'une des plus grandes réussites intellectuelles de ce siècle.

Quoi qu'il en soit, les vingt années qui ont suivi l'établissement de la structure cristalline de l'ADN auront probablement marqué l'apogée de cette démarche. Sans doute parce qu'ils surestiment la portée des modèles procaryotiques, la plupart des biologistes du moment pensent alors que la génétique moléculaire n'a plus, ou pratiquement, de secret à livrer. « On sait tout des gènes. » Comme je l'ai dit dans l'introduction de ce livre, bien des chercheurs sont tellement convaincus de cet état de fait, que c'est vers la neurobiologie qu'ils vont désormais porter leur attention. Au grand bénéfice de cette science il est vrai, mais sans se douter qu'il va suffire de quelques années à peine pour qu'un nouveau paradigme génétique commence à voir le jour avec la découverte des ***rétrovirus*** *, du génie génétique ainsi qu'avec les premières explorations dans l'organisation moléculaire du génome des cellules eucaryotiques. La génétique moléculaire est bien loin d'avoir terminé son odyssée.

---

16. J. Ruffié précise que c'est le schéma mutationniste classique des années 1930-1950 qui inspirait le raisonnement de J. Monod et « il ne tenait compte ni de la sélection populationnelle dont Dobzhansky le premier a montré l'importance, ni des processus stochastiques mis en lumière par Kimura ».

CHAPITRE VI

Le « boom » du génie génétique

LA BIOLOGIE MOLÉCULAIRE EN QUESTION

L'histoire du cheminement des idées, en sciences comme en art, nous apprend qu'on ne pousse jamais impunément l'exploitation d'un concept ou d'une méthodologie à son maximum d'expression, sans que, par une sorte d'effet tampon, agissant comme un vaste régulateur sociologique, un sentiment de saturation ne finisse par se substituer à celui de plénitude qui s'était attaché à la démarche première. Non seulement des esprits, parmi les meilleurs de la discipline, vont commencer à s'interroger sur l'avenir même de la biologie moléculaire, mais il semble que dans le début des années soixante-dix, elle commence dans son ensemble à entrer dans une période de crise. Certes, mue par la « dynamique » de ses succès, elle poursuit son chemin et continue à obtenir ici et là d'importants résultats, mais l'originalité n'est plus toujours au rendez-vous. Il faut se rendre à l'évidence, la recherche marque un certain piétinement et le cœur n'y est plus.

Cette période de « creux de vague » s'accompagne, sinon d'un véritable malaise, du moins d'un « questionnement » qui n'est point sans y ressembler. C'est qu'il ne suffit point d'avoir « foncé », telle une armée victorieuse, vers la découverte, encore convient-il de ne point se couper de ses bases. Et c'est pourtant ce qui, à l'insu même de ce réductionnisme triomphant, vient plus ou moins de se passer. On se rend compte peu à peu que la molécule, c'est à la fois beaucoup et pas assez. On ne peut se contenter d'en avoir décrit le ballet merveilleux et ses règles ; ce qu'il faut comprendre, ce qu'il faut embrasser, c'est la vie dans son ensemble, à ses différents niveaux d'organisation, jusqu'aux plus élevés et aux plus complexes, et pourquoi pas ceux-là mêmes qui relèvent de la dimension psychosociale de l'homme. On commence à penser que la fantastique marche en avant des biologistes moléculaires, durant les deux décennies qui suivront la découverte de la double hélice, a laissé derrière elle maintes questions essentielles auxquelles l'homme ne peut désormais se dérober.

Au niveau philosophique d'abord, la croyance selon laquelle tout est facilement réductible à un déterminisme génétique sans faille et obéit à des programmes parfaitement prédéterminés, dont la persistance est le fruit d'avantages sélectifs patiemment accumulés au cours de l'évolution cellulaire, cette projection maximaliste du fameux aphorisme de Lucrèce trouvera son chantre le plus convaincu en Jacques Monod, à la charnière de deux décennies (celle qui a vu dans le code génétique universel et la régulation des gènes la clef de tout événement biologique même le plus complexe, et celle qui commence à s'interroger sérieusement sur tout ce qui n'est pas réductible à un simple programme). La publication du livre de Monod va rencontrer le succès attendu pour un ouvrage profond et écrit par l'un des hommes les plus brillants de cette époque, mais elle n'en suscitera pas moins des réactions extrêmement vives. Elles montrent à quel point l'opinion n'accepte pas facilement les thèses probabilistes comme moyens d'explication et surtout comme règles de vie. Il faut bien se rendre à l'évidence : une sorte d'agacement, plus encore que de scepticisme, est né des succès pourtant incontestables de la biologie moléculaire. Certains parleront de simplisme philosophique face aux professions de foi de Jacques Monod. D'autres de teilhardisme « réactualisé ». Agacement, scepticisme reflétant peut-être une certaine crainte[1].

Non, il ne peut se faire que la biologie moléculaire réduise notre vie, nos comportements, à des règles aussi simples que celles qui prévalent chez des micro-organismes. D'autres principes d'explication doivent être trouvés. La génétique a ses limites ! D'ailleurs, et surtout, elle étouffe, elle emprisonne, elle freine nos aspirations. Certains — les psycho-physiologistes notamment —, lui accordent la place la moins importante dans l'échelle des causalités de nos comportements. On sait bien qu'ils aimeraient pouvoir en ignorer les contraintes et jusqu'à l'existence ! Par extrapolation, on s'en prend souvent à la biologie tout entière. De là à dire qu'elle se veut eugénique, directive, universelle, qu'elle a des prétentions socio-politiques, qu'elle tourne le dos à la condition profonde de l'homme, il n'y a qu'un pas ! On assiste, d'une certaine manière, à une révolte, qu'abriteront parfois sous le même étendard les églises et l'écologie, oubliant une fois de plus que la science n'est *en soi* ni bonne ni mauvaise. Elle est l'émanation naturelle d'une société donnée et ne fait que réfléchir, tel un miroir, les objectifs et les valeurs de la société qui l'a suscitée.

Au niveau scientifique, il sera fait reproche à la biologie moléculaire — du moins celle de cette époque-là — de ne pas avoir su s'intéresser aux systèmes biologiques intégrés, et, partant, à l'homme lui-même, à sa santé, à sa nutrition, à son bien-être, à sa biosphère. Ceci recouvre plus ou moins consciemment deux types de reproches : l'un relève au fond de l'*heuristique*, l'autre de la *morale sociale*.

---

1. Que l'on retrouve transposée sous une autre forme (mais c'est au fond la même inspiration qui l'anime) dans l'attitude du public face au génie génétique et aux nouvelles techniques de procréation artificielle, deux thèmes pourtant bien distincts.

Dans un ouvrage[2] que nous avons publié F. Jacob, P. Royer et moi-même, François Jacob résume bien la situation :

> « Au cours des trente dernières années, pendant lesquelles la biologie de base a connu des développements spectaculaires, sa démarche est restée avant tout *analytique*. Des progrès considérables ont permis d'étendre la connaissance et l'organisation des éléments constituant le vivant, des macromolécules aux cellules. C'est seulement maintenant que, la démarche analytique ayant atteint son épanouissement, il devient possible d'étudier systématiquement les mécanismes régulateurs qui régissent les fonctions hautement intégrées comme, par exemple, la division de la cellule et la croissance. Si l'approche réductionniste n'a cessé de remporter des succès, elle n'en a pas moins des limites. Dans de nombreux cas, elle est nécessaire mais non suffisante. Selon toute vraisemblance, on verra dans les années à venir se développer en parallèle une autre approche plus *intégrative* et *organismique*, dans l'étude des grands problèmes de la biologie, que ce soit le développement de l'embryon, le fonctionnement du cerveau en relation avec le comportement ou le fonctionnement d'un écosystème tel qu'un lac ou une forêt. Les systèmes d'intégration revêtent également une grande importance pour de nombreuses applications de la biologie et notamment pour certains problèmes de santé. En effet, la plupart des grandes affections aujourd'hui observées dans les pays occidentaux : les maladies vasculaires, le cancer, les désordres mentaux, correspondent à des troubles de régulation dans certaines grandes fonctions. »

Ceci nous amène à discuter de l'apport que l'on peut attendre de la biologie moléculaire dans le secteur des applications en général.

---

2. F. Gros, F. Jacob, P. Royer, *Sciences de la vie et Société*, Documentation française, 1979.

Nous avons déjà signalé, à ce propos, quelle était la position de certains grands auteurs de cette discipline. De façon générale, il faut bien admettre que dans la période qui s'est écoulée entre 1950 et 1970, les objectifs que les sciences de la vie se sont assignés ont fort rarement embrassé les domaines d'application. À l'exception d'études tendant à établir un lien entre l'activité thérapeutique de certaines molécules (antibiotiques ou « analogues » synthétiques de métabolites naturels) et les perturbations qu'elles sont susceptibles d'entraîner par exemple au niveau de la traduction génétique, on peut dire que les biologistes moléculaires se sont bien davantage préoccupés des aspects fondamentaux propres aux vivants que de pharmacologie, de médecine ou d'agriculture. Au point que quelques-uns d'entre eux, tel E. Chargaff, cultivant sans doute une certaine forme de pessimisme autodestructeur, n'ont pas manqué de railler parfois leur propre démarche, estimant que la biologie moléculaire n'avait entraîné aucune découverte importante dans le domaine de la santé publique ou de l'industrie, sous-entendant qu'elle en était intrinsèquement incapable. Dans une interview assez récente (1981), interrogé sur l'apport de la biologie fondamentale à la médecine, il tint ces propos particulièrement durs : « Tous les progrès récents, y compris en immunologie, sont du même ordre scientifique, mais nullement d'ordre pratique. À l'exception des antibiotiques, il n'y a pas eu de grands progrès en médecine. En chirurgie, le progrès a porté sur les instruments. Il y en a eu aussi quelques-uns dans le diagnostic comme le scanner dont on exagère cependant la portée. Toute cette révolution biologique, dont on se gargarise tant, sur quoi a-t-elle débouché au plan pratique, dans les soins au malade ? La coupure est devenue de plus en plus évidente entre les sciences fondamentales et la thérapeutique[3]. »

Il est vrai que Chargaff se définit lui-même comme « pessimiste professionnel ». Il n'en est pas moins vrai

3. Michel Salomon, *L'Avenir de la vie*, Éd. Seghers, coll. « Les virages de l'avenir », 1981.

également que, pendant fort longtemps chez nombre de chercheurs, le refus de songer aux applications a relevé du parti pris délibéré, et que Chargaff ne fait que dire « en noir » ce à quoi plusieurs scientifiques ont adhéré comme à une charte : cultiver l'art pour l'art, c'est-à-dire non seulement ne viser à rien d'autre qu'à l'amélioration des connaissances sans se soucier du reste, mais même trouver une sorte de plaisir intellectuel à cette forme de désintérêt à l'égard du concret.

Je sais que certains ne partagent point mon analyse et je suis conscient du fait qu'il y eut bien des exceptions à cette règle. Il me semble cependant que mon interprétation est proche — dans son ensemble — de la réalité historique. Qu'on ne se méprenne point sur mes propos : j'essaie ici d'expliquer une période de transition et ne porte en aucune façon un jugement de valeur sur le comportement d'une communauté à laquelle j'ai appartenu et continue d'appartenir. D'ailleurs, le fond du problème est simple : faut-il juger les scientifiques ou la science ? Convient-il de jeter sur eux un regard de moraliste ou de sociologue ? Pour la société, est-ce l'attitude individuelle des chercheurs ou les résultats de leurs recherches qui comptent le plus ? Si ce sont les résultats, alors nous savons que l'humanité profite beaucoup plus de l'inattendu et de l'imprévisible en science que de ce qui est planifié. Mais c'est là un débat qui nous écarte de l'histoire du mouvement des idées en biologie au début de la précédente décennie. Revenons à notre propos. Cette période a permis la vérification d'une situation très fréquente dans l'histoire des sciences, à savoir le fait que la connaissance progresse par « sauts successifs », avec des périodes intermittentes, au cours desquelles la discipline en question tente de reprendre son souffle pour un second élan.

Près de cinq ans allaient ainsi s'écouler après l'établissement des grands schémas que nous a valus l'étude moléculaire du gène ; cinq ans au cours desquels les biologistes moléculaires allaient se préparer à l'exploration d'un nouveau monde, qui leur était jusqu'alors demeuré complexe, hermétique, d'approche conceptuelle et méthodologique très difficile : celui des organismes supérieurs eucaryotiques. Pour entreprendre cette exploration, il fallait partir avec de nouvelles bases, s'inspirer de nouvelles voies technologiques, parfois même d'idées révolutionnaires, tout en conservant l'esprit général d'une démarche qui avait si manifestement fait ses preuves. Mais pour le moment nous sommes à la fin des années soixante, la biologie moléculaire, ce n'est plus ce vaste « embrasement » qui nous a valu la double hélice, le code génétique, le répresseur, etc., c'est plutôt un « feu de braise ».

LE SECOND SOUFFLE

Qu'est-ce donc qui devait attiser le feu de braise ? Quels événements allaient le faire repartir ? Qu'est-ce qui allait donner à la génétique analytique moderne ce fameux « second souffle » qu'elle recherchait plus ou moins consciemment ?

Je crois, pour ma part, que deux faits ont contribué à cet état de choses : l'un, qui est passé totalement inaperçu du public, l'autre qui a eu au contraire sur lui un retentissement aussi considérable qu'immédiat[4].

Le premier découle des recherches de certains biologistes s'intéressant à une catégorie particulière d'agents viraux responsables de cancers chez les animaux. En effet, à la fin des années soixante, Howard Temin à l'université du Wisconsin et David Baltimore au MIT caractérisent une nouvelle enzyme qui va être à l'origine — pour les scientifiques du moins — d'un véritable coup de théâtre. Sa découverte va remettre en question l'idée selon

4. Il convient d'ajouter à ces deux facteurs l'essor grandissant de trois disciplines : l'*immunologie*, la *virologie* et la *neurobiologie*, lesquelles allaient jeter un pont entre les aspects fondamentaux de la biologie et la médecine, puis nourrir une nouvelle démarche que l'on peut appeler *biologie du développement*, à quoi se rattachera d'ailleurs après coup la génétique elle-même.

laquelle l'*information* des gènes ne passe que dans un sens, de l'ADN vers l'ARN. En effet, c'est le monde à l'envers ! Les biologistes moléculaires n'en croient pas leurs yeux. L'enzyme de Temin et Baltimore transforme l'ARN en ADN, d'où le nom de transcriptase « inversée » ou « inverse » (en anglais *reverse-transcriptase*) par lequel elle sera désignée. La transcription inversée explique remarquablement bien un paradoxe : comment des virus dont le matériel génétique est fait d'ARN et non d'ADN (et notamment les virus cancérigènes sur lesquels travaillaient Temin et Baltimore, les *rétrovirus*) parviennent-ils à se perpétuer à l'intérieur d'une cellule animale, sous une forme d'« attente » (les biologistes diraient « latente ») ? En effet, Temin n'a-t-il pas émis, quelques années auparavant, en dépit du scepticisme général, l'idée selon laquelle un virus à ARN peut se convertir en un « provirus » c'est-à-dire en un ensemble de gènes viraux (à ADN) *résidant* dans la chromosome des cellules infectées (un peu comme le fameux bactériophage lambda peut se reproduire, soit à l'état végétatif, soit à l'état de prophage) ? On considéra, au début, que ce changement d'état relevait de la magie... pour la simple raison qu'à l'époque des théories de Temin sur le « provirus intégré », on ne connaissait aucun mécanisme biochimique susceptible d'en rendre compte. En particulier, comment passer de l'ARN du virus infestant la cellule à l'ADN du provirus ? Pourtant, certains chercheurs observent que des agents chimiques, connus pour agir sur le fonctionnement des gènes à ADN, empêchent la réplication des rétrovirus à ARN. Il doit donc bien exister un stade intermédiaire à ADN. La transcriptase inverse expliquera tout ceci. Mais plus encore, la théorie du flux unidirectionnel d'information de l'ADN vers l'ARN, le fameux « dogme central de la biologie moléculaire », se trouve sérieusement mise en défaut. Ceci d'ailleurs, pas plus que la découverte de la double hélice, ne trouvera d'écho dans le public. Il s'agit d'une découverte remarquable, mais de caractère trop fondamental. Il n'empêche que pour les biologistes moléculaires, c'est un premier coup. Il montre que la biologie moléculaire du gène n'est pas achevée...

La seconde grande secousse ne sera pas liée comme la précédente à l'ébranlement d'un dogme. Il va s'agir d'une révolution qui présentera, au début, un caractère technologique, mais qui va peu à peu ébranler les idées sur les phénomènes de l'hérédité, plus encore sur l'attitude de l'homme face à ces phénomènes : cette « révolution » — cette fois-ci le mot n'est pas trop fort —, c'est la découverte des techniques de recombinaison artificielle, plus connue depuis sous le nom de *génie génétique*. Non seulement elle va, à partir de 1973, redonner une certaine ardeur aux biologistes moléculaires, mais elle va s'avérer d'une importance socio-historique considérable, ayant en ceci une portée sans doute aussi grande, dans le public, que l'annonce des premiers succès de Louis Pasteur en 1885 dans le domaine de la vaccination. En effet, grâce à elle, à travers elle, les biologistes du monde entier vont se trouver placés (et encore aujourd'hui) sur l'avant-scène de l'actualité. Partageant en ceci la vedette avec les spécialistes de l'information et de l'espace, ils seront désormais impliqués dans l'interrogation que pose le monde présent aux technologies nouvelles et à leur impact sur la société. Comme à l'époque où Pasteur osa injecter à un être humain un virus extrêmement dangereux[5], la rage, comme à l'époque où l'on généralisa la pratique de la vivisection pour étudier les grandes fonctions physiologiques, le public refuse les « gènes manipulés », puis argumente et finalement accepte. Cette acceptation, qui ne recouvre d'ailleurs pas *toutes* les formes de manipulation génétique, ne sera donc pas immédiate. C'est que les problèmes de cette « nouvelle génétique d'intervention » auront interpellé, chemin faisant, non seulement les philosophes, les théologiens, les juristes, les législateurs et les hommes politiques, mais l'homme en général.

5. À l'état atténué, bien entendu, mais à l'aube des premières tentatives sur la vaccination, il prenait un très grand risque. D'où ses terribles et célèbres débats de conscience.

Tant qu'il s'est agi des bactériophages, de la double hélice et même du code génétique, le public a considéré que c'était là affaire de savants. De fait, ce fut même souvent l'affaire d'une poignée d'entre eux : « Un pur jeu intellectuel, un folklore qui intéressait à peine une dizaine de personnes sur la planète », dira F. Jacob.

Mais à partir du moment où l'on commence à entrevoir les nouvelles possibilités socio-économiques qu'offre la génétique, qu'il s'agisse de reproduction humaine, de diagnostic prénatal mais également du génie génétique et de ses applications, la société, par fantasme, par éthique, par intérêt ou par crainte, commence à réaliser que cette poignée de savants pourrait bien changer demain notre mode de vie, et qu'elle pourrait bien changer la vie tout court.

Un philosophe, Michel Serres, s'exprime en ces termes : « [...] Le troisième domaine de l'éthique cerne le passage des possibles à l'existence. Décision divine à l'âge classique, mécanisme naturel aveugle laissé à la nature ou au temps depuis Darwin, responsabilité à nous confiée de manière croissante depuis que nous intervenons dans le monde, depuis que nous parlons sans doute, mais poids soudain accru depuis que nous avons dans nos mains les possibles. Sur ce point nous ne différons plus, philosophes, savants, juristes ou politiques. Entrés dans le vieux conseil de Dieu ou l'ensemencement de la nature, nous risquons demain de décider du meilleur monde[6]. »

Comment s'est développée cette génétique nouvelle qui allait tout à la fois faire trembler l'homme et déchaîner ses espoirs ? C'est ce que je voudrais tenter d'évoquer. Mais ce qui nous importera plus encore, au-delà des applications, présentes ou possibles, au-delà des problèmes d'éthique, c'est, fidèle à la démarche générale de ce livre, d'examiner quelles en ont été les conséquences pour la connaissance des mécanismes naturels de l'hérédité de la « représentation du gène telle que nous sommes à même de la dégager aujourd'hui » (voir chapitre VII).

6. Colloque « Génétique, procréation et droit », Actes du Sud, 1985.

LES DÉBUTS DU GÉNIE GÉNÉTIQUE

Certes, il n'est jamais aisé de décrire la genèse d'un mouvement d'idées, ou d'une avancée technologique. Il y a sans doute autant d'histoires que d'historiens, même si, en science, publications, manifestes et colloques permettent un jalonnement plus aisé qu'en d'autres domaines. Le lecteur trouvera dans l'ouvrage déjà cité, *The DNA Story*, un ensemble d'articles ou de résumés de publications, dont il pourra prendre connaissance avec profit s'il souhaite se faire une opinion. Il est rare qu'une découverte scientifique n'admette pas des préliminaires, signes avant-coureurs de son point de départ très officiel. Il en va pour le génie génétique comme pour toute avancée majeure.

On ignore souvent — dans le public du moins — qu'avant 1971, date à laquelle il convient sans doute de faire commencer les travaux qui se rapportent aux premières manipulations génétiques, presque tout « était en place » pour leur émergence. En particulier, tous les « outils » qui allaient être utilisés par la suite avaient déjà été décrits. Mais, fait remarquable (encore qu'assez habituel en science), la plupart de ces outils dont on parlera plus en détails (enzymes, vecteurs, etc.) étaient issus de recherches et de questions relevant de domaines n'ayant rien à voir au début avec le génie génétique et ses préoccupations. La découverte des enzymes de restriction, éléments clefs de ces expériences, remonte à 1965. Un jeune biologiste suisse, Werner Arber, avait été à l'origine de leur étude. Il avait en effet décrit un phénomène dont la singularité ne laissait pas de passionner certains généticiens, mais dont l'écho était demeuré des plus modestes, ne dépassant pas le cercle de quelques initiés : « Si l'on avait très précisément cherché un outil pour couper l'ADN, on n'aurait jamais trouvé, comme le fit W. Arber, en étudiant le phage, l'enzyme de restriction, ce ciseau du génie génétique » (F. Jacob).

Arber (qui devait recevoir le prix Nobel en même temps que D. Nathans pour ses travaux sur les enzymes de restriction) avait été frappé, comme d'autres biologistes, par un phénomène d'adaptation assez singulier concernant le développement des virus bactériens, les bactériophages, lorsqu'on les cultive sur des « hôtes » cellulaires successifs. Tout se passait comme si, lorsqu'on infecte un type particulier de la bactérie *E. coli*, le virus subissait des modifications qui, d'une certaine manière, l'identifient et l'étiquettent une fois pour toutes en tant qu'agent capable de se reproduire dans le « type » de bactéries en question. En termes clairs, cela signifiait que la collection de virus qui émane de ce premier « passage » est désormais capable une fois pour toutes de se reproduire sur les cellules qui lui ont donné asile. Le phage, ou mieux son matériel génétique, « reconnaissait » à jamais ces cellules. En revanche, ces mêmes particules de virus ainsi « marquées » devenaient généralement *incapables* de se reproduire sur un autre type, une autre souche de la même espèce bactérienne. Le mérite de W. Arber est d'avoir expliqué ces phénomènes d'adaptation qui associent à jamais un type de virus à la première souche et *restreignent* du même coup sa capacité à se développer sur une autre, en montrant que les modifications se produisent au niveau de l'ADN du virus.

> La modification était liée à l'action de ***méthylases**** ADN spécifiques, intervenant en des sites particuliers de l'ADN phagique, alors que la restriction provenait d'une destruction accélérée de ce même ADN, non méthylé aux bons endroits, par les enzymes de la souche restrictive, sous l'influence de ***nucléases**** très particulières attaquant l'ADN viral et le réduisant à l'état de fragments incapables de se diviser. Cette situation supposait que plusieurs souches d'une espèce bactérienne sensible recèlent dans leur équipement enzymatique des assortiments différents de « méthylases » et de « nucléases », et impliquait une très grande spécificité quant à la nature des sites reconnus.

J'ai dit que les premiers travaux d'Arber n'avaient eu qu'un écho modeste. Je me souviens parfaitement d'un séminaire qu'il tint sur invitation devant un groupe de biologistes français, qui se réunissait chaque mois dans la bibliothèque de l'Institut de biologie physico-chimique, rue Pierre-Curie, et que J. Monod animait, sous le nom de « Club de physiologie cellulaire » (plus tard baptisé « Club de biologie moléculaire »). Ces rencontres attiraient un auditoire nombreux. Des conférenciers étrangers y étaient invités. Les discussions étaient passionnées. Elles se prolongeaient par une sorte de dîner-débat — au début à la *Brasserie alsacienne*, puis plus tard dans le restaurant *la Coupole*. Werner Arber exposa ses données avec brio, mais la plupart des auditeurs étaient surpris de le voir s'intéresser à un modèle aussi singulier.

Puis peu à peu, les biochimistes continuèrent patiemment à purifier et à caractériser ces fameuses enzymes dites « enzymes de restriction[7] ». Ils leur trouvèrent des propriétés remarquables. Tandis que, jusqu'alors, les seules enzymes connues pour leur effet dégradatif attaquaient la double chaîne d'ADN en n'importe quel endroit et la réduisaient en une collection de fragments de taille et de constitution imprévisibles, les enzymes de restriction possédaient la propriété de ne cliver la chaîne d'ADN qu'en des régions — ou séquences — bien déterminées, comme si elles étaient capables de ne « reconnaître », parmi les milliers de combinatoires du code, qu'une seule d'entre elles. On comprit très vite qu'avec les enzymes de restriction, on détenait de véritables « ciseaux génétiques » permettant de couper le ruban d'ADN, donc la molécule support des gènes, en des endroits extrêmement précis. Graduellement, la collection des enzymes de restriction s'enrichit. On en isola près d'une vingtaine. C'étaient autant de ciseaux capables de couper la double hélice en des emplacements différents. Ayant désormais

---

7. Ainsi appelées au début parce qu'elles sont responsables de la dégradation du matériel génétique du phage, lors du phénomène dit « de restriction » décrit ci-dessus et découvert par W. Arber.

en main ces « ciseaux » pour couper les chromosomes (ou l'ADN), la tentation devenait évidemment grande... de « relier les morceaux et même de pratiquer, comme l'on dit dans le langage cinématographique, un « collage », c'est-à-dire de réunir ces morceaux dans un ordre différent de celui où ils se trouvent initialement assemblés, voire d'insérer des morceaux nouveaux ou d'en ôter, etc.

Il fallait pouvoir disposer d'outils enzymatiques particuliers pour opérer ces très fines soudures. C'est alors qu'on réalisa que ces outils existaient déjà. Certains biochimistes (Gellert, etc.) avaient décrit l'activité d'enzymes capables de ligaturer des fragments d'ADN, et les avaient appelées des *ADN ligases*. Là encore, leur mise en évidence avait été tout à fait étrangère à une intention délibérée de faire du génie génétique. On s'y était intéressé à l'époque, parce que certains chercheurs (Okazaki) avaient observé que, lors de la réplication de l'ADN, les brins complémentaires qui se reforment au contact des deux chaînes (séparées) de l'ADN parental sont formés de petits fragments. On s'était alors efforcé d'étudier les mécanismes permettant à la cellule de les recoller pour faire une chaîne continue d'ADN.

Bref, avec les enzymes de restriction, les ligases et plusieurs autres enzymes aux propriétés voisines, on détenait déjà en 1971 toute une panoplie d'outils capables de cliver, ressouder, réparer, allonger les chaînes d'ADN, opérant en somme une véritable microchirurgie. Comment l'idée germa-t-elle, chez quelques chercheurs qui travaillaient alors sur la côte ouest des États-Unis, tels Jackson, Symons et Berg, puis Cohen, Chang, Helling et Boyer, d'en tirer parti pour fabriquer des chimères moléculaires, c'est-à-dire pour souder des fragments de chromosomes différents ? Je serais en peine de l'expliquer. Il faut toutefois remarquer que Paul Berg, élève d'A. Kornberg, s'était déjà rendu célèbre pour l'aisance et l'élégance biochimiques avec laquelle il savait introduire, dans ses études sur la réplication puis sur la transcription génétique, des modifications précises en telle ou telle partie des ADN dont il utilisait les propriétés en tant que matrices.

Déjà à cette époque, il apparaissait comme l'un des biochimistes parmi les plus habiles au monde à « manipuler l'ADN »... un véritable magicien des polymères en quelque sorte.

En 1971, on s'intéressa chez P. Berg à la biologie moléculaire de certains virus cancérigènes et notamment à l'un d'entre eux, le virus SV40. Il s'agit d'un virus à ADN découvert quelques années auparavant dans des cultures de cellules de singe, à partir desquelles on préparait alors le virus de la poliomyélite pour en faire un vaccin. Ce virus « simien » *(Simian virus)* passionnait alors les biologistes parce que, lorsqu'on l'utilisait pour infecter non pas les cellules hôtes naturelles, mais les cellules de souris, il provoquait chez ces dernières des phénomènes assez surprenants ; les cellules se répliquaient « indéfiniment » (elles devenaient immortelles) et manifestaient toutes sortes de propriétés physiologiques inhabituelles. Ce phénomène avait reçu le nom de « transformation ».

Pour mieux étudier les relations entre les gènes de ce virus et les phénomènes de transformation, le laboratoire de Berg eut l'idée de couper l'ADN génétique de ce virus et de le recoller à l'ADN d'un autre virus, bactérien celuici (le bactériophage λ), imaginant que la molécule fabriquée artificiellement, véritable « chimère », pourrait servir à infecter une bactérie. Ceci devait permettre d'étudier plus *commodément* le fonctionnement et la reproduction des gènes du virus de singe... Une jeune étudiante (R. Symons) effectua cette « soudure » chromosomique et l'on s'apprêta à faire l'expérience. Mais très tôt le projet en vint à être connu des biologistes qui furent les premiers à s'alarmer devant un risque éventuel de propagation. En effet, quoique le virus soit normalement inoffensif pour l'homme, ne pouvait-on craindre qu'il acquiere, du fait de son nouvel habitat cellulaire, des propriétés inhabituelles, d'autant que la bactérie *E. coli* fait partie de notre flore intestinale ? Plus généralement, la communauté scientifique s'inquiéta car le scénario imaginé dans le laboratoire de P. Berg pouvait en inspirer bien d'autres, moins inoffensifs ceux-là. Au début, ces préoccupations ne furent partagées que par une poignée de scientifiques, au nombre desquels J. Watson. Je me souviens d'une école d'été à Erice en Sicile, au cours de laquelle P. Berg nous avait exposé ses premiers résultats. Il avait d'ailleurs eu la sagesse de ne pas pousser plus avant ses expériences, conscient qu'elles étaient de nature à soulever des problèmes d'éthique. J. Watson assistait à cette rencontre. Il y eut un débat général, au cours duquel chacun put librement exprimer son point de vue. Tout cela pour dire qu'à aucun moment les biologistes n'ont été disposés à déléguer leur responsabilité à une autre communauté que la leur... Pourtant, de part et d'autre on hésitait : la crainte de voir ces chimères génétiques acquérir des propriétés pathologiques nouvelles n'était-elle pas exagérée ? En revanche, pouvait-on en encourir le risque ?

H. Atlan interprète ces premières hésitations en disant que « les chercheurs américains qui avaient réussi les premières recombinaisons génétiques (Paul Berg en particulier) étaient sous l'influence du traumatisme que le "projet Manhattan" et ses retombées dans l'après-guerre avaient fait subir à la communauté des physiciens nucléaires. Ils ne voulaient pas se retrouver dans la même situation d'"apprentis sorciers" responsables, sans l'avoir voulu, de la multiplication de moyens de destruction inimaginables ; [...] c'est cela qui les a fait surestimer les risques inhérents à leurs propres travaux[8] ».

De son côté, un biochimiste américain, Stanley Cohen, élève de J. Hurwitz, avait conçu un autre schéma d'expérience ; il s'était intéressé au devenir d'une autre chimère moléculaire : celle qui résulte de la fusion artificielle d'un chromosome de la bactérie d'*E. coli* avec celui d'une bactérie d'espèce différente : l'espèce *Salmonella*. Il avait montré que cet hybride d'espèces bactériennes présentait des propriétés de réplication et certaines caractéristiques communes aux deux chromosomes pris individuellement. Il avait également commencé à fabriquer des recombi-

8. Article d'Henri Atlan sur la biotechnologie à paraître dans la nouvelle *Encyclopédie Diderot*, Fayard.

nants entre des molécules de « plasmides » et des fragments de chromosomes bactériens.

Toutefois, il ne s'agissait là que de tentatives isolées qui n'avaient pas encore atteint le rang de technologie. Ce n'est qu'en 1973, lors des conférences Gordon qui se tiennent classiquement à New Hampton, que Berg et Cole d'une part, Chang, Helling et Boyer d'autre part, exposeront pour la première fois les principes généraux d'une ingénierie génétique, en décrivant les propriétés des molécules « composites », dont ils ont réalisé la synthèse *in vitro*. Puisqu'il est important de comprendre certains des aspects de cette nouvelle technologie pour être mieux à même d'en saisir les conséquences et les applications, nous nous arrêterons un moment sur ses principales *étapes*.

LES PRINCIPALES ÉTAPES DU GÉNIE GÉNÉTIQUE

Le principe du génie génétique repose sur le transfert d'un gène étranger dans une cellule en culture ou dans le tissu (somatique ou germinal) d'un animal ou d'une plante, de façon à obtenir la manifestation d'une nouvelle propriété liée au gène ainsi transféré. Cela implique trois opérations : « recombiner », « cloner » et « exprimer » *(figure 12)*. La *recombinaison* est l'opération de soudure artificielle d'un gène à un autre fragment génétique, appelé *vecteur*, qui sert à la fois à transporter le gène étranger en question dans la cellule et à permettre sa reproduction en plusieurs copies.

Le *clonage* est l'opération qui permet, une fois le gène transféré dans une population de bactéries, d'en assurer la réplication sur une grande échelle et de l'isoler à partir des bactéries ainsi transformées émanant d'une seule cellule, de façon à amplifier et à purifier le gène en question.

Quant à l'*expression*, c'est l'opération au cours de laquelle le gène « cloné » est transféré dans une cellule hôte et fabrique dans cette cellule une protéine étrangère.

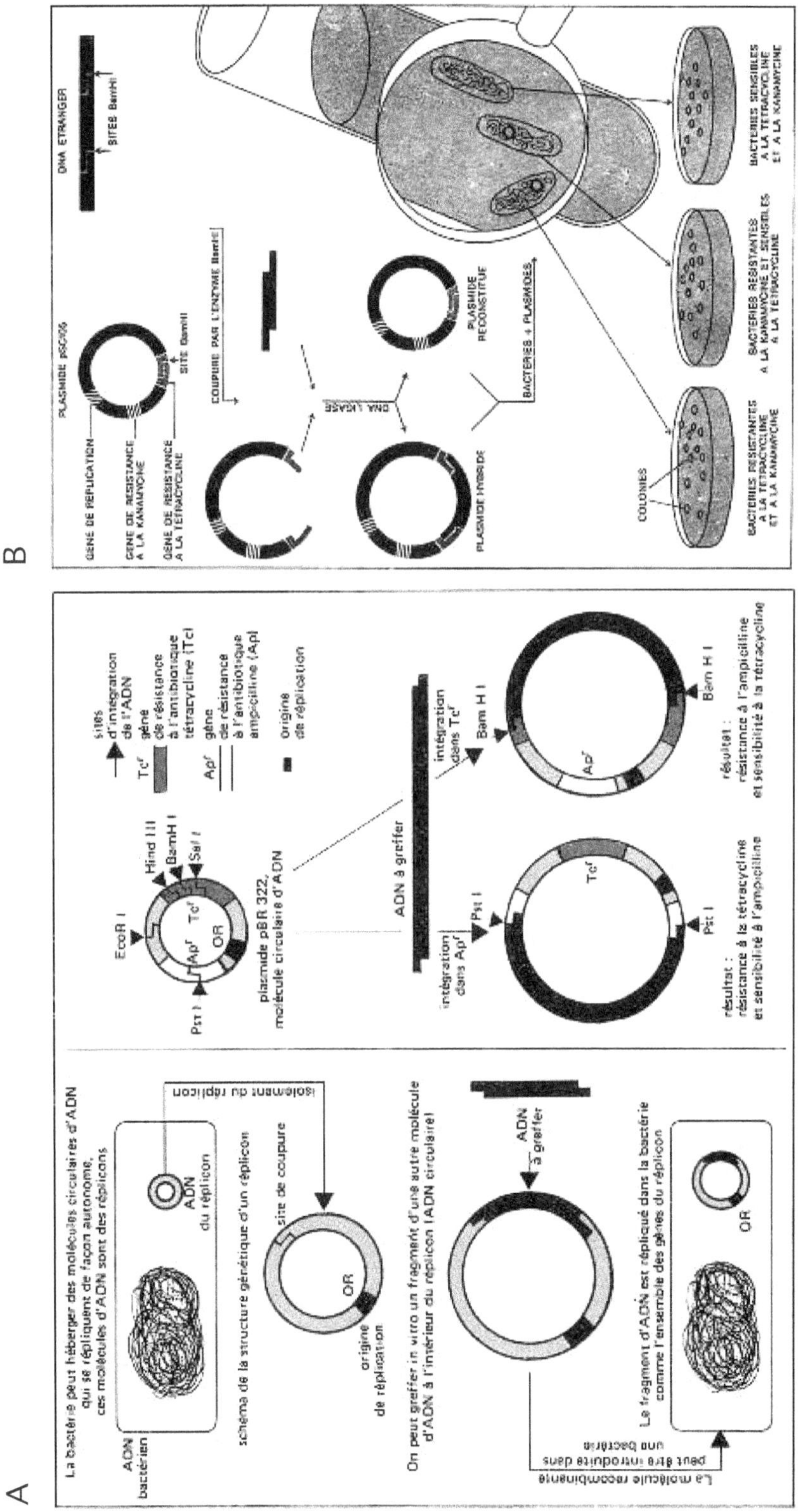

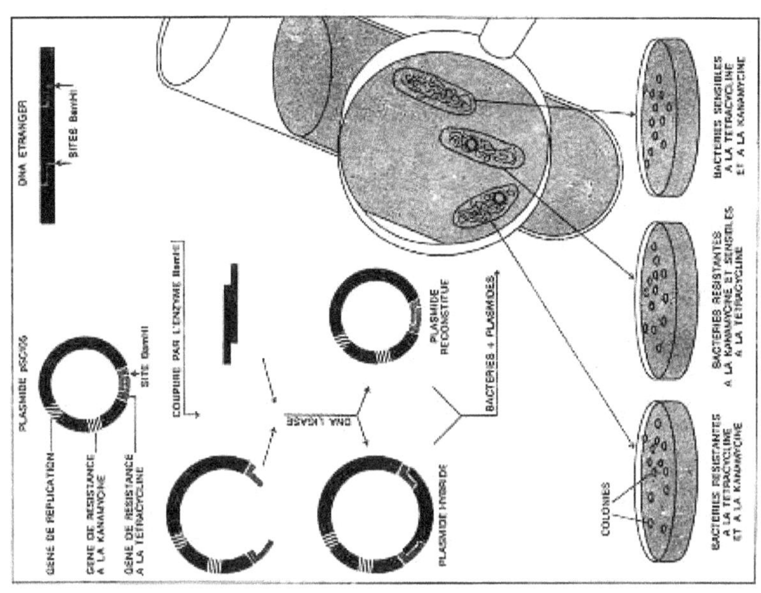
B
PLASMIDE pSC105
DNA ETRANGER
GENE DE REPLICATION
GENE DE RESISTANCE A LA KANAMYCINE
GENE DE RESISTANCE A LA TETRACYCLINE
SITE BamHI
SITES BamHI
COUPURE PAR L'ENZYME BamHI
DNA LIGASE
PLASMIDE HYBRIDE
PLASMIDE RECONSTITUE
BACTERIES + PLASMIDES
COLONIES
BACTERIES RESISTANTES A LA TETRACYCLINE ET A LA KANAMYCINE
BACTERIES RESISTANTES A LA KANAMYCINE ET SENSIBLES A LA TETRACYCLINE
BACTERIES SENSIBLES A LA TETRACYCLINE ET A LA KANAMYCINE

A
La bactérie peut héberger des molécules circulaires d'ADN qui se répliquent de façon autonome, ces molécules d'ADN sont des réplicons
ADN bactérien
ADN du réplicon
isolement du réplicon
schéma de la structure génétique d'un réplicon
site de coupure
OR
origine de réplication
On peut greffer in vitro un fragment d'une autre molécule d'ADN à l'intérieur du réplicon (ADN circulaire)
ADN à greffer
La molécule recombinante peut être introduite dans une bactérie
Le fragment d'ADN est répliqué dans la bactérie comme l'ensemble des gènes du réplicon
OR
EcoR I
Hind III
BamH I
Sal I
Pst I
Ap^r
Tc^r
OR
plasmide pBR 322, molécule circulaire d'ADN
sites d'intégration de l'ADN
Tc^r gène de résistance à l'antibiotique tétracycline (Tc)
Ap^r gène de résistance à l'antibiotique ampicilline (Ap)
origine de réplication
ADN à greffer
intégration dans Ap^r
intégration dans Tc^r
Pst I
Bam H I
Tc^r
Ap^r
Pst I
Bam H I
résultat : résistance à la tétracycline et sensibilité à l'ampicilline
résultat : résistance à l'ampicilline et sensibilité à la tétracycline

Recombinaison

Première étape de toute manipulation génétique, elle consiste à produire *in vitro* une réaction de recombinaison entre des gènes provenant le plus souvent d'espèces fort éloignées et qui, dans la nature, seraient incapables d'associer et de mélanger leur matériel génétique. Elle implique par conséquent la soudure enzymatique du gène que l'on se propose de cloner à un vecteur susceptible de l'introduire et de le faire s'exprimer dans un micro-organisme. Pour pratiquer cette soudure, on coupe un bout de ce vecteur, et on remplace le bout coupé, ou l'on rajoute le morceau de gène à transférer, en tirant parti des enzymes de « recollage », les ADN ligases.

On procède parfois un peu différemment. Obtenir un gène pour l'attacher à son vecteur peut s'avérer une opération délicate. On utilise alors une méthode *indirecte* : elle consiste à synthétiser ce gène *in vitro* à partir de son ARN messager. Il faut alors isoler le messager du gène en le purifiant au sein de la famille complète des autres messagers présents dans une cellule dite « donneuse ». Une fois isolé, cet ARN messager est recopié au moyen de la transcriptase inverse : on obtient une molécule d'ADN

Figure 12. — *Premières opérations dans le clonage d'un ADN par génie génétique.* A) Schémas illustrant la greffe enzymatique d'un ADN à un plasmide. L'insertion artificielle de l'ADN dans le « cercle » plasmidien peut être pratiquée en des sites génétiques différents, ce qui peut entraîner, selon les sites concernés, l'inactivation d'un gène de résistance à un antibiotique (acquisition des caractères « sensibles »). (D'après « Les grands thèmes d'aujourd'hui », *Encyclopedia Universalis*, 1979, p. 141, fig. 5.)

B) On tire parti des changements dans ces caractères de sensibilité pour préciser la localisation de l'ADN étranger à l'intérieur du plasmide amplifié dans la bactérie transformée, cette localisation étant déduite des critères de sensibilité de la colonie correspondante. (D'après *La Recherche*, 1977, n° 82, vol. 8, p. 827.)

« complémentaire » (ou cADN) et c'est cette copie cADN (amenée à l'état de double hélice par l'action de polymérases) que l'on s'efforce d'accoler à un vecteur. Le vecteur le plus courant est un plasmide, sorte de chromosome miniature qui se reproduit dans la cellule de micro-organisme *indépendamment* du chromosome principal de la bactérie. Nous aurons l'occasion de décrire plus longuement leurs propriétés. Les plasmides sont donc des éléments autonomes de réplication et, de ce fait, très voisins d'autres « éléments » génétiques autonomes qu'avaient décrits Jacob, Brenner et Cuzin en 1966, les épisomes, à cette différence près que les plasmides, contrairement aux épisomes, ont une reproduction extra-chromosomique, les épisomes pouvant exister quant à eux sous deux états, soit extra-chromosomique, soit à l'état intégré dans le chromosome dont ils se détachent occasionnellement. Les épisomes avaient d'ailleurs fait l'objet de très nombreux travaux à l'époque où commencèrent les recherches en génie génétique, car ils sont responsables de propriétés fort importantes chez les bactéries telles que la conjugaison sexuelle, la résistance aux antibiotiques, la sporulation, etc.

Outre les plasmides, on peut avoir recours à une très grande variété d'autres vecteurs, tels que le bactériophage lambda lui-même, les cosmides (résultant eux-mêmes de l'union d'un plasmide et d'un morceau de bactériophage), etc. Lorsque le gène étranger est transféré dans une cellule eucaryotique afin d'y être exprimé, on a recours à des vecteurs appropriés dits « vecteurs d'expression » : on utilise alors souvent des virus atténués à ADN (ex. : vaccine, papillome) ou des copies ADN de rétrovirus ayant perdu leur site d'encapsidation.

Clonage

La seconde étape de cette ingénierie du gène repose, nous l'avons dit, sur une autre manipulation, baptisée « clonage », étape au cours de laquelle on s'efforcera d'isoler, amplifié plusieurs milliers de fois, le fragment génétique étranger lié à son vecteur de propagation après que la bactérie « transformée » par la molécule « chimère » a subi plusieurs cycles de division.

> L'idée en est simple, mais là repose au fond toute l'ingéniosité technique du génie génétique. Si l'on mélange une population de molécules recombinantes (par exemple, un fragment d'ADN de levure comportant un gène « X » lié à un plasmide bactérien) avec une culture de bactéries *E. coli*, aptes à servir de site de propagation, de telle manière que les cellules soient en *excès* par rapport aux molécules, la probabilité pour que chaque cellule bactérienne « transformée » n'ait absorbé qu'une molécule de recombinant sera très élevée. À présent, une fois l'étape de transformation accomplie, si l'on disperse la culture sur un milieu nutritif solide (gélose), de façon que chaque cellule transformée dispose d'une surface de reproduction suffisante (ensemencement clonal), au bout de quelques heures cette cellule se divisera à proximité de l'emplacement initial et fournira une microcolonie appelée « clone ». Dans chacune des cellules du clone se retrouveront à l'état de répliques les molécules du recombinant.

L'extraordinaire vertu de cette technique de clonage est qu'elle ne permet pas seulement d'amplifier mais aussi et surtout de *purifier*, dans une population hétérogène, un ensemble composé des répliques d'une seule molécule de recombinant, et par conséquent le gène porté par l'un d'entre eux, et cela, encore une fois, puisque à chaque clone isolé ne correspond qu'une molécule de recombinant *et une seule*.

Il résulte cependant de ce qui précède que, si la transformation a été accomplie au départ avec un *mélange* de molécules de recombinants — ce qui est très fréquemment le cas lorsque l'on soude au hasard *l'ensemble des fragments* résultant de la digestion d'un chromosome complet, clivé par une enzyme de restriction à des molécules d'un plasmide particulier —, il convient d'être à même de *repé-*

rer, puis d'isoler sélectivement le clone porteur du fragment intéressant. Telle s'individualise le plus souvent l'étape suivante, encore appelée « sélection du clone ».

C'est l'opération la plus délicate. Sans entrer dans les détails, on peut avoir recours à plusieurs approches, mais la plus couramment employée consiste — comme dans un « tour de cartes » où il convient de repérer la carte insérée seule connue du partenaire à l'intérieur du paquet — à regrouper les clones par « sous-ensembles » (de dix à cinq par exemple), à en assurer la culture pour obtenir une quantité suffisante de matériel, puis, après lyse cellulaire, à purifier les plasmides recombinés par des méthodes physico-chimiques, enfin à repérer, à l'aide d'une sonde radioactive dans quel « sous-ensemble » de clones se trouve le fragment de séquence recherché. Dans bien des cas, toutefois, on peut obtenir une réponse globale en utilisant l'hybridation *in situ*, à l'aide d'une sonde de cADN marquée, *directement* à l'emplacement des clones, après avoir provoqué la lyse de ceux-ci.

Très souvent, il convient d'affiner la caractérisation du fragment génétique cloné. Une méthode consiste par exemple à déterminer la séquence chimique de ce fragment. Des techniques rapides permettent aujourd'hui d'assurer cette opération de façon précise et reproductible. Les techniques d'établissement rapide des séquences d'ADN ont connu en effet des progrès spectaculaires depuis les premiers travaux de F. Sanger, A.R. Coulson et S. Niclen en 1975, qui développèrent une approche par voie enzymatique. En 1977, W. Gilbert et A. Maxam à Harvard mettaient au point une technique de coupure chimique sélective qui, associée à une électrophorèse des gels, permet une lecture directe de la séquence. Une autre approche destinée à caractériser le gène cloné fait appel à l'utilisation de ce gène pour « piéger » par hybridation l'ARN messager correspondant. On procède ensuite à la dissociation du complexe moléculaire formé, puis on précise la nature de l'ARN messager retenu en l'incorporant dans un système acellulaire qui en permet la traduction. L'identification de la protéine néoformée permet, par récurrence, d'identifier ainsi la séquence génétique clonée.

Expression

Enfin, aux termes de ces patientes et minutieuses démarches, se situe parfois l'étape la plus décisive : celle dont le but est de permettre l'*expression* du gène étranger après son transfert. Cette étape est d'un intérêt majeur pour les applications du génie génétique. En effet, le but souvent recherché est de faire en sorte qu'un gène manipulé, introduit par son vecteur dans une bactérie ou une cellule animale, y « déclenche » la synthèse d'une protéine codée par le gène en question, celle-ci pouvant à son tour présenter un très grand intérêt pharmacologique ou autre. À noter qu'un gène eucaryotique — pour des raisons qui seront développées un peu plus tard — est le plus souvent incapable de coder pour une protéine dans une cellule bactérienne (il comporte, en effet, des séquences d'interruption que les bactéries sont dans l'impossibilité d'éliminer). Il faut dans ce cas avoir recours au clonage du cADN, séquence dépourvue d'interrupteurs. Bien d'autres aspects sont à prendre en compte au cours de la fabrication d'une protéine par génie génétique, tels que l'addition aux endroits corrects des résidus sucrés (glycosylés) lorsque la protéine naturelle en contient, la résistance de la protéine étrangère aux enzymes de dégradation, son extractibilité ou sa sécrétion facilitée dans le milieu, etc.

LES PREMIÈRES RÉACTIONS

Donc, aux *Gordon Conferences* de 1973, deux à trois cents chercheurs se trouvent rassemblés. Berg et quelques autres exposent leurs résultats et leurs idées. Une discussion passionnée s'engage, reprise plusieurs fois au cours de la conférence. Le débat gagne en ampleur. Certains journalistes présents en communiqueront aussitôt le contenu, l'esprit et la tonalité. *Un phénomène d'une extraordinaire importance est en train de se produire* : non seulement commencent à se dessiner, au sein de la communauté scientifique, par un processus somme toute assez naturel, des clivages d'opinion vis-à-vis de l'opportunité de la poursuite et du développement de ce type de recherche, mais on assiste à un certain bouleversement d'attitudes. Les biologistes qui, je l'ai souligné au début de ce chapitre, commençaient à s'engager insensiblement dans une sorte de « routine professionnelle », réalisent alors — et le monde alentour avec eux — le très fort impact social que peuvent produire désormais les sciences de la vie en général, impact qu'ils avaient quelque peu perdu dans ses dimensions publiques, du moins depuis les travaux de Louis Pasteur sur les vaccins et depuis la découverte des antibiotiques.

En 1974 aura lieu une première réunion à Asilomar, destinée à examiner les conséquences, voire les dangers possibles, de cette technologie qui commence à avoir autant d'adeptes que de détracteurs. Le ton monte de part et d'autre. D'un côté on trouve les défenseurs de la liberté scientifique inconditionnelle qui s'insurgent contre toute volonté normative, de l'autre les chantres de la responsabilisation collective qui, quelle que soit l'origine de leurs réserves, estiment immoral de poursuivre ces travaux sans que s'instaure un débat public, une consultation internationale. Peu à peu la discussion gagne tous les pays, à l'est comme à l'ouest. Comme il est d'usage en pareille circonstance, les attitudes frôlent ou atteignent les extrêmes : on va parfois jusqu'à bannir la microbiologie elle-même ; la biologie tout entière devient suspecte. Je me souviens de cette grande panique qui s'empara parfois des scientifiques eux-mêmes. Pour certains, conserver une préparation d'ADN dans un réfrigérateur était un acte dangereux, délictueux. On a oublié aujourd'hui ce vent de folie qui s'était abattu, où certains donnèrent libre cours à tous leurs fantasmes au nom de l'écologie, de la morale, de la religion ou de tous ces principes à la fois. Si Michel Foucault était toujours de ce monde, sans doute eût-il consacré à l'histoire de cette « folie génétique », une des analyses pénétrantes dont lui seul avait le secret.

Il n'était pas rare que les lieux de conférences, où se trouvaient exposés les résultats de travaux sur le génie génétique, fussent envahis par des contradicteurs de toute origine. Il y eut en France des débats très houleux à l'Institut Pasteur, à la Sorbonne... D'une certaine manière, la politique s'en mêla : une certaine gauche appuyait les écologistes, une autre défendait les savants au nom de l'utilité publique de leurs recherches. À se ranger du côté du génie génétique, on pouvait être suspecté d'appuyer les intérêts industriels et se voir qualifié de réactionnaire.

Sans parvenir (heureusement) à ces extrémités, un nombre très important de biologistes éprouvaient des doutes, ne se sentant pas à même d'écarter les dangers associés à ces manipulations : l'aisance avec laquelle des molécules d'ADN peuvent pénétrer à travers une cellule étrangère, le fait que des copies de ces gènes étrangers puissent être amplifiées au sein d'une bactérie se trouvant être l'hôte habituel de l'écosystème intestinal de l'homme, enfin (et pourquoi pas) la perspective, même peu vraisemblable, de créer artificiellement un microbe pathogène résistant à toute lutte biologique, à tout médicament et disposant d'avantages sélectifs considérables, tout ceci pouvait donner à réfléchir. On rangea tous ces « possibles » sous la dénomination de « biohasards ». Ceci allait conduire tout droit les biologistes à lancer, vers 1974, un appel à une autorestriction, voire un arrêt des travaux dans le domaine du génie génétique.

« Pour la première fois était mise en question de façon spectaculaire et dramatique la confiance *a priori* en une recherche traditionnellement poursuivie, sans s'occuper de ses utilisations éventuelles. Il s'agissait, pour la première fois, de la part d'une communauté de chercheurs, d'un essai de réflexion *a priori* de prévision critique et de planification » (H. Atlan).

Comme nombre de scientifiques (sans doute pas tous bien évidemment), j'ai ressenti cette étape de l'histoire de la biologie comme aiguë, pesante, difficile. Mes propres recherches ne comportaient point à l'époque le recours aux techniques du génie génétique, mais je ne pouvais me garder d'un sentiment de malaise, mêlé de révolte, je dois l'avouer, plus souvent que de doute. C'est ainsi, et je mentirais si je présentais les choses autrement. Je n'ai jamais bien accepté la notion de biohasard, ni toutes ces manifestations collectives d'autorestriction. Cela pour plusieurs raisons.

La plus importante, en tout cas, est à rechercher dans la faible propension que j'avais alors pour l'approche probabiliste et d'une manière plus générale pour l'abord statistique et mathématique des phénomènes biologiques (sur ce point, j'ai d'ailleurs beaucoup changé et les modèles biomathématiques m'intéressent beaucoup, pour autant qu'ils ne se substituent pas à la démarche expérimentale mais la confortent). Je n'arrive pas à être ému par les prévisions « catastrophistes » de *long terme*, lorsque je les compare à d'autres formes, hélas beaucoup plus immédiates, de souffrances individuelles ou collectives. Par exemple, je me suis souvent fait la réflexion que les populations du tiers monde avaient d'autres chats à fouetter que de s'occuper des biohasards...

Cela ne m'empêche nullement, bien au contraire, de prendre très au sérieux la réflexion sur l'éthique de la science, pour autant que les problèmes qu'elle analyse soient de vrais problèmes : on m'a fréquemment demandé de donner mon avis sur l'éthique de la biologie, que ce soit en ma qualité de directeur de l'Institut Pasteur, ou plus récemment, en tant que conseiller scientifique du Premier ministre. J'ai participé à de nombreuses rencontres nationales ou internationales se rapportant à ces questions. Je suis convaincu — et je crois l'avoir montré — que le dialogue avec les non-scientifiques est une nécessité : la science n'a pas de vertus auto-explicatives ; les faits scientifiques ne parlent pas toujours d'eux-mêmes, surtout lorsqu'ils se rapportent à des recherches fondamentales. La difficulté est évidemment de ne pas tomber dans le débat spectacle, le nombrilisme ou le faux-semblant, qui serviraient de caution à des expériences douteuses. Pour autant que les comités d'ethique ne se reproduisent pas à l'infini — ce qui serait suspect — et que l'on en renouvelle de temps à autre la composition, leur principe même me paraît excellent.

ASILOMAR

Devant la situation d'agitation extrême qui s'était emparée de toute la communauté scientifique, il fut décidé de tenir une seconde réunion, internationale cette fois, à Asilomar. Ainsi, en 1975, près de deux cents savants de tous pays y furent-ils conviés. J'y fus moi-même invité, mais, pour des raisons personnelles, me trouvai dans l'impossibilité de m'y rendre. Deux conclusions importantes en furent dégagées :

— mettre fin au moratoire ;

— édicter un certain nombre de règles qui définiraient les conditions de limitation concernant l'utilisation des techniques de l'ADN recombinant.

C'est donc vers 1976, lorsque tout le train de mesures « normatives » (les fameux *guide lines*) commence à être publié par les soins du *National Institute of Health* puis, peu à peu, dans presque toutes les institutions similaires hors de l'Amérique, que les recherches vont pouvoir reprendre.

À quelles règles d'autolimitation sont désormais conviés les biologistes ?

— En premier lieu, à la règle de déclaration obligatoire. Il n'est plus question de conduire une expérience faisant appel aux recombinaisons *in vitro*, sans en référer à des comités d'éthique relevant des autorités ministérielles compétentes, voire des institutions locales.

— Aux règles de « confinement minimal » ensuite : elles sont de nature biologique. On ne peut désormais plus cloner n'importe quel gène, surtout si celui-ci est suspect de diriger une fonction qui pourrait s'avérer essentielle à la propagation d'un virus, ou qui présenterait une activité toxique quelconque. La nature des vecteurs de transformation, et plus encore celle de la bactérie receveuse doivent être génétiquement définies. On ne doit transformer que des cellules susceptibles de mutations telles que leur propagation écologique soit rendue impossible. Le confinement sera aussi de nature physique selon le degré des facteurs de risque attribué à telle ou telle expérience. Celle-ci doit être menée dans des enceintes isolées, présentant des caractères de confinement proportionnés au risque supposé. On se souvient sans doute de cette nomenclature qui n'est pas sans rappeler les codes et usages militaires, P1, P2, P3... et qui désigne des laboratoires dont les dispositifs de sécurité vont en ordre de sévérité croissante...

Tout ce beau règlement — d'ailleurs adopté par tous les pays qui s'adonnent à la recherche — ne désarmera pas pour autant, au début, les opposants inconditionnels du génie génétique, ceux pour qui la recombinaison artificielle des chromosomes fait figure de violation profonde de la nature et de ses lois, parce qu'elle se joue des barrières de l'espèce et risque, ce faisant, d'engendrer des monstres.

Néanmoins, peu à peu, soit que l'on s'aperçoive que les dangers supposés ne se sont pas avérés réels, soit que le public commence à se désintéresser de cette affaire, soit, plus vraisemblablement, parce que les règles sont respectées et que l'on commence à prendre conscience des multiples *aspects positifs* du génie génétique, l'orage se calme un peu partout. Ainsi, en 1979, la crainte de voir se multiplier anarchiquement des bactéries aux propriétés inconnues s'est estompée et le génie génétique a, en quelque sorte, fait son chemin dans l'imaginaire social. On abandonne l'idée que puissent exister des micro-organismes « superpathogènes » (on se rend compte que, sur ce sujet, la nature n'est pas « en reste » avec le botulisme, la variole, sans parler des nouveaux « pathogènes » découverts il y a quelques années dans certaines régions de l'Afrique et plus récemment encore... du SIDA). La grande peur du génie génétique est passée.

Est-elle définitivement reléguée aux oubliettes ? Sous sa forme première, sans aucun doute. Mais elle a entre-temps revêtu, avec moins d'acuité, d'autres aspects. C'est que, dans l'intervalle, la recherche a beaucoup progressé. À mesure que la technologie se répand et qu'elle commence à être utilisée dans les secteurs industriel ou agricole, les préoccupations qu'elle suscite ont changé de nature et d'échelle.

La crainte des « pathogènes artificiels » s'est muée peu à peu en une attitude relevant beaucoup plus raisonnablement d'une nouvelle *bioéthique*. Les vraies questions qui se posent désormais sont liées aux expériences de transfert de gènes étrangers dans les cellules des organismes supérieurs, plus encore dans les ovocytes préfécondés, depuis qu'ont été réussis les premiers essais de « transgénoses » dont nous parlerons ci-après. L'homme ne s'apprête-t-il pas à expérimenter sur ha propre espèce ? Ne sera-t-il pas conduit, un jour, à faire pénétrer dans la cellule « sacralisée » entre toutes, la cellule germinale fécondée, des gènes nouveaux, même si c'est dans l'intention de compenser des défauts génétiques ? Ne va-t-on pas s'orienter peu à peu vers une démarche eugénique, rationalisée à l'extrême, donc de plus en plus délibérée, de plus en plus... inhumaine ? Et si l'on n'en arrive jamais à ces extrémités, ne cherchera-t-on point à développer une thérapeutique individuelle reposant sur des implants de gènes au niveau somatique ? Déjà, les chromosomes de l'homme commencent à livrer leurs derniers secrets. Là où la génétique classique (l'étude des familles, des fratries...), voire les techniques de l'hybridation somatique *in vitro*, aurait mis des années avant de nous informer sur la structure fine de nos chromosomes, le génie génétique, qui permet de cloner pratiquement n'importe quoi, n'importe quel fragment du noyau d'une cellule, n'est-il pas en passe d'accélérer considérablement la connaissance de l'hérédité humaine ? Oui, mais qu'arrivera-t-il si chaque individu se voit désormais « mis en carte », si sa « formule héréditaire » est consignée avec précision dans des registres ; et qui donc y aura accès ? D'autant que se développent un peu partout des techniques précises, permettant d'établir un diagnostic pré ou postnatal des maladies héréditaires grâce à la lecture des cartes de restriction (comme on les appelle désormais) des gènes du fœtus humain, grâce aussi à l'emploi de sondes génétiques appropriées. Ne va-t-on pas demain dépasser la détection des maladies héréditaires dites « monogéniques », comme la drépanocytose, les thalassémies[9] ou la fragilité du chromosome X, cause de débilité profonde, la trisomie 21 ? N'est-on pas déjà en mesure, par l'étude des gènes d'***histocompatibilité**** (J. Dausset) de décrire les *prédispositions* d'un individu : savoir s'il développera des formes aiguës de rhumatisme, la spondylarthrite ankylosante, l'hémochromatose idiopathique, le diabète insulinodépendant, la sclérose en plaques, et bientôt (en recherchant la présence de provirus ou de séquences oncogènes) certaines formes de cancer ? Il n'est pas jusqu'aux maladies mentales (Chorée de Huntington) et probablement bien d'autres qui ne relèveront demain de cette « médecine prédictive ». Prédictive certes, mais est-elle toujours assortie d'une véritable thérapeutique ? Pas toujours. Il est encore de nombreux cas où il s'agit d'un verdict sans appel. Dès lors, en dehors du conseil médical et de l'interruption volontaire de grossesse, quelles possibilités, quels espoirs nous offre aujourd'hui la recherche médicale ?

GÉNÉTIQUE ET LIBERTÉ

Dans une sorte de raccourci bien compréhensible, mais qui n'est pas toujours scientifiquement justifié, le public impute généralement à la génétique un grand

---

9. Sortes d'anomalies génétiques affectant la structure ou la formation de l'hémoglobine et qui sont fréquentes dans les pays du Bassin méditerranéen.

nombre de problèmes qui concernent tant les questions fondamentales de l'hérédité et de ses lois, que les maladies héréditairement transmissibles ou les acquis récents dans le domaine des techniques se rapportant au processus de la *conception* humaine. On procède ainsi à une sorte d'amalgame.

Or, bien que le problème de la procréation médicalement assistée sorte des préoccupations de ce livre, il nous est apparu nécessaire de l'évoquer parce que, dans les débats désormais très fréquents qui s'y rapportent, c'est bien souvent la génétique elle-même et sa démarche qui se trouvent interpellées. Ces nouvelles approches de la fécondation humaine n'ont pas laissé le public indifférent. Elles ont suscité espoir, émotion ou réprobation de par le monde, en fonction des attitudes philosophiques et morales, voire religieuses, des individus. Quel que soit, en tout cas, le point de vue adopté, celui-ci a nourri les discussions concernant les aspects éthiques de la génétique. Il convient néanmoins de souligner que les nouvelles réalisations dont il est question relèvent beaucoup plus d'améliorations technologiques (issues elles-mêmes des progrès accomplis dans le domaine de l'endocrinologie, de la biologie de la reproduction, de la cytologie ou de l'embryologie fondamentale) que d'avancées scientifiques émanant de la génétique proprement dite. Il n'empêche qu'un avenir se dessinera peut-être où les scientifiques et les médecins seront tentés de combiner en quelque sorte l'art de manipuler les embryons et celui de la transgénose pour chercher à éviter les aléas d'une maladie héréditaire. Aussi, bien que pour l'heure les types de préoccupations régnant chez les nouveaux obstétriciens de l'*in vitro* et chez les généticiens soient différents, les uns comme les autres — c'est là presque un truisme — s'attachent à la descendance, à ce que Paul Eluard a appelé « le dur désir de durer », et leurs démarches pourraient fort bien se rejoindre un jour. Mais au stade actuel, les progrès réalisés dans le contrôle technologique de la procréation représentent avant tout autant de solutions pour lutter contre la stérilité des couples.

On se réfère ici à la fécondation *in vitro* (en abrégé FIV), aux techniques de conservation à long terme d'ovocytes humains fécondés et congelés, aux pratiques des « mères de substitution », sans oublier l'insémination par le sperme d'un donneur anonyme.

La FIV est une technologie nouvelle qui permet la naissance d'enfant après fécondation des gamètes femelles en conditions *in vitro*. Elle s'adresse surtout aux femmes présentant une stérilité ayant pour origine une maladie des trompes. On dénombre chaque année entre 5 à 10 000 cas nouveaux de personnes présentant cette affection. La réussite est de l'ordre de 10 à 12 %. Elle respecte la filiation génétique, mais exclut le rapport sexuel. Elle peut donc nourrir chez l'enfant le fantasme de « naissance merveilleuse ». Un problème qui dérive de cette pratique est celui de l'utilisation *a posteriori* des œufs surnuméraires. En effet, on pratique une induction artificielle d'ovulations multiples permettant de recueillir plusieurs ovocytes dont seuls quelques-uns sont implantés après fécondation. Dès lors, a-t-on le droit d'expérimenter sur les œufs surnuméraires ? Pendant quelle durée convient-il de les conserver ? Ces questions ont été abondamment traitées à travers le rapport Warnock[10].

La congélation des œufs est une technologie qui permet d'augmenter le rendement de fécondité pour le couple demandeur en réimplantant les œufs aux cycles suivants, mais aussi de donner des œufs fécondés à d'autres couples. Ceci soulève, bien sûr, des problèmes de « propriété » à l'égard des œufs ainsi conservés. Qui, par exemple, a le droit de décider du sort des œufs préfécondés si le couple meurt ?

Le cas des mères porteuses se réclame de deux situations distinctes : l'une, assez rare, où il y a réception utérine d'un ovule fécondé en provenance d'un couple demandeur et où la mère porteuse est en quelque sorte mère « utérine », mais non « génétique » ; l'autre, plus fré-

10. Cf. aussi « Conférence internationale de bioéthique », CESTA, Rambouillet, avril 1985.

quente, où il s'agit d'une femme fécondée par le sperme du mari du couple demandeur. Dans l'un et l'autre cas, la mère de substitution est sensée rendre à sa naissance l'enfant au couple. Mais l'on n'a pas manqué de s'interroger sur la définition de la « vraie maternité » (ovulaire, utérine, génétique ?) et les conséquences de cette pratique sur le psychisme de l'enfant à naître.

Enfin, parmi les techniques de procréation artificielle, figurent évidemment les pratiques dites d'insémination artificielle avec sperme d'un donneur anonyme, pratiques auxquelles on a parfois recours lorsque la stérilité atteint spécifiquement le partenaire masculin (technique IAD).

Les problèmes d'éthique soulevés varient selon les techniques de procréation ainsi mises en œuvre.

Les questions les plus souvent évoquées concernent : le degré de gratuité du don de cellules germinales ou de l'acte de substitution, la nécessité ou non d'étendre l'application des techniques de procréation à des couples non stériles ou celle de prendre en compte le désir de procréation chez les individus non hétérosexuels, l'insémination *post mortem*, etc. Par voie de conséquence se trouvent posées les questions touchant aux règles de filiation, aux droits qu'a l'enfant à voir levé l'anonymat qui entoure le plus souvent le don d'ovule ou de sperme.

Comme l'écrit Mme Labrusse (juriste, membre du Comité national d'éthique) : « [...] aux questions du médecin, du psychologue et de l'anthropologue s'ajoutent les questions spécifiques du juriste. Ce dernier est acculé à opérer des choix moraux et sociaux qui mettent en cause la signification de la personne humaine, les fondements de la parenté et de la filiation, et la liberté que nous avons d'user ou non de ces nouvelles possibilités. »

Dans le domaine bioécologique et agronomique, les interrogations demeurent vives elles aussi. Depuis que l'on sait transférer des gènes étrangers (bactériens par exemple, ou en provenance d'autres espèces végétales) dans des cellules de plantes, depuis que l'on peut pratiquer la transgénose animale pour changer les propriétés de croissance, de lactation, de résistance des espèces communément utilisées dans l'élevage, il est bien évident qu'on se soucie des équilibres biologiques, et des incidences sur la santé publique des consommateurs. Par exemple, après qu'une nouvelle technologie destinée à la production d'ovins ou de porcins et résultant du développement d'ovules transformés et transplantés, a été conçue, l'USDA, organisme assurant la tutelle des recherches et développement en matière agricole aux États-Unis, est confrontée à un certain nombre d'oppositions légales s'inspirant des principes mis en avant par la NEPA *(National Environmental Policy Act)*. Nous sommes entrés dans une ère de juridisme bioécologique auquel il n'est pas sûr que nos sociétés, et plus encore les administrations nationales (et même internationales), soient bien préparées. L'OCDE, à juste titre, s'en préoccupe beaucoup ; les instances ministérielles des différents pays commencent à aborder le problème très sérieusement, d'autant plus que les grands pays industrialisés ont parfaitement compris la nature (économique) des enjeux en présence. Les sciences de la vie, longtemps considérées comme purement contemplatives et sans objet d'application autre que les pacifiques gestes du cultivateur, de l'éleveur ou du viticulteur, deviennent aujourd'hui affaires d'État. Elles seront peut-être aussi l'un des moteurs dans l'évolution des relations entre pays nantis et pays en voie de développement.

Ainsi, la bioéthique n'est pas en peine pour se nourrir des questions de tous ordres (y compris dans leurs dimensions géopolitiques). En outre, il semble bien qu'une étape ait été définitivement franchie : le génie génétique s'est imposé comme nouvelle méthodologie et est devenu démarche socio-économique. Mais plus encore — et pour ce qui nous concerne ici — il a déjà bousculé certains des concepts les plus solidement ancrés en matière d'hérédité. Il est donc temps d'analyser les aspects les plus marquants de cette « génétique nouvelle » et en quoi elle a marqué une sorte de révolution par rapport aux archétypes de la biologie moléculaire, qui s'était consacrée jusqu'ici principalement au matériel héréditaire des procaryotes, avec son code, son dogme et sa logique, dont nous avons décrit les fondements dans les chapitres précédents. Mais auparavant il convient d'examiner quelles ont été jusqu'à présent les conséquences pratiques de cette ingénierie particulière.

LES APPLICATIONS DU GÉNIE GÉNÉTIQUE

On assimile souvent, par un raccourci significatif, le génie génétique aux biotechnologies, tant l'idée qu'il puisse déboucher sur des applications multiples au plan industriel, comme dans les domaines de la santé et de l'agriculture, est aujourd'hui répandue. On pense en effet que les conséquences du génie génétique s'y feront puissamment sentir, mais qu'elles retentiront aussi sur d'autres secteurs tels ceux de l'énergie, du traitement des « polluants », de la chimie ou de l'extraction des minerais.

Très tôt en effet, dès qu'on eut pris connaissance des premières tentatives, industriels et hauts responsables des secteurs économiques, fortement stimulés par la presse, réalisèrent l'immense parti qu'ils pouvaient tirer de cette démarche. Pouvoir domestiquer les cellules — microbiennes ou animales — à seule fin de les faire servir à la production de substances commercialisables, en pharmacologie, en agriculture, en génie chimique, etc., s'imposa désormais comme une évidence tellement forte que les prévisions furent entachées d'une certaine exagération. Que l'on se souvienne ! C'était il y a quelques années à peine. Il semblait que la production d'insuline, d'interféron, d'hormone de croissance humaine, des facteurs de coagulation sanguine, de vaccins nouveaux, bref, d'une longue série de produits précieux et convoités, allait devenir facile au plan industriel, dans des délais si courts que le monde de l'entreprise, industriels, investisseurs, banquiers, se rua sur cette nouvelle « manne », tels les premiers chercheurs d'or à l'époque héroïque des pionniers américains. On vit naître, à une cadence vertigineuse, des sociétés de toutes natures, à tous les points cardinaux des États-Unis, nanties d'énormes capitaux : un phénomène nouveau, d'une grande portée sociale autant qu'économique, fut la participation des chercheurs *eux-mêmes* à ce singulier mouvement.

Jusqu'alors, les biologistes étaient gens peu enclins à se laisser séduire par l'aventure industrielle. Certes, un nombre non négligeable d'entre eux étaient conseillers d'entreprise, parfois responsables de grands départements de recherches... mais rarement chefs d'entreprise. À tout le moins le mouvement n'attirait pas, tant s'en faut, les meilleurs cerveaux. Or, on assista pour la première fois dans l'histoire du mouvement scientifique international à un revirement complet d'attitude : certains des plus grands noms de la biologie moléculaire n'hésitèrent pas à prendre des participations dans des entreprises consacrées aux biotechnologies industrielles, ni, ce qui fut tout à fait inattendu, à « monter » *eux-mêmes* de telles entreprises et à rechercher les financements nécessaires à la valorisation de leurs travaux. On vit se multiplier les *sociétés « à capital risque » autour des meilleures têtes pensantes*. De telles compagnies se développèrent aux États-Unis, en Grande-Bretagne, en Suisse, dont les plus connues sont Genentech, Cetus, Collaborative Research, Biogene... Un véritable drainage industriel des cerveaux s'instaura ! Le mouvement prit surtout cette ampleur aux États-Unis... au point qu'il en vint à émouvoir les instances académiques de ce pays. Non pas tant que ces dernières se mirent à considérer comme néfaste ce nouvel esprit d'entreprise, mais parce que la libre circulation des idées, la communication publique des résultats expérimentaux issus de cette génétique nouvelle, leur apparaissaient menacée[11].

Bref — et cette tendance générale est loin d'être infirmée aujourd'hui —, les biologistes commencèrent à pren-

11. Même si, il faut bien en convenir, les lois américaines semblent sur ce point en avance sur celles qui sont en vigueur chez nous, pour autant que la publication de résultats scientifiques n'empêche pas, pour un temps, le dépôt d'un brevet...

dre conscience de la dimension socio-économique de leurs travaux et à la réserve quelque peu puritaine du début, teintée d'un souci écologique évident, on vit donc se substituer... une attitude de parfaits businessmen !

Dans un rapport récent, un comité d'experts désignés par l'OTA *(Office of Technology Assessment)*, bureau de veille et d'évaluation technologiques institué par le Congrès américain et dont le but est d'informer les responsables publics des résultats et des perspectives relevant des technologies les plus avancées, révèle que l'industrie américaine a consacré en 1983 plus d'un milliard de dollars à des travaux de mise au point en génie génétique. Un nombre considérable de sociétés nouvelles — environ deux cents —, dont plusieurs cotées en Bourse et dont les valeurs d'action se sont accrues de façon souvent vertigineuse, sont nées pour exploiter les retombées du génie génétique.

L'Europe, avec un certain retard vis-à-vis des États-Unis, ainsi que le Japon se sont ralliés à ce vaste mouvement. Mais je préfère renvoyer le lecteur qu'intéresserait la connaissance des données s'y rapportant à certaines monographies spécialisées (voir bibliographie en fin de volume).

GÉNIE GÉNÉTIQUE ET SANTÉ

Si l'on veut tenter de résumer quels sont et quels pourraient être les principaux apports du génie génétique en santé publique, treize ans après la découverte de cette technologie par Jackson, Symons et Berg, ainsi que par Cohen, Chang, Helling et Boyer, on peut, très schématiquement, les rattacher à trois grands secteurs, dont les deux premiers sont déjà témoins d'applications importantes, le troisième étant plus ou moins à l'état de « préfiguration ». Il s'agit pour l'essentiel :

— de la purification et de la fabrication, sur une échelle industrielle, de molécules intéressant la santé de l'homme et des animaux ;

— des méthodes diagnostiques ;
— des techniques de thérapeutique génétique.

Purification et production de molécules douées d'activités biologiques importantes

Le génie génétique est très loin d'avoir supplanté les techniques de fractionnements biologiques appliquées à des sources naturelles (animales ou végétales) ou les techniques de synthèse chimique pour la production de molécules utilisées dans l'industrie pharmaceutique. Pourtant, il peut s'avérer fort utile dans au moins quatre cas de figure : lorsqu'il s'agit d'*amplifier* la production de molécules n'existant dans la cellule qu'à des concentrations infinitésimales (ex. : interférons), pour *suppléer* à des sources naturelles en voie de tarissement (plasma humain émanant de patients porteurs d'antigènes définis pour la production du vaccin contre l'hépatite B ; certains types d'organes, etc.) ou encore pour obtenir des substances dans un état de *pureté* garantissant l'absence de contaminants immunogéniques ou viraux. Dans d'autres cas, le but recherché sera de « *construire* » artificiellement, par recombinaison *in vitro*, des gènes capables de coder pour des molécules hybrides présentant une stabilité et une efficacité accrues par rapport aux molécules naturelles. Cette dernière voie d'approche, encore relativement peu exploitée, va bénéficier également d'un progrès technologique récent, permis par les méthodes consistant à « dessiner les protéines sur mesure » (encore appelées *protein design* ou « ingénierie des protéines »). L'ingénierie des protéines repose sur le principe de la mutagenèse dirigée, qui consiste à recopier *in vitro* un gène, ou son ARN messager, en introduisant en des endroits choisis des modifications « ponctuelles », entraînant la substitution d'une base nucléique par une autre. Le gène ainsi modifié est ensuite transféré par génie génétique dans un micro-organisme permettant la fabrication de protéines présentant des changements chimiques extrêmement localisés, dont certains sont de nature à améliorer ses propriétés (solubilité, résistance à la chaleur, pouvoir catalytique, etc.).

Les réalisations les plus marquantes dans la production par génie génétique de molécules douées d'activités pharmacologiques concernent surtout quatre classes de substances : celles qui jouent un rôle important dans l'accroissement des défenses immunologiques *(immuno-pharmacologie)*, celles qui relèvent de l'*endocrinologie* (hormones et facteurs de croissance), les nouveaux *vaccins* et les substances utilisées dans les *maladies du sang ou les troubles cardio-vasculaires*.

En *immuno-pharmacologie*, le génie génétique autorise de grands espoirs, par les possibilités qu'il offre de produire sur une vaste échelle toute une gamme de substances généralement désignées par le terme de *lymphokines*. Ainsi appelées parce qu'elles dérivent généralement d'une catégorie particulière de cellules sanguines, les lymphocytes, ces substances devraient permettre une thérapeutique fondée sur la reconstitution des défenses immunitaires chez les sujets immunodéprimés, ou sur la stimulation générale de ces mêmes défenses au cours d'atteintes virales ou cancéreuses. Ce sont en quelque sorte les messagers chimiques qui « sonnent l'alarme » et déclenchent l'attaque par les macrophages ou les lymphocytes tueurs, contre tout envahisseur, qu'il soit viral, bactérien, ou tumoral. On connaît à l'heure actuelle une vingtaine de lymphokines. La vedette a incontestablement été l'*interféron*, encore que l'enthousiasme premier pour cette molécule se soit un peu refroidi. Il existe de fait une dizaine d'interférons en provenance de lymphocytes infectés (α), environ cinq émanant de lymphoblastes (β) et trois à quatre en provenance de lymphocytes immunocompétents (γ).

C. Weissmann et W. Gilbert ont donné le coup d'envoi en clonant l'interféron α (INα) qui devait être exploité par la firme BIOGEN. Peu après, l'ADN responsable de la production d'INβ était isolé simultanément au Japon et en Belgique. Enfin Goedel clonait INγ et Markham réussissait à synthétiser chimiquement le gène codant pour INα1, un interféron particulièrement efficace... contre le rhume.

Malheureusement, la plupart de ces interférons d'origine *animale* se sont avérés inefficaces chez l'homme. De sorte que plusieurs groupes industriels ont entrepris, depuis 1981, la purification à grande échelle d'interférons *humains*, le plus souvent d'ailleurs par génie génétique. Les interférons de type α et β paraissent posséder une activité antivirale (hépatite, herpès, rage... et rhume de cerveau). En revanche, les résultats sont moins probants dans la thérapie anticancéreuse : si des améliorations manifestes sont enregistrées dans les ostéosarcomes — forme assez rare de cancer —, elles sont moins fréquentes par exemple dans le traitement des cancers du sein. Des espoirs nouveaux sont cependant placés dans l'utilisation des interférons γ, ou dans les associations d'interférons de types distincts.

Une autre lymphokine, l'*interleukine 2*, focalise désormais l'attention. Cette substance produite par les lymphocytes du groupe TH (T-helper) existe malheureusement en très petites quantités dans la cellule normale. Le gène a été cloné dans plusieurs laboratoires en 1983 et les essais cliniques sont menés aux États-Unis. On songe à l'emploi de cette molécule pour le traitement du SIDA.

Mais bien d'autres interleukines sont en cours de production par le génie génétique : l'*interleukine 1* (pour l'assistance immunitaire aux opérés) ; le *CSF* ou *colony stimulating factor*, pour stimuler la moelle osseuse dans le traitement des anémies ou des leucémies, *le facteur d'activation des macrophages, les facteurs de croissance des cellules B, les facteurs de nécrose des tumeurs, etc*.

Hormones

Celles dont le génie génétique a entrepris l'étude, et dont il a réussi la fabrication, appartiennent à la classe des hormones dites *hypothalamohypophysaires* (il s'agit des hormones ou de leurs facteurs de sécrétion, dont l'activité entraîne une stimulation de la croissance chez les animaux), ainsi qu'à celle des *neurohormones* (ou neuromédiateurs) et ou encore du groupe des *insulines*.

> En 1977, le premier gène d'intérêt médical à avoir été cloné fut précisément celui d'une hormone hypothalamique, la *somatostatine*, peptide isolé pour la première fois en 1972 et qui règle (en la ralentissant) la sécrétion de l'hormone de croissance par l'hypophyse. H. Boyer, Itakura et Riggs ont « synthétisé » le gène producteur de l'hormone, l'ont introduit dans un vecteur en le couplant à l'aide d'un acide aminé (la méthionine) au gène d'une enzyme bactérienne, la β-galactosidase de *E. coli* afin d'éviter la dégradation de ce petit peptide par la bactérie. La bactérie « manipulée » synthétise une protéine hybride (somatostatine — β-galactosidase). Il suffit de libérer l'hormone du complexe en clivant le « résidu » méthionine.
>
> L'hormone de croissance proprement dite (ou *somatotropine*), un polypeptide de cent quatre-vingt onze acides aminés, a été cloné en 1979 (Kabi, Genetech). En France, l'hormone produite par génie génétique commence à être fabriquée industriellement (SANOFI). Elle s'avère très active. Son emploi permettrait peut-être d'éviter l'extraction à partir des hypophyses de cadavres, ce qui n'est pas sans inconvénient (certaines préparations semblent contaminées par le virus de Kreutzfeld Jakob...).
>
> Enfin, un autre peptide hormonal, le GRF (ou *somatocrinine*), facteur de stimulation dans la production hypophysaire de l'hormone de croissance, est sur le point d'être cloné.

Les *hormones de croissance* sont utilisées dans le traitement des prématurés et des petites tailles constitutionnelles, ainsi que des brûlés. Elles semblent manifester une activité positive dans le traitement des fractures et de l'ostéoporose, ainsi que de l'obésité.

Le domaine des *neurohormones* et des *neurotransmetteurs* a connu aussi une intense activité depuis que l'on est parvenu à cloner un nombre considérable de leurs précurseurs polypeptidiques (ex. : pro-opiomelanocortines, pro-enképhalines, pré-dynorphines, etc.). Mais l'emploi de ces peptides, véritables « morphines endogènes » dépourvues d'effets secondaires, est limité à la fois par leur très grande instabilité et leur difficulté à franchir la barrière hémoméningée.

Je ne m'étendrai pas sur l'exemple de l'*insuline* humaine. Il faut toutefois rappeler que sa première commercialisation, par la firme Eli Lilly en 1983, a véritablement donné le « coup d'envoi » aux productions industrielles utilisant les techniques du génie génétique. Il s'agit d'ailleurs plutôt d'un marché de *substitution*, puisque l'insuline était fabriquée selon d'autres procédés.

Vaccins

Il est généralement admis que c'est dans le domaine de la production des vaccins que les techniques de l'ADN recombinant vont être appelées à jouer leur rôle le plus important [en compétition, il est vrai, avec une autre approche : celle de la synthèse de peptides immunogènes (vaccinants) par voie chimique]. En effet, bien qu'il existe déjà un nombre impressionnant de vaccins naturels dits de première génération, fondés sur l'emploi d'agents pathogènes atténués ou inactivés, leur emploi n'est pas sans risque (contaminants, substances pyrogènes, réactions allergiques, etc.) et leur coût demeure élevé. Le génie génétique commence à peine à renouveler les techniques de production, mais d'ici quelques années trois objectifs pourraient être atteints : un abaissement des coûts, l'obtention d'antigènes vaccinants plus purs, la protection contre des maladies qui ne bénéficiaient pas jusqu'ici des techniques de prévention vaccinale (ex. : maladies parasitaires).

L'un des premiers vaccins à usage humain obtenu par génie génétique, du moins à l'échelon industriel, est probablement le vaccin antihépatite B, les cellules transformées étant les cellules de levure. Il a été réalisé aux États-

Unis (laboratoires Merck) mais l'Institut Pasteur a également mis au point un procédé qui tire parti de l'expression du gène producteur d'un antigène vaccinant (Hbs) par des cellules de singe, type CHO. Les premiers essais sont très satisfaisants. Le procédé français pourrait présenter un avantage, car le vaccin ainsi préparé renferme plusieurs antigènes vaccinants. Rappelons que l'hépatite B sévit à l'état chronique dans le monde avec près de deux cents millions de personnes atteintes. En outre, on sait aujourd'hui qu'il existe une relation étroite entre l'incidence virale et l'apparition des hépatocarcinomes primaires, de sorte que l'on dispose ici d'une technique de prévention contre une forme spécifique de cancer (Maupas).

Le génome du virus de l'hépatite A a été cloné par Deinhardt à Munich en 1981.

Un autre enjeu considérable pour la santé réside dans l'obtention d'un vaccin contre le virus de l'herpès génital, affection dont sont atteintes des millions de personnes. Un gène de l'*Herpes simplex* a été récemment cloné.

Dans le domaine de la *rage*, citons la production par génie génétique de la glycoprotéine d'enveloppe du virus (Transgène), protéine douée d'une activité vaccinante élevée.

De nombreux laboratoires ont entrepris de cloner les gènes de l'agent infectieux responsable de la forme la plus sévère de la malaria, *Plasmodium falciparum*. Aux États-Unis, l'équipe de R. et V. Nussenzweig a cloné et réussi à faire exprimer le gène correspondant à l'antigène vaccinant provenant d'une forme intermédiaire de deux parasites, *P. Berghei* et *P. Knowlesi*, le premier responsable de la malaria murine et le second de la malaria du singe. La protéine antigénique est également présente dans le parasite humain. Des équipes des Instituts Pasteur de Paris et de Cayenne et de divers autres laboratoires ont également cloné les cADN correspondants à des protéines douées de fortes activités antigéniques. Certains des produits obtenus par génie génétique déclenchent la production d'anticorps chez le singe, anticorps qui confèrent une protection par immunisation passive.

Plusieurs vaccins à usage vétérinaire ont également été obtenus par la technique des ADN recombinants. Citons le vaccin dirigé contre la diarrhée du porc (1982), la diarrhée colibacillaire des agneaux, des veaux et des porcs nouveau-nés (Mérieux), etc., mais l'attention s'est focalisée principalement sur la production du vaccin contre la fièvre aphteuse. En effet, bien qu'il existe un vaccin classique efficace (virus atténué), sa fabrication implique la culture du virus virulent. C'est pourquoi certains pays (Amérique, Australie) renoncent actuellement à vacciner, préférant pratiquer un abattage systématique face à une contamination occasionnelle, plutôt que de risquer un accident vaccinal ; d'où l'intérêt de produire un vaccin par génie génétique. Aux États-Unis, on a « synthétisé » le gène codant pour l'un des antigènes du virus (VP-I) et on est parvenu à le faire s'exprimer chez *E. coli*. Les essais ont débuté en Argentine et en Californie.

Dérivés sanguins

Dans le domaine des dérivés sanguins, on s'est attaqué à plusieurs objectifs : la production d'*albumine humaine* (transfusion), l'*hémophilie*, les *thromboses*.

En ce qui concerne la lutte contre la *thrombose*, on s'intéresse à la production d'agents purifiés par génie génétique, susceptibles de faciliter la dissolution du thrombus[12], qu'il s'agisse des *urokinases*, de l'activateur de plasminogène (PA) ou de l'activateur tissulaire de plasminogène (TPA), qui semble s'avérer plus spécifique dans son action que le PA.

S'agissant des *hémophilies*, plusieurs laboratoires travaillent à la production par génie génétique des facteurs VIII et IX, facteurs déficients chez les hémophiles, le premier ayant été cloné par Genetech et le second par Transgène.

---

12. Masse solide formée par les constituants figurés du sang et de nature à obstruer les vaisseaux.

Diagnostic médical et sondes à ADN

Bien qu'elles soient utilisées depuis plus d'une dizaine d'années pour les opérations de clonage génétique ou pour les expériences d'hybridation moléculaire en recherche fondamentale, les sondes ADN (qu'il s'agisse de sondes génomiques[13], d'oligomères synthétiques[14] ou d'ADN complémentaires), ne sont entrées dans le domaine de l'application médicale qu'assez récemment. Elles semblent être appelées néanmoins à un grand avenir dans plusieurs types d'applications : le *diagnostic prénatal* et la *détection des agents pathogènes*.

Diagnostic prénatal

Une utilisation déjà courante des sondes ADN produites par les techniques du génie génétique concerne le diagnostic prénatal des maladies héréditaires. En effet, on est déjà parvenu à cloner les gènes d'une douzaine de maladies à caractère monogénique. La plupart de ces maladies peuvent donc être diagnostiquées avant la naissance grâce à la génétique moléculaire. En ce qui concerne deux autres maladies infantiles d'incidence assez élevée : la *mucoviscidose* (en anglais *cysticfibrosis*) et la *dystrophie de Duchenne* de Boulogne (une myopathie grave liée au sexe), des progrès remarquables ont également été réalisés au cours de l'année 1985 sans pour autant qu'on soit définitivement parvenu à identifier le gène responsable. Ainsi, dans le cas de la mucoviscidose, plusieurs équipes françaises et étrangères viennent en effet de localiser avec une assez grande précision la région génétique concernée. Il s'agit d'une région du

13. Séquence d'ADN ou ARN marquée par la radioactivité ou par fluorescence et permettant le tri génétique.

14. Court segment d'ADN fabriqué par synthèse *in vitro* en utilisant les procédés de la chimie organique.

chromosome n° 7 voisine d'un gène codant pour une enzyme, la paraoxonase, et d'un marqueur de polymorphisme aux enzymes de restriction.

En ce qui concerne la région chromosomique impliquée dans la myopathie de Duchenne, son emplacement sur le bras court du chromosome X a pu être précisé grâce à l'emploi conjugué de plusieurs sondes ADN par l'équipe de Kunkel, aux États-Unis.

La chorée de Huntington (danse de Saint-Guy), maladie dégénérative des neurones dopaminergiques à évolution très lente mais fatale, a fait l'objet de recherches de localisations chromosomiques fort élégantes dans le laboratoire de Gusella, grâce à l'utilisation de sondes ADN et de marqueurs de restriction. Toutefois, la région repérée comme étant site de mutations à l'origine de cette affection demeure encore trop vaste pour que le gène altéré puisse être localisé.

Il est évident que la pratique du diagnostic prénatal peut soulever maints problèmes de caractère éthique, problèmes dont la nature varie d'ailleurs selon les règles et les mentalités culturelles des pays : ce point a déjà été évoqué. On peut cependant noter que plusieurs laboratoires hospitaliers ou universitaires se sont équipés pour pratiquer ces diagnostics génétiques. Certains de ces diagnostics peuvent être faits dès la huitième semaine de la grossesse : c'est le cas par exemple de ceux qui concernent les maladies du sang, dont l'incidence est précisément l'une des plus élevées (Rosa...).

Détection des agents pathogènes

Une autre application de l'emploi des sondes génétiques est la détection des agents pathogènes viraux, bactériens ou parasitaires. Toutefois, bien que la technique soit prometteuse et commence à être utilisée, voire même commercialisée, sa sensibilité n'est cependant guère supérieure pour le moment à celle des méthodes d'immunodiagnostic. Les diagnostics par sondes à ADN semblent être les techniques de choix lorsque le nombre de déterminants antigéniques est petit ou lorsque ces antigènes sont trop labiles pour se prêter à une détection immunologique convenable.

On connaît déjà plusieurs méthodes de détection des virus de l'*Influenza* ou du virus *Epstein Barr* (agent trouvé dans certains lymphomes de Burkitt), le laboratoire du professeur Tiollais à l'Institut Pasteur a également développé un système test pour déceler la présence du génome du virus de l'hépatite B, soit à l'état libre soit à l'état intégré, résultat intéressant si l'on songe aux relations entre la présence de ce virus dans le chromosome des cellules humaines et les risques de développer un hépatocarcinome primaire.

Une autre illustration de l'intérêt et de l'efficacité de la technique de diagnostic par les sondes ADN radioactives réside dans les mises au point réalisées par Wirth *(Harvard Public School of Health)*, qui a utilisé ces sondes pour distinguer deux formes d'agents des Leishmanioses, l'une bénigne *L. mexicana*, l'autre mortelle *L. braziliensis*. Puisque par ailleurs, le traitement des Leishmanioses par les dérivés de l'antimoine provoque des réactions secondaires, la pratique de ce test peut s'avérer d'une grande utilité.

S'agissant d'un autre agent parasitaire, *Plamodium falciparum*, agent de la malaria, plusieurs laboratoires dans le monde, y compris l'unité de parasitologie de l'Institut Pasteur (L. Pereira di Salva), ont mis au point des sondes d'ADN radioactif (ADN de caractère répétitif) pour établir des diagnostics directs sur échantillons de sang ou prélèvements de moustiques.

Plus généralement depuis 1980, toute une série de « batteries » ou « trousses » diagnostiques ont été développées, permettant la détection par les sondes ADN de divers agents responsables de maladies intestinales ou vénériennes. Des tests reproductibles sont déjà praticables dans les cas d'affections telles que : la mononucléose, les affections à cytomégalovirus et herpès. D'autres systèmes devraient être disponibles permettant de déceler les agents responsables de l'hépatite B, des papillomes du col de l'utérus, des chlamydia, etc.

Enfin, plusieurs équipes cherchent à tirer parti de l'expression des gènes cellulaires, dont la dérégulation ou les réarrangements sont à l'origine de certains cancers (voir chapitre IX). L'idée est que ces séquences génétiques, dites « oncogéniques », libèrent dans la cellule cancéreuse des produits de transcription (ARN messagers), dont on peut dès lors apprécier la concentration relative grâce à des sondes ADN produites par recopiage de ces ARN messagers à l'aide des transcriptases inverses. Par exemple, dans le laboratoire du Dr Riou à l'Institut Curie, des études fort intéressantes sont conduites qui permettent de pronostiquer une évolution rapide (généralement en cours de récidive) dans les cancers du col de l'utérus, en se fondant sur la détection de l'ARN messager synthétisé en abondance à partir de la séquence *c-myc* amplifiée. De telles techniques pourraient être appelées à jouer un rôle très important pour le diagnostic et l'étude épidémiologique des cancers.

LA THÉRAPIE GÉNÉTIQUE

Avec la thérapeutique fondée sur le transfert de gènes et destinée à corriger certaines déficiences héréditaires, nous entrons dans un domaine qui relève pour certains de la futurologie et qui, pour d'autres, représente au contraire l'une des tentatives les plus hardies et les plus prometteuses de la médecine de demain.

Il existe deux voies possibles : l'une repose sur le transfert d'un gène « correcteur » cloné dans l'ovocyte fécondé. De nombreuses expériences relevant de cette approche ont été réalisées chez l'animal (drosophiles, souris, ovins, porcins, etc.). En général, l'ovocyte préfécondé est transformé par le gène correcteur et l'œuf réimplanté dans l'utérus d'une femelle normale. Bien que tous les œufs ne survivent pas à ce traitement, certains lui résistent et il en résulte un individu complet qui comporte alors dans ses chromosomes (cellules somatiques et germinales) des copies du gène étranger. Les animaux des générations suivantes véhiculent également le nouveau trait génétique de façon stable. On dénomme « transgénotes » les animaux ainsi marqués d'un trait héréditaire nouveau, grâce à une intervention artificielle. Dans nombre de cas, il a été possible de démontrer que le gène nouvellement introduit demeure fonctionnel chez l'animal transgénote. Ceci a été établi par exemple pour la synthèse de certaines chaînes d'hémoglobine, la formation de certains pigments oculaires, ainsi que pour la fabrication de l'hormone de croissance. Toutefois, les communautés scientifique et médicale condamnent unanimement, comme incompatible avec les règles d'éthique, la transposition de telles pratiques à l'espèce humaine, du fait des énormes aléas qui s'attachent à sa réalisation et des risques qu'elle ferait encourir non seulement à l'individu « génétiquement corrigé », mais aussi à sa descendance. Sans compter que l'œuf fécondé est ici un être humain potentiel et ne doit en aucune circonstance être considéré comme objet d'expérience.

L'autre voie possible repose sur le transfert d'un gène correcteur dans les cellules somatiques (c'est-à-dire non reproductibles) d'un individu atteint d'une affection héréditaire. Cette voie thérapeutique potentielle ne semble pas soulever des problèmes moraux aussi lourds que la transgénose. Nombre de médecins l'apparentent d'ailleurs dans son principe (sinon bien sûr dans ses modalités) à une greffe d'organes.

Les maladies, qui seraient susceptibles de bénéficier de la thérapie somatique par gènes correcteurs ou compensateurs, sont celles qui relèvent de l'atteinte d'un seul gène dont on a par ailleurs déjà réussi à obtenir le clonage.

Plusieurs tentatives ont déjà été réalisées chez l'animal. Par exemple en 1977, il a été montré que le gène de la thymidine kinase, du virus *Herpes simplex*, une enzyme importante dans la formation d'un précurseur de l'ADN, pouvait être transféré *in vitro* dans une culture de cellules de rat, porteuses d'un déficit héréditaire en cette enzyme. Les cellules transformées en culture ont produit de la thymidine kinase au cours de plusieurs générations, ce qui montre que le gène étranger était incorporé dans l'ADN des cellules hôtes et exprimé.

En 1980, Cline et ses collaborateurs ont transféré avec succès de l'ADN de cellules de rat dans des cellules de moelle osseuse et ont secondairement réimplanté ces cellules dans des souris irradiées. Ces cellules transformées ont produit chez ces souris des taux élevés de l'enzyme codée par l'ADN transféré. Ces expériences constitueraient le premier transfert génétique par voie somatique chez l'animal intact.

Depuis quelque temps, un certain nombre de laboratoires ont commencé à utiliser les *rétrovirus* en tant que vecteurs de gènes étrangers dans des cellules somatiques. En effet, comme nous le verrons, non seulement ces agents peuvent infecter une large gamme de types cellulaires et y « entraîner » avec eux un gène qui leur est « accroché », mais ils sont également capables d'incorporer avec efficacité leur matériel génétique dans les chromosomes de l'hôte (à l'état de copie ADN). L'idée est donc de fabriquer des rétrovirus non pathogènes par suite d'une délétion du site d'encapsidation, pour en faire des vecteurs efficaces et non dangereux (R. Mann, R.C. Mulligan, D. Baltimore, 1983).

Ceci a déjà permis de transférer par exemple un gène bactérien dans une cellule hématopoïétique de la moelle de souris chez des souris irradiées (1984).

Des expériences ont alors été tentées sur des cellules d'origine humaine en culture. Ainsi T. Caskey est parvenu à transférer par les rétrovirus déficients, le gène codant pour l'hypoxanthine guanine phosphoribosyltransferase (enzyme altérée dans la très grave maladie de Lesh Nyan) au sein de cellules humaines déficitaires.

Enfin, devant ces résultats, Cline avait voulu tenter une expérience de correction génétique chez des êtres humains, en transférant un gène de l'hémoglobine normale dans les moelles de deux femmes atteintes de β-thalassémies sévères. Non seulement ces tentatives ont échoué mais cette expérience a été fort sévèrement accueillie à l'époque par la communauté scientifique, qui estimait ces expériences prématurées.

En effet, toute une série d'obstacles se dressent encore dans la réalisation d'une thérapie génétique par voie somatique chez l'homme :

— le taux d'expression du gène étranger peut varier très sensiblement selon le site d'intégration, et le « contexte » chromosomique, dans lequel se trouvera le gène nouvellement intégré, peut influer très fortement sur ses modalités de fonctionnement selon que le gène est au voisinage de telle ou telle séquence de régulation ;

— l'intégration dans le chromosome a souvent lieu *au hasard* et l'on peut redouter qu'elle provoque l'activation d'une séquence oncogénique cellulaire (encore que la probabilité d'un tel événement soit très faible). Il n'empêche que, tant qu'on ne sait « diriger » à bon escient le gène correcteur, on risque de provoquer ce genre d'accident ;

— dans le même esprit, l'intégration d'un gène étranger dans une cellule somatique peut inactiver un autre gène normal (sauvage), augmentant ainsi le nombre de mutations dominantes ou récessives dans le matériel génétique humain.

Il est clair qu'on est encore assez loin de l'échéance où biologistes et médecins oseront tenter ce genre d'intervention. Il n'en demeure pas moins que ce problème fait l'objet de nombreux travaux. Il est probable que les progrès de la connaissance sur la structure des gènes eucaryotes et sur leur régulation ouvriront à cet égard de nouvelles pistes.

LE GÉNIE GÉNÉTIQUE ET SES APPORTS À L'AGRICULTURE ET AU SECTEUR AGRO-ALIMENTAIRE

Bien que les réalisations apparaissent ici plus lentes et plus difficiles que dans le secteur de la santé, nombre d'experts s'accordent à penser que c'est dans les domaines agricoles (et agro-alimentaires) que les manifestations les plus marquantes du génie génétique devraient se faire sentir.

Les enjeux socio-économiques, et peut être plus encore démographiques et culturels, devraient être considérables, même s'il est clair qu'on entre à peine dans l'ère des applications biotechnologiques au monde végétal et à l'élevage.

Avant d'évoquer quelques-unes des perspectives qui se dessinent dans ces secteurs, il est sans doute nécessaire d'envisager un instant certaines caractéristiques générales du monde végétal et partant, les conditions spécifiques dans lesquelles le génie génétique peut lui être appliqué.

En effet, les végétaux ont depuis toujours suscité la fascination et l'intérêt des hommes pour l'agrément, la nourriture, la santé et jusqu'à l'énergie domestique et l'habitat qu'ils leur procuraient. La botanique est la plus ancienne des sciences biologiques et la médecine par les plantes la plus ancienne des thérapeutiques. Force est toutefois de reconnaître que les techniques modernes mises en œuvre par les sciences de la vie avaient jusqu'ici peu renouvelé la connaissance des cellules végétales. Cette remarque s'applique d'ailleurs autant à leur organisation qu'à leur fonctionnement. C'est peu dire, bien sûr, que de souligner les particularités qui distinguent les cellules vertes des cellules animales : présence d'une épaisse paroi cellulosique, systèmes d'irrigation naturelle des tissus de plantes par les vaisseaux ligneux, fabrication d'une myriade de produits (ex. : alcaloïdes, pigments, dérivés phénoliques, etc.) pleinement spécifiques au monde végétal ; existence chez nombre de plantes d'un système assurant la photosynthèse (chloroplastes, thylakoïdes, etc.). La liste de ces caractères distinctifs serait trop longue pour être poursuivie, mais il est clair que ces propriétés si singulières n'ont pas toujours permis le même type d'approche analytique globale, voire moléculaire, que celle qui a été mise en œuvre dans l'étude des micro-organismes et plus récemment des cellules animales. On connaît donc encore assez mal la biologie moléculaire des végétaux ; on connaît assez mal — encore que ce fossé commence à être comblé, précisément grâce aux expériences de clonage de régions génétiques particulières — leur organisation physique, la structure fine de leur matériel héréditaire même si, faut-il le rappeler, la génétique est née de l'observation des lois de transmission héréditaire de caractères végétaux (Mendel) et si, cent ans plus tard, c'est chez les végétaux qu'ont été étudiés les premiers « transposons eucaryotiques » (B. Mc Clintock). C'est un défi considérable (et passionnant) que la biologie moderne doit relever, mais ceci expliquant cela, on comprend que les expériences de génie génétique ne soient pas aussi aisées à accomplir dans le règne végétal qu'elles le sont dans les autres.

À ceci s'ajoute le fait que, pendant longtemps, il s'est avéré difficile, voire impossible, d'obtenir des cultures cellulaires pures, ce qui limitait toute approche sérieuse à l'étude des grands constituants biochimiques du fait même de l'hétérogénéité des tissus. De fait, c'est en France, vers 1938, que le biologiste Roger Gautheret a commencé à exploiter les cultures de tissus indifférenciés. Ses expériences sur la carotte sont célèbres. Elles devaient inciter nombre de chercheurs à tenter la culture de cellules isolées, mais cet objectif ne fut vraiment atteint qu'en 1954 par Muir Hildebrandt et Rikes, ce qui permit d'aborder plus systématiquement le métabolisme cellulaire et l'équilibre nutritionnel des plantes (vitamines, sucres, facteurs de croissance, hormones).

À partir de 1966, la biologie végétale s'enrichit d'autres technologies fort importantes : fabrication de plantes haploïdes à partir de culture d'anthères (S. Guha et SC Maheswari à Delhi ; J. P. Nitsch et J. P. Bourgeois en France, les premiers sur le *datura*, les seconds sur le *tabac*).

Ceci a permis de fabriquer des plantes « sans mère », conservant simplement certaines propriétés du donneur haploïde (colza, blé, orge).

Il existe d'ailleurs bien d'autres procédés permettant la régénération de plantes entières à partir de cellules définies (par exemple à partir de méristèmes, de cals ou de cellules de tissus somatiques). C'est là un avantage pour qui s'intéresse aux mécanismes de différenciation ainsi qu'aux modifications biotechnologiques du monde végétal.

Longtemps on a cherché à lever les barrières d'espèces, c'est-à-dire à obtenir des croisements interspécifiques (et non de simples greffes) au niveau cellulaire, comme cela avait été rendu possible chez les animaux grâce aux techniques d'hybridation et de fusion somatiques. Les épaisses parois des cellules et le fait que la culture de cellules somatiques végétales n'est pas très aisée ont constitué autant d'obstacles. Pour lever cette difficulté, des chercheurs (tel Cocking) se sont intéressés à des formes pseudo-cellulaires : les protoplastes. Il s'agit de cellules débarrassées de leurs parois grâce à des enzymes capables de digérer la cellulose (les enzymes de l'escargot ont été longtemps utilisées). Ces protoplastes sont viables ; replacés dans certaines conditions, ils peuvent reformer des parois et se transformer à nouveau en cellules. Mais surtout, il est possible de faire fusionner des protoplastes, même s'ils proviennent d'espèces *différentes*. On dispose donc là d'un moyen très efficace pour obtenir la formation de plantes hybrides après régénération à partir de protoplastes fusionnés. En 1974, Von Wettstein et G. Melchers réussissaient ainsi à croiser la pomme de terre et la tomate. L'hybride, baptisé « pomate », fournissait des tomates au-dessus du sol, et des tubercules à l'intérieur. Malheureusement, il se révéla stérile.

On peut également préparer des embryons somatiques à partir d'explants primaires. Enrobés dans des substances synthétiques qui se dissolvent dans le sol, ils constituent de véritables « semences artificielles ».

D'autres particularités importantes des végétaux sont à rappeler. Par exemple, le fait qu'ils sont solidaires du sol à partir duquel ils se développent et qu'ils vivent la plupart du temps en *symbiose* avec des micro-organismes (bactéries, champignons). Lorsque l'on vise à modifier expérimentalement les performances d'une plante, on peut donc le faire (transitoirement bien sûr) en agissant au niveau même de ces micro-organismes symbiotiques.

Il est clair que très tôt après l'émergence des techniques du génie génétique, nombre de chercheurs s'intéressèrent au transfert de gènes étrangers à l'intérieur de cellules hôtes d'origine végétale. Malheureusement, on s'aperçut très vite que la plupart des vecteurs plasmidiques, couramment utilisés pour les transferts chez les bactéries, ainsi que les phages hybrides ou les « cosmides » propageables dans la levure, étaient incapables de transférer un gène et, *a fortiori*, de permettre l'*expression* de celui-ci dans un environnement cellulaire végétal.

Les choses en seraient restées là si les chercheurs n'avaient eu l'idée de tirer parti d'un agent susceptible de provoquer des « cancers » chez les plantes (un peu comme on utilise les rétrovirus défectifs pour le transfert de gènes chez les animaux). On avait en effet montré dès le début du siècle, qu'une bactérie, *Agrobacterium tumefaciens*, est associée à des maladies telles que la « galle du collet ». Pendant la dernière guerre mondiale, un biologiste de l'Institut Rockefeller, Armin Braun, avait d'ailleurs établi que cette maladie présente les caractéristiques... d'un cancer. Des tumeurs solides se forment par exemple chez le tabac et elles sont transplantables à d'autres chez lesquelles elles provoquent à leur tour des excroissances tumorales. En 1971, deux chercheurs de Gand, J. Schell et Marc Van Montagu, font une découverte remarquable : la bactérie responsable de ce cancer doit cette propriété à l'existence d'un plasmide particulier, baptisé « Ti ». D'où l'idée que, en modifiant celui-ci, on peut en faire un vecteur efficace pour un gène étranger, tout en le débarrassant par des délétions appropriées de ses propriétés tumorigènes. Le même type d'observation sera d'ailleurs réalisé pour une autre forme de maladie végétale qui s'attaque aux racines et est due à un autre *Agrobacter*, véhiculant un autre plasmide, baptisé « RI » *(root inducing)*.

Désormais, grâce à la recombinaison génétique, Montagu et ses collaborateurs, suivis en cela par d'autres équipes, réussissent les premiers transferts de gène chez les ***dicotylédones*** *. Par exemple, l'un des gènes responsables de la formation d'un dérivé du chloramphénicol (un antibiotique), par l'enzyme, chloramphénicol acétyl-transférase (ou CAT), est rattaché à un promoteur activable par la lumière et l'on peut démontrer la synthèse photodépendante de l'enzyme bactérienne. Pour que le gène étranger soit exprimé dans la plante, il faut que soient présentes des séquences de régulations, autorisant l'activation des gènes promoteurs des séquences « signal » pour le transport (excrétion) du produit du gène et des séquences de fin à l'extrémité du gène. Les séquences utilisées lors des premières recherches correspondaient à des séquences de régulation dérivées des régions génétiques codant pour des enzymes essentielles des plantes : la nopaline et l'octopine synthétases, présentes sur le plasmide Ti. Grâce à ces vecteurs, des chercheurs de Monsanto et de l'université de Gand sont parvenus à transférer au tabac le gène conférant la résistance de bactéries à un antibiotique, la *kanamycine*. Fait remarquable, une fois le transfert réalisé (généralement sur des cultures méristématiques de tabac en condition *in vitro*) et après avoir régénéré la plante, celle-ci et ses descendants contiennent de façon stable le nouveau déterminant génétique dans leurs chromosomes qui est transmis selon les lois de Mendel.

D'autres gènes, responsables cette fois du stockage des protéines du haricot, ont pu également être transférés au tabac. De même le gène codant pour l'une des sous-unités de l'enzyme clef dans la fixation photosynthétique du CO_2 (la ribulose-diphosphate-carboxylase) en provenance des pois a également été transféré dans les cellules de tabac en culture *in vitro*. Même résultat, plus spectaculaire, pour le transfert du gène de l'hormone gonadotrophique humaine ou du gène de la dihydrofolate réductase de souris... chez le *pétunia*.

On étudie actuellement la possibilité d'utiliser les vecteurs de type Ti pour les transferts génétiques chez les monocotylédones.

Mais d'autres vecteurs que le plasmide Ti sont à l'étude, un peu partout dans le monde : par exemple les « transposons du maïs » ou encore l'ADN circulaire provenant du virus de la mosaïque du chou-fleur, CaMV (L. Hirth). Plus récemment, l'intérêt s'est également porté sur d'autres catégories de virus, les virus Gemini, qui ont un spectre d'action très étendu.

Ainsi, en un laps de temps relativement court, le génie génétique végétal semble avoir progressé... à pas de géants, mais il reste cependant à mieux comprendre la biochimie générale des systèmes végétaux si l'on veut être capable d'identifier les gènes *intéressants à transférer* : notamment ceux qui seront susceptibles d'améliorer les cultures.

Quels sont à présent les principaux objectifs visés ? Ils sont extrêmement variés. Il n'y a, avec les plantes, que l'embarras du choix. On peut notamment citer : la résistance aux parasites, aux pesticides, la résistance au gel ou les améliorations du rendement des engrais, de la photosynthèse, de la qualité nutritionnelle, de la capacité à être cultivé *in vitro* dans des fermenteurs, etc.

Par exemple, on a aujourd'hui de bonnes raisons de penser que c'est un gène unique, qui, dans chaque cas, assure la résistance de la plante à un agresseur (virus, bactérie, nématode, champignon). En clonant et en insérant ce gène, on peut donc accroître l'intérêt de la plante. Puisque de nombreuses plantes s'associent à des micro-organismes pour leur nutrition, on peut « jouer » sur ceux-ci pour détruire, par lutte biologique, certains des agresseurs. S'agissant des parasites, on place beaucoup d'espoir dans le transfert à la plante des gènes provenant d'une bactérie, *Bacillus thuringiensis* ou de certains variants *(B. israëliensis)*, qui ont la particularité remarquable de sécréter une endotoxine, inoffensive pour l'homme mais extrêmement toxique pour les larves de moustiques, les mouches noires, etc. (De Barjac, Dedonder). On peut également transférer le gène de cette toxine responsable d'un contrôle biotique, à d'autres micro-organismes utiles et qui colonisent les racines de plantes. On fabriquera donc bientôt des bactéries du sol capables à la fois de nourrir la plante et de la débarrasser des vers (nématodes) ou parasites aériens...

Plusieurs laboratoires s'intéressent également au clonage des gènes de résistance aux pesticides ou aux herbicides. Par exemple, la compagnie Calgène a réussi à isoler un gène de résistance au « glyphosphate » herbicide standard, produit par la firme Monsanto. Le transfert de ce gène, d'origine bactérienne, est actuellement entrepris chez plusieurs variétés de plantes, tabac, soja, coton, etc.

Plus récemment, on s'est aperçu que les bactéries, notamment celles du genre *Erwinia*, jouaient un rôle dans la résistance végétale au gel. Elles sécrètent des protéines qui jouent le rôle d'« antigel ». Plusieurs recherches sur les gènes produisant ces protéines sont donc menées, avec pour objectif d'accroître le degré de résistance des plantes aux grands froids. Il faut bien sûr souligner que, dans la mesure où l'on comprend encore assez mal la biochimie métabolique des plantes, toute modification introduite par voie génétique (qu'elle soit classique — croisements —, ou moderne — génie génétique) devra s'assortir d'une analyse sérieuse des répercussions sur la physiologie générale du plant ainsi modifié (possibilité de stockage, qualités nutritionnelles des protéines et des sucres, etc.).

Un des grands enjeux des biotechnologies appliquées à l'agriculture est à coup sûr de modifier précisément l'équilibre métabolique et énergétique des végétaux supérieurs.

On connaît depuis fort longtemps l'importance du *cycle de l'azote* chez les végétaux. Ceci remonte aux premiers travaux de Boussingault, Von Liebig et Müller. La plupart des plantes sont malheureusement incapables de fixer par *elles-mêmes* l'azote de l'air, se privant ainsi d'une réserve considérable en cet élément, et ne pouvant dès lors croître que grâce à des engrais (nitrates, sels d'ammonium, etc.). Le coût de ceux-ci est énorme. Rien que pour le maïs américain, la dépense équivaut à près d'un milliard de dollars par an.

Or l'on sait sans doute que certaines plantes, les *légumineuses* (haricot, luzerne, trèfle, soja, arachide, pois) parviennent à utiliser l'azote aérien par le truchement d'une bactérie symbiotique identifiée à la fin du siècle dernier, le *rhizobium*. Par exemple, le soja vit en symbiose avec une variété, *R. japonicum*, qui assure sa croissance. La symbiose s'effectue par colonisation des radicelles. Les rhizobiums y pullulent et forment des nodosités fixatrices.

Des travaux récents effectués dans plusieurs laboratoires (F. Cannon et Dixon, F. Auserbel, C. Elmerich et J.-P. Aubert, W. Brill, etc.) ont permis, grâce au génie génétique, de cloner et d'identifier la plupart des gènes qui, chez les bactéries, permettent de transformer l'azote en nitrates. Les recherches ont été primitivement menées sur une bactérie « de laboratoire », c'est-à-dire ne présentant pas d'intérêt agricole mais qui a au départ servi de modèle, *Klebsiella*. Après quoi, ils ont été étendus au rhizobium et à d'autres genres.

Il ne faut pas moins de dix-sept gènes, groupés en un opéron « fixateur d'azote », l'opéron *nif*, pour assurer chez Klebsiella, la conversion de l'azote de l'air en azote organique.

Un très grand nombre de recherches sont donc actuellement conduites sur cette base avec plusieurs objectifs tels que : le transfert de certains de ces gènes à des plantes hétérotrophes (nécessitant des engrais), la « manipulation » des gènes *nod*, responsables de la formation de nodosités sur les racines de légumineuses ; la modification des lectines de plantes (sortes de glyco-protéines végétales qui servent de point d'« ancrage » pour les bactéries symbiotiques)...

D'autres organismes, hormis les *rhizobiums*, sont capables de fixer l'azote atmosphérique. C'est le cas des algues bleues (cyanobactéries), qui permettent la nitrification des rizières, de *l'azospirillum*, et des bactéries poussant sur les *angiospermes*. Parmi les *rhizobiums* eux-mêmes, certains tel *Rhizobium sesbaniae*, ont la particularité de croître non seulement sur les radicelles, mais également sur les tiges et les feuilles de certaines plantes particulières de l'Afrique équatoriale (Dommergues). Ces *rhizobiums* sont intéressants parce qu'ils peuvent être facilement cultivés à l'air et conservent même en présence d'oxygène (généralement inhibiteur) la capacité de fixer l'azote. Leurs gènes ont été clonés. Au plan énergétique, bien d'autres pistes sont actuellement suivies notamment en ce qui concerne la génétique de la photosynthèse et celle de la fixation d'hydrogène grâce au clonage de l'opéron *Hup* (pour *hydrogene uptake*). Enfin, il est clair que le génie génétique devrait pouvoir améliorer la production industrielle de molécules utiles (alcaloïdes par exemple) qu'il faut actuellement extraire des plantes tropicales.

Un très grand nombre de firmes se sont développées dans ces dernières années, en se fixant certains des objectifs que nous avons décrits ci-dessus. C'est le cas de sociétés telles que *Advanced Genetic Sciences, Advanced Genetics Research Institute, Agrigenetics, Calgene, DNA Plant Technology, International Plant Research Institute, Phyllagenia, Phytogen, Plant Genetics, Cetus*... De grandes firmes industrielles interviennent aussi dans ces domaines *(Rohm et Haas, Allied Chemical, Campbellson, Inco, Monsanto, Atlantic Richfield)*. En France, la société de génie génétique *Transgène* a créé une filiale spécialisée dans le génie génétique agricole, *Agrigène*.

Il est évident que les grandes compagnies industrielles *(Rhône-Poulenc, Roussel, Sanofi)* ont toutes engagé d'importantes recherches dans ces directions, soit par elles-mêmes, soit en association avec d'autres sociétés. Cela sans parler des travaux menés au sein des grandes compagnies semencières (ex. : *Limagrain*). L'INRA, le CNRS, l'Institut Pasteur, disposent également d'excellentes équipes dans certains de ces secteurs. Récemment, le gouvernement français a lancé un important programme national de biotechnologies, dont le secteur bioagricole est impulsé par les ministères de la Recherche et de la Technologie, ainsi que par le ministère de l'Agriculture.

Secteur agro-alimentaire.

Nombre de réalisations issues du génie génétique et touchant à l'amélioration des plantes ont évidemment des retombées directes sur le secteur agro-alimentaire. Avec 450 milliards de francs de chiffre d'affaires annuel, l'industrie agro-alimentaire représente en France l'une des branches industrielles parmi les plus actives.

En dehors des aspects déjà évoqués, le génie génétique apporte par ailleurs des améliorations nettes dans plusieurs domaines. C'est le cas par exemple de la fabrication des aromes et flaveurs, des enzymes, des produits de laiterie, de la panification, de la fromagerie, etc.

Les gènes responsables de la protéine assurant la coagulation du lait (chymosine) et susceptibles de remplacer la présure (isolée de l'estomac des ruminants) ont été clonés à partir de certains champignons. Il en va de même pour la *rénine*, qui joue un rôle important dans l'affinage des fromages.

Par ailleurs, on tente de modifier les bactéries lactiques par génie génétique, de façon à les rendre résistantes à l'action des bactériophages. De très nombreux travaux qu'il serait impossible de décrire ici sont consacrés à l'amélioration des levures de brasserie ou de boulangerie...

Les deux grands secteurs que nous avons pris comme référence pour illustrer les applications du génie génétique, la santé et l'agriculture, n'épuisent pas la liste des domaines susceptibles de bénéficier dès à présent, ou à plus long terme, des avancées de cette technologie. Qu'il s'agisse des secteurs de l'énergie, des biocarburants et de la biomasse, de la dépollution des eaux, des méthodes d'enrichissement des gangues de minerais (lixiviation), etc., les techniques de l'ADN recombinant, parce qu'elles sont susceptibles d'améliorer les performances des micro-organismes ou d'en faire naître d'autres, seront à coup sûr appelées à transformer l'économie de nos sociétés.

L'impression d'ensemble qui se dégage de tout ceci est que l'on commence à peine à entrer dans la phase proprement industrielle de cette nouvelle forme d'ingénierie. Le processus se sera avéré beaucoup plus long et difficile que prévu. Nombre de sociétés, nées il y a quelques années à peine, ont déjà périclité parce que en bien des circonstances on n'avait pas pris vraiment conscience de l'importance relative des marchés ni du simple fait que la sortie d'un nouveau produit ne fait souvent au mieux que déplacer le marché plutôt que de l'accroître. Enfin les prix de revient demeurent élevés.

Mais ne jouons pas les Cassandre. Dans l'ensemble et comme le lecteur pourra je l'espère le constater, la dynamique de développement est désormais bien engagée. Un très grand nombre de produits nouveaux, qui n'eussent pas vu le jour sans cette ingénierie, sont déjà appelés à jouer un rôle considérable en pharmacologie et dans le secteur du diagnostic. Si le domaine agricole n'a pas encore pleinement bénéficié des avancées nouvelles, on peut voir à maints exemples que nous sommes à l'aube de réalisations qui, lorsqu'elles se feront, auront des conséquences socio-économiques considérables.

Un énorme chemin a été couvert, d'immenses progrès ont été accomplis depuis 1978, date à laquelle le président de la République nous demandait (à F. Jacob, P. Royer et moi-même) d'ausculter l'avenir des sciences du vivant et plus particulièrement des biotechnologies[15]. En huit ans, ce qui souvent était « rêve » est devenu « réalité », même si parfois d'autres promesses de réalisations se sont estompées... On a donc d'excellentes raisons de penser que l'expérience tentée il y a treize ans par une étudiante de Paul Berg, expérience dont le but était au fond d'étudier plus commodément un petit virus animal..., n'aura pas eu que des conséquences importantes pour l'analyse des mécanismes de l'hérédité (conséquences que nous examinerons d'ailleurs ci-après), mais qu'elle aura également, comme prophétisé par certains, un peu secoué le reste du monde...

15. F. Gros, F. Jacob, P. Royer, *Sciences de la vie et Société*, rapport au président de la République, la Documentation française, 1979.

CHAPITRE VII

Le « gène éclaté »

Le génie génétique, comme on a pu le voir, a placé pour quelque temps la biologie et les biologistes sur l'avant-scène de l'actualité. Il a conduit par exemple à un vaste débat sur les questions liées à l'environnement et aux mécanismes de la reproduction humaine, galvanisé les biotechnologies, puis stimulé les industries tirant parti du vivant, enfin suscité d'immenses espoirs dans le secteur de l'agriculture. Mais tout cela est probablement sans commune mesure avec l'extraordinaire renouvellement des techniques et des concepts qui en est résulté pour la génétique fondamentale. Tout d'abord, grâce aux techniques de clonage des gènes d'organismes supérieurs, les chercheurs ont fait une découverte étonnante, totalement imprévisible et qui devait surprendre tous les biologistes, même les plus blasés : les gènes des organismes supérieurs — les eucaryotes — n'ont pas la même structure que ceux des micro-organismes. Ils sont tous, ou peu s'en faut, morcelés, éclatés, en segments discontinus, de telle manière que les séquences codantes pour les protéines alternent avec des séquences d'ADN non codantes. Ainsi, tout ce que des années de patientes recherches en biologie moléculaire du gène avaient accumulé en matière de vérification du principe de colinéarité s'est trouvé battu en brèche. On tombe ici sur un extraordinaire paradoxe comme il s'en présente parfois en sciences, un véritable défi à la logique. Personne n'avait prédit qu'un gène « eucaryotique » — celui d'un homme, d'un animal, d'une plante — était fait de pièces et de morceaux, « bricolé » de telle façon que, pour fonctionner, le messager chimique qu'il produit (l'ARN messager) doit être découpé en tranches, comme si la nature s'était complu à maintenir une situation « archaïque » et aussi complexe que possible... Mais grâce au développement des sondes génétiques, le génie génétique va conduire à d'autres constatations surprenantes : celle de l'existence des gènes « éteints », celle des « fratries », ou familles de gènes, autant de témoins saisissants de la lente évolution des espèces commencée avec la vie, il y a des milliards d'années. Enfin, c'est également le génie génétique qui va, indirectement, fournir la clef à l'explication de la formidable diversité des anticorps qui caractérise les systèmes de défenses naturelles des mammifères supérieurs. Sans le clonage et les techniques de détermination rapide des séquences de gènes, les biologistes auraient sans doute mis des années à comprendre les subtilités des mouvements et les recombinaisons qui permettent de fabriquer un nombre prodigieux de ces protéines gardiennes de l'identité des espèces qu'on nomme *immunoglobulines* (à savoir nos anticorps). Singulier démenti, infligé par ces découvertes surprenantes, à tous ceux qui croyaient que la biologie moléculaire du gène avait rendu son dernier souffle. Singulière remise en cause aussi de certaines des grandes généralisations que nous avait values cette discipline ! C'est cette histoire qu'à présent je voudrais m'efforcer de conter...

En 1974, je me trouvai avec Danièle, mon épouse, en URSS. Une délégation de biochimistes français visitait certains centres de recherches aux environs de Moscou et participait à un colloque sur la biochimie de l'hérédité, dans le cadre du programme d'échanges culturels qu'avaient établi, quelque temps auparavant, Georges Pompidou et Leonid Brejnev. Tout ce qui comptait en biologie des acides nucléiques pour les deux pays était là. Marianne Manago et J. P. Ebel qui, comme toujours, étaient au courant de tous les principaux événements scientifiques internationaux, nous apprirent une surprenante histoire : un jeune biologiste américain, P. Sharp, avait cloné l'un des gènes qui, chez une souche d'un virus de cancer (l'*adénovirus*), gouverne la synthèse d'une protéine d'« enveloppe », puis avait étudié les hybrides moléculaires qui se forment, lorsque l'on provoque l'appariement d'une des deux chaînes de l'ADN cloné de ce gène avec l'ARN messager correspondant. Nous avons déjà décrit ce phénomène, mis en évidence pour la première fois par S. Spiegelman. On se souvient que lorsqu'un gène d'un micro-organisme, après avoir été chauffé (pour que les deux brins de la double hélice d'ADN se séparent), est mélangé à son produit de transcription, dans des conditions qui favorisent la réformation d'une double hélice, un « hétéroduplex[1] » (hybride entre une chaîne d'ADN et une chaîne d'ARN complémentaire) se forme. Cet hybride moléculaire est tel que l'ADN du brin dit « informatif » est apparié sur toute sa longueur avec la chaîne de messager. L'appariement de deux macromolécules est en général complet : à chaque nucléotide de l'ADN du gène correspond un nucléotide complémentaire de l'ARN messager. C'est un peu comme si l'on agissait sur une fermeture Éclair, les deux bords se replaçant parfaitement en vis-à-vis, de sorte qu'une fois tirée la glissière, la fermeture soit totale. D'une certaine manière, cette hybridation reflète la parfaite *colinéarité* nucléotidique existant, dans les systèmes procaryotiques, entre le gène et son produit. D'ailleurs, examinée au microscope électronique, la double hélice « mixte » ADN-ARN apparaît légèrement plus

1. Le terme de « R loop » fut introduit peu après lorsqu'il s'avéra que l'on pouvait également mettre en évidence dans la figure géométrique ainsi formée l'extrémité 3' riche en poly A du messager qui ne trouve que très partiellement sa correspondance dans la séquence même du gène, puisqu'elle émane d'un processus de polyadénylation terminale qui se produit après transcription.

épaisse que celle d'une fibre unique d'ADN sur toute la longueur de la région appariée. Or ce qui était surprenant dans l'expérience de Sharp était précisément la *morphologie* de l'hybride formé. Celle-ci révélait une série de « boucles », ayant l'épaisseur de fibres d'ADN en simple brin, séparées par des régions continues en hétéroduplex.

Ainsi apparaissait le « mariage moléculaire » contracté entre le génome de l'adénovirus et son messager spécifique. De ce résultat inattendu on pouvait donner deux interprétations : ou bien le gène particulier du virus formait un hybride imparfait avec un ARN messager, voisin du véritable produit de recopiage, mais légèrement différent toutefois de celui-ci. On pouvait alors expliquer certaines erreurs d'appariements (ce que les Anglais appellent *mis-matchs*). Mais à bien réfléchir, cette explication ne « tenait pas », thermodynamiquement parlant : en effet, lorsqu'un ADN simple brin est mélangé avec *l'ensemble* des ARN messagers extraits de la cellule infectée par le virus, le vrai produit de copiage présent dans la collection (l'ARN messager correspondant exactement à la séquence complémentaire du gène) ne devait pas manquer de *déplacer* les faux hybrides, puisque le système d'hybridation est placé dans des conditions d'équilibre thermodynamique. L'autre interprétation, infiniment plus hardie, était que c'est le vrai messager (présent dans le cytoplasme cellulaire) qui se trouve hybridé, mais c'est alors *le gène* qui reflète une organisation anormale ou, pour être plus exact, « non canonique ». Supposons en effet que ce gène soit composé, au contraire des gènes bactériens étudiés jusqu'alors, de segments de codage *séparés les uns des autres par des segments non codants*, l'hybride formé aura très exactement la morphologie observée dans l'expérience *(figure 13)*. Au cours de l'hybridation, la chaîne d'ARN messager reconnaîtra en s'y associant les segments de codage ; en revanche, les segments *non codants seront déplacés*, ne trouvant pas de « partenaire » moléculaire. Une telle explication, on le voit, supposait que lors du recopiage de ce gène baptisé « en mosaïque », c'est-à-dire lors de la formation de l'ARN messager utilisant ce gène en tant que matrice, ou bien les seuls segments codants étaient transcrits en ARN puis joints bout à bout par un mécanisme quelconque, ou bien le gène dans son entier (segments non codants et codants) était transcrit en une chaîne d'ARN qui en était la copie intégrale, mais dans un deuxième temps, il y avait élimination des segments d'ARN non codants et soudure des morceaux codants. En somme, on devait admettre que, contrairement à ce qui se passe chez les micro-organismes, le produit de transcription primaire avait une structure *distincte* de celle de l'ARN messager « fonctionnel » que l'on trouve associé dans le cytoplasme aux ribosomes (faute de quoi la protéine codée par le gène eût été elle-même discontinue, ce qui paraissait extrêmement peu plausible ; *figure 13*[2]).

Les réactions que l'on peut avoir en pareil cas relèvent d'abord du scepticisme le plus total auquel fait généralement suite, si les observations se confirment, une attitude de réserve qui consiste à ne pas considérer le résultat comme autre chose qu'une bizarrerie de la nature ! La situation n'était-elle pas propre à cette catégorie de virus, sorte de relique de l'évolution en quelque sorte ? Pourtant, il ne fut question que de cela dans les « coulisses » du colloque franco-soviétique et chacun parut troublé. Il n'y eut guère longtemps à attendre pour que l'observation de ce *mosaïsme génétique* soit étendue à des gènes, cellulaires cette fois, et, parmi eux, des gènes considérés comme les plus « classiques » en biologie moléculaire des eucaryotes. La première observation allant dans ce sens résulta des travaux d'un biologiste anglais, D. Flavell. Elle révéla que le gène de la globine (apoprotéine du transporteur d'oxygène, connu sous le nom d'hémoglobine) est,

2. Comme on peut le voir, la « tête » du messager — sa partie 5', si l'on préfère —, qui comporte elle-même une région non traduite précédant le codon d'initiation, est codée par un segment du chromosome *séparé par plusieurs paires de bases* du « corps », c'est-à-dire des segments de codage internes, lesquels sont eux-mêmes discontinus ; la queue du messager (partie 3'P) à l'extrémité de l'autre région non traduite étant, quant à elle, codée par un segment indépendant.

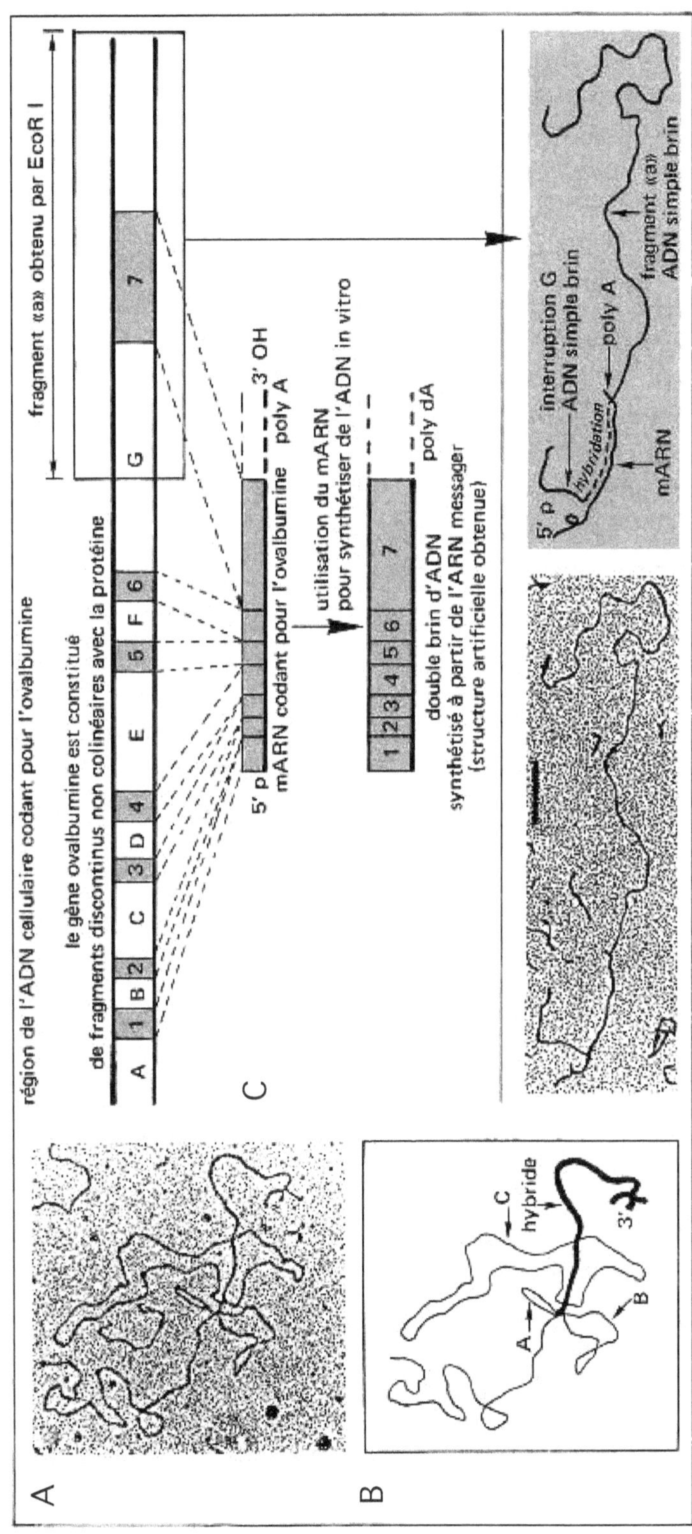
A
B
C
région de l'ADN cellulaire codant pour l'ovalbumine
le gène ovalbumine est constitué
de fragments discontinus non colinéaires avec la protéine
fragment «a» obtenu par EcoR I
A 1 B 2 C 3 D 4 E 5 F 6 G 7
5' p
3' OH
poly A
mARN codant pour l'ovalbumine
utilisation du mARN
pour synthétiser de l'ADN in vitro
1 2 3 4 5 6 7
poly dA
double brin d'ADN
synthétisé à partir de l'ARN messager
(structure artificielle obtenue)
interruption G
ADN simple brin
hybridation
poly A
fragment «a»
ADN simple brin
mARN
hybride
3'

comme celui étudié par Sharp chez l'adénovirus, un gène « morcelé ». Puis des équipes américaines (P. Leder), franco-suisses (B. Mach, F. Rougeon) et françaises (P. Chambon, P. Kourilsky) ne tardèrent pas à démontrer que le morcellement des gènes est une propriété fort répandue, sinon la règle générale chez les eucaryotes. En effet, outre le gène de la β-globine de souris, celui de l'ovalbumine de poule apparut également formé de pièces et de morceaux. On constata, d'ailleurs, qu'il en allait de même pour certains gènes codant pour les immuno-globulines (W. Gilbert), puis l'on assista à une véritable avalanche de publications qui consacrèrent définitivement cet état de choses. Désormais, la continuité des séquences nucléotidiques de codage, observée jusqu'alors chez les procaryotes (bactéries et phages), devenait l'exception chez les eucaryotes (par exemple, les gènes codant pour les protéines nucléaires basiques, les histones, s'avérèrent *non* morcelés). Ce fut W. Gilbert, je crois, qui proposa d'appeler *exons* * les segments de codage qui se retrouvent transcrits dans l'ARN messager cytoplasmique, et *introns* * les segments qui les interrompent. Lorsqu'un

Figure 13. — *Les gènes morcelés des organismes eucaryotiques.* A) Micrographie électronique d'hybrides moléculaires formés par appariements entre l'ARN messager de l'adénovirus et un fragment du génome de ce virus contenant les séquences copiables en ce « messager ». — B) Le schéma simplifié de l'image obtenue fait apparaître trois boucles, A, B et C correspondant aux régions en simple brin des parties du génome (introns) dont les séquences transcrites ont été éliminées par le mécanisme d'épissage. Les régions hybridées (ARN-ADN) apparaissent comme des lignes plus épaisses. (D'après *Proc. Nat. Acad. Sci.*, USA, 1977, vol. 74, p. 3173, fig. 4 G et H.) — C) Ce schéma illustre le caractère en « mosaïque » d'un gène (ici, celui de l'ovalbumine) avec les exons (parties noires), les introns (parties blanches), et montre comment par épissage, seules les parties correspondant aux exons sont conservées et réunies dans la molécule du messager (mARN). (D'après « Les grands thèmes d'aujourd'hui », *Encyclopedia Universalis*, 1979, p. 147, fig. 11.)

gène morcelé est hybridé à son ARN messager, l'appariement a donc lieu avec les exons de ce gène et ce sont les introns qui forment, par conséquent, les fameuses boucles « de déplacement ».

Comme cela était prévisible, on ne se contenta pas de l'examen des figures formées au cours des hybridations entre un gène d'organisme supérieur et son messager. On pensa que si l'information génétique au niveau de l'ADN était discontinue, du fait des « interrupteurs du code génétique », on devait observer, en établissant la séquence *chimique* d'un gène, et en la comparant à la séquence de la protéine qui en est le produit, qu'il n'y avait pas — comme c'est le cas chez les procaryotes — de *colinéarité* de séquence entre le gène et la protéine. On observa en effet que la séquence du gène était fréquemment interrompue sur des distances variables par des séquences chimiques dépourvues de signification dans le code génétique. Tout se passait comme si dans un message parlé, le discours avait été brouillé à intervalles et reprenait ensuite. Une telle situation incita aussitôt les biologistes à s'interroger sur une étape clef du transfert de l'information génétique. Si les gènes eucaryotiques sont morcelés, comment la cellule opère-t-elle pour former, sur leur modèle, une protéine spécifique ? Dans le cas des gènes non interrompus des bactéries, nous avons vu que le transfert informatif implique deux étapes, *transcription* et *traduction*, selon une polarité parfaitement définie, la machinerie responsable démarrant les opérations à une extrémité précise (promoteur dans l'étape de transcription ; séquence initiatrice AUG dans le cas de la traduction) et poursuivant son action sans *discontinuer* jusqu'à un signal trop. Avec les gènes en mosaïque, il fallait bien concevoir d'autres modalités.

Assez tôt, il devint évident que, chez les organismes supérieurs, le transfert de l'information passe par une première étape, au cours de laquelle un gène « morcelé » est transcrit sur toute sa longueur en une chaîne d'ARN nucléaire, qui représente une copie intégrale et fidèle de *l'ensemble* exons + introns. Après quoi se produit un événement fort curieux : les segments d'ARN correspondant aux introns adoptent une conformation en « boucles » et sont éliminés[3], tandis qu'un mécanisme de ligature réunit les portions d'ARN qui sont complémentaires des exons. La nature retombe sur ses pieds ! On a donné le nom d'« épissage » (en anglais *splicing*) à ce phénomène qui tient, sinon du bricolage, du moins de la prouesse enzymatique si l'on considère que les segments d'ARN codant pour la protéine se retrouvent associés selon une séquence correcte, au nucléotide près.

On commence à acquérir des informations plus précises sur les mécanismes de l'épissage : on sait par exemple que des ARN, résultant de gènes (mitochondriaux) distincts et existant à l'état de molécules séparées, peuvent subir un phénomène d'épissage spontané, pour autant qu'il existe entre ces molécules des régions d'appariements. Ce phénomène de transépissage, découvert dans l'équipe de P. Sharp et pouvant s'effectuer entre des molécules d'ARN *indépendantes*, est très intéressant : il réalise à sa manière une sorte de « recombinaison génétique » au niveau des ARN. Si ce mécanisme apparaissait suffisamment répandu — ce qui demande à être confirmé —, son importance théorique serait grande.

Un autre aspect récent des processus d'épissage retient également l'attention : il s'agit de l'auto-épissage spontané des molécules d'ARN. On savait depuis quelque temps (Cech et son équipe, et Krüger et ses collaborateurs) que certaines molécules d'ARN (ex. : prémessagers nucléaires de Tetrahymena, un protozoaire) peuvent subir un épissage *in vitro en l'absence de toute protéine*. Toutefois, rien ne permettait de penser que ce phénomène représente autre chose qu'une

3. Pierre Chambon et ses collaborateurs découvrirent d'ailleurs qu'aux lisières situées entre exons et introns, de chaque côté d'un intron donné, figurent de courtes séquences d'ADN (appelées séquences « consensus » de Chambon) qui permettent selon toute vraisemblance aux phénocopies d'ARN de s'apparier en ces endroits particuliers et de former les boucles destinées à être éliminées.

bizarrerie, une sorte de phénomène « relique ». Or, on a acquis désormais la preuve que ce mécanisme non enzymatique est assez répandu, en particulier pour les ARN mitochondriaux, renfermant des éléments de séquences chimiques particuliers. On distingue, à ce propos, deux variantes dans cet auto-épissage : ou bien il y a formation d'une sorte de boucle qui s'établit par trans-estérification, l'épissage étant catalysé grâce à la présence d'un dérivé de la guanosine dont le radical 3'OH sert d'initiateur (épissage de groupe I) ; ou bien il se forme une figure géométrique en « lasso » (en anglais : *lariat*) avant clivage et raccordement des morceaux d'ARN conservés ; dans ce cas (épissage de groupe II) la trans-estérification non enzymatique ne requiert pas la guanosine.

Dans la plupart des cas, et notamment quand il est question d'épissage intéressant les ARN nucléaires précurseurs des messagers cellulaires, le mécanisme est probablement plus complexe. Il met en jeu une catégorie particulière de petits ARN d'appoint, appelés SnRNA (*Short nuclear RNA*) liés eux-mêmes à des protéines, ces dernières ayant probablement pour rôle de faciliter l'appariement entre une séquence délimitée du « prémessager » et une séquence complémentaire présente sur ce petit SnRNA d'épissage (Mount et son équipe).

Enfin, et jusqu'à tout récemment, on a cru que l'épissage des ARN était un processus exclusivement manifesté par les organismes eucaryotiques. Or, certains arguments donnent aujourd'hui à penser que ce processus serait apparu il y a des milliards d'années chez les procaryotes, puis aurait été progressivement éliminé de ce règne. En effet, en 1984, Chu et ses collaborateurs ont montré que certains gènes de bactériophages, tel celui qui, chez le phage T_4, code pour la thymydylate synthétase, contiennent des introns et, plus récemment, Belfort et ses collègues ont effectivement établi que l'ARN messager de ce gène subissait un épissage.

Ceci a conduit à rechercher si des processus d'autoépissage ne pouvaient se dérouler dans la cellule d'*E. coli* proprement dite. Tout récemment, Waring et son équipe ainsi que Price et Cech ont fabriqué artificiellement un gène recombiné tel que la partie de ce gène codant pour le fragment α de la β-galactosidase, soit interrompue par un intron provenant du RNA ribosomial de Tetrahymena. Lorsque ce gène recombiné est transféré chez *E. coli,* il y est convenablement exprimé (il y a synthèse d'une β-galactosidase normale). Ceci suggère que l'auto-épissage doit pouvoir se produire à l'intérieur d'une cellule bactérienne.

Auto-épissage et trans-épissage sont donc deux phénomènes à prendre en compte lorsque l'on s'intéresse à l'évolution et à l'acquisition de la diversité moléculaire chez les êtres vivants.

« Mosaïsme génétique » et « épissage », il y avait là de quoi ébranler les esprits les plus éprouvés de la biologie moléculaire. Je gage — mais c'est là un point de vue personnel — que *bien peu de scientifiques avaient prévu une telle situation,* et ce paradoxe venait frapper de plein fouet l'imagination de tous. Il représenta, à mon avis, un véritable tournant conceptuel. En effet, jusqu'alors, la biologie moléculaire faisait montre d'une logique implacable, chaque processus (réplication ou expression des gènes), chaque élément de structure, répondant à une sorte d'harmonie préétablie, avec ses lois rigoureuses, son code, le tout formant une sorte d'« algèbre cellulaire » parfaite. Au contraire, le code interrompu et les mécanisme de recollage moléculaire laissaient apparaître un aspect un peu inattendu du monde vivant, tenant davantage de l'astuce du petit bricoleur que de la belle et simple ordonnance logique précédemment décrite. On était surtout en droit de se demander comment un système à discontinuités irrégulières et à ligatures pouvait atteindre une quelconque précision dans la transmission du code héréditaire. Mais, dira-t-on, en quoi tout cela relève-t-il du génie génétique ? En ce que, sans la possibilité offerte par cette technique de clonage, c'est-à-dire de purification d'un gène eucaryotique, l'étude des hétéroduplex, qui mit sur la voie des gènes discontinus, eût été fort difficile.

Après cet énorme « pavé dans la mare », il convenait de se ressaisir. La première réaction fut de tenter d'expliquer la « raison d'être » et la fonction des introns puis d'essayer de comprendre les mécanismes supposés de l'évolution des gènes, d'autant que, chez les procaryotes, nous l'avons déjà souligné, on n'observait rien de tel. Mais au fait, que pouvait-on désormais qualifier du nom de gène chez un organisme eucaryotique ?

QU'EST-CE QU'UN GÈNE ?

On s'engage là sur un terrain particulièrement délicat. La réponse n'est guère aisée, dès l'instant qu'une partie non négligeable du segment de la double hélice qui détermine les propriétés d'une protéine comporte dans sa continuité des portions non codantes. Beaucoup de biologistes préfèrent, pour cette raison, la dénomination de « séquence génomique ». La première remarque que l'on est tenté de faire est que, même si les séquences de codage sont discontinues, l'unité fonctionnelle est respectée, puisque « l'ensemble exon-intron » détermine un ARN messager défini et fonctionnel, et qu'il code pour une protéine bien déterminée[4].

---

4. Mais si cela demeure en gros correct, encore n'est-ce pas *toujours* le cas ; il y a des exceptions à cette règle et elles commencent à devenir assez fréquentes. En effet, on connaît aujourd'hui un nombre non négligeable de séquences génomiques fonctionnelles qui, individuellement, codent pour *plus d'un* ARN messager. Cette situation résulte du fait que, aux dépens d'un produit de transcription unique, copie de cette séquence génétique, peuvent correspondre des modes d'*épissages alternatifs* engendrant des messages cytoplasmiques *distincts*. Ici à un gène correspondra donc plus d'une protéine. Il est vrai que ces protéines sont presque par définition des molécules chimiquement apparentées. Il n'empêche que leur rôle peut parfois être assez différent (cas de la calcitonine et du CGRP).

Donc, aux exceptions près que l'on vient d'évoquer, si un gène morcelé peut être considéré comme une unité de transcription, on ne pourra distinguer deux gènes présents sur le même chromosome que grâce aux limites qui marquent précisément *le début* et *la fin* de cette transcription primaire. Mais ces limites ne sont pas elles-mêmes aisées à cerner. Il existe il est vrai des séquences qui font office de promoteurs, c'est-à-dire qui permettent le démarrage du processus transcriptionnel, et des signaux de polyadenylation, intervenant après la fin du copiage. Mais nous avons vu qu'avec les séquences activatrices ou *enhancers*, qui se trouvent souvent à des distances considérables et variables des promoteurs, il est malaisé de délimiter aujourd'hui avec précision une *origine* vectorielle de la transcription. La complexité de l'exercice s'accroît encore s'il faut prendre en compte la géométrie tridimensionnelle des gènes dans leur état de repliement au sein de la chromatine. Cela revient à dire que ce qui caractérise le mieux le gène aujourd'hui, ce n'est pas sa matérialité physique et chimique au niveau de l'ADN (le gène apparaît en effet de moins en moins comme un segment particulier et continu de l'ADN), ce sont bien davantage les *produits* qui résultent de son activité : ARN messager cytoplasmique et protéine.

Une autre question vient immédiatement à l'esprit, lorsque l'on est confronté au mosaïsme chimique des gènes : comment et quand ce mosaïsme s'est-il instauré dans les séquences génomiques des eucaryotes ? Une hypothèse séduisante voudrait qu'au début de l'évolution, les gènes aient été des segments colinéaires par rapport aux protéines et n'aient pas comporté d'introns. Ceux-ci auraient été insérés dans le *continuum* génétique à la suite des très nombreuses recombinaisons qui auraient affecté les chromosomes. Des morceaux de gènes, « étrangers » en quelque sorte, seraient venus interrompre les premiers gènes « naïfs » ! À l'appui de cette hypothèse, on peut citer l'absence d'introns chez les bactéries. Pourtant, elle ne s'accorde pas facilement avec certaines données issues de l'étude comparative de gènes correspondant à une même fonction, voire à une même protéine. Celle-ci laisse penser, qu'à l'origine, tous les gènes, même ceux des bactéries, renfermaient un grand nombre d'introns et que l'évolution se serait accompagnée au contraire d'une perte importante d'une grande partie (eucaryotes) ou de la totalité (bactéries) d'entre eux. Mais arrêtons-nous un moment sur ces expériences. Leur principe est le suivant : supposons un gène codant pour un type particulier de protéine. En comparant les séquences chimiques de ce gène défini à travers un très grand nombre d'espèces, en allant des organismes eucaryotiques les plus humbles (tels que la levure) aux plus évolués (tels que l'homme), on peut espérer en déduire certaines *règles* concernant les mécanismes qui ont présidé à l'insertion ou à l'élimination des introns. L'un des gènes « types » le mieux analysé sous cet angle (grâce aux techniques du génie génétique) est celui qui code pour une protéine extrêmement répandue dans toutes les cellules et jouant un rôle important, soit dans le mouvement du cytoplasme, soit dans les phénomènes de contraction : cette protéine porte le nom d'*actine*. Il s'agit, on le voit, d'une sorte de paléobiologie au niveau moléculaire.

Que le lecteur veuille bien contempler un instant le *tableau 1*. Il y verra décrits les emplacements des introns dans les gènes d'actines pour toute une série d'espèces, depuis les végétaux jusqu'à l'homme, en passant par les deux grands embranchements phyléti-

Tableau 1. — *Positions relatives des introns à l'intérieur des gènes codant pour l'actine, chez différentes espèces.* Les points noirs correspondent aux introns observés en établissant les séquences chimiques des gènes « actine » — 5'NT (portion du gène non traduite en position 5'). Les chiffres correspondent aux emplacements relatifs des « résidus » d'acides aminés à l'intérieur d'une chaîne polypeptidique d'actine (nombre total d'acides aminés : environ 360), en prenant l'actine du muscle squelettique de lapin comme référence (se reporter au texte). (D'après *Essays in Biochemistry*, 1985, vol. 20, p. 98, 99, tab. 4.)

	Emplacement des introns à l'intérieur des gènes des actines													
	Emplacement des introns dans les séquences codantes de l'actine													
	5'NT	4	13	18/19	41/42	63	105/106	121/122	150	204	267	307	327/328	353/354
Deuterostome														
Muscle cardiaque de l'homme		—	—	—	•	—	—	—	•	•	•	—	•	—
Muscle squelettique de rat	•	—	—	—	•	—	—	—	•	•	•	—	•	—
Rat β	•	—	—	—	•	—	—	•	—	—	•	—	•	—
Muscle squelettique de poulet	•	—	—	—	•	—	—	—	•	•	•	—	•	—
Poulet β					•			•			•		•	
Oursin C (existence probable)	—	—	—	—	—	—	—	•	—	•	—	—	—	—
Oursin J		—	—	—	•	—	—	•	—	•	—	—	•	—
Protostome														
Drosophile 5C	•	—	—	—	—	—						—		
Drosophile 57B	—	—	•	—	—							—		
Drosophile 79B	—	—	—	—	—	—	—	—	—	—	—	•	—	—
Drosophile 88F	—	—	—	—	—	—	—	—	—	—	—	•	—	—
Nematode I, II, III		—	—	—	—	•								
Nematode IV		—	—	•	—	—								
Protiste														
Oxytricha (macronucleus)	—	—	—	—	—	—	—	—	—	—	—	—	—	—
Acanthamoeba	—	—	—	—	—	—	•	—	—	—	—	—	—	—
Levure	—	•	—	—	—	—	—	—	—	—	—	—	—	—
Dictyostelium	—	—	—	—	—	—	—	—	—	—	—	—	—	—
Plantes														
Soja	—	—	—	•	—	—	—	—	•	—	—	—	—	•
Maïs	—	—	—	•	—	—	—	—	•	—	—	—	—	•

ques appelés respectivement *protostomes* et *deutérostomes* (les premiers naissent avec un seul orifice qui sert à la fois de passage pour la capture des proies et d'émonctoire ; les seconds naissent avec deux orifices ayant une fonction d'absorption alimentaire et une fonction digestive).

Mais on peut également établir le même type de comparaisons pour une espèce donnée, au sein de gènes correspondant à des *tissus différents* d'un même animal.

Voyons quelles conclusions peuvent être tirées de ces études.

En premier lieu, il apparaît que presque *tous* les gènes d'actine contiennent des introns (à l'exception toutefois de ceux de certains protistes tels *Dictyostelium* et *Oxytricha*).

À en juger par l'examen approfondi des *positions* « introniques » dans les séquences d'actines, il est clair que ces *positions sont variables*, tant d'une espèce à l'autre, qu'à l'intérieur d'une espèce donnée et d'un tissu à un autre (avec cependant des emplacements conservés).

Quoi qu'il en soit, les données de ce tableau conduisent à deux types de commentaires : l'un concernant l'évolution phylétique des gènes d'actines, l'autre concernant le destin des introns pendant la phylogénèse en général.

En ce qui concerne le premier point, il est intéressant de comparer les positions introniques dans les gènes α_{sk} et β de l'actine de rat en rappelant que α_{sk} code pour l'actine du muscle de squelette, tandis que β est l'un des (2) déterminants de l'actine dite « cytoplasmique », à fonction générale, trouvée dans toutes les cellules animales, qu'elles soient musculaires ou non. On constate que le gène α_{sk} est interrompu par six introns dont cinq dans la région codante du gène (positions des codons 41, 150, 204, 267 et 327) plus un dans la région 5'non codante. Chez le gène β-actine on dénote également des introns aux positions 41, 267 et 327 mais pas aux positions 150 et 204, alors qu'il en existe un désormais à la position 121. Il y a également persistance de l'intron en position 5'non codante.

Chez le poulet, l'examen comparatif des gènes α et β, correspondant aux phénotypes « musculaire » et « ubiquitaire », conduit pratiquement aux mêmes conclusions (à cette nuance que le gène de β-actine de poulet n'a plus d'intron dans la portion 5'non traductible du gène).

Outre que ces résultats montrent que les positions des introns ne sont pas invariantes dans un type donné de gène, ils s'expliquent assez bien si l'on suppose (ce qui corrobore les études phylétiques des actines au niveau polypeptidique ; Vandekerckhove) *que les gènes « cytoplasmiques » (types β et γ) sont apparus les premiers au cours de l'évolution (ces gènes ont depuis lors été conservés à peu près tels quels dans toutes les espèces)*. Ils auraient « conduit » (par mutations) aux gènes d'actines des *invertébrés*, ensuite, après duplications, se seraient formés les gènes d'actines des vertébrés.

En ce qui concerne à présent les mécanismes qui sont supposés rendre compte des variations observées dans les positions relatives des introns, deux modèles symétriques ont, nous l'avons vu, été mis en avant. *Considérons en premier lieu le modèle des « insertions successives »*. Selon ce modèle, les gènes les plus anciens étaient dépourvus d'introns (comme cela est observé aujourd'hui chez les bactéries). L'insertion d'introns aurait résulté de processus de recombinaison qui se seraient produits par la suite, sans doute aux dépens de fragments issus d'autres gènes. Ce modèle est-il compatible avec ce que l'on constate aujourd'hui ? *A priori*, le fait que chez les protostomes le nombre d'introns dans les gènes d'actines soit nettement inférieur à celui que l'on observe dans les gènes d'actine des *deutérostomes*, formes beaucoup plus évoluées, paraît en bon accord avec cette hypothèse. Examinons à présent l'hypothèse symétrique des « *éliminations successives* ». Dans ce cas, il faudrait supposer au contraire que le gène d'actine primordial (le gène ancestral) renfermait sans doute un

> minimum de quatorze introns (soit le nombre cumulé des positions distinctes *aujourd'hui* reconnues). Il y aurait eu alors élimination successive d'une partie de ces introns lorsque l'on a gravi l'échelle évolutive. Dans une telle hypothèse, on serait parvenu au stade d'un gène primordial des deutérostomes ne renfermant plus que sept introns aux positions 5'NT, 41, 121, 150, 204, 267 et 327 (la présence des introns 121 et 204 chez le gène d'actine de l'oursin, un deutérostome, n'est pas incompatible avec cette idée ; l'apparition des gènes d'actine squelettique, phénomène survenu plus tard dans l'évolution aurait été assortie de la perte de l'intron 121).

Si l'on tient compte à première vue, du fait que chez les protostomes, moins évolués que les deutérostomes, le nombre des introns est beaucoup plus petit (et qu'aucun d'entre eux n'occupe une position stable dans ce phylum), il semblerait que l'hypothèse des « éliminations successives » soit en défaut. Ne devrait-on pas s'attendre, en effet, à ce que ces organismes, parmi les plus primitifs, renferment un nombre d'introns élevé, en tout cas supérieur à celui des deutérostomes, ce qui n'est pas le cas. Néanmoins, certains auteurs ont fait remarquer qu'en réalité, si, au cours de l'évolution phylétique, la durée nécessaire à l'accomplissement des pressions sélectives est à prendre en compte, le facteur temps joue également un autre rôle auquel on a moins prêté attention jusqu'ici. Ce rôle est le suivant : plus le temps écoulé depuis l'apparition des formes primitives est grand, plus les espèces à taux de division élevé ont eu l'occasion de subir des remaniements au niveau de leur matériel génétique. Pour parler clair, dans une même tranche de temps (et l'on sait que la vie est apparue il y a environ trois milliards et demi d'années), *les bactéries se sont divisées beaucoup plus fréquemment que les cellules eucaryotiques*. Elles sont apparues d'ailleurs environ deux milliards d'années plus tôt que ces dernières. Sous cet angle, elles ont donc non seulement un « vécu génétique » beaucoup plus long que toute autre cellule, mais elles ont eu aussi beaucoup plus d'occasions de subir des réarrangements moléculaires au niveau de leur matériel héréditaire. Dès lors, rien n'interdit de penser que les *premières bactéries possédaient des introns et qu'elles les ont éliminés peu à peu*, grâce à des processus de « rectification », c'est-à-dire à des recombinaisons. Si l'on s'inspire de ce mode de raisonnement, on peut alors, avec des spécialistes de l'évolution comme Doolittle, se représenter les protistes comme des formes évolutives très avancées, qui, au cours du très grand nombre de divisions dont elles ont été le siège, auraient acquis des génomes de plus petite taille que ceux qui sont conservés chez les deutérostomes, génomes « restreints » à partir desquels la plupart des introns primordiaux *auraient été éliminés*.

> Un argument vient finalement renforcer l'hypothèse du gène primordial multimorcelé. Si elle est correcte on devrait trouver, chez des eucaryotes anciennement apparus à la surface du globe, des introns à des positions encore observées de nos jours chez les eucaryotes plus récents. Il a été découvert il y a quelque temps par D. Yaffé que, dans le gène actine du soja, existe un intron en position 151, retrouvé peu après dans le gène actine de maïs (Shab), et qui interrompt le même codon « glycine » que dans l'intron correspondant à l'aminoacide en position 150 du gène actine de muscle squelettique de rat. De même un second intron dans les gènes de maïs et de soja, situé entre les codons des aminoacides 18 et 19, voit sa position conservée dans les gènes actines des nématodes.
> Quant au *Dictyostelium* et à *Oxytricha*, ils auraient, à l'image des bactéries, réussi à éliminer du gène actine tous les introns primordiaux.

Si l'hypothèse des gènes primordiaux à introns multiples « tient la rampe », elle ne permet cependant pas d'écarter l'idée selon laquelle il y aurait, dans certains cas, réinsertion d'introns au cours de l'évolution... pour des raisons que nous ne sommes pas encore en mesure d'expliquer[5].

On notera, à travers ces développements parfois un peu « techniques », qu'une véritable génétique moléculaire de l'évolution est en train de naître, et il y a fort à parier qu'avec l'accumulation des données analytiques sur les phylums (ou familles de gènes) correspondant à un type protéique donné, on parviendra non seulement à affiner les évaluations paléobiologiques, mais également à comprendre comment les séquences de codage ont été sélectionnées à partir de la « soupe primitive », puis sont devenues ce que l'on appelle aujourd'hui... des gènes.

RÔLE DES INTRONS

À ce stade, une question évidente se pose : *les introns observés aujourd'hui ont-ils un rôle dans l'économie cellulaire, et si oui, quel est-il* ?

Une hypothèse fort séduisante voudrait qu'ils occupent des emplacements *stratégiques* dans la continuité d'un gène. On constate en effet que les introns séparent souvent des portions de gènes codant pour des *domaines* polypeptidiques distincts qui, à l'intérieur d'une protéine donnée, admettent des conformations et possèdent des fonctions spécifiques. On sait en effet que les protéines ne sont généralement pas des objets aux *formes* régulières.

---

5. On a décrit l'existence d'introns dans une classe particulière de bactéries que les systématiciens dénomment « Archebactéries ». Ces micro-organismes présentent d'ailleurs diverses parentés structurelles (au niveau de leurs ribosomes, de leurs tARN et de leurs facteurs d'élongation notamment) avec les organismes eucaryotiques. Selon Sapienza et Doolittle (1982) leur génome contiendrait également, comme celui des eucaryotes, des éléments répétitifs. Pourtant il s'agit bel et bien de bactéries. En outre, la présence d'un intron dans le génome du phage T4 vient tout juste d'être rapportée. Ces observations renforcent l'hypothèse d'après laquelle les gènes les plus anciens contenaient déjà des introns (Chu et son équipe).

Ainsi que nous l'avons déjà évoqué on y trouve des régions en relief, d'autres en creux, certaines sont allongées et ont un aspect fibrillaire, d'autres ressemblent à des globules, etc. Très souvent, à ces caractères topologiques distincts, observés à l'intérieur d'une protéine donnée, correspondent des activités également variées. Par exemple, dans une molécule d'enzyme, telle partie de la protéine comportera l'activité catalytique, telle autre sera responsable de l'attachement de l'enzyme à certaines structures ou de son interaction avec d'autres protéines. L'observation selon laquelle les introns figurent fréquemment en des emplacements du gène correspondant aux limites de contiguïté de certains domaines de la protéine codée par ce gène a conduit dans un premier temps à une théorie plus générale d'après laquelle les *gènes seraient nés à partir de sous-éléments de codage qui, telles les pièces d'un « mécano », auraient été assemblés par des introns au cours de l'évolution* de manière à constituer les ensembles codant pour ces structures tridimensionnelles à multifonctions que sont aujourd'hui les protéines[6].

À première vue, l'idée que les introns servent d'éléments de *raccordement* entre les séquences informatives, pour des domaines protéiques distincts, est en accord avec l'existence d'introns en des positions « stratégiques » des gènes d'immunoglobulines (par exemple à la charnière des éléments codant respectivement pour les parties « constantes » et « variables » de ces molécules-anticorps).

Malheureusement, force est de constater aujourd'hui que dans beaucoup d'autres circonstances, les introns n'occupent pas, à l'intérieur du gène, des positions correspondant à des *frontières* séparant des domaines de

---

6. S. Brenner a récemment repris cette idée en y ajoutant une précision. Pour que des sous-éléments de codage aient pu originellement se rassembler en une unité de transcription (un gène) par l'entremise des introns, il a fallu que les modes de repliement tridimensionnel des polypeptides codés par ces éléments soient compatibles entre eux. Cette proposition a le mérite d'expliquer comment les éléments du mécano génétique auraient été rassemblés.

fonctionnalité, pourtant clairement définis par l'étude physico-chimique des protéines. Ainsi, dans une publication parue en 1983, l'équipe de S. Brenner du laboratoire du MRC a rapporté les résultats des analyses de séquences d'un grand gène, celui qui code pour la *myosine*, un élément protéique de la musculature chez une espèce d'invertébré, le nématode. On connaît les structures tridimensionnelles de la myosine. On sait, par exemple, qu'en telle ou telle position de la chaîne polypeptidique existent des discontinuités très marquées : certaines régions de la protéine ayant une structure en « bâtonnets » (et formant d'ailleurs des appariements en double hélice qui donnent naissance aux filaments « épais » des unités contractiles du muscle), d'autres revêtant au contraire une conformation en « globules » (celles qui précisément sont porteuses de l'activité responsable du clivage de l'ATP, produisant l'énergie requise pour le raccourcissement des unités contractiles). Les biochimistes ont d'ailleurs, de longue date, repéré d'autres domaines dans la région en bâtonnet coïncidant avec des territoires séparables par clivage enzymatique : les « méromyosines » légères et lourdes, etc. Et pourtant les introns du gène myosine de nématode sont localisés partout dans la continuité du gène, *sauf dans les positions qui correspondent aux discontinuités de domaines*.

D'autres exemples du même type sont également connus. Bref, il y a autant de cas interprétables en fonction d'un rôle supposé dans l'établissement des sous-domaines protéiques qu'il y en a ne relevant pas de cette explication... S. Brenner a récemment tenté d'expliquer ces contradictions en proposant que lorsque deux introns se trouvent aux extrémités d'un domaine protéique spécifique cela signifie qu'à un moment donné s'est produit un événement d'insertion d'un cADN, *correspondant à un domaine particulier d'une protéine, à l'intérieur d'un intron préexistant* (événement ressemblant à la réinsertion d'un cADN, pour engendrer un pseudogène remanié). En effet, un tel événement conduit obligatoirement à une situation dans laquelle une région du gène codant pour un domaine de fonctionnalité se trouve *encadrée* par deux introns.

Pour d'autres auteurs, chaque intron serait, d'une certaine manière, un ancien exon d'un autre gène ou d'un élément d'une famille de gènes. *A priori* cette interprétation se heurte au fait que, dans la majorité des cas, les introns des gènes nucléaires n'ont pas de « cadre de lecture » leur permettant d'être traductibles en protéines et ils ne présentent en général, pas d'homologie de séquences avec des exons de gènes connus.

Mais la situation est tout autre il est vrai, dans le cas des gènes de *mitochondries*. On doit au groupe P. Slonimski de très remarquables travaux à ce sujet. En 1980, ce groupe faisait état d'un résultat tout à fait inattendu, en montrant que l'intron n° 4 d'un gène mitochondrial de levure codant pour le cytochrome B14 présentait, contrairement à ce qui s'observe dans la plupart des introns des génomes chromosomiques, un cadre de lecture ouvert (en anglais *open reading frame* ou ORF). *Il était capable, en d'autres termes, de coder une protéine*. Des études plus approfondies de la même équipe démontrèrent qu'il s'agissait d'une enzyme, baptisée « maturase » ayant la remarquable propriété d'éliminer les séquences ARN transcrites des introns de ce gène, à partir de l'ARN messager primaire (y compris d'ailleurs la séquence transcrite de l'intron n° 4 lui-même). Un rôle dans l'épissage était donc évident, mais c'était surtout le premier cas d'observation établissant de façon significative une fonction définie pour un intron. Depuis lors, plus de vingt situations de même nature ont été rapportées pour des introns de gènes mitochondriaux en provenance de levures ou de champignons (ex. : *Saccharomyces, Schizosaccharomyces, Kluyveromyces, Aspergillus, Neurospora* et *Podospora*). Compte tenu de l'ensemble de ces résultats, les protéines correspondant à ces introns « traductibles » se rangent en deux catégories : soit (c'est la majorité des cas) la fonction des protéines (correspondant à ces cadres de lecture ouverts) demeure inconnue, soit il s'agit — comme cela ressort de travaux récents (voir Z. Kotylak et coll.) — de protéines d'« usinage » des acides nucléiques *(Nucleic Acids wielding proteins)* ainsi que les a baptisées Slonimski. Ces protéines semblent importantes à la fois pour l'expression génétique et pour assurer l'évolution du génome. On pense qu'il s'agirait de « reliques » évolutives d'une catégorie de protéines très anciennes qui avaient sans doute l'aptitude à « manipuler » tant les ARN que les ADN. Parmi les fonctions encore observées aujourd'hui citons en effet :

— une activité de « maturase » assurant un épissage correct des ARN prémessagers mitochondriaux (il s'agit d'une extension du cas primitivement observé par Slonimski et ses collègues) ;

— une activité entraînant l'apparition des délétions nettes d'introns « mutés », à partir d'un gène ;

— la possibilité de catalyser une transposition duplicative de l'intron proprement dit codant pour la protéine de transposition ;

— la capacité d'induire une recombinaison homologue dans les exons d'un autre gène, etc.

La vraie question qui se pose concerne la raison pour laquelle ces « protéines » d'épissage des acides nucléiques se trouvent aujourd'hui codées par des introns... exclusivement localisés dans des génomes mitochondriaux et pourquoi les introns de gènes nucléaires sont, quant à eux, incapables de « coder » pour les protéines, du moins jusqu'à nouvel ordre. On peut penser par exemple que les gènes codant pour ces protéines « à tout faire » (au niveau des acides nucléiques s'entend) ont représenté les formes primitives de l'hérédité, formes qui par la suite seraient demeurées reléguées dans les organelles des eucaryotes inférieurs, c'est-à-dire en des sites (ou niches écologiques) où la pression sélective exercée ne s'est pas révélée suffisante pour les éliminer.

Avec ce type de recherches, on sent bien qu'on devrait voir se lever un coin du voile entourant l'origine, la fonction mais aussi l'évolution des introns ainsi d'ailleurs que les relations phylogénétiques entre organelles, bactéries et cellules de métazoaires. Même si les introns sont en quelque sorte *des reliques évolutives de gènes primordiaux très anciens* (peut-être, qui sait, de ceux qui ont codé pour les toutes premières protéines apparues dans la biosphère), on est en droit de se demander s'ils sont importants pour le fonctionnement *actuel* des gènes même lorsqu'ils ont (comme c'est le cas aujourd'hui pour les gènes « nucléaires ») perdu leurs fonctions de codage. La réponse est sans équivoque : lorsqu'un gène (nucléaire) comporte normalement des introns et qu'à la suite de certains remaniements (tels ceux que l'on observe au cours de la formation des « pseudogènes réinsérés ») il s'en trouve dépourvu, *ce gène perd sa fonction*. Il semble donc bien que le *processus d'épissage à une étape de l'expression, qui se situerait au stade post-transcriptionnel, soit indispensable à la fonctionnalité même du gène*. En effet, les protéines qui sont requises pour l'épissage et qui dans le noyau sont sans doute codées par des exons et non plus par des introns joueraient, en s'associant à la chaîne du transcrit primaire, un rôle essentiel *pour véhiculer celui-ci hors du noyau*.

Force est donc de reconnaître que les introns, ces morceaux d'ADN venus d'ailleurs (!), demeurent pour l'essentiel les inconnues les plus provocantes de la génétique moderne, à la fois quant à leur origine et à leur fonction. Un coin du voile sera peut-être levé lorsque l'on sera mieux à même d'interpréter, sur des exemples adéquats, les transitions phylogénétiques pour une famille de gènes donnée.

Généralement parlant, si l'on en revient aux séquences de codage, chez les eucaryotes, on n'est donc pas vraiment en position d'en expliquer le surprenant découpage. S'agit-il d'une mise en pièces d'un segment qui aurait été continu à l'origine, comme l'est aujourd'hui un gène de bactérie formé d'un seul tenant ? Ou au contraire, comme l'a écrit J. Frezal[7], d'un « assemblage de parties indispensables à la synthèse et à la fonction d'une protéine » ?

7. J. Frezal, *L'Hérédité humaine*, PUF, coll. « Que sais-je ? », 1985.

« Ce seraient ces pièces (les exons d'aujourd'hui) qui auraient été usinées les premières et qui, au cours de l'évolution, auraient pu servir à plusieurs usages en étant intégrées à des gènes différents. Dans cette perspective, la structure en pièces du gène serait le témoin et le résultat de cette combinatoire. »

POLYMORPHISME GÉNÉTIQUE ET PSEUDOGÈNES. DUPLICATION ET CONVERSION GÉNIQUES

Les techniques de l'ADN recombinant ont donc renouvelé toutes nos conceptions sur la structure et le fonctionnement des gènes qui commandent aux propriétés des organismes supérieurs, établissant une démarcation tranchée entre leur règne et celui des micro-organismes.

Mais leur apport ne s'est pas limité à cela. Comme nous venons de le voir, elles ont, à travers l'étude comparée de l'organisation des gènes, fourni des éclairages nouveaux aux mécanismes moléculaires de l'évolution. De plus, et c'est ce qui retiendra à présent notre attention, tout en étayant l'analyse des particularités génétiques des espèces, elles ont permis d'approfondir les fondements des variations individuelles parmi les membres d'une même espèce, en donnant accès à l'étude de leur *polymorphisme* au niveau génétique. Pour comprendre la signification et la portée de ces résultats, quelques remarques liminaires s'imposent.

De longue date, l'imagination a été frappée par les traits distinctifs des populations, des ethnies ou des fratries humaines, les civilisations s'attachant, selon les circonstances, à les préserver avec force ou au contraire à les réduire, pour imposer et y substituer leurs caractéristiques propres. L'étude des polymorphismes populationnels est longtemps demeurée, s'agissant des espèces humaines, l'apanage des ethnologues, et, pour les espèces animales ou végétales, celui des zoologistes ou des botanistes, l'objet d'attention demeurant la mise en évidence des particularités morphologiques, physiologiques ou comportementales, divergentes par rapport à des archétypes de référence. Par la suite, ce domaine a été abordé par les généticiens des populations, qui ont cherché à préciser les lois de transmission de ces particularités ethniques. Puis, à mesure que s'affinaient les méthodes analytiques de la biochimie et de l'immunologie, une véritable *typologie* a commencé à voir le jour, dont le but est, au-delà des comparaisons globales et somme toute contestables, de rechercher des références beaucoup plus fines (groupes sanguins, équipements enzymatiques, systèmes HLA, etc.).

Ceci allait conduire à établir des liens plus précis entre les variations individuelles, variations dites « à petits grains » comme le dirait J. Ruffié, et le patrimoine génétique hérité des parents, en insistant sur la notion d'hétérozygotie et sur ses manifestations. Toutefois, si ces travaux contribuaient à étayer le concept de polymorphisme biochimique, on ne disposait pas pour autant de bases explicatives satisfaisantes, du moins au niveau de la génétique fine des individus. Aussi, peu à peu, à l'étude du polymorphisme des *protéines* (qui se traduit par la présence chez chaque individu de combinatoires distinctes de protéines appartenant à un type donné) allait se substituer une étude du polymorphisme des *acides nucléiques*, abordable grâce au génie génétique, et ce, en termes de combinatoires de messagers correspondant à des séquences génétiques codantes, dont la distribution individuelle est désormais analysable par les techniques d'hybridation moléculaire. Nous essayerons de préciser cette notion de polymorphisme des espèces au niveau génétique. Ceci nous conduira dans un premier temps à évoquer très brièvement les études physico-chimiques des formes apparentées de protéines appartenant à une classe donnée et à dégager ainsi la notion d'*isoformes* (du préfixe *iso* : identique, apparenté). Après quoi, nous verrons qu'en s'attachant à l'étude de l'hétérogénéité des séquences codantes et de leurs ARN messagers chez les individus d'une même espèce, on met en lumière la notion d'***isogènes*** * (c'est-à-dire de séquences génomiques très apparentées au point d'être regroupables en « familles » de gènes codant pour des protéines douées de propriétés voisines). À partir de là, on sera à même de dégager un certain nombre d'idées touchant à la dynamique évolutive des gènes. Nous verrons en effet que, pendant la phylogenèse, les gènes obéissent à de véritables « cycles naturels » au cours desquels ils peuvent subir de multiples réplications conduisant à en amplifier la représentation dans le génome des espèces correspondantes (phénomène d'expansion génique). En revanche, il leur arrive de subir, une fois amplifiés, des processus de réarrangement, d'élimination, d'homogénéisation, qui tendent à contrebalancer cette première diversification et à la réduire (protraction génique). Tout ceci s'effectuant sans doute dans un cadre, à l'intérieur de certaines limites imposées par une sorte de structure globale d'ordre physico-chimique supérieur, dont nous commençons à peine à entrevoir certaines des caractéristiques (cf. les travaux de G. Bernardi).

POLYMORPHISME AU NIVEAU DES PROTÉINES

Dès qu'ont été développées les techniques permettant de fractionner de façon efficace les protéines cellulaires, et plus précisément, depuis que l'on a introduit la physico-chimie analytique (par exemple les techniques d'ultracentrifugation et surtout d'électrophorèse permettant la séparation de fractions protéiques, en fonction de leur migration sous l'influence de champs électriques puissants), les biochimistes se sont rendu compte que les protéines ne représentent généralement pas des entités moléculaires simples, rigoureusement homogènes, mais plutôt des substances regroupables à l'intérieur de *familles*. Leurs « membres » manifestent des différences parfois subtiles mais suffisantes pour pouvoir être identifiées en tant que sous-entités distinctes : les exemples les plus frappants appartiennent à la classe des enzymes :

c'est ainsi que dans la fin des années cinquante, on a commencé à réaliser qu'une même enzyme peut refléter des propriétés électrophorétiques légèrement différentes d'un tissu à l'autre. Par exemple, la créatine phosphokinase est une enzyme qui transfère un groupe phosphate sur une substance azotée, la créatine formant un élément important au plan de l'énergétique cellulaire : le *phosphagène* (ou phosphocréatine). Or, il existe au moins deux *formes* de créatine phosphokinase ; l'une est spécifique du cerveau, l'autre du muscle. On trouve chaque forme à l'état prédominant dans le tissu correspondant. Généralement, dans les autres tissus, c'est la forme B (*brain* : cerveau) qui s'y trouve. On découvre que ce type de polymorphisme s'applique à toute une série d'autres éléments enzymatiques du métabolisme énergétique. Puis ceci apparaît de plus en plus comme une loi générale : À ces formes douées d'activités catalytiques identiques, mais de propriétés physico-chimiques légèrement différentes, on donne le nom d'*isoenzyme* : il n'est pas rare que ces isoenzymes répondent d'ailleurs à des mécanismes de régulation distincts, relatifs à la physiologie des tissus qui leur correspondent.

Enfin, on s'aperçoit que ce polymorphisme moléculaire n'est pas circonscrit — comme on le pensait au début — aux seules protéines douées d'activités enzymatiques. En effet, à partir de 1972 en particulier, d'autres techniques d'analyses protéiques beaucoup plus « résolutives » commencent à voir le jour.

> L'introduction de techniques d'électrophorèse à haute résolution [notamment l'électrophorèse combinant la séparation en fonction du point isoélectrique (pi) et en fonction de la masse moléculaire (PM), ou électrophorèse bidimensionnelle (O'Farrell)] a révélé *que presque toutes* les protéines de la cellule eucaryote, *et pas seulement certaines enzymes clefs comme on le pensait alors*, existent chez un animal ou chez une plante, à l'état de polypeptides apparentés, légèrement différents les uns des autres. On leur a donné le nom

d'« isoformes ». Il existe par exemple plus d'une quarantaine d'isoformes des principales protéines présentes dans l'appareil contractile des vertébrés — c'est-à-dire la myosine, l'actine, la tropomyosine et les troponines. La nature de la « combinatoire d'isoformes » varie de tissu à tissu : elle n'est pas la même, par exemple, dans le muscle strié volontaire, le muscle cardiaque, le muscle lisse ou une cellule non musculaire. Elle varie aussi avec certains paramètres physiologiques du muscle et avec l'état de développement de l'animal. Autre exemple saisissant : on a pu séparer jusqu'à vingt et une isotubulines (les tubulines sont les sous-ensembles de certains types de filaments présents dans les cellules eucaryotes) dans un cerveau adulte de rat, mais ce nombre change beaucoup avec l'état de développement de l'organe, et une telle hétérogénéité n'est atteinte qu'au terme de la maturation du cerveau (P. Dénoulet, B. Eddé, A. Wolffe et F. Gros ; Gozes et Littauer ; etc. ; *figure 14*).

Ainsi, presque *toutes* les protéines existent à l'état *d'au moins deux exemplaires* distincts, séparables par électrophorèse bidimensionnelle. Le polymorphisme n'est donc pas seulement la règle au niveau des *populations* (ce que l'on sait depuis des millénaires pour en observer les traits macroscopiques), ou au niveau des *individus*, lorsque l'on compare un individu à un autre au sein d'une même espèce, il est également manifeste au niveau *cellulaire*. Très tôt, on s'est rendu à l'évidence que ce polymorphisme moléculaire considérable, si fréquent chez les organismes supérieurs (eucaryotes) alors qu'il est exceptionnel chez les micro-organismes, peut relever de deux causes possibles : ou bien la multiplicité des formes (électrophorétiques) est due au fait que, dans la cellule, une protéine résultant de l'activité d'un gène donné subit des modifications chimiques discrètes liées au métabolisme (par exemple l'addition d'un « radical » chimique particulier : sucre, molécules de phosphates, résidu « OH », etc.). Ces microchangements seront appelés *post-traductionnels* parce qu'ils se produisent,

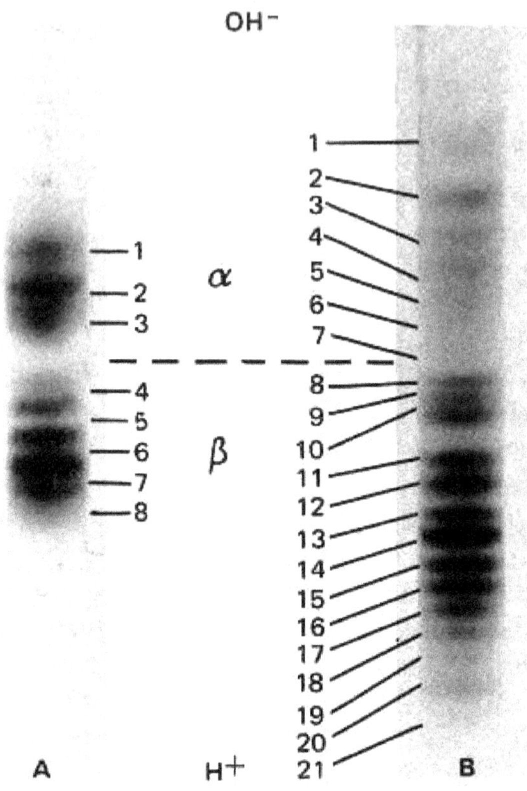

Figure 14. — *Polymorphisme moléculaire des « tubulines »*. Les protéines constitutives des microtubules (éléments infracellulaires présents dans toute cellule eucaryotique) sont fractionnées après extraction à partir du cerveau de souris adulte. Leur séparation repose sur la technique d'isoélectrofocalisation (migration dans un champ électrique jusqu'à ce que la protéine atteigne une position d'équilibre correspondant à son point isoélectrique) dans des limites de pH définies. — A) Procédé classique, type O'Farrell. — B) Procédé amélioré (Denoulet et coll.). On dénombre au minimum sept formes de type α et 14 de type β. (D'après *Neuroscience Letters*, 1982, vol. 31, p. 325, fig. 1 A-B.)

une fois formée la chaîne polypeptidique de la protéine. Ou bien cette hétérogénéité reflète l'existence de plusieurs gènes *étroitement apparentés*, qui sont apparus au cours de l'évolution et qui ont subi des mutations altérant de façon discrète les structures chimiques des protéines correspondantes, au point que l'on peut alors les distinguer, dans la plupart des cas, grâce à des techniques analytiques appropriées. Par exemple, dès 1976, Lewontin et Hubby avaient observé que chez *Drosophila pseudo obscura*, sur vingt et une enzymes différentes, neuf présentaient des mutations structurales qui en changeaient les propriétés électrophorétiques. Vers 1972, Hopkinson interprète ainsi les mécanismes moléculaires qui sous-tendent le polymorphisme génétique : Les multiples allèles qui donnent naissance à ce polymorphisme ont dû provenir de mutations spontanées chez les individus dans les générations précédentes, et ont été transmis depuis lors, de génération en génération, soit au hasard, soit en subissant l'influence de la sélection naturelle, jusqu'à ce qu'ils aient atteint la fréquence que l'on observe aujourd'hui. La plupart de ces mutations spontanées impliquent un simple changement de base dans l'ADN d'un gène particulier au sein duquel une base est remplacée par une autre. Eu égard à la nature du code génétique, un très grand nombre d'allèles différents peut en principe être engendré au niveau d'un locus unique par le simple mécanisme de mutation ponctuelle. Mais du fait du caractère dégénéré du code, une proportion substantielle (environ 25 %) de ces mutations devrait en principe conduire à un codon synonyme et par conséquent n'entraîner aucune altération dans la structure de la protéine. Un nombre plus restreint de mutations (2 à 6 %) entraînera l'apparition de codons « non sens » avec une terminaison prématurée des chaînes polypeptidiques. Enfin, dans la majorité des cas (70 à 75 %), le changement de base altérera le codon de telle sorte qu'un aminoacide différent sera inséré dans la chaîne polypeptidique (Hopkinson...). Ainsi se formeront les isoformes dont nous avons parlé.

On pourrait cependant être enclin à penser à la lecture de ce chapitre que le seul mécanisme mis en œuvre pour engendrer la *diversité* de formes au sein des protéines est celui qui consiste à dupliquer un gène ancestral pour produire de proche en proche des familles multigéniques dont les membres sont capables de coder pour des protéines apparentées mais différentes chacune l'une de l'autre. Ce serait cependant une erreur d'imaginer que la constitution de fratries génétiques par duplications suivies de réarrangements ou de mutations est le seul moteur du polymorphisme moléculaire observé dans les ensembles protéiques. En effet, d'autres mécanismes, tels que *l'épissage alternatif*, processus à la faveur duquel un gène donné peut engendrer des ARN messagers distincts et coder de ce fait pour plusieurs protéines, est un événement assez fréquent. Il peut d'ailleurs obéir à une régulation dépendant de l'état de développement d'un tissu donné ou afficher des modulations distinctes selon le type de tissu où il s'effectue. Il y a plusieurs façons pour la cellule de fabriquer des gènes ou des messagers cousins germains comme si l'accroissement du polymorphisme était le résultat d'une évolution dotant les organismes supérieurs d'un spectre de plus en plus complexe de formes protéiques apparentées.

On serait donc tenté de s'interroger sur la « raison d'être » de ce polymorphisme croissant à mesure que l'on s'élève dans l'échelle évolutive. Pour certains, ces isoformes ont des propriétés biologiques légèrement différentes et ceci est à la base d'un accroissement du clavier des fonctions. Pour d'autres, ces mêmes isoformes ont toutes plus ou moins les mêmes propriétés (catalyse, reconnaissance, etc.) mais la cellule évoluée tire avantage par rapport à la cellule primitive, de ne les produire qu'à des phases distinctes de son développement. C'est donc là plutôt affaire de régulation que de perfectionnements physiologiques proprement dits. Enfin, on peut penser à des explications « non téléonomiques » la multiplicité des isoformes ne conférerait pas en soi d'avantage particulier. Elle ne serait que l'indice (l'épiphénomène) d'évolutions successives au sein du génome eucaryotique, intéressant d'autres structures hiérarchisées (par exemple

accroissement de la redondance informationnelle au sein des chromosomes).
On est loin d'avoir compris le « comment » et surtout le « pourquoi » du polymorphisme des protéines chez les organismes évolués.

Étude du polymorphisme au niveau des séquences génomiques grâce aux techniques de l'ADN recombinant.

Dès lors, il devient important d'appréhender de façon beaucoup plus précise les mécanismes moléculaires qui sont à l'origine de ce polymorphisme et d'établir le nombre des *isogènes* entrant dans la composition des familles multigéniques grâce à des approches directes. En effet, inférer à partir des caractères distinctifs des isoformes protéiques, ceux des isogènes correspondants, n'est pas toujours chose aisée. Outre que certaines isoformes trop proches l'une de l'autre au niveau structurel sont parfois difficiles à séparer, la dégénérescence du code génétique ne facilite pas les déductions par récurrence quant à la structure des isogènes mutés ; c'est précisément à ce stade que le génie génétique s'avère d'une très grande utilité.

En effet, en introduisant l'usage technique des sondes moléculaires — c'est-à-dire de préparations de séquences ADN définies, purifiées par clonage et rendues radioactives par certains artifices —, il permet aujourd'hui de déterminer, même sur un isolat brut d'ADN cellulaire, *le nombre de séquences génomiques apparentées*, apportant ainsi un test *direct* de la variance héréditaire accumulée au cours de l'évolution.

Le critère de « parenté » doit s'entendre ici comme l'aptitude à former *in situ* un hybride ADN/ADN avec la sonde génétique considérée. En général l'ADN total est fracturé en quelques centaines de fragments par une enzyme de restriction. Le mélange est fractionné par électrophorèse sur gel d'agarose, puis, après avoir appliqué le gel sur une feuille de nitrocellulose de façon à y imprimer chacun des fragments, on décèle uniquement ceux d'entre eux qui présentent de l'homologie avec la sonde par hybridation localisée. On en détermine aisément l'emplacement par rapport à l'origine de migration et l'abondance relative après autoradiographie sur un film hypersensible. Dans le jargon des spécialistes cette opération a été baptisée *blotting* (littéralement « buvardage ») et, s'agissant de la détection des séquences génomiques apparentées, on s'y réfère sous le nom de *Southern blotting* (du nom de son auteur, Southern).

Cette technique dite du *blotting* souffre de certaines limitations qu'il serait fastidieux d'expliquer. Mais le point à retenir est qu'elle fournit, indépendamment de la nature des produits résultant de ces différentes séquences génomiques, une indication très précieuse quant au nombre de gènes apparentés correspondant à une sonde déterminée. On appelle « isogènes » les séquences génomiques fournissant un signal commun (même si *l'intensité* du signal, ou de l'hybridation, varie, comme on peut s'y attendre, avec le degré d'homologie que présente le fragment d'ADN décelé avec la sonde).

Il n'est pas rare de repérer ainsi un nombre d'isogènes d'une famille donnée supérieur au nombre d'isoformes protéiques identifiables par électrophorèse bidimensionnelle, soit, et le plus souvent, parce que la technique du *Southern blotting* présente un pouvoir de résolution plus élevé que l'électrophorèse des protéines, soit aussi parce que tous les isogènes ne sont pas exprimés au même stade du développement dans les cellules d'un tissu donné, soit encore parce que certains isogènes ne sont jamais fonctionnels. De tels isogènes non fonctionnels — sorte de gènes éteints — sont dénommés *pseudogènes*.

L'existence de ces pseudogènes, observables en première étape par hybridation, est un phénomène assez fréquent. Il a créé au début quelque surprise ! On ne s'attendait point à ce que subsistent dans le matériel héréditaire des organismes considérés comme les plus évolués, les eucaryotes, des séquences génétiques non fonctionnelles, et par conséquent sans utilité *apparente* vis-à-vis des pressions de sélection darwinienne. La *figure 15* illustre, à titre d'exemple, la mise en évidence d'une famille d'isogènes apparentés par leur séquence génomique et assimilables à la catégorie des gènes d'isotubulines. Certaines des bandes décelées correspondent à des gènes véritables — c'est-à-dire effectivement transcrits et traduits — tandis que d'autres sont des « gènes éteints » ou qui n'ont jamais été fonctionnels. Nous reviendrons sur les mécanismes supposés être à l'origine de ces séquences mystérieuses, sortes de parents morts et pourtant perpétuellement photographiés par les systèmes cellulaires, au point d'être reproduits au sein des familles multigéniques.

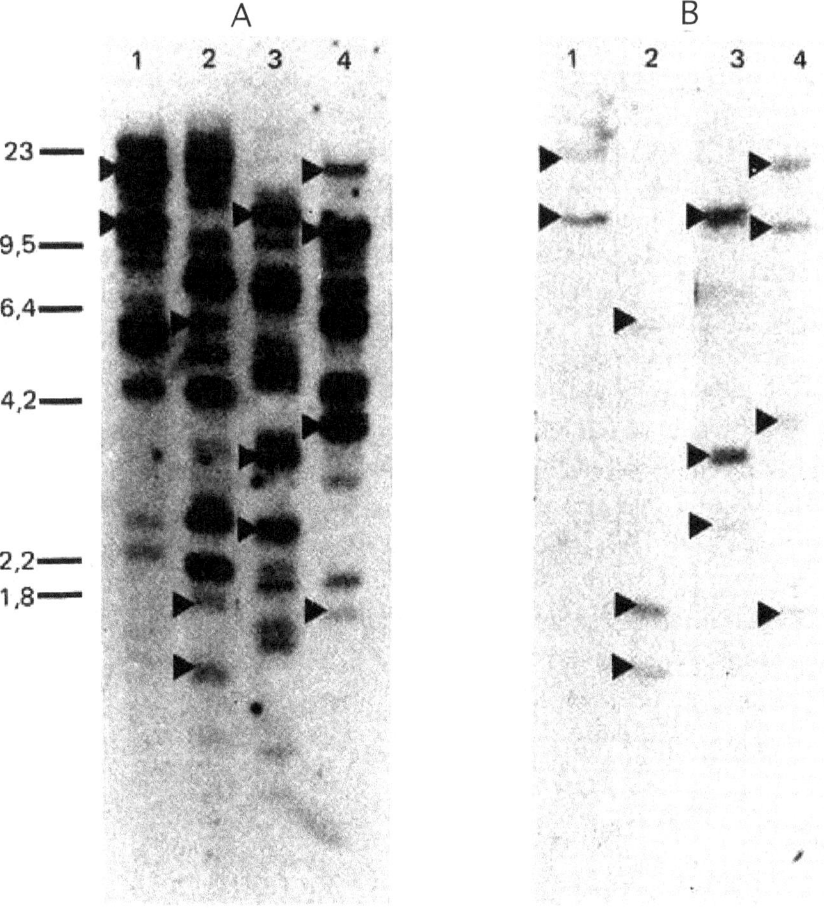

Il convient à présent d'examiner les hypothèses rendant compte de l'existence des familles génétiques et des pseudogènes.

Il y a déjà bien longtemps que les biologistes ont cogité sur la dynamique des gènes, c'est-à-dire sur les mécanismes qui en assurent tant l'expansion que la disparition. Ces hypothèses remontent pour la plupart au début des années soixante-dix, lorsque l'on a mis en évidence le caractère *répétitif* de l'information génétique dans les cellules eucaryotes. Le prochain chapitre développera ce point. Nous verrons que la redondance génétique est de règle chez les organismes supérieurs : la plupart des séquences génomiques sont répétées, parfois un très grand nombre de fois, qu'il s'agisse des séquences codantes — les vrais gènes — ou de motifs d'ADN dont la fonction n'est pas encore connue. L'impression générale qui se dégage est

Figure 15. — *La technique d'imprégnation, dite « de Southern » pour l'étude des familles multigéniques.* L'exemple choisi est tiré d'une étude de la famille des gènes codant pour les tubulines de type β chez l'homme. De l'ADN placentaire humain est coupé par des enzymes de restriction différentes (lignes 1, 2, 3, 4). La collection des fragments est soumise à électrophorèse en gel d'agarose de haut en bas. Par imprégnation, on transfère les fragments sur des feuilles de nitrocellulose (agissant comme « buvard »). Leur position relative est repérée sur ces feuilles par hybridation moléculaire *in situ* avec des sondes d'ADN radioactives. — A) Sonde clonée renfermant un cADN β-tubuline radioactif. — B) Sonde radioactive correspondant à la fraction 3'non traduite du gène. La sonde se fixe aux fragments renfermant des séquences qui lui sont complémentaires. On repère les emplacements correspondants par autoradiographie. Les données obtenues avec la sonde spécifique (en B) suggèrent que la famille β-tubuline est composée de quatre gènes apparentés. (D'après *Cell*, 1983, vol. 33, p. 478, fig. 1 A-B.)

Les résultats (en A) montrent qu'il existe un nombre plus élevé de séquences génomiques apparentées incluant soit des gènes α, soit des pseudogènes non fonctionnels.

celle d'un certain « bégaiement », résultat inattendu de l'évolution. À moins qu'il ne s'agisse d'un moyen mis en œuvre par la cellule pour stocker l'information ou pour se prémunir contre certains effets délétères de mutations.

Mais c'est principalement depuis que les nouvelles techniques exploratoires de l'organisation génomique ont été rendues possibles, grâce au génie génétique, qu'on s'est sérieusement penché sur les mécanismes supposés de cette redondance génique si fréquente, laquelle est à l'origine du polymorphisme génétique dont nous avons parlé. Ceci a tout naturellement conduit à examiner de plus près les événements pouvant faire suite à la « duplication » de gènes[8]. Il est en effet évident que la duplication représente, à cet égard, le mécanisme le plus important pour engendrer des isogènes à partir d'un gène primordial. On imagine généralement qu'au début de l'évolution, chez les espèces apparues les premières, les gènes (morcelés) existaient à l'état d'exemplaires uniques (ou en très petit nombre), pour chaque type de protéine dont la cellule avait besoin dans son économie (la situation ressemblait à cet égard à celle que l'on observe aujourd'hui chez les bactéries). Puis, au cours de l'évolution, se seraient produites des erreurs dans la réplication : certains gènes auraient été amplifiés (doublés, triplés, quadruplés, etc.). Il en serait résulté des groupements de gènes frères, organisés en unités répétées, topologiquement alignés les uns à la suite des autres. Chacun de ces

8. À noter que le terme « *duplication* » est utilisé ici dans un sens différent du terme « *réplication* ». À chaque cycle réplicatif un gène « a » diploïde se reproduit au cours de la mitose pour donner deux stocks de gènes « a », chaque stock allant dans une cellule fille mais chacune d'entre elles ne comprenant toujours qu'une *seule* paire de ce gène par chromosome. On se réfère ici à des séries ou « cycles » de doublements à la faveur desquels à partir d'une seule copie d'un gène, on se retrouve dans la descendance, avec des chromosomes renfermant plusieurs copies de ce gène (le nombre de ces copies pouvant varier entre deux et un nombre supérieur à deux). Paradoxalement, le terme « duplication » est pris ici dans son sens global et non littéral.

isogènes aurait alors eu un destin indépendant, subissant des mutations le distinguant des autres, mais pouvant également quitter l'unité topologique pour se transporter par recombinaison sur un autre chromosome.

Depuis que les techniques de l'ADN recombinant et plus spécifiquement les analyses d'empreintes, rendues possibles par l'emploi des sondes à ADN, ont été mises en œuvre, on a pu préciser les arrangements des « gènes » frères résultant de duplications à l'intérieur d'une même famille. Deux modes d'organisation sont généralement observés (et ils ne sont nullement exclusifs) :

— les isogènes restent groupés sur le *même* chromosome : ils forment alors des associations en « tandem » (c'est-à-dire en groupements réguliers rapprochés) ou moins régulières (faisceaux ou *clusters*). Dans ce cas les isogènes individuels se trouvent généralement séparés par des régions d'ADN non codantes ou par des isogènes appartenant à d'autres familles ;

— les isogènes d'une même famille sont « dispersés » : on les retrouve, soit fort éloignés les uns des autres sur un même chromosome, soit, et beaucoup plus fréquemment, répartis sur des chromosomes *différents*.

Dans des études récentes portant sur les familles des isogènes codant pour les chaînes de globine (la protéine qui par liaison avec le hème est capable de fixer l'oxygène chez la plupart des vertébrés), on s'est attaché, à travers une analyse extrêmement poussée des séquences chimiques des régions de chromosomes porteuses de ces gènes, *à reconstituer l'« histoire » de leur duplication*.

Nous tenterons de donner ici un aperçu de ces travaux, pour autant qu'ils illustrent la démarche utilisée aujourd'hui pour suivre l'évolution génétique, une des questions clefs de la biologie du développement et de la paléobiologie[9].

9. Pour plus d'informations, le lecteur trouvera en fin de volume une série de références aux articles les plus significatifs.

L'exemple de la famille des gènes globines chez les mammifères

Il existe précisément dans la cellule des arrangements génétiques par familles, lesquels sont extrêmement fréquents et affichent des dispositions internes variables. L'un des arrangements les mieux étudiés est celui que présentent les familles des gènes frères (isogènes) codant pour une protéine dont la fonction est essentielle à la respiration cellulaire : il s'agit de la globine. Cette protéine en s'associant à un autre constituant, le *hème,* et au fer forme l'hémoglobine qui fixe l'oxygène du sang. Elle est formée par l'union de deux chaînes polypeptidiques dénommées α et β. Or, il existe dans bon nombre de cellules de mammifères non pas *un* seul gène α et *un* seul gène β, mais des *familles* de gène α et de gènes β. L'étude *précise* des séquences chimiques des régions des chromosomes à l'intérieur desquelles se trouvent ces familles a permis de reconstituer *l'histoire même* de leur genèse à partir d'un gène ancestral unique. C'est cette étude — un peu technique, il est vrai — que je souhaiterais à présent décrire.

> Comme nous venons de l'évoquer, il existe donc des isogènes globines sur *deux* chromosomes distincts (chromosomes A et B). Chacun de ces chromosomes comporte des *séries d'isogènes liés, disposés en tandem,* les uns à la suite des autres. Ainsi l'un des chromosomes inclut l'ensemble des isogènes correspondant aux chaînes de β-globine, arrangés dans l'ordre $_{\varepsilon 5'}$ - $_{\gamma}$G - $_{\gamma}$A - - $\beta^{3'}$ — ordre dans lequel chaque lettre désigne un isogène —, plus deux « pseudogènes », $\psi\beta_2$ et $\psi\beta_1$, dont la *figure 16* précise les emplacements dans la succession de ces éléments. L'autre chromosome inclut quatre isogènes de type α plus un pseudogène $\psi\alpha_1$.
>
> C'est surtout à l'arrangement des gènes de β-globine humaine qu'ont été consacrés les travaux les plus importants.

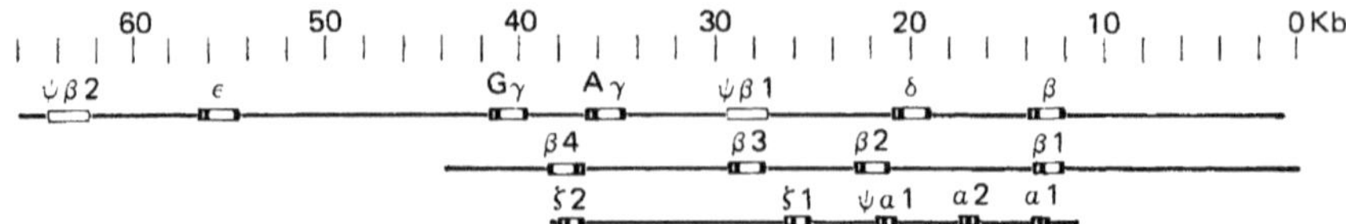

Figure 16. — *Cartes génomiques des gènes codant pour les globines chez les mammifères.* De haut en bas figurent les groupements caractéristiques des gènes codant pour la globine β de l'homme, pour la globine β du lapin et pour la globine α de l'homme. La « famille β-globine » de l'homme est localisée sur le chromosome 11 et constitue un groupe de liaison. L'ordre ε, γG, γA, δ et β correspond à la séquence selon laquelle a lieu l'expression des gènes β au cours du développement. En noir sont indiqués les exons, en blanc les introns. Les gènes précédés de la lettre ψ sont des pseudogènes (pour les détails, se reporter au texte). (D'après *Cell*, 1980, vol. 21, p. 654, fig. 1.)

Ainsi, diverses équipes (Slighton et ses collègues ; Shen et son équipe : Smitthies et ses collaborateurs) ont déterminé la séquence des nucléotides de l'ADN de ce chromosome sur une longueur équivalant à 11 Kb (11 000 paires de bases) et englobant notamment les deux isogènes des globines dites « fœtales » : $_{\gamma}$G et $_{\gamma}$A. Elles ont ainsi montré que cette région comporte en réalité *une longue séquence d'ADN de 5 Kb, disposée en tandem* (c'est-à-dire reproduite en deux exemplaires contigus), chacune insérant dans sa continuité l'un de ces deux gènes.

De très nombreuses études ont été consacrées à l'origine de cette « duplication ». Une des clefs explicatives est fournie par l'existence de courts segments d'ADN répétés (dits à « orientation directe ») qui se trouvent à chaque extrémité des segments de 5 Kb. Au chapitre suivant nous nous intéresserons à ces séquences dites « itératives », motifs nucléotidiques généralement courts qui figurent dans les chromosomes des eucaryotes et peuvent y être représentés des centaines, voire des milliers de fois ou plus.

Pour l'heure, qu'il nous suffise de dire que ces éléments sont des sites favorisant les réarrangements chromosomiques. En effet, non seulement ils sont fréquemment « mobiles », c'est-à-dire qu'ils peuvent se déplacer d'un chromosome à l'autre, mais du fait que leur séquence chimique est répétée, ils peuvent former entre eux des réappariements, c'est-à-dire se rapprocher, former des hybrides intermoléculaires et rendre ainsi plus faciles les processus de recombinaisons (que celles-ci se produisent entre plusieurs chromatides, ou au sein d'un seul d'entre eux). En d'autres termes, appelons « r » pour simplifier l'élément répétitif, la région de 10 Kb étudiée par Smithies et ses collègues pourrait être symbolisée par l'enchaînement : r-G_γ-A_γ-r. La *figure 17 a, b, e,* dans laquelle les carrés noirs représentent les éléments répétés « r » et les carrés blancs les gènes, explique comment, à partir d'un segment « ancestral » de séquence r-γ-r, où le signe γ représente le gène qui fut à l'origine des isogènes $_\gamma A$ et $_\gamma G$, ont pu être engendrés par pseudo-appariements (*mis-pairing*) et *crossing over* inégal au cours de la méiose *deux* arrangements de type r-γ-r-γ-r. La longueur de la région dupliquée serait alors déterminée par l'espacement des éléments répétitifs (r) au voisinage du locus ancestral. Ce schéma rend donc assez bien compte de l'organisation observée aujourd'hui au sein du fragment de chromosome comportant les deux gènes Gγ et Aγ, lesquels se trouvent insérés chacun, nous l'avons vu, à l'intérieur d'un segment de 5 Kb reproduit en deux exemplaires contigus.

On peut assister néanmoins à des situations plus complexes. L'on a acquis, par exemple, des évidences expérimentales fort convaincantes indiquant que des gènes peuvent être dupliqués « en bloc », ce qui, à n'en point douter, contribue à la création de familles isogéniques plus importantes. L'étude réalisée par l'équipe de Cleary sur les gènes de β-globine de chèvre en fournit l'illustration. Chez ce mammifère, les gènes du « complexe γ-globine » forment l'arrangement suivant :

$$\psi\beta^2 - \beta^A - \psi\beta^x - \beta^c.$$

Or, un examen très approfondi des séquences nucléotidiques des régions de l'ADN chromosomique englobant ces gènes donne à penser très clairement que les événements qui se sont déroulés auraient emprunté la séquence suivante :

Dans une première étape, le gène ancestral β aurait, par duplication, engendré un premier gène β identique à lui-même, plus un pseudogène (ψ_β), les deux déterminants demeurant « liés » sur le chromosome originel. Dans un deuxième temps le tandem β-ψ_β se serait à son tour dupliqué en un seul bloc selon le schéma : β - ψβ ⟶ β - ψβ - β - ψβ, l'enchaînement actuel $\psi\beta^z$ - β^A - $\psi\beta^x$ - β^C ayant été dérivé de ce motif à la suite de certaines mutations ayant diversifié chacun de ces isogènes sur place. Certes, bien d'autres modalités ont dû être mises en œuvre au cours de l'évolution, et il est probable que tous les partis possibles ont dû être tirés de la présence des « éléments répétitifs », facilitant ce genre d'itération. C'est ainsi que certains des éléments baptisés *long tandem repeats*, en abrégé LTR, éléments que l'on trouve fréquemment dans les génomes de certains rétrovirus ainsi que dans des génomes cellulaires, constituent des emplacements privilégiant les événements de *crossing over* inégaux. Ils peuvent s'amplifier, permettant l'établissement de séries de trois, voire de quatre gènes apparentés et même davantage. Les longs enchaînements de gènes « en tandem » qui s'observent par exemple, soit dans *l'ADN nucléolaire* (et qui codent pour la formation des ARN ribosomaux, ou rARN), soit dans les faisceaux de gènes codant pour *les histones* (L. Kedes, Birnstiel), ou encore dans ces alignements si particuliers de courtes séquences génomiques rencontrés dans l'ADN satellite, ont peut-être été engendrés de cette façon. En revanche, les unités répétées à orientation inversée appelées *oppositely orientated short repeats* (OOSR) peuvent, grâce aux appariements qu'elles permettent, être à l'origine des « inversions localisées » de séquences (*figure 17 d*) comme on en dénote dans certaines formes de « thalassemie » chez l'homme (Jones et collègues).

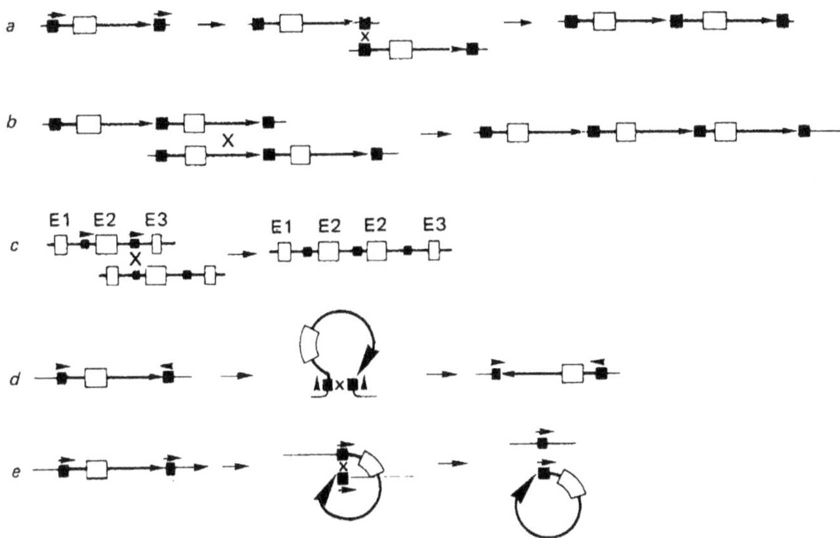

Figure 17. — *Rôle des éléments répétitifs dans la formation des familles de gènes (consécutive aux événements de recombinaison).* Les courtes séquences d'éléments répétitifs (petits rectangles noirs) figurent, soit au voisinage des gènes (rectangles blancs, *a, b, d* et *e*), soit à l'intérieur de certains introns *(c)*. En « d », les éléments répétitifs ont des orientations opposées. Pour plus de détails, se reporter au texte. (D'après *Nature*, 1982, vol. 296, p. 9, fig. 1.)

À noter que les courtes séquences répétées de type r auxquelles nous avons attribué jusqu'ici un rôle déterminant dans l'établissement des familles multigéniques peuvent, surtout lorsqu'elles sont dispersées dans le chromosome (*dispersed repetitive elements*), apparaître également à l'intérieur des introns (*figure 17 c*). Leurs appariements conduisent alors à des réarrangements internes : intron-exon qui seront ensuite amplifiés. Il semble qu'un tel événement de « duplication interne » se soit produit dans certains gènes tels ceux qui codent pour les immunoglobulines, l'ovalbumine, l'α-fœtoprotéine et, à un degré encore plus élevé, dans le gène codant pour le collagène.

Ces études de la topologie chimique de segments génomiques ne sont pas seulement révélatrices des mécanismes moléculaires qui ont dû conduire à l'amplification des gènes ancestraux et à la constitution des actuelles familles d'isogènes. Si, au lieu de se limiter à l'examen d'une situation propre à une espèce donnée, on effectue des analyses comparatives interspécifiques, on parvient à estimer — avec une précision qui n'est encore que relative —, *à quelle étape*, au cours de l'évolution, les gènes ont subi leur duplication, et à dresser ainsi une sorte d'histoire phylétique des gènes.

C'est ainsi qu'en examinant chez les primates quelle est l'organisation des gènes de globine fœtale de type γ, on a tout d'abord constaté, grâce à l'analyse des cartes de restriction, que chez le chimpanzé, le gorille, l'orang-outan et le gibbon, les agencements nucléotidiques internes étaient si proches entre eux et si semblables à ceux que l'on observe chez l'homme que la duplication, dont on suppose qu'elle fut à l'origine de l'arrangement partiel de la structure de type Gγaγ, a eu lieu *avant* même que ces espèces n'aient divergé. Si le dernier ancêtre commun de l'homme et de ces « grands singes » existait, comme on le pense, il y a environ neuf millions d'années, la duplication des gènes de β-globine fœtale a dû se produire il y a plus de neuf millions d'années !

De plus, on peut noter que les singes de l'*ancien continent*, qui ont divergé du phylum devant conduire au lignage humain, il y a environ vingt à vingt-cinq millions d'années, présentent eux aussi cette empreinte chimique de duplication dans leur chromosome au niveau des gènes de leur globine fœtale. En revanche, les singes du *nouveau monde*, qui ont divergé du rameau humain il y a plus longtemps (environ quarante millions d'années), ne la comportent pas. On peut alors préciser que l'événement de duplication s'est situé dans une fourchette de temps comprise entre vingt et quarante millions d'années. D'autres calculs effectués par Smitthies et fondés sur d'autres méthodes amènent à des conclusions semblables.

On peut également parvenir à des estimations assez précises, même si les gènes dupliqués à partir du gène primordial commun ne demeurent pas groupés (comme c'est le cas pour les gènes β-globine), mais se retrouvent dispersés, situation rencontrée par exemple chez la plupart des mammifères, dans la famille des gènes codant pour les actines (protéines jouant un rôle clef dans le mouvement cellulaire ou dans la contraction). Sans insister plus avant, des calculs ont été effectués à la fois sur la connaissance des embranchements phylétiques des animaux, tels que la paléobiologie classique nous la livre, sur les analyses du nombre de types de molécules d'actines trouvés dans leurs différents tissus ainsi (et surtout) que sur les degrés de parentés chimiques révélables entre les isoformes d'actines par la détermination des séquences polypeptidiques. Ces calculs permettent d'établir un arbre phylétique retraçant l'évolution du gène actine primordial et les époques auxquelles se sont produites des duplications lors de l'apparition de certaines espèces pour conduire à l'existence des six types d'actines aujourd'hui présents chez les vertébrés supérieurs. Il faut supposer que trois événements de duplication successifs, généralement suivis de dispersion chromosomique, se sont produits depuis l'apparition du gène ancêtre. De sorte que, contrairement à ce que l'on observe pour les familles « globines », les membres de la famille génétique des actines ne sont plus groupés (Vandekerckhove).

Tout ce qui vient d'être décrit nous révèle un génome eucaryotique non seulement en pleine évolution, mais encore en pleine expansion. L'unicité des déterminants héréditaires est vraiment l'exception. Dans la très grande majorité des cas, ces déterminants se sont « dupliqués » au cours des âges et ont formé des familles, parfois composées d'un nombre élevé de membres. Une des questions qui vient immédiatement à l'esprit est la suivante : qu'est-ce qui, dans la nature, *limite* l'amplification d'un déterminant héréditaire ? Quels sont les mécanismes qui assignent un *seuil* de duplication à une famille génique donnée ? Comment éviter que telle famille n'envahisse le chromosome dans son intégralité et ne devienne prédominante ? Comment faire en sorte qu'il reste, *au minimum*, un déterminant de chaque autre type de gène, pour assurer l'indispensable combinatoire de fonctions qui permet la survie, l'adaptation, voire l'apprentissage chez les métazoaires ?

Certes la solution darwinienne offre presque toujours le moyen dialectique de ne pas tomber dans ce genre de piège. Mais ce qui nous intéresse davantage ici, c'est de rechercher s'il existe des mécanismes *réducteurs* plutôt qu'amplificateurs, des mécanismes de « contraction » (*protraction* chez les auteurs anglais) plutôt que de duplication, destinés à assurer le nécessaire équilibre.

Une difficulté théorique est d'ailleurs à prendre en compte : supposons l'existence d'une dizaine de séquences isogéniques dérivées d'un même gène ancestral. Dans les débuts, qui font suite aux premières « duplications », ces isogènes conserveront des séquences chimiques suffisamment voisines pour que chacun d'entre eux maintienne son pouvoir de codage vis-à-vis de protéines apparentables, les *isoformes*. On conçoit cependant (et c'est d'ailleurs bien ce qui se passe) qu'avec le temps, chaque isogène subira des mutations, des microdélétions, etc., de sorte que se dessineront peu à peu *des divergences* telles, qu'à la limite, un isogène pourrait n'avoir plus rien de commun avec les autres membres du groupe[10].

Il nous faut donc expliquer comment la cellule évite deux écueils : l'expansion désordonnée, incontrôlée et dominante d'une « fratrie de gènes », imposant un motif chimique commun, et l'éloignement trop prononcé par rapport au motif chimique prédominant de la famille.

---

10. De telles « séquences » dont l'agencement s'est fort éloigné de la fratrie génétique initiale sont cependant repérables grâce à la fameuse technique de *Southern blotting*, pour autant qu'on autorise la formation d'hybrides dans des conditions ioniques et thermiques aussi peu « exigeantes » (les Anglais disent stringentes) que possible.

On peut imaginer qu'une des « stratégies » pour réduire le nombre d'isogènes consiste à tirer parti de la recombinaison aux sites préférentiels que représentent les éléments répétitifs dispersés, non plus cette fois pour accoler bout à bout des séquences génétiques, mais au contraire pour les *exciser*. Au cours de ce processus qui aboutit à l'élimination de l'isogène, du sein du groupe, les séquences répétées qui le bordent, se rejoignent, s'apparient, un cercle d'ADN se forme. La structure pourra alors soit se réintégrer dans d'autres régions chromosomiques, ce qui réduira peut-être les probabilités de duplication, soit être éliminée purement et simplement.

Un autre moyen réside dans l'accumulation d'événements mutationnels ou de délétions, voire dans l'insertion d'éléments répétés en des endroits particuliers du groupement isogénique, tout événement pouvant entraîner l'occultation ou l'extinction fonctionnelle d'un ou de plusieurs isogènes. Ces changements pourront, dans le cas extrême, avoir pour conséquence la mise au silence de l'isogène au sein duquel ces modifications ont eu lieu : l'isogène ne sera désormais plus transcrit ; il deviendra un gène mort, un *pseudogène*. Enfin, on peut invoquer un troisième mécanisme qui jouerait à la fois contre une diversification trop prononcée, susceptible de conférer à une famille une suprématie sélective, et contre celle qui, à l'inverse, occulterait par trop les ressemblances à la suite d'un cumul de mutations : il s'agit de la *conversion génique*. Ce mécanisme revient à « homogénéiser », à rendre identiques des motifs génétiques situés à proximité les uns des autres.

Pour prendre un exemple, considérons à nouveau la fameuse « diade » génétique étudiée avec le soin que l'on sait : l'ensemble γAγG. L'étude des quelque 11 Kb d'information génétique incluant ces deux gènes fœtaux montre, au niveau de la séquence chimique, que chez la plupart des primates les deux blocs de duplication ont divergé l'un de l'autre d'environ 15 % depuis l'origine de leur duplication, accumulant petites délétions ou micro-insertions, etc. (les divergences peuvent atteindre 75 % à l'extérieur de la duplication). Ceci n'est point pour nous surprendre. Ce qui l'est davantage est que, sur une certaine longueur, environ 1,5 Kb, et à l'intérieur d'un segment incluant la plus grande partie du gène globine Gγ, on observe que la séquence est pratiquement identique à la séquence d'ADN située au voisinage de Aγ (le segment en question inclut les deux premiers exons, plus l'intron IVS_1 et la plus grande partie de IVS_2). Il n'est certes pas aisé d'expliquer comment un simple mécanisme de sélection darwinienne post-mutationnelle aurait pu conduire au maintien d'une homologie aussi parfaite (par exemple des mutations synonymiques n'altérant pas le sens des codons auraient très bien pu s'accumuler) ; on postule alors l'intervention d'un *mécanisme de rectification des divergences* qui tend à « homogénéiser » les séquences ayant subi des poussées évolutives (*genetic drift*). Ce mécanisme a reçu le nom de *conversion génique*. En d'autres termes, dans l'exemple choisi, on suppose qu'une partie de la séquence du gène γA aurait été *remplacée* par la région correspondante de γG appartenant au même chromosome.

Cet échange de séquences génétiques (selon Slighton et son équipe) s'est sans doute produit grâce à une recombinaison interne au niveau d'une région de l'ADN présentant certaines particularités (richesse en nucléotides TG et GC ce qui confère à l'ADN une configuration privilégiée et le désigne comme un « point chaud » pour ce genre d'événement). Cette région est elle-même située à l'intérieur de l'intron IVS_2 (IV : « *intervening sequence* » en anglais ou « séquence d'interruption » si l'on préfère) qui interrompt le cadre de lecture du gène γA entre les résidus 104 et 105. Des travaux sur lesquels il n'est point possible de s'étendre suggèrent que ce type de phénomène a lieu dans les lignées germinales et qu'il peut aussi bien se produire le long d'un même chromosome portant deux isogènes qu'entre des chromosomes distincts.

> On a pu calculer, connaissant les fréquences de remplacement des aminoacides à l'intérieur d'une région de codage ainsi que celles des mutations silencieuses, que dans la région de codage qui a subi la conversion génique (région renfermant 320 sites potentiels de substitution plus 160 sites dits « silencieux »), ce phénomène serait survenu très récemment... c'est-à-dire il y a moins d'un million d'années !

La conversion génique est de fait un événement assez fréquent. Elle représente un moyen intéressant, nous l'avons dit, pour équilibrer la tendance aux divergences, ou tendance naturelle au changement qui est propre au matériel héréditaire. Peut-être faut-il y voir un mécanisme à effet seuil pour conserver les caractères de spéciation biologique, faute de quoi celle-ci pourrait peu à peu s'estomper. Peut-être s'agit-il également d'un mécanisme permettant de conserver certains avantages sélectifs associés à un gène particulier.

Origine et rôle des pseudogènes

Et les pseudogènes ? Qu'en est-il de ces fameuses séquences héréditairement transmissibles et pourtant fonctionnellement inactives, tels des volcans éteints, depuis un très lointain passé ? d'où proviennent-elles et quelle peut en être la fonction ?

On attribue aujourd'hui plusieurs origines possibles aux pseudogènes. Les hypothèses qui s'y rattachent émanent d'ailleurs de l'examen direct des arrangements nucléotidiques qui les caractérisent. En effet, certains des isogènes ressemblent à un gène normal en ce sens qu'ils présentent, comme celui-ci, une organisation morcelée, avec introns et exons, disposés de façon habituelle. Néanmoins, une analyse plus attentive de leur séquence fera apparaître en leur sein une mutation « non sens » ou une délétion, rendant leur traduction impropre ; parfois ce sont les signaux de transcription qui feront défaut. On est donc fondé à considérer ces pseudogènes comme résultant d'une extinction plus ou moins brutale de la fonction d'un gène primitif consécutive à des événements mutationnels.

Dans d'autres cas, plus intéressants, le pseudogène *ne renferme pas d'intron*, là où l'isogène normal correspondant en contient. Ces pseudogènes, ayant subi des remaniements, sont qualifiés de « pseudogènes de remaniements » (en anglais, *processed pseudogenes*). Selon certains auteurs, ils proviendraient de gènes ayant été « kidnappés » au départ par des rétrovirus puis « réinsérés » (Flavell). Pour d'autres, le mécanisme qui les a engendrés serait à mettre au compte des transcriptases inverses : dans certaines conditions le messager, après l'étape d'« épissage » — c'est-à-dire ayant perdu les séquences complémentaires des introns —, aurait été l'objet d'un processus de copiage par une transcriptase inverse. L'ADN complémentaire ainsi formé (cADN) aurait été « réinséré » dans le chromosome, après avoir été converti en une double hélice. Il faut rappeler en effet que même si une séquence chromosomiale, comme c'est le cas ici, ne comporte aucun codon « non sens » ni aucune délétion, elle n'en sera pas fonctionnelle pour autant, puisque le processus d'épissage, dont la présence d'introns, est nécessaire au transfert de l'ARN messager nucléaire vers le cytoplasme. Si l'hypothèse selon laquelle les pseudogènes sans intron résultent d'une réinsertion de copies (cADN) d'ARN messagers est correcte, cela signifie incidemment que les transcriptases inverses n'interviennent pas seulement dans les processus de reproduction des rétrovirus, mais qu'elles pourraient également fonctionner dans une cellule à l'état normal.

Quant au *rôle* des pseudogènes on se perd aujourd'hui en conjectures. Les études menées par Cleary sur les pseudogènes « globine » de chèvre révèlent qu'un pseudogène peut être dupliqué *à l'état de gène défectif* (ceci s'est passé il y a environ quarante millions d'années), c'est-à-dire alors même que la cellule ne pouvait apparemment en tirer *aucun avantage sélectif*. Cela ajoute encore au caractère énigmatique de l'existence et surtout du maintien des pseudogènes.

On a fait remarquer que les pseudogènes, parce qu'ils renferment souvent dans la continuité de leur agencement chimique des régions potentielles de codage, pourraient agir comme des *réservoirs* d'information, dans lesquels la cellule puiserait en cas de besoin... Mais les travaux de Cleary apportent des arguments contre cette façon de voir les choses.

D'autres auteurs insistent sur le fait que chez la souris, le lapin et l'homme, les séquences du gène de β-globine « adulte » sont séparées des séquences des gènes « embryonnaire » et « fœtal » par des pseudogènes faisant office de « parenthèses » (ou d'« écarteurs » si l'on préfère, *spacers* en anglais). Par ailleurs, chez ces mammifères, les gènes de globine sont disposés le long du chromosome, dans un ordre topologique correspondant précisément à celui de leur expression chronologique. On a donc suggéré que les pseudogènes interviendraient ici comme éléments de ponctuation, et auraient en somme une fonction régulatrice. Cette idée intéressante ne cadre cependant pas avec certains faits. Ainsi l'origine du pseudogène ψβZ de lapin qui, selon les estimations remonte à environ cinquante-cinq millions d'années, ne coïncide pas avec la période à laquelle s'est produite la divergence du gène primordial (deux cents millions d'années environ).

Peut-être faut-il voir dans les pseudogènes de simples variants, témoins d'une évolution obligée qui modifie les isogènes fonctionnels ou qui transpose de façon plus ou moins aléatoire des séquences d'ADN complémentaire. Ces « reliques évolutives » auraient pour destin d'être peu à peu éliminées, comme le suggère l'existence, dans le pseudogène ψβz, de grandes délétions.

On doit tirer de cette longue histoire que les gènes des eucaryotes ne sont en aucune manière, comme on l'a pensé à l'aube de la génétique — et comme on en a un peu trop propagé l'idée —, des entités d'une immuable *stabilité*. Déjà les mutations « müllériennes » sont venues nous apprendre, il y a bien longtemps, que l'évolution en resculpte les motifs, les modifie et confère à l'espèce, soit un avantage sélectif, soit un désavantage qui peut confiner à la létalité du caractère et à la disparition de l'espèce. Mais ces mutations ponctuelles ne sont elles-mêmes qu'un des moteurs du changement héréditaire... comptant sans doute pour très peu dans les « sauts de spéciation », c'est-à-dire dans ce qui fait qu'à un moment de l'histoire un nouveau phylum se crée. Non, l'ADN eucaryotique est, comme l'a bien décrit F. Jacob, le siège d'un « bricolage incessant ». Nous venons de le voir : un gène peut se dupliquer et créer des fratries, des familles (regroupées ou non d'ailleurs), et ceci permet, à n'en point douter, au travail patient de l'évolution, d'introduire par des mutations chez les membres de la fratrie les nécessaires « variations sur un thème ». (Ces variations qui sont sans doute les véritables gains que procure l'évolution aux espèces abritant ce laborieux travail et qui leur permet de s'adapter ou d'évoluer.) Sans cette « respiration héréditaire » incessante, qui amplifie ou contracte les ensembles ainsi créés, les mutations seules seraient de peu d'impact. C'est à partir du polymorphisme génétique ainsi engendré que l'on peut espérer voir s'établir cette « sophistication » si prodigieuse de circuits de régulation, qui a sans doute été à l'origine des spécialisations fonctionnelles de tissus et d'organes caractéristiques des métazoaires.

Ainsi le morcellement des gènes, l'existence d'introns, de familles isogéniques et de pseudogènes, toutes ces particularités du génome eucaryotique, se sont révélés aux biologistes comme autant de petits « bouleversements » au sein de l'édifice conceptuel un peu trop uniciste de la génétique mendélienne et de la biologie moléculaire des procaryotes. Mais là n'allait pas se limiter leur surprise : avec les séquences itératives, les transposons, d'autres manifestations de l'extraordinaire complexité de l'ADN eucaryotique allaient se faire jour, ainsi qu'une propriété assez inattendue : son étrange mobilité.

CHAPITRE VIII

Adaptation et répétition : les transposons

COMBIEN DE GÈNES Y A-T-IL DANS UNE CELLULE ?

L'essor de la génétique a permis à l'homme de réaliser que certaines de ses caractéristiques propres, voire certains traits de sa personnalité, ne sont que la traduction plus ou moins directe de ses gènes ; dès lors, il n'a pas manqué de s'interroger tant sur leur nature que sur leur nombre. Si ce qui constitue notre matériel héréditaire peut être perçu, deviné, à travers nos maladies ou nos tares, il est certes plus difficile d'appréhender l'aspect numérique du problème, à savoir le nombre de gènes qui sont en nous. Combien de caractères distinctifs exprimés ou non, traits morphologiques, physiologiques ou comportementaux, se trouvent inscrits dans nos chromosomes ? Quelle est en somme la richesse de notre moi héréditaire, l'étendue de notre clavier génétique ? Quel est le tribut que nous avons à payer à l'espèce, à l'ethnie, à la fratrie à laquelle nous appartenons, chromosomiquement parlant ? Quelles sont les limites du déterminisme de nos compétences, de nos performances ? À tout cela nous sommes encore bien loin de pouvoir répondre, ballottés que nous sommes entre l'inné et l'acquis, tantôt conscients de notre passé biologique, tantôt l'oubliant ou le rejetant. Car, si l'homme appartient avant tout à une espèce qui s'enorgueillit d'être « neuronale », si sont infinies les richesses de son cerveau, énormes les nombres qui le définissent et qu'il définit, cette même supériorité est aussi le fruit d'une fantastique évolution génétique. Il faudra bien comprendre celle-ci si l'on veut être à même d'expliquer un jour les mécanismes biochimiques subtils qui, il y a trois à quatre millions d'années, résultats extraordinaires issus de quelque grand bouleversement héréditaire, accompagnèrent l'émergence des primates supérieurs que nous sommes, et permirent le phénomène d'hominisation : langage, abstraction, fabrication d'outils, apprentissage..., une fois programmés les éléments nouveaux de notre machine cérébrale.

Si l'on ne peut échapper à cette interrogation lorsque l'on réfléchit à la composante innée de notre moi, tel ne sera pas pour autant l'objet de ce chapitre. Nous nous contenterons d'examiner ici un aspect particulier de cette grande question de notre origine génétique. Il s'agira de savoir dans quelle mesure la biologie nous permet de nous prononcer — et avec quelle précision — concernant le nombre de déterminants héréditaires présents dans les cellules des organismes supérieurs, ceux que l'on nomme eucaryotiques et qui apparurent sur la terre il y a deux milliards et demi d'années. Nous serons conduits, ce faisant, à introduire et à commenter de nouvelles notions relatives aux génomes eucaryotiques, notions qui en illustrent une fois de plus les « singularités » par rapport à la génétique si « classique » (si « euclidienne » pourrait-on dire) des micro-organismes ! Elles se rapportent à ce que certains ont appelé la *redondance génétique*, à savoir l'existence de séquences d'ADN « itératives », codantes ou non, qui figurent à l'état de copies répétées selon des fréquences comprises entre quelques centaines et quelques millions de fois. À cet étrange bégaiement de l'hérédité, qui a fait parfois dire que tout l'ADN n'était pas génétique, s'ajoute, nous le verrons, une autre propriété remarquable, puisque ces mêmes séquences répétées n'occupent pas toujours la même position dans les chromosomes, pouvant en effet *se déplacer*, soit au cours de l'évolution, soit pendant le développement d'un individu ou son adaptation à des changements du milieu.

Pour donner d'abord une idée de la dimension physique des molécules d'ADN présentes dans le noyau d'une cellule ou, si l'on préfère, pour apprécier le nombre de microcomposants dont est fait ce type particulier d'ordinateur, on peut se référer à plusieurs comparaisons.

Je reprendrai celle qu'Hofstader a développée dans son remarquable ouvrage : *Gödel, Escher, Bach*, que l'auteur décrit comme « une "fugue" en forme de métaphore sur l'esprit et les machines, à la façon de Lewis Carrol », essai fortement marqué par les concepts de la cybernétique et qui met parfaitement en relief la symbolique (artistique, mécanique ou mathématique) des objets biologiques et de leurs structures.

Si l'on veut bien porter un instant son regard sur le « rebutant » mais surprenant cryptogramme de la *figure 18*, extrait de son ouvrage, on y verra la séquence des bases nucléotidiques qui constituent par leur enchaînement le génome complet d'un des plus petits virus à ADN, le bactériophage ϕX 174, qui servit longtemps de modèle à l'étude de la réplication génétique (Sinsheimer...). Incidemment, il s'agit là du premier génome d'un organisme vivant dont la cartographie de séquence ait été établie. Le génome d'un tel phage inclut de l'ordre de quatre à cinq gènes de taille moyenne. Si l'on réalise que le chromosome unique de la bactérie *E. coli* (Cairns) comporte de l'ordre de mille cinq cents à deux mille gènes et que l'ADN qui entre dans la constitution de ce chromosome est, comme il est naturel, un ADN à deux brins (tandis que l'ADN du phage ϕX 174 est, exceptionnellement, une chaîne à un seul brin) il faudrait... près de deux mille pages de ces hiéroglyphes pour décrire, avec cette densité typographique, l'information génétique présente dans une cellule d'*E. coli*... Et c'est rien moins *d'un million de ces pages* qui seraient nécessaires pour traduire selon la

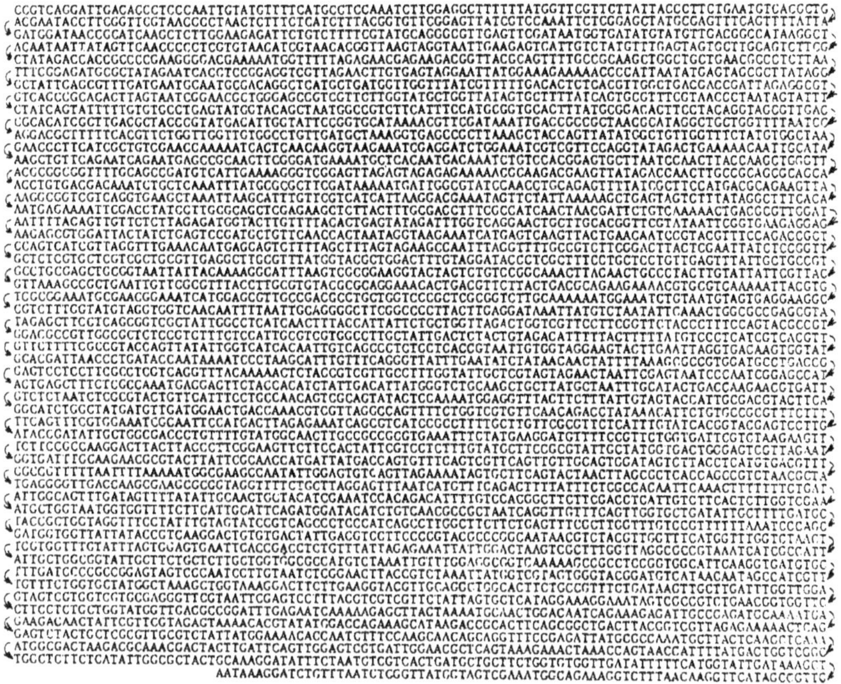

Figure 18. — *Séquence chimique du chromosome d'un petit bactériophage.* Ce cristal apériodique géant n'est autre que la séquence complète du chromosome d'un des plus petits virus à ADN connus, le bactériophage ϕX 174. Deux mille pages couvertes de ces hiéroglyphes seraient nécessaires pour « décrire » le chromosome d'*E. coli* et environ un million pour le chromosome d'une cellule humaine. (D'après *Gödel, Escher, Bach — An eternal golden braid*, 1945, p. 145, fig. 41.)

même symbolique la séquence de l'ADN total présent dans le noyau d'une seule cellule humaine !

Sait-on que si les chaînes d'ADN qui se trouvent ainsi enfouies dans ce même noyau cellulaire étaient complètement étirées — à condition de mettre bout à bout celles qui proviendraient des différents chromosomes — c'est un ruban d'une longueur de un à deux mètres qui se trouverait ainsi mis au jour : un à deux mètres d'information codée sous la forme de messages dont les lettres seraient séparées chacune par une distance de 3,6 A (l'A correspond au 1/10 000e d'un millimètre). Cela donne une idée du « potentiel informatif » d'un noyau cellulaire.

Mais ces chiffres, pour surprenants qu'ils puissent être, ne sont pas livrés ici dans le seul but de frapper l'imagination du lecteur. Leur examen conduit à poser au moins deux questions importantes : la première concerne *le confinement physique* qui, à l'échelle moléculaire, permet à une cellule d'enfouir un à deux mètres d'informations codées dans un espace — le noyau — très inférieur en volume à une tête d'épingle ! C'est tout le problème de l'organisation fine de l'ADN des organismes supérieurs au sein de la substance chimique complexe entrant dans la composition d'un noyau cellulaire et que l'on dénomme « chromatine » (ensemble d'ADN et de protéines). Comment la cellule s'y prend-elle pour entasser une telle quantité d'information dans un volume aussi minuscule ? Comment s'y est-elle prise pour fabriquer les « puces » génétiques de l'ordinateur héréditaire ?

La seconde question a trait *au nombre* de gènes capables, dans une cellule eucaryotique, de coder pour des protéines de types distincts, ce qui revient à s'interroger sur le nombre de *vrais* gènes de structure — au sens Monod-Jacob du terme — dans nos chromosomes.

Il faudrait disposer, c'est évident, de beaucoup plus d'un chapitre pour développer de façon raisonnable les réponses à ces questions. Je me bornerai à les esquisser à gros traits pour en venir assez vite à mon propos : les séquences répétitives et mobiles.

Organisation de l'ADN dans les chromosomes

Ce n'est que depuis peu (vers 1970) que les biochimistes et les cristallographes, conjuguant leurs efforts, sont parvenus à expliquer de façon assez claire les principes du confinement physico-chimique de l'ADN dans le noyau, ceci plus de cent ans après que la présence de cet ADN y fut découverte (en 1868) par le jeune chimiste suisse : Friederich Miescher.

L'explication, à l'échelle tridimensionnelle, des lois physico-chimiques qui président à l'empaquetage des longs rubans d'ADN dans les chromosomes, résulte de travaux relativement récents. On connaissait pourtant depuis plus de cent vingt ans (!) l'existence, dans les noyaux, des cellules de spermatozoïdes de protéines « basiques », d'un genre particulier, baptisées « protamines », substances dont Miescher avait démontré qu'elles forment des associations régulières avec l'ADN. On avait observé aussi que dans les noyaux des cellules somatiques les protamines sont absentes, mais que l'ADN n'y réside pas pour autant à l'état libre. Une autre catégorie de protéines basiques, appelées *histones*, s'y trouvent toujours combinées, selon des proportions qui sont les mêmes dans toute l'échelle des organismes vivants formés de cellules à noyaux définis, c'est-à-dire chez tous les eucaryotes.

On se doutait bien que, de quelque manière, ADN et histones devaient s'associer et permettre ainsi un confinement physico-chimique (une « compaction » si l'on préfère) de l'ADN. Des cristallographes, tels que S. Bram et H. Ris, avaient d'ailleurs avancé un certain nombre de modèles ingénieux pour en rendre compte.

Il fallut cependant attendre que les techniques de séparation des protéines aient gagné en pouvoir de résolution, pour réaliser que les histones représentent en fait une *famille* de protéines nucléaires et qu'elles se rangent en cinq catégories majeures (voir ci-après).

En l'espace de quelques années, les travaux de biochimistes comme R. Kornberg, P. Chambon, Mirzabekhov, etc., de spécialistes de l'ultrastructure (Ollins et Ollins), de cristallographes (Klug et Bradbury[1]), permirent d'expliquer le mode d'organisation tridimensionnelle de la chromatine. On put montrer que, contrairement aux premières spéculations, qui imaginaient l'ADN « entouré d'histones » — un peu à la manière dont les acides nucléiques des virus végétaux (d'ailleurs constitués d'ARN) sont placés à

1. L'élucidation de cet arrangement particulier a valu le prix Nobel à Klug en 1982.

l'intérieur d'un manchon cylindrique de protéines —, l'ADN dans le noyau somatique était enroulé *autour* de globules sphériques d'histones. Le principe qui régit la « compaction » de l'ADN dans les chromosomes, la règle qui a sans doute permis à certaines cellules, il y a plus de deux milliards d'années, d'acquérir par rapport à celles des micro-organismes un avantage considérable, lié à un fort enrichissement du nombre total de gènes par cellule..., c'est tout simplement celle du bobinage ! Le jour où les molécules d'ADN sont parvenues à s'enrouler autour des microbobines moléculaires que forment les globules sphériques d'histones, les vrais ordinateurs cellulaires ont pu se construire. Après quoi tout fut affaire de superenroulements, de plus en plus complexes pour gagner de l'espace, pour faire tenir une quantité de plus en plus grande d'information génétique dans un microvolume donné. Il y a quelque chose ici qui rappelle singulièrement les problèmes auxquels est confrontée l'industrie informatique dans sa lutte pour miniaturiser le plus efficacement possible les microcomposants des puces électroniques.

En effet, comme nous l'avons dit, les histones sont généralement au nombre de cinq, désignées par les symboles H_3, H_4, H_2 A, H_2B, H1. Le globule est un octamère (H_3-H_4-H_2 A--H_2B) ^{2}, les histones les plus basiques (H_3, H_4) se trouvant au « cœur » du globule et les moins basiques ($H2_A$-H_2B) à la périphérie (Klug). La double hélice est repliée et forme deux boucles (à peu de choses près) autour de la bobine globulaire d'histones. De sorte que si l'on examine des préparations de chromatines cellulaires (ou virales) préparées en conditions aussi douces que possible, celles-ci ont un peu l'apparence d'un collier de perles. Chambon et ses collaborateurs ont donné aux structures globulaires formées d'un octamère d'histones et des deux « torons » d'ADN qui l'entourent le nom de *nucléosome*. M. Yaniv a obtenu de très remarquables images de l'organisation nucléosomiale des petits virus à ADN qui transforment les cellules de Hamster,

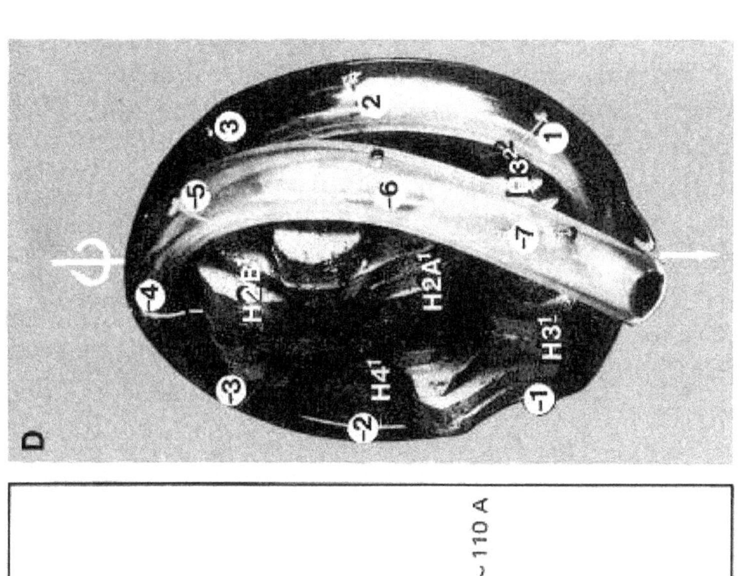
D
H2B
H2A
H4
H3
1
2
3
-1
-2
-3
-4
-5
-6
-7

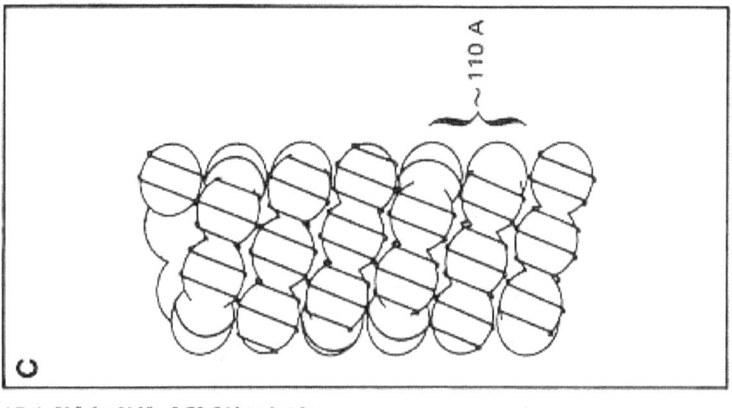
C
~110 A

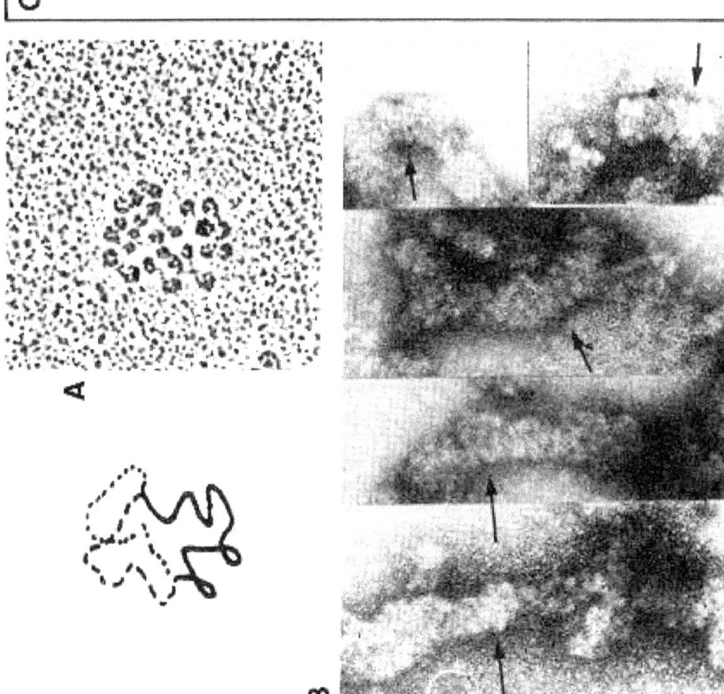
A
B

le virus SV 40. Nous les reproduisons dans la *figure 19.*

La région située entre deux nucléosomes successifs — région appelée *linker* par les Anglo-Saxons — est elle-même plus ou moins longue selon les tissus et leur état de développement. C'est à ce niveau qu'interviennent les histones de type H_1 (qui ne sont pas des éléments du nucléosome proprement dit). L'interaction des histones H_1 avec l'ADN des *linkers* accroîtrait encore la compacité de l'arrangement chromatinien global. Klug a d'ailleurs pu montrer que la chromatine ainsi « surcompactée » était probablement régulièrement organisée en une pseudospirale grâce à des interactions à distance s'établissant entre les histones H_1 présentes sur des *linkers* espacés selon un motif régulier : il a donné le nom de « solénoïde » à ces arrangements. Il est bien évident que l'on peut accroître encore le degré de confinement de l'ensemble grâce à des superenroulements de solénoïdes ! Des assemblages tels ceux de la *figure 19* ont été suggérés.

Figure 19. — *Les Nucléosomes.* — A) Les petites boules noires représentent chacune un nucléosome, globule d'histone autour duquel s'enroule la double hélice circulaire d'ADN. On a représenté ici la photographie d'un minichromosome du virus simien SV 40 (électromicrographie) en cours de réplication. (D'après *Cold Spring Harbor Symp. Quant. Biol.*, 1978, vol. 43, p. 411, fig. 2D.) — B) Les nucléosomes s'organisent en structures superenroulées, ce qui conduit à un épaississement de la fibre de chromatine présente en métaphase. (D'après *Proc. Nat. Acad. Sci.*, 1976, vol. 73, p. 1899, fig. 3.) — C) L'arrangement des structures compactes ainsi formées correspond à un solénoïde. Les fines stries observées à la surface des globules sont sensées représenter les replis de l'hélice d'ADN à la surface de l'octamère d'histones. (D'après le même article que B, p. 1900, fig. 7.) — D) Schéma agrandi d'un nucléosome, montrant les dispositions relatives des histones (H_2A, H_2B, H_3, H_4) à l'intérieur et les deux replis de l'ADN à l'extérieur. La flèche verticale indique l'axe de symétrie. (D'après *Cold Spring Harbor Symp. Quant. Biol.*, 1982, vol. 47, p. 495, fig. 4.)

Quoi qu'il en soit, on comprend comment par paliers de compaction croissants on parvient à expliquer l'extraordinaire densité du matériel génétique à l'intérieur du noyau somatique. Des « rapports » ou indices de compaction voisins de 100 ou plus peuvent ainsi être atteints[2].

Ce « bobinage supramoléculaire » de l'ADN dans les noyaux cellulaires soulève, bien sûr, toute une série de problèmes. Comment les enzymes assurant la réplication parviennent-elles à agir au niveau des séquences chimiques d'ADN qui représentent leurs cibles ? Ce point ne sera pas discuté mais on imagine aisément qu'il y a là un extraordinaire problème de cybernétique autant que de géométrie. Le degré d'*accessibilité* de l'ADN vis-à-vis des différentes enzymes ou des facteurs de régulation varie non seulement avec la longueur moyenne des régions internucléosomiales (donc non surcompactées), mais aussi avec les événements de *déroulements localisés (unwinding)* qu'entraîne l'interaction de certaines protéines avec les fibres d'ADN enroulées dans les nucléosomes.

Tout ceci explique sans doute la présence dans le noyau, à côté des histones qui sont des composants universels et d'ailleurs non spécifiques, de toute une famille, fort complexe, de protéines, distinctes des histones, auxquelles le nom générique de *protéines non histoniques* (ou protéines non histones, NHP) a été donné.

Il existe une variété considérable de NHP dans le noyau des cellules, mais on en connaît encore fort mal les rôles en dehors de quelques sous-ensembles. Les NHP incluent aussi bien des enzymes interagissant, soit avec l'ADN (ex. : méthylases), soit avec les histones (phosphorylases, acétylases...), que des facteurs de compaction et de régulation (les protéines s'attachant aux séquences *enhancers* par exemple, les facteurs de transcription ou les protéines libérales par choc thermique, etc.).

2. Rapport entre la quantité d'ADN présente dans un segment de chromatine surcompactée et celle que l'on trouverait dans un segment d'une double hélice d'ADN non repliée et de même longueur.

À vrai dire, tout un chapitre de la biologie moléculaire est en train de s'écrire à mesure que l'on commence à mieux comprendre la nature des facteurs qui règlent le trafic des ARN polymérases au niveau des gènes (démarrage, élongation, arrêt) et celle des protéines dont l'interaction avec l'ADN permet l'activation élective de certains gènes cellulaires ou viraux. Il y a vingt ans, la découverte des répresseurs puis des protéines fixant l'AMP cyclique, ou des facteurs de régulation positive, avait permis d'analyser au niveau moléculaire les commandes cybernétiques chez les bactéries et leurs virus. De même aujourd'hui, l'étude des protéines régulatrices capables de se fixer en des endroits apparemment très précis des chaînes d'ADN *(DNA binding protein)* va certainement « renouveler le genre » en matière d'analyse des mécanismes régulateurs de l'expression génétique chez les cellules eucaryotiques. Mais convenons que pour l'heure, si les principes qui régissent le confinement de la chromatine sont à peu près compris, l'organisation fine du matériel héréditaire au niveau des assemblages supramoléculaires, et notamment le rôle qu'y jouent les NHP, sont encore très loin d'être élucidés. Des travaux dus à Weintraub et à ses collaborateurs fournissent cependant un éclairage intéressant : lorsque, dans la chromatine, une séquence génomique est active — c'est-à-dire transcrite — la région de la chromatine en question n'affiche pas la même conformation que lorsque cette même séquence génomique se trouve au « repos ». Ainsi la différenciation somatique implique-t-elle la mise en activation dans un tissu en développement de certains gènes particuliers qui vont commander les propriétés physiologiques (le phénotype) de ce tissu et la mise en sommeil d'autres gènes (gènes dits de « maintenance » ou *house keeping genes*) qui assurent les fonctions générales de division et de croissance. Elle est donc assortie de remaniements localisés et extrêmement précis dans certains *domaines* de la chromatine. Ces domaines « activés » présentent la particularité suivante : si l'on isole le noyau de la cellule différenciée, l'ADN correspondant à ces domaines génomiques est beaucoup plus facilement *attaquable* par la désoxyribonucléase (DNAse) que les domaines non activés ou mis au silence. Cette sensibilité accrue à la DNAse est devenue un test d'une grande commodité pour cartographier, au niveau global, les régions de la chromatine dont l'activation obéit à un programme de développement défini. On peut raffiner d'ailleurs les choses en combinant à ce test l'essai de digestibilité par certaines enzymes de restriction[3].

Weintraub a proposé il y a quelques années qu'une certaine catégorie de protéines NHP, à haute mobilité électrophorétique, ou protéines HMG, jouerait un rôle clef dans l'accroissement de cette sensibilité locale. Mais ce qui manque singulièrement pour explorer plus à fond les bases moléculaires de la différenciation, c'est de comprendre les règles d'interaction des NHP (qu'il s'agisse d'interactions NHP-NHP, NHP-histones ou NHP-ADN). Les premiers travaux commencent à voir le jour. Ils sont encourageants puisqu'ils montrent que certaines NHP peuvent se lier *in vitro* en des régions spécialisées du génome eucaryotique[4]. Mais on est encore loin du compte. La tâche sera sans doute ardue si l'on songe à des interactions de type ternaire (NHP-histones-ADN) et aux transconformations qu'elles impliquent... Mais abordons à présent la seconde grande question qui se rattache à l'abondance de l'ADN dans le noyau d'un cellule eucaryotique : combien de gènes cela fait-il[5] ?

---

3. On a ainsi pu démontrer que les domaines de la chromatine situés en position 5'par rapport aux « gènes » actifs affichent une sensibilité accrue à la DNAse, sans doute parce qu'ils sont les sites de prédilection dans l'action des transcriptases et des facteurs de régulation.
4. W. Gehring, P. Chambon, Felsenfeld, M. Yaniv ainsi que J.C. Lelong et M. Crépin dans mon laboratoire, J.P. Zalta, à l'université de Toulouse ont entrepris des recherches fort intéressantes dans cette direction.
5. Chez les procaryotes, les choses sont certes plus simples puisque la cellule ne comporte en principe qu'un seul chromoïde : la molécule d'ADN circulaire en phase de réplication. Toutefois, les travaux de notre laboratoire (et tout spécialement ceux de Mme J. Rouvière Yaniv) ont mis en lumière un point fort intéressant. Contrairement

Combien de gènes ? L'ADN itératif et les transposons

Très tôt, après qu'on fut parvenu à calculer la masse molaire de l'ADN dans le noyau d'une cellule eucaryote (quelque chose qui avoisine 2×10^{12} daltons !, on s'est trouvé confronté à un paradoxe. Le chromoïde de *E. coli* a une masse de 2×10^{9} et l'on peut estimer le nombre de gènes qu'il renferme à environ $1,5 \times 10^{3}$, en se fondant sur les locus susceptibles d'être sièges de mutations, ainsi qu'au nombre de protéines décrites, etc. On pouvait donc, dans le début des années soixante, en inférer, par simple calcul, que le noyau eucaryotique abritait plus d'un million de gènes de structure, ceux que J. Ruffié a qualifiés de « sémantophores », c'est-à-dire capables de « coder » pour des protéines définies. Or, une telle estimation s'avérait bien peu *plausible*. Même en totalisant toutes les protéines décrites alors dans les catalogues des laboratoires d'enzymologie médicale, en estimant le nombre de gènes régulateurs, etc., il était fort peu probable que l'on aboutisse à une telle quantité de gènes...

Ceci constitua à n'en point douter l'un des grands paradoxes de la biologie des organismes évolués. Plusieurs théories tentèrent de le prendre en compte. L'une d'elles, due à Francis Crick, était qu'une grande partie de cet ADN devait être dépourvue de propriétés de codage et

---

aux spéculations initiales, l'ADN bactérien n'est pas « nu ». Il est bel et bien associé lui aussi à une classe de protéines qui ressemblent fort aux histones des eucaryotes. Ces « histonoïdes » comprennent deux types de protéines basiques dénommées HU_A et HU_B. Leur interaction avec l'ADN de *E. coli* est plus lâche que celle qui est formée par la combinaison des histones avec cet acide nucléique. Il n'empêche que des formations ressemblant à des nucléosomes peuvent être observées en mélangeant des préparations d'ADN à l'ensemble HU_A et HU_B. Il ne semble pas néanmoins que des niveaux élevés de surcompaction puissent être atteints, sans doute par défaut de protéines de type H_1 et de NHP provoquant les changements de conformation appropriés.

même de régulation. Le rôle qui pouvait lui être dévolu était tout simplement de permettre l'organisation physico-chimique tridimensionnelle des gènes véritables au sein de la chromatine. Il s'agissait en quelque sorte d'un ADN « tectonique » ou ADN d'assemblage ou même tout simplement d'un ADN égoïste *(selfish DNA)*... On faisait d'ailleurs remarquer que la réplication n'est pas énergétiquement parlant un processus très exigeant. « L'ADN ne coûte pas cher à la cellule. » Tel était l'aphorisme alors répandu.

Même si l'idée d'un ADN tectonique était probablement correcte (il est vraisemblable que tel pourrait être le rôle de l'ADN dit « satellite » des centromères), *on ignorait encore le caractère morcelé des gènes eucaryotiques*. Or l'existence même des introns fausse évidemment tous les calculs fondés sur l'existence d'une colinéarité stricte ADN-protéine[6].

Mais, à supposer que l'on en ait eu connaissance à l'époque et que l'on ait pu en tenir compte, cela n'aurait guère impliqué plus de trois à quatre fois plus d'ADN « informatif » dans les calculs. On serait donc demeuré encore assez en peine pour expliquer la quantité énorme d'ADN eucaryotique dans le noyau.

Un autre facteur pouvait aider à surmonter ce paradoxe sans pour autant l'éliminer : le caractère *polymorphe* des gènes somatiques. C'est un point que nous avons déjà abondamment développé dans les pages précédentes : presque tous les gènes eucaryotiques existent en plus d'un seul exemplaire par génome haploïde : nous avons déjà décrit ces *familles multigéniques*. À l'époque (début des années soixante), leur connaissance était embryonnaire. On savait toutefois que certains éléments génomiques

6. Un « gène » comme celui qui code pour la formation de deux protéines minuscules, telles les sous-unités légères de la myosine LC1-LC3, dont les masses moléculaires avoisinent 20 000 daltons... a une longueur de plus de 21 kilobases... de quoi coder pour une protéine de masse 10 fois plus grande si les introns n'existaient pas (M. Buckingham et coll.).

peuvent exister à l'état de copies multiples de motifs strictement réitérés. Tel était le cas par exemple de l'ADN du nucléole, une région spécialisée du noyau où se trouvent amplifiés les déterminants qui codent pour les ARN des ribosomes, cette amplification pouvant atteindre des facteurs considérables (plusieurs centaines). *Mais l'idée que, dans d'autres régions du génome, puissent exister des motifs considérablement amplifiés et dont l'information n'était pas traductible en protéines (séquences itératives) ne s'était pas encore clairement dégagée*.

On manquait d'une *méthodologie* permettant d'y voir plus clair et d'effectuer les classements adéquats, c'est-à-dire de répertorier et de ranger les déterminants génomiques en fonction de leur degré d'amplification dans le chromosome. Un groupe de physico-chimistes américains travaillant à Bethesda, notamment autour de Britten et Davidson, allait toutefois mettre au point une technique ingénieuse permettant d'appréhender cette analyse *globale* de façon précise. Elle repose sur l'analyse de ce que l'on appelle en abrégé la « complexité cinétique » d'une préparation d'ADN somatique. Le principe est celui de l'hybridation moléculaire entre fragments d'ADN complémentaires mais provenant d'une population *hétérogène* de séquences génétiques. En pratique, on isole l'ADN de cellules somatiques animales et on le soumet à l'action d'enzymes qui le convertissent en un mélange de fragments. On dénature thermiquement l'ensemble. On dispose alors d'un mélange de séquences génomiques ramenées à l'état de chaînes à un seul brin. Ces séquences « monocaténaires » sont très facilement digérées par une DNAse spécifique, la DNAse « S1 », qui n'attaque pas les polymères en double hélice. On soumet alors les éléments du mélange à une lente *renaturation*, en jouant à la fois sur la température et la force ionique (salinité), le degré de renaturation étant mesuré par la perte de sensibilité vis-à-vis de la nucléase ou l'aptitude qu'ont les fragments d'ADN à se fixer sur une colonne d'hydroxyapatite *(figure 20)*.

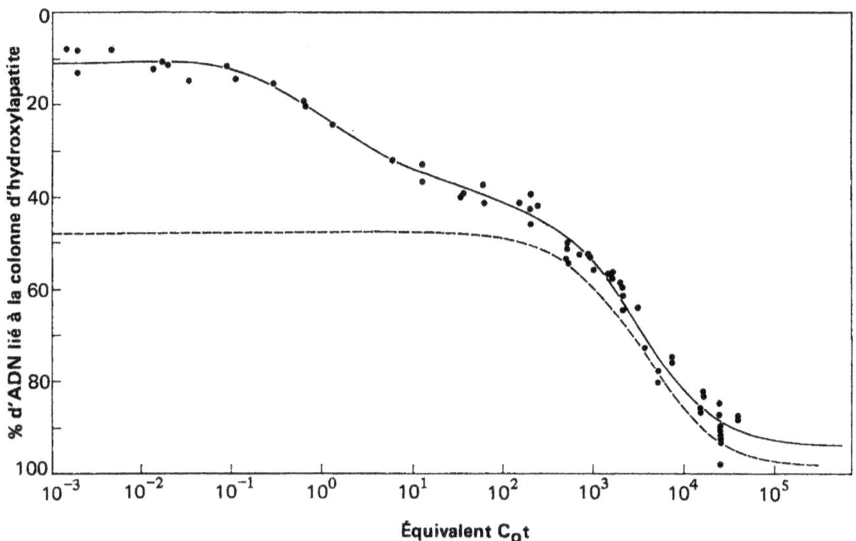

Figure 20. — *Courbes de Cot.* Cette courbe illustre le degré de « réassociation » de l'ADN de Xénope, après cisaillement de dénaturation l'amenant à l'état de fragments à un seul brin. Dans cet état, l'ADN n'est pratiquement pas retenu par la colonne d'hydroxyapatite (pourcentage de rétention : environ 10 %). Lorsque l'on accroît la concentration (c) ou la durée (t) requises pour la réassociation, on favorise celle-ci. Pour des valeurs de Cot élevées (à la température utilisée ici, 60 °C), on renature la quasi-totalité de l'ADN fragmenté. Le point le plus important est que les séquences géniques, non répétitives (ADN dit « à copies uniques »), se renaturent les dernières. La courbe en pointillé représente une simulation sur ordinateur de la réassociation de ce type d'ADN. Noter également les discontinuités marquées dans la courbe en trait plein correspondant à l'existence d'une famille composite de gènes dont le degré de répétition varie. Dans le texte, on a raisonné sur une expérience de dénaturation. Pour se représenter l'évolution des événements, il suffit alors de faire pivoter l'image de haut en bas et d'observer le graphique par transparence. (D'après *J. Mol. Biol.*, 1971, vol. 56, p. 494, fig. 1.)

C'est là qu'interviennent les mécanismes de « nucléation » entre cristaux apériodiques déjà évoqués dans un chapitre antérieur. Si une séquence génomique existe dans le mélange à l'état de multiples copies identiques (ou de séquences chimiques très proches), les chances pour qu'elles commencent à se réapparier pour une concentration donnée, Co, après une durée courte, seront beaucoup plus élevées que si cette même séquence initiale génomique réside dans la population avec une fréquence rare. On observe généralement des courbes où le taux de renaturation, en ordonnées, est porté contre les valeurs du produit de Co par la durée, t, de la renaturation (Cot). En effet, la renaturation peut démarrer d'autant plus rapidement que, pour un temps donné, la concentration de séquences génomiques est plus élevée (collisions plus fréquentes) ou que, pour une concentration fixe, on accroît la durée des collisions.

On peut traiter ces courbes qui représentent des ensembles intégrés d'événements de renaturation indépendants en les rapportant à un nombre de catégories arbitraires de fréquences avec lesquelles les « séquences » figurent dans la population au départ. Par exemple, on constate qu'il existe une catégorie de séquences (présentes généralement à raison de plus de mille copies identiques par cellule) qui se renaturent pour des valeurs de « Cot » peu élevées, une autre, comprenant des séquences présentes à raison de dix à quelques centaines, qui se renaturent pour des Cot plus élevés et enfin des séquences « rares » (une à 10 copies par cellule) qui se renaturent à des valeurs de Cot très élevées. Il existe donc dans le génome des eucaryotes des séquences « rares », « moyennement répétées », ou « fréquemment répétées », avec bien sûr tous les intermédiaires possibles.

D'une manière générale, les séquences génomiques dites « classiques », séquences de codage correspondant aux « gènes de structure » et qui commandent à la formation des protéines, appartiennent à la catégorie « rare », dite encore catégorie de séquences à « copies uniques » (*single copy DNA* en anglais !), l'unicité devant s'entendre ici de façon relative, c'est-à-dire correspondant en gros à des valeurs *peu diffé-*

> *rentes* de 1[7]. À noter que même si les gènes de « structure » des eucaryotes sont redondants et constituent nous l'avons vu des familles isogéniques, ils se rangent néanmoins sauf exception (histones, tubulines) dans cette catégorie, le polymorphisme n'engendrant au mieux que dix à vingt copies similaires.

On peut résumer ces travaux en soulignant qu'ils ont été parmi les premiers à introduire un traitement statistique des ensembles de gènes dans les chromosomes. Jusqu'alors, les gènes n'étaient « matérialisés » qu'à titre individuel, c'est-à-dire soit en fonction des conséquences de leurs mutations, au niveau des produits résultant directement de leur activité de codage (les protéines ou certains ARN), soit à travers leurs effets indirects sur d'autres gènes. La représentation des chromosomes que l'on était à même d'en dégager ne pouvait résulter au mieux que d'un « catalogue » des gènes *identifiables*, c'est-à-dire d'une sommation des déterminants héréditaires connus, tant par leurs propriétés que par leur position sur ces chromosomes. Compte tenu de ce qu'il existe un nombre élevé de gènes dans les cellules des êtres vivants les plus évolués, on ne pouvait espérer établir avant très longtemps un relevé de tous les gènes existants, par exemple, dans les chromosomes d'une cellule animale. Avec les techniques d'hybridation moléculaire différentielle développées par l'équipe de Britten, Davidson et leurs collègues, on introduit un facteur de simplification. On ne se préoccupe plus de l'identité propre des gènes, ni de leur fonction, on ne les traite ici que comme des entités chimiques abstraites faisant partie d'une population et on ne s'intéresse qu'à leur distribution *statistique* à l'intérieur de

---

7. Ce point peut être facilement établi : en effet, si dans la population en cours de renaturation, on introduit à l'état de traces une sonde *marquée* correspondant à une séquence génétique clonée *bona fide*, qu'il s'agisse d'un cADN ou d'un fragment de gène, on peut suivre le devenir de cette sonde et l'on constate qu'elle ne se renaturera avec les fragments génomiques complémentaires non marqués qu'à des valeurs de Cot très élevées, etc.

celle-ci[8]. Le seul paramètre pris en compte dans ces mesures, c'est la *fréquence* avec laquelle la séquence chimique d'un gène apparaît dans la collection, cette fréquence étant elle-même mesurée par la *vitesse* avec laquelle un gène une fois physiquement dénaturé (une fois dissociée la double hélice d'ADN qui le constitue) se « renature », c'est-à-dire redevient une double hélice. Le chromosome qui comprend des centaines de milliers de séquences indépendantes est alors envisagé comme un ensemble de compartiments à l'intérieur desquels les gènes sont classés selon leurs fréquences statistiques. Le profil de distribution de ces compartiments permet donc de décrire globalement le chromosome, à la manière dont une courbe de « Gauss » reflète les éléments d'une population quelconque. À noter que, dans cette approche, on ne se préoccupe pas non plus des emplacements topologiques précis des séquences génétiques.

Les données de ces expériences ont débouché sur deux types de conclusions importantes.

La première se rapporte à la question posée au début de ce chapitre et concerne le nombre de gènes présents dans une cellule eucaryotique. À vrai dire, la littérature ne fait état, à cet égard, d'aucune réponse précise. On suppose en premier lieu que tous les gènes dits « à copie unique » (*single copy DNA genes*) sont fonctionnels à une phase ou une autre du développement des métazoaires (on appelle ainsi les animaux supérieurs formés par l'organisation d'un très grand nombre de cellules spécialisées). On considère par ailleurs que le compartiment cinétique de l'ADN à copie unique (qui se renature à des valeurs de Cot très élevées) ne représente guère plus que de 10 à 15 % de l'ADN total (valeur d'ailleurs confirmée par des expériences dans lesquelles l'ADN total ramené à l'état de simple brin est hybridé avec un excès d'ARN messager). On parvient ainsi à des valeurs voisines de

8. Désormais, le « séquencage » direct de l'ADN génomique permet aussi d'appréhender l'étude de la distribution des gènes sans une connaissance *a priori* de leurs produits.

1×10^5 gènes standards (c'est-à-dire capables de coder pour les protéines dont les tailles sont les plus fréquemment observées dans la cellule[9])[10].

Il ne s'agit là, bien sûr, que d'un ordre de grandeur, d'autant plus que si l'on tient compte du fait que la plupart des gènes eucaryotiques sont morcelés, cette valeur est sans doute à corriger d'environ un facteur 2 par excès. Si on s'arrête un instant sur ces chiffres, on constate que les primates même les plus évolués satisfont à leurs programmes de développement et à l'équilibre de toutes leurs fonctions, une fois atteint l'âge adulte avec guère plus de cinq à dix fois le nombre de gènes qui permettent la vie d'une cellule bactérienne. C'est très peu au regard du nombre considérable de fonctions, surtout d'ordre supérieur, et principalement cognitives, qui sont attribuables aux espèces les plus évoluées et notamment à l'homme. Nous reviendrons sur ce point dans le dernier chapitre. Les neurobiologistes voient dans cette situation la preuve que la plupart des comportements intégrés des individus relèvent de mécanismes épigénétiques, c'est-à-dire qu'ils dépendent en somme d'autres types de codes que du code génétique. La part de l'acquis cérébral serait considérable. D'ailleurs, au plan strictement ontogénique, il n'existe pas assez de déterminants héréditaires pour rendre compte du nombre considérable de « synapses » interneuronales qui existent dans le cerveau d'un mammifère. On doit cependant faire remarquer que, même avec un relativement petit nombre de gènes, à condition de les assortir

9. Nous verrons d'ailleurs que chez les mammifères une proportion importante de gènes exprimés chez un individu adulte le sont dans son cerveau (les estimations fournissent des valeurs comprises entre 30 et 50 % du total des gènes actifs, c'est-à-dire transcrits).

10. Dans une revue récente (*Trends in Genetics*), S. Ohno s'interroge à nouveau sur le nombre total de gènes présents dans le génome d'une cellule de mammifère. Connaissant la quantité d'ADN présente dans le noyau ($3.5 \text{ X } 10^9$ paires de bases), la proportion des régions chromatiniennes non fonctionnelles (30 %), les longueurs moyennes séparant les gènes déjà répertoriés, et la proportion des séquences non traduites, il parvient à une valeur de $6 \text{ X } 10^4$.

par éléments modulaires en des combinaisons variées, on peut expliquer l'énorme spectre de molécules « anticorps » qu'un individu (et plus encore l'espèce à laquelle il appartient) est susceptible de fabriquer au décours de l'existence. Encore convient-il de souligner que les combinatoires modulaires sont assurées dans ce cas, grâce à des déplacements et des réarrangements de motifs génétiques se produisant entre la période embryonnaire et la phase adulte au sein des cellules immunocompétentes, et que de tels arrangements dynamiques ne sont pas observables dans d'autres cellules ou organes. Cela n'écarte pas pour autant l'éventualité d'autres formes de combinatoires. Nous en verrons certains exemples en étudiant la génétique des comportements chez les invertébrés.

Les estimations relatives au nombre de gènes chez les eucaryotes supérieurs donneraient à penser qu'on doit pouvoir caractériser un nombre à peu près aussi important de *types* de protéines, en collationnant toutes les entités protéiques identifiables dans l'ensemble des cellules entre la naissance et la mort d'un individu. Or, si l'on se réfère au nombre maximal de protéines identifiables par les techniques les plus résolutives (fractionnements d'extraits cellulaires par électrophorèse bidimensionnelle), le nombre d'entités indépendantes semble plus proche de 5×10^3 que de 5 à 10×10^4. Encore est-il approprié de signaler que sur les quelques milliers de messagers ou de protéines exprimés dans une cellule somatique, près de la moitié sont généralement communs à toute cellule. Il s'agit de molécules à caractères et à fonctions ubiquitaires sans doute nécessaires pour assurer la division et la survie de toute cellule quelle qu'en soit la nature. Il y a donc à coup sûr une disparité numérique prononcée entre le nombre de gènes totaux et le nombre de protéines répertoriées par les techniques physico-chimiques. Mais outre les incertitudes qui pèsent sur tous ces chiffres, il faut bien réaliser que bon nombre de gènes à copies uniques (les vrais gènes de structure doués d'activité de codage et transcrits en ARN messager) ne fonctionnent que pendant de très courtes périodes, qu'on pourrait qualifier d'éclipses. Statistiquement, certains gènes produisent beaucoup moins d'un ARN messager par cellule ce qui signifie que les protéines correspondantes sont extrêmement rares et sans doute fort difficiles à identifier par les techniques dont on dispose...

Une autre conclusion de portée générale, que l'on peut tirer des expériences d'hybridation différentielle pratiquées sur l'ADN somatique total d'une espèce eucaryotique, est que l'ADN génomique des eucaryotes est très loin d'être, comme celui des procaryotes, *homothétique* en termes de fréquences représentatives des séquences qui le constituent.

En effet, une proportion généralement élevée de motifs chimiques, apparaît comme formée par *des éléments répétés. Pour certains, la fréquence de répétition est de quelques centaines de fois, pour d'autres de plusieurs milliers, voire des millions de fois* ! Cette situation contraste clairement avec celle qui s'applique aux « chromosomes » des cellules bactériennes par exemple. Ici, d'une manière générale, chaque gène n'est représenté qu'une seule fois ou un très petit nombre de fois. La redondance et l'existence des séquences d'ADN répétitives demandaient donc à être analysées plus avant. On s'est donc efforcé de déterminer les compositions chimiques *moyennes* des séquences génétiques en fonction de leurs fréquences de renaturation.

Puisqu'il s'avérait relativement aisé d'opérer un fractionnement physico-chimique des familles de fragments d'ADN différentiellement renaturables, selon les catégories auxquelles elles appartiennent (par exemple, par chromatographie sur des colonnes), il fut possible d'établir les compositions chimiques de certains de ces fragments. On se rendit compte que l'ADN « le plus répétitif » était souvent composé de très *courtes* séquences monotones (une dizaine de paires de bases) dont le motif est reproduit un très grand nombre de fois, et qui sont disposées en « tandem », c'est-à-dire les unes à la suite des autres. À cette catégorie appartient par exemple l'ADN « satellite » des centromères ou télomères (αADN des primates).

Mais qu'en était-il des autres éléments répétitifs dont la redondance est moyenne, c'est-à-dire qui n'atteint pas les valeurs énormes de l'ADN centriolaire ? Certes, on savait que les gènes ribosomiaux (rADN) sont reproduits à des centaines de copies identiques dans le nucléole ; il était établi également que les gènes qui codent pour les histones sont également amplifiés... Mais dans la plupart des cas, ce « compartiment cinétique » qui représente une proportion importante de l'ADN total (jusqu'à 30-40 %) était loin d'avoir livré complètement son mystère jusqu'à un passé assez récent. Des études plus approfondies s'imposaient d'autant plus que, si cet ADN répétitif est souvent transcrit, *il ne code pas en revanche pour des séquences polypeptidiques identifiables*. On constata que cette catégorie d'éléments réitérés selon une fréquence moyenne comporte en général des motifs chimiques plus longs que ceux qui sont présents dans le compartiment des ADN de type satellite et que, contrairement à ce que l'on observe pour ce dernier, ces séquences sont rarement disposées les unes à la suite des autres, mais qu'elles se trouvent souvent séparées par des motifs à séquence unique, formant des entrelacs avec ces derniers (interspersed DNA).

Pendant quelque temps, certains biologistes ont tout simplement considéré ces éléments itératifs de l'ADN comme sans intérêt particulier, comme n'ayant qu'un rôle de remplissage ou au mieux de sites tectoniques pour l'organisation tridimensionnelle de la chromatine (le terme de « junk DNA » n'a-t-il d'ailleurs pas été utilisé par certains ?). Par la suite on s'est aperçu que ces éléments génétiques revêtaient sans doute *une importance considérable*, à la fois au cours de l'ontogenèse et surtout au cours de la phylogenèse, pour expliquer les réorganisations de l'ADN qui accompagnent les sauts de « spéciation » (passage d'une espèce à une espèce apparentée mais différente). *L'intérêt pour ces séquences s'est accru depuis que l'on a réalisé que dans la plupart des cas ces éléments sont non seulement répétitifs, mais, mieux, qu'ils sont mobiles :* en d'autres termes ils sont, soit transposables d'un endroit du chromosome à un autre pendant le cycle de développement tel qu'on peut l'observer aujourd'hui ou, s'ils ne se déplacent plus au cours de l'ontogenèse normale, du moins ont-ils subi une ou plusieurs transpositions à une phase donnée de l'évolution...

Reprenant certains développements de ce chapitre, on peut donc en tirer les conclusions suivantes :

— la quantité (en contenu informatif potentiel) de l'ADN dans un noyau de cellule somatique est considérable : près de mille fois supérieure à celle qui est présente dans une cellule bactérienne ;

— cela ne signifie nullement que la cellule des eucaryotes supérieurs renferme mille fois plus de « gènes » de structure qu'une cellule procaryotique. Même si de nombreux gènes de structure sont dupliqués et constituent des familles, et s'ils comportent des régions non traductibles (introns), cette « redondance » est liée pour sa plus grande part à l'existence d'éléments de séquence (généralement courts) qui sont répétés un très grand nombre de fois, le facteur d'amplification pouvant varier de quelques centaines à quelques millions ;

— une étude plus approfondie de la structure chimique de ces éléments donne à penser que, mis à part ceux d'entre eux qui sont reproduits le plus fréquemment (ADN satellite des centromères[11]), il s'agit dans presque tous les cas de séquences transposables, le plus souvent non codantes, capables de se déplacer, soit telles quelles, soit par l'intermédiaire de copies (certaines provenant d'une réplication directe, d'autres d'une transcription inverse), en d'autres régions du chromosome ;

— ces éléments répétitifs et transposables joueraient un rôle important en modifiant le programme de développement de l'espèce dans le sens d'une meilleure adapta-

11. Centromères (ou encore kinétochores) : structures réunissant les deux chromatides pendant la métaphase, au niveau desquelles les chromosomes s'insèrent sur le fuseau achromatique.

tion à son environnement, à travers des modifications transitoires ou irréversibles de son matériel héréditaire.

Ces considérations nous incitent à évoquer brièvement certains des exemples les plus significatifs de ces éléments répétés et transposables.

TRANSPOSONS — LE CAS DES PROCARYOTES

La découverte des éléments transposables chez les eucaryotes supérieurs a d'abord concerné les végétaux, et elle est liée aux remarquables travaux de Barbara McClintock sur les « éléments de contrôle » du maïs.

Toutefois, avant de brosser les caractéristiques générales des éléments mobiles chez les cellules possédant un vrai noyau, les eucaryotes, il convient d'examiner quelques instants la situation chez... les procaryotes. En effet, à peu près à la même époque que celle où se développèrent les recherches de McClintock (début des années cinquante), les bactériologistes se trouvaient engagés dans l'étude de certains éléments génétiques transposables. Il s'agissait des fameux bactériophages tempérés, dont le prototype est le phage γ décrit au chapitre IV, structures « épisomiques » qui peuvent, en se déplaçant d'une cellule bactérienne à une autre, « transduire » des gènes issus de leur premier hôte. Personne ne songea cependant à établir de rapprochement avec les « éléments de contrôle du maïs ».

En outre, les bactériologistes avaient également constaté que certaines populations bactériennes peuvent manifester une pseudo-différenciation « réversible » (à l'image, nous le verrons, de ce qui se passe lors de l'acquisition des états phénotypiques instables chez le maïs) : il en allait ainsi des propriétés telles que la *pigmentation, la sexualité* (une bactérie peut en effet acquérir ou perdre l'état sexuel mâle), le *type flagellaire*, etc. Ils avaient même pu établir que ces caractères réversibles sont à mettre au compte de certains *états alternatifs* de l'ADN : en effet ce furent les travaux de Hayes en 1953, de Leberberg et Ino, et de F. Jacob et E. Wollman vers 1958, qui en révélèrent le mécanisme. Ces caractères (« alternatifs » et « réversibles ») sont liés au fait qu'ils sont véhiculés génétiquement par des *épisomes*, sortes de chromosomes miniatures adoptant dans le cytoplasme une forme circulaire et qui peuvent exister sous deux états, soit à l'état *libre* (indépendants du chromosome principal de la bactérie), soit à l'état *intégré* dans le chromosome.

Un peu plus tard (début des années soixante-cinq), une nouvelle catégorie de déterminants « mobiles », mais capables, *contrairement aux épisomes*, d'avoir une réplication *autonome* à l'extérieur du chromosome bactérien, les *transposons*, fut découverte (cf. revue par Shapiro).

> Chaque *transposon* est une unité d'ADN capable de coder pour une ou plusieurs fonctions. Les plus petits transposons ne sont en quelque sorte que des « modules de transposition », qui codent uniquement pour les fonctions leur permettant de se déplacer d'un endroit du chromosome à un autre. Mais les plus grands renferment des déterminants génétiques additionnels (par exemple pour les propriétés de résistance multiple aux antibiotiques). Certains bactériophages (phages « Mu » et D108) s'apparentent à ces longs transposons.
>
> Les petits transposons modulaires (dont le prototype est le transposon IS) ne renferment qu'un millier de paires de bases. Les grands (type Tn 3) peuvent en contenir plusieurs milliers. Toutefois ces transposons présentent une caractéristique commune : ils renferment en leurs deux extrémités de courtes séquences nucléotidiques (neuf à quarante paires de bases). Les séquences de ces bouts terminaux sont *identiques*, mais présentent une orientation *opposée*. On les dénomme « unités de terminaison inversées répétitives » (en anglais *inverted repeats*). Ces *inverted repeats* permettent aux transposons qu'elles bordent de part en part, de s'intégrer dans le chromosome bactérien

en des sites généralement spécifiques présentant avec eux des homologies chimiques de séquences.

Les transposons ne doivent pas être considérés comme des structures à fréquence rare ou comme des bizarreries génétiques. De fait, ce sont des constituants *normaux* de la plupart des génomes bactériens et des bactériophages. Leur fréquence de transposition est de l'ordre de 10^{-7} à 10^{-4} par génération ; si elle correspond à un événement « rare » au niveau de l'individualité cellulaire, l'incidence est élevée dès l'instant que l'on considère une population bactérienne en pleine croissance.

En quoi ces transposons nous intéressent-ils particulièrement ici ? Non pas tant — encore que le fait mérite d'être souligné — parce qu'ils représentent des facteurs d'adaptation très efficaces dans le règne des micro-organismes (il n'est que de songer à l'apparition des résistances multiples aux antibiotiques avec toutes les conséquences écologiques qui en découlent pour les organismes supérieurs et l'homme), mais surtout parce qu'ils sont des *modèles* très fidèles des unités de transposition à copies multiples que nous retrouverons chez les eucaryotes.

Ces considérations justifient que nous examinions un instant les conséquences pouvant résulter du transfert de ces petits éléments qui sont de plusieurs centaines à plusieurs milliers de fois plus petits que le chromosome bactérien.

Outre leur transfert d'une bactérie à une autre, ce qui peut être riche d'implications pour l'évolution des micro-organismes, leur *insertion* en des endroits précis du chromosome dans une bactérie donnée peut se traduire par toute une série d'effets.

Il peut s'agir par exemple d'une altération des propriétés de codage d'un gène bactérien (pouvant aller jusqu'à son inactivation) si l'insertion a lieu dans la continuité même du gène. C'est ainsi qu'ont d'ailleurs été découverts les transposons « Is » par le microbiologiste allemand P. Starlinger, qui étudiait certaines « mutations réversibles » dans l'opéron « galactose ».

Mais ces transposons peuvent aussi, dans certains cas, imposer de nouvelles modalités de régulation. Cela s'observe notamment lorsqu'ils se placent au voisinage d'un promoteur, comme c'est le cas par exemple pour l'opéron des β-glucosides, ou lorsqu'ils font eux-mêmes office de promoteurs (activant ainsi des gènes dormants). Ils peuvent également accroître les probabilités de déplacement d'un gène particulier, d'un endroit à l'autre du chromosome bactérien, ou augmenter celles qu'aura ce gène de subir une délétion, etc.

Bref, avec ces petits éléments, les micro-organismes manifestent une plasticité accrue dans leur adaptabilité au milieu, plasticité qui se fait par altération réversible du génome, venant s'ajouter à la régulation homéostatique de type induction-répression « à la Jacob-Monod ».

LES ÉLÉMENTS TRANSPOSABLES CHEZ LES EUCARYOTES ET LES RÉTROVIRUS

Les tout premiers travaux mettant en lumière des éléments génétiques répétés et transposables chez les eucaryotes et susceptibles de modifier profondément, après transposition, le programme de développement d'une espèce, ont été réalisés chez les végétaux, il y a près d'une trentaine d'années. Ils sont l'œuvre d'une généticienne américaine, Barbara McClintock, qui s'intéressait à des comportements héréditaires extrêmement singuliers du maïs, comportements qu'elle observa en soumettant cette plante, magnifique, fierté du Middle West américain, à certains types de *shocks*. Avant d'en parler, précisons que ces travaux, s'ils ne passèrent pas tout à fait inaperçus à l'époque, ne le durent qu'à leur singularité. Après quoi, pendant trois décennies — c'est presque une règle dans l'histoire de la génétique — ils tombèrent un peu dans l'oubli... Jusqu'à ce que les scientifiques réalisent que les « effets McClintock » étaient de portée générale et que l'explication fournie par son auteur tenait du génie par son caractère de prémonition. J'ai un peu connu « Barbara » — c'est ainsi qu'on l'appelle dans la grande fratrie des biologistes. Il s'agit d'une « petite bonne femme » portant lunettes, douée d'un regard pénétrant, à la fois nerveuse et timide, dont le « discours » n'était pas toujours très accessible et que l'on a regardée longtemps comme « un cas d'espèce » en biologie, tant ce qu'elle disait tranchait sur l'apparente logique de la biologie moléculaire « contemporaine ». Ce n'est qu'en 1983... (Barbara avait plus de quatre-vingts ans) que ses travaux furent consacrés par un prix Nobel bien mérité. Pour une fois, le cas « Avery » fut évité et l'on ne tint pas rigueur à la lauréate de sa complète absence de conformisme ni de son refus du vedettariat. Justice en soit rendue aux sages de l'Institut Karolinska !

Donc, en 1952 (un an avant la publication de la découverte de la double hélice), B. McClintock observa certaines particularités dans les modes de transmission des caractères héréditaires du maïs. Outre les mutations bien connues (mais qui sont au demeurant des événements rares et dont la réversion n'a lieu qu'à des fréquences très faibles, lorsque toutefois elles sont réversibles), elle montra qu'il existe chez le maïs des *états dits instables* dans les mécanismes de reproduction génomique. Ces états instables apparaissent en général après que la plante a été soumise à des sortes de dérèglements, ou *shocks*, par exemple un changement brusque de température mettant en branle ce qu'elle appela des « éléments de contrôle » dont l'action, et par conséquent l'existence, *n'était pas perceptible avant le shock*. En particulier les *shocks* utilisés déclenchaient au niveau des chromosomes du maïs un « cycle » d'événements du type « cassure-fusion-réunion » engendrant un mode de transmission ou *pattern instable*, au cours de la ségrégation mitotique, pour un segment particulier de chromosome. Ils agissaient en sorte comme des « révélateurs » de mécanismes régulateurs d'un genre particulier.

Sans qu'elle puisse expliquer alors comment un effet de *shock* est susceptible d'activer ces fameux « éléments de contrôle », B. McClintock put établir un certain nombre de faits très importants qui allaient être à l'origine des recherches sur la génétique des éléments mobiles.

1) Les « éléments de contrôle » se *déplacent* à travers le génome, en déclenchant plusieurs types de réarrangements chromosomiaux.

2) Ils peuvent, à la faveur de ce déplacement, altérer l'expression de séquences codantes du génome, de plusieurs façons :

— soit en provoquant une instabilité somatique des chromosomes : on assiste alors à la perte de segments chromosomiques ou de chromosomes entiers au cours de la mitose ;

— soit en altérant l'expression de certains gènes (selon les modalités que nous venons de décrire à propos de l'action des transposons bactériens), c'est-à-dire par insertion dans une séquence génétique de codage ou de régulation.

À noter que, dans la plupart des cas étudiés, les éléments transposables du maïs abolissent rarement de façon complète l'expression du gène, siège de ces insertions. On observe beaucoup plus fréquemment la formation d'un produit modifié ou une variation du taux d'expression.

Poussant plus avant ses investigations, B. McClintock est parvenue à élucider, du moins dans leurs grandes lignes, les phénomènes, en réalité fort complexes, qui accompagnent les transpositions liées à un *shock* inducteur chez le maïs et elle en a fourni la description en 1956.

En réalité, les « éléments », ou « systèmes de contrôle », activés par transposition, tels que B. McClintock les avait définis dans les débuts, comportent le plus souvent deux composantes :

— un élément (ou gène) régulateur produisant une substance activatrice diffusible, donc capable d'agir en « trans ». Elle avait baptisé « Rg » (régulateur) ce type d'élément émetteur de signal ;

— un gène récepteur cible, baptisé « Rcp », dont l'action ne peut se manifester qu'en position « cis », et qui est le site d'action de la substance diffusible.

Plusieurs situations ont été décrites qui répondent à ce schéma. La mieux étudiée correspond au système binaire baptisé « Ac-Ds ». Ac est un gène régulateur de type Rg, produisant un activateur. Ds est l'élément de type RCp (ainsi appelé parce qu'il peut provoquer des dissociations de chromosome). Ac et Ds sont tous deux des éléments transposables, exerçant leur effet sur l'expression d'un locus particulier du maïs, le locus Sh *(shrunken)* dont nous définirons les propriétés dans un instant. Dans certaines conditions, par exemple après choc thermique, Ac se transpose et se déplace en une région du chromosome au niveau de laquelle il est activé (il était à l'état « dormant » avant transposition). La substance qu'il fabrique (enzyme de clivage spécifique de l'ADN ?) agit au niveau de Ds. Deux événements peuvent alors se produire : ou bien il y a cassure du chromosome ou bien Ds se transpose à son tour. Certaines de ces transpositions ont été étudiées en détail par B. McClintock, puis... trente ans plus tard, elles ont été analysées avec des techniques d'analyse moléculaire plus précises par Dooner, en ce qui concerne le locus « bz » (locus codant pour une enzyme de synthèse des anthocyanes), ainsi que par Burr et Burr, en ce qui concerne le locus Sh *(figure 21)*.

Le locus Sh, lorsqu'il est à l'état sauvage, code pour une enzyme, la sucrose-synthétase, qui, en engendrant l'UDP glucose permet la synthèse de l'amidon dans les grains, à partir du saccharose formé sous l'influence de la photosynthèse.

Ds, l'élément transposable lorsqu'il n'est pas activé par Ac, est généralement localisé entre le gène Wx (locus de l'ADP glucosyletransférase) et le centromère, sur le bras court du chromosome 9.

En revanche, après activation, il peut se transposer au voisinage immédiat du gène Sh et réduire alors son activité de façon considérable. L'amidon n'étant pratiquement plus synthétisé, les grains de maïs voient leurs parois s'affaisser (d'où le terme anglais de *shrunken*), le phénotype de cette mutation ayant été décrit en 1921

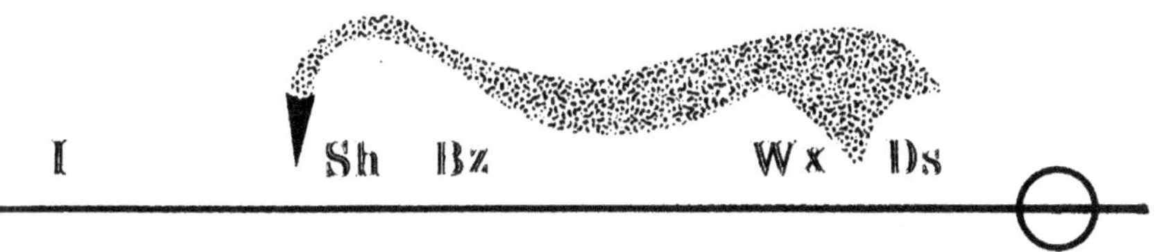

Figure 21. — *Locus Shrunken du maïs et mobilité de l'élément Ds.* Représentation schématique d'une portion du bras court du chromosome 9. I est inhibiteur de la formation de pigment ; Bz conditionne la qualité de cette pigmentation et Wx est un locus pour l'ADP glucosyl transferase, responsable de la formation de l'amylase. Sous l'influence d'un gène activateur Ac localisé ailleurs dans le génome, le gène Ds peut se transposer ou causer des cassures chromosomiques Sh : gène codant pour la sucrose-synthétase (Shrunken). Lorsque Ds se transpose le gène Sh peut être inactivé et il y a perte de la capacité à synthétiser l'amidon entraînant un affaissement des parois des grains. (D'après *Cold Spring Harb. Symp. Quant. Biol.*, 1980, vol. 45, part. 2, p. 463, fig. 1.)

dans les épis de maïs provenant d'une réserve d'Indiens du Nebraska...

Utilisant les techniques de génie génétique, Burr et Burr ont confirmé par l'emploi d'une sonde spécifique de cADN complémentaire de l'ARN messager Sh, et en établissant les « cartes de restriction », que l'élément Ds pouvait en effet s'insérer, soit à l'intérieur même du locus Sh, soit en position 5', probablement au voisinage des régions promotrices.

Le génie génétique a donc permis d'établir, au niveau moléculaire, le bien-fondé des hypothèses de McClintock, en prouvant que l'élément Ds était effectivement un transposon.

Autres éléments transposables chez les eucaryotes

Après les travaux originaux de McClintock sur les transposons végétaux, on a assisté, surtout depuis ces dernières années, à une véritable floraison de découvertes se rapportant à l'existence de transposons chez d'autres organismes eucaryotiques, des plus inférieurs comme la levure, jusqu'aux animaux et à l'homme.

À l'heure actuelle ces nouveaux transposons eucaryotiques se classent en quatre catégories :

— les éléments dits « Ty » de la levure ;

— les éléments « mdg » de la drosophile ;

— les rétrovirus ;

— les séquences répétitives des mammifères pouvant exister dans un état « dispersé » ou « regroupé » à l'intérieur des chromosomes.

Mais avant d'en évoquer les caractéristiques soulignons que, dans la plupart des cas, ces éléments de transposition présentent des propriétés extrêmement voisines qui en expliquent assez bien les comportements. Ils se présentent en général sous la forme de segments d'ADN de longueur variable, renfermant ou non des régions codantes, mais qui sont presque toujours « flanqués » en leurs deux extrémités d'unités chimiques de séquences *identiques* (ou « répétées » si l'on préfère) baptisées « TR ». Ces séquences terminales peuvent avoir la même orientation ; on parle alors d'« orientation directe », ou des orientations « opposées » (inversées). Ces unités terminales elles-mêmes sont fréquemment « bordées », comme l'indique la *figure 22*, par de petits éléments chimiques à orientations inversées (Finnegan et son équipe).

Cette topologie particulière permet à tous ces transposons de former des « boucles » en se refermant sur eux-mêmes et d'apparier l'une des deux séquences terminales (TR) en un site de séquence complémentaire, présent à l'intérieur du chromosome. Une double recombinaison entraîne alors le plus souvent l'*insertion* de ces transposons. À l'inverse, ces transposons peuvent être excisés des chromosomes qui les abritent en reformant des cercles par rapprochement des unités de séquences complémentaires.

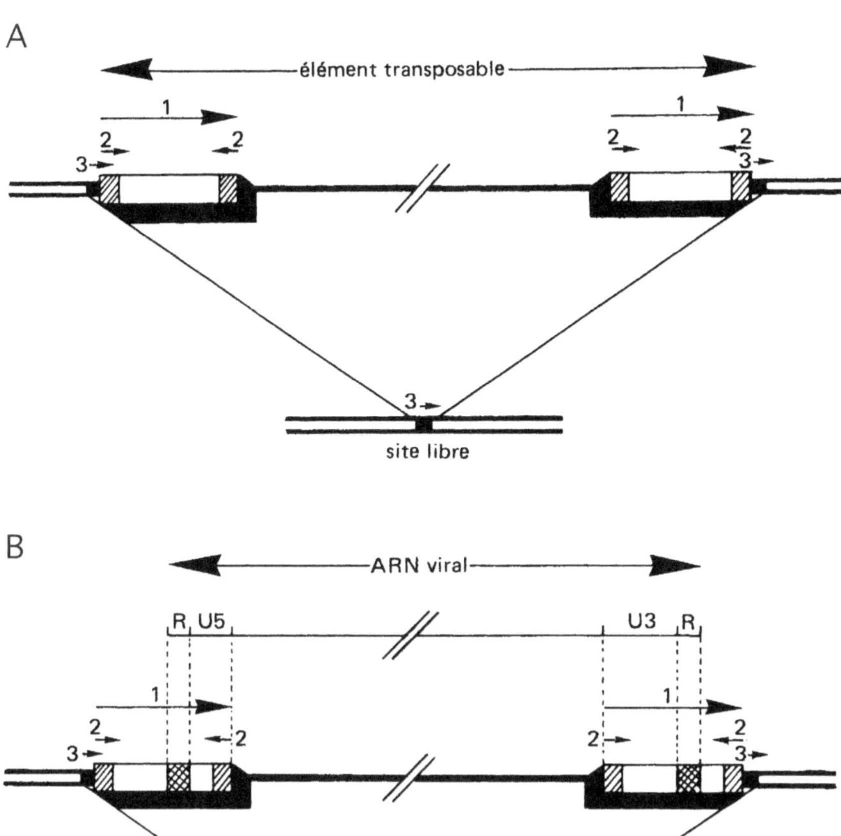

Figure 22. — *Transposon eucaryotique.* — A) Diagramme montrant l'organisation d'un transposon type : 1. grandes unités répétées à orientation directe ; 2. courtes unités répétées à orientation inversée ; 3. unités répétées d'une séquence du chromosome de l'hôte présente en un site receveur. L'intégration du transposon peut avoir lieu en ce site grâce à la formation d'un cercle et recombinaison réciproque en « 3 ». — B) Diagramme illustrant le cas particulier d'un transposon viral (celui d'un rétrovirus), les relations entre ARN viral et ADN proviral ainsi que le mode d'insertion de cet ADN au niveau d'un site particulier du chromosome cellulaire. (D'après *Genome Evolution*, 1982, vol. 20, p. 30, fig. 1.)

Levure

On a décrit chez la levure de boulangerie l'existence d'une dizaine de copies d'éléments Ty transposables. Il s'agit de segments d'ADN assez longs (6 Kb) flanqués par des séquences TR. L'insertion d'un élément Ty au voisinage d'une séquence codante peut provoquer des changements héréditaires semblables à ceux que l'on a observés chez le maïs (voir plus haut). Parfois, il y a arrêt de la transcription du gène adjacent. Celle-ci peut reprendre si l'élément Ty parvient à être excisé, ou s'il subit lui-même une mutation ou encore une conversion génique.

C'est un processus de transposition déplaçant des éléments « mobiles », stockés en certaines régions du chromosome, sous l'influence d'un gène ressemblant à l'activateur Ac du maïs (voir plus haut), le gène SIR, qui est responsable chez certaines levures d'un phénomène extrêmement curieux, demeuré longtemps inexpliqué : l'interconversion des polarités pseudo-sexuelles de croisement, appelées en anglais *mating type*. Chez ces souches, il n'y a pas en effet de stade haploïde stable dans le cycle de reproduction ; elles forment spontanément, et exclusivement, des cultures diploïdes. Ceci est dû à ce que les cellules haploïdes de telles souches, convertissent leur *mating type* à une très haute fréquence et dans les deux directions. Ainsi les cultures haploïdes, d'un type a par exemple ou du type opposé (α par exemple) deviennent rapidement des mélanges de cellules a et α lesquelles fusionnent pour former des diploïdes. Toute une série de travaux ont élucidé les bases moléculaires de ces transpositions symétriques, qui obéissent à une régulation très complexe (Nasmyth, 1982).

Drosophile

Un pourcentage assez élevé de l'ADN génomique de la drosophile (près de 15 % chez la mouche *D. melanogaster*) est transposable et ressemble aux éléments Ty de la levure.

La famille d'éléments répétitifs la mieux étudiée comprend des séquences génétiques appelées *copia*. Il s'agit d'éléments d'environ 5 Kb présents en une trentaine de sites distincts du génome.

Au cours du développement de la mouche du vinaigre, lorsque l'on passe du stade embryonnaire au stade adulte, le nombre et la localisation de ces *copia* varient. Leurs structures chimiques, comme d'ailleurs celles de nombreux transposons animaux et des éléments Ty de levure sont conformes à l'arrangement déjà décrit avec des séquences terminales « TR » orientées de même façon, baptisées ici LTR *(long terminal repeats)* et désignées par le chiffre « 1 » sur la figure. La *longueur* et la séquence de ces LTR sont cependant *spécifiques* de chaque *famille* de *copia*, conférant à chacune d'entre elles des capacités d'insertion en des sites distincts du chromosome. Les LTR sont « bordés » par de plus courtes séquences répétitives inversées « 2 ». De plus, précédant ou suivant, à l'intérieur du génome de la drosophile, chaque élément transposable, on dénote la présence de très courtes unités répétitives « 3 » de même orientation. Ce luxe de précision dans la nature des séquences appelées à guider la transposition de ces éléments répétitifs est étonnant. Il renforce la conviction selon laquelle les processus de transfert des éléments mobiles jouent un rôle capital dans le développement chez cet invertébré.

Les déplacements de ces *copia* en des endroits différents du chromosome peuvent déclencher tout un spectre d'événements génétiques, comme le feraient d'ailleurs les transposons bactériens (mutations stables et instables, délétions, inversions, translocations, etc.). Par exemple Binghow et ses collaborateurs ont montré que l'allèle muté W^a *(White apricot)* au locus W du chromosome X, résultait de l'insertion d'une copia. Un autre phénomène, fort curieux, baptisé « dysgénésie hybride » est lié également à des phénomènes de transposition. Il s'agit d'un ensemble de perturbations génétiques se produisant lorsque des souches « sauvages » et des souches « domestiques » (c'est-à-dire reproduites en laboratoire) sont croisées. On peut alors observer un taux accru de mutations, ainsi que la « stérilité hybride » et des réarrangements chromosomiques. Seule la lignée germinale est affectée : la première génération hybride apparaît morphologiquement normale, mais avec un indice de fertilité réduit. Quant à ses descendants, ils manifestent les caractères dysgénésiques, lorsque l'on croise des mâles de type sauvage, dont le sperme véhicule des transposons, avec l'ovocyte de femelles, qui les ont perdus par ségrégation à la suite de sous-cultures en laboratoire. En effet, les transposons codent pour des répresseurs de transposition diffusibles qui passent dans le cytoplasme, de sorte que l'ovocyte d'une femelle de type « sauvage » (qui n'a pas perdu ses transposons) est réfractaire. Rubin et son équipe ont montré par les techniques de génie génétique que les mutations dysgénésiques résultant des croisements mentionnés ci-dessus sont bien liées à l'insertion de transposons, voisins par leurs propriétés des *copia*, dans les gènes mutés.

Rétrovirus

Nous parlerons de ces agents viraux dans le chapitre suivant, lorsque nous évoquerons les relations entre gènes et cancers. Mais il convient de souligner, dès à présent, un point d'une grande importance pour comprendre la « cybernétique » qui commande l'hérédité chez les organismes supérieurs.

Les rétrovirus sont ainsi désignés parce qu'ils sont capables, au cours de leur cycle reproductif, de copier l'ARN viral en une chaîne d'ADN, sous l'action des transcriptases inverses, avant d'intégrer éventuellement le cADN à l'état de « provirus » latent. L'on a cru pendant quelque temps qu'on avait affaire ici à des « bizarreries de la nature », sortes de « témoins de l'évolution » qui auraient conservé des systèmes de transfert informationnel (de l'ARN vers l'ADN) agissant en direction inverse du code cellulaire habituel. Or, l'on sait depuis peu que les séquences génétiques rétrovirales, soit à l'état de « provirus », soit surtout à l'état de « prévirus » (séquences « oncogènes cellulaires ») sont, de fait, des éléments *fréquemment* rencontrés dans le génome des eucaryotes à l'état normal. Elles peuvent être classées dans la catégorie des séquences répétitives transposables et ce pour deux raisons :

— en premier lieu, parce que les ADN génomiques des rétrovirus endogènes (provirus) sont présents sous forme de copies multiples dans le chromosome de nombreux vertébrés ;

— ensuite, parce que les provirus manifestent des analogies structurelles évidentes avec les éléments mobiles dont nous venons de décrire l'existence chez les bactéries, la levure et la drosophile (Finnegan). À chaque extrémité d'un provirus, on retrouve en effet des unités de séquences répétées, d'orientations identiques, type LTR, comme celles qui sont présentes dans les « copia » de la drosophile. L'organisation chimique des LTR rétroviraux a été établie avec précision et leur arrangement nucléotidique est assez complexe. Après infection d'une cellule hôte, les molécules d'ARN viral sont transcrites en ADN *linéaire* double brin comportant un LTR à chaque extrémité. Ces molécules se referment pour engendrer des structures circulaires puis elles sont réinsérées dans le chromosome.

Tout comme les éléments Ty de levure, les formes provirales de ces agents sont susceptibles de s'insérer à côté de locus cellulaires distincts. Elles peuvent alors (à la différence des éléments Ty), soit provoquer la transformation néoplasique de la cellule (par le biais de produits diffusibles émanant d'un des gènes qu'elles englobent ou, comme nous le verrons, en activant des séquences oncogènes cellulaires) soit, à l'image des éléments Ty, modifier l'expression de locus cellulaires adjacents en provoquant alors des mutations mais sans déclencher pour autant l'état néoplasique. Comme je l'ai déjà mentionné lorsque j'ai fait allusion à la découverte des transcriptases inversées par Temin et Baltimore, on a tout lieu de penser que ce mode de transfert informatif considéré au début comme inorthodoxe (puisqu'en contradiction avec le dogme central de la biologie moléculaire) serait, en fait, beaucoup plus répandu qu'il n'apparaît. Même une cellule normale non infectée par un rétrovirus le mettrait en œuvre. Non seulement les pseudogènes de type « remanié » *(processed pseudogenes)* résulteraient de l'intégration de cDNA cellulaires à l'intérieur de certains chromosomes, mais on avance même l'idée selon laquelle certains transposons non viraux (voir ci-dessous le cas des séquences Alu par exemple) auraient été *engendrés* par un mécanisme de cette nature (Baltimore, 1985).

Arrêtons-nous un instant sur l'importance générale que revêt la découverte de ces transposons qui s'étale, nous l'avons vu, sur près d'une quarantaine d'années, puisque, depuis l'observation première de McClintock sur les éléments du maïs qui remonte à 1942, jusqu'aux études récentes sur les séquences transposables de la levure de la drosophile ou des rétrovirus en passant par les très nombreuses observations sur les facteurs transmissibles de résistance aux antibiotiques chez les bactéries, leur liste n'a fait que s'allonger. Il s'agit là assurément d'une des plus grandes surprises qu'ait réservées la génétique après la dernière guerre mondiale. Que les gènes ne soient pas tous, comme on l'a cru pendant très longtemps, des éléments topologiquement immuables, gardiens vigilants des propriétés de l'espèce dont seules quelques très rares mutations viennent troubler la stabilité, fut bien difficile à faire accroire, j'imagine, aux tenants de l'école morganienne, à ceux qui y voyaient des territoires parfaitement circonscrits et fixes du matériel héréditaire, ne se prêtant qu'aux réarrangements autorisés par les recombinaisons entre chromosomes parentaux. Non, les gènes ne sont donc plus ces « éléments sagement alignés en chapelet sur leur bâtonnet chromosomique ». Désormais se trouve remise en question une loi aussi ancrée que celle de Leibniz avant la découverte des quanta : « La nature ne fait pas de sauts. » C'est donc une révolution de même nature que celle de la physique quantique qu'opère McClintock.

La mise en évidence de ces gènes « sauteurs », outre qu'elle a, une fois de plus, ébranlé un dogme, recèle de solides vertus explicatives sur les changements génétiques chez un être vivant. Elle montre que ceux-ci ne relèvent pas tant, comme on l'a pensé au début, d'erreurs commises par la machinerie cellulaire au cours de la réplication selon les modèles que nous avons décrits précédemment, mais qu'ils sont le plus souvent dus à des transferts de fragments d'ADN ayant une fonction biologique déterminée, fragments capables de fusionner avec d'autres molécules d'ADN, comme le font les transposons. Ce sont ces « fusions », plus fréquemment et plus sûrement que les mutations ponctuelles, les délétions ou les changements de cadre de lecture, qui seraient à l'origine d'une fonction nouvelle de l'espèce recevant le fragment d'ADN. Werner Arber compare ce mécanisme de l'« évolution biologique » à un gigantesque atelier interactif bénéficiant souvent de l'*acquisition*, par des moyens naturels, de gènes d'une autre espèce plus ou moins éloignée (cité dans *le Génie de la vie*). Ainsi les transpositions de gènes interviendraient-elles de façon primordiale dans l'évolution et les phénomènes dits de spéciation, sans parler d'une multitude de phénomènes que nous évoquerons ci-après, tels que la différenciation somatique cellulaire, la formation des combinatoires douées de propriétés anticorps et, plus généralement, l'adaptation d'un très grand nombre d'organismes, tels de nombreux agents parasitaires, aux facteurs de milieu.

La notion de gènes mobiles a donc introduit une dimension nouvelle dans notre compréhension des phénomènes de l'hérédité.

LES SÉQUENCES « ITÉRATIVES » DES MAMMIFÈRES

Les éléments génétiques reproduits en multiples copies, ou séquences répétées, dont nous avons dépeint les caractéristiques chez les bactéries, la levure, la drosophile... et le maïs, n'ont pas qu'un caractère de réitération chimique. Ils sont doués de mobilité ! Ils « bougent » d'un locus à un autre et on en a acquis la preuve directe par les analyses fines des chromosomes grâce au génie génétique...

Chez les mammifères — comme nous l'avons souligné à propos des expériences de renaturation cinétique de l'ADN « global » (voir les expériences de Britten-Davidson) —, un pourcentage notable du génome est constitué de séquences qui sont, elles aussi, réitérées comme les vrais transposons, un très grand nombre de fois. Néanmoins, alors que ce territoire de « redondance génétique » inclut, à n'en pas douter, des éléments transposables (ressemblant à ceux que nous venons de décrire chez les vertébrés, la levure et les végétaux), on ne possède cependant pas encore la certitude que *toutes* les séquences répétées présentes dans les génomes de mammifères sont des « transposons », ou l'ont été à une phase donnée de leur histoire, même si cette interprétation a la faveur des généticiens.

Il existe, à vrai dire, une énorme variété de types parmi ces « séquences itératives » qui constituent par leur ensemble ce que Britten et Davidson dénomment l'ADN « rapidement renaturable ».

L'intérêt de cette classe particulière d'ADN (même s'il n'est pas avéré qu'elle possède les caractéristiques de véritables transposons) est multiple. Tout d'abord, elle représente un pourcentage généralement élevé de tout ADN génomique (30 à 40 %). En second lieu, bien qu'on ne puisse en préciser toujours la fonction, nous verrons que certains éléments de cette catégorie semblent jouer un rôle important dans les réarrangements chromosomiques.

Ceci peut se percevoir, soit lors de la formation des familles multigéniques, soit au cours de l'élimination de certains isogènes par recombinaison (inégale) ou conversion génique. Enfin, et surtout, les dispositions topologiques relatives et le nombre de ces éléments dans les chromosomes semblent représenter des marqueurs génétiques particulièrement précieux de genres ou d'espèces.

Globalement parlant, cet « ADN répétitif » comprend deux grandes catégories d'éléments :

— ceux qui, quoique réitérés dans le génome, ne forment pas pour autant des ensembles topologiquement identifiables dans une région particulière des chromosomes. Ces éléments seront qualifiés par deux épithètes : ils sont « *répétés* » et « *dispersés* » ;

— ceux qui, à l'inverse des précédents, demeurent « regroupés » après leur amplification. On les qualifie fréquemment d'unités répétées en *tandem*.

Parmi les unités répétées et dispersées (en anglais *interspersed repetitive elements*), on distingue également deux sous-groupes : les « courts » (de 300 à 500 paires de bases) et les « longs » (5 000 paires de bases ou davantage). Compte tenu de l'énorme somme de travaux qui a été consacrée à l'histoire naturelle de ces séquences génétiques répétées, il peut être intéressant d'en évoquer quelques exemples.

Les unités courtes et dispersées dans le génome (SINE's en abrégé) sont de très loin les mieux étudiées. Deux familles ont fait l'objet d'une attention particulière : la famille baptisée « Alu » et la famille « RSR ». Nous ne discuterons que de la première.

Les éléments Alu et leur fonction probable

Ces éléments sont ainsi nommés parce qu'ils présentent tous un site de coupure par l'enzyme de restriction AluI. On les rencontre chez l'homme et chez les rongeurs. Chez l'homme, les séquences Alu correspondent à environ 3 % de l'ADN nucléaire total ; autant dire qu'elles sont extrêmement fréquentes ! Chaque « élément Alu », répété lui-même à plusieurs centaines de milliers d'exemplaires, comporte en réalité *deux régions* en tandem qui, à peu de choses près, sont la réplique l'une de l'autre. Certaines régions sont rigoureusement conservées dans chaque famille tandis que d'autres sont variables d'une famille à l'autre. Enfin certaines parties des séquences Alu présentent des homologies avec une famille proche mais exclusivement rencontrées chez les rongeurs, la famille RSR. On y a également mis en évidence la présence de promoteurs qui servent au démarrage d'un processus de transcription par l'ARN polymérase III. (En effet, il existe en abondance, dans de nombreux types cellulaires humains, des petits ARN de séquence homologue à celle des séquences « Alu » et qui résulteraient de leur copiage par l'ARN polymérase III.)

Bien que l'on puisse déceler des séquences « Alu » en de très nombreux sites des chromosomes de l'homme, leur emplacement actuel ne paraît pas être purement le fait du hasard. L'un des exemples le plus frappant concerne les séquences Alu qui sont présentes dans le groupe des gènes codant pour les chaînes de β-globine de l'homme. En effet, ces séquences figurent en lisière des gènes dits « embryonnaires », « fœtaux » et « adultes ». Certains auteurs ont même suggéré qu'elles pourraient jouer un rôle dans le mécanisme qui règle les changements chronologiques pendant la formation des globines au cours du développement, en particulier lorsqu'à l'expression de la γ-globine fœtale succède celle de la β-globine adulte. De plus, il faut noter que les positions de ces éléments répétitifs, au sein des chromosomes humains, sont pratiquement constantes parmi les différentes populations étudiées et qu'on les retrouve également identiques chez les grands primates, tel le gorille. Cette constance topologique chez les primates supérieurs militerait en faveur d'un rôle, soit *dans l'acquisition d'une organisation chromatinienne d'ordre supérieur*, soit dans la régulation en général, ou dans certains processus de transitions ontogéniques (*switchs* de développement).

Plusieurs laboratoires ont établi qu'*in vivo* si les séquences Alu faisaient bien partie de l'ADN itératif non codant, en revanche elles étaient transcrites. Il semble qu'elles puissent l'être, soit par l'ARN polymérase II (on retrouve alors des séquences nucléotidiques complémentaires des éléments Alu au sein de l'ARN nucléaire de très grande taille, l'ARN nucléaire dit « polydispersé » ou Hn RNA lequel abrite sans doute la famille des précurseurs des ARN cytoplasmiques), soit par l'ARN polymérase III[12]. Les promoteurs de l'ARN polymérase II se trouvent à l'extérieur, tandis que ceux de l'ARN polymérase III sont à l'intérieur des éléments Alu.

Certains auteurs ont proposé que les produits de transcription des éléments Alu formés sous l'influence de la polymérase III, en s'appariant aux séquences complémentaires qui se retrouvent dans la continuité des grands ARN nucléaires (HnARN), interviendraient dans le processus d'« épissage » au cours duquel les HnARN sont convertis en mARN cytoplasmiques.

D'autres rôles ont aussi été évoqués : par exemple se fondant sur des homologies entre éléments Alu, et certaines séquences présentes aux sites de réplication des ADN de certains virus transformants, on a proposé que ces éléments constitueraient des sites naturels d'initiation à la réplication.

Enfin plusieurs recherches, parmi lesquelles il faut citer celles de Calabretta et son équipe, suggèrent que ces séquences répétitives facilitent les réarrangements génétiques (recombinaisons, translocations) dans les portions de chromosomes qui les contiennent.

Parmi les séquences réitérées de courte paille qui sont dispersées tout au long du génome figurent aussi des éléments qui, contrairement aux séquences types Alu et RSR, ne *sont pas transcrites*. À cette catégorie appartiennent les éléments appelés « espaceurs »

12. À noter que l'ARN cytoplasmique des cellules humaines renferme moins de séquences complémentaires type Alu que l'ARN nucléaire.

> *(spacers)* qui séparent les gènes codant pour les ARN ribosomiques et dont rien n'indique, il est vrai pour le moment qu'ils soient transposables.

Les Line's

Mais il existe enfin, parmi la catégorie des éléments non regroupés et à motifs réitérés, des familles de séquences beaucoup plus longues que celle que nous venons de passer en revue. Ces *long interspersed nucleotide sequences,* ou LINE's selon la terminologie de Singer, peuvent atteindre des dimensions imposantes (près de 5 Kb) et sont répétés dans les génomes de mammifères environ 10 000 fois.

> Ils comprennent les éléments baptisés « Kpm » chez les primates (Adams et ses collaborateurs ; Maio et son équipe ; Schneckpeper et ses collègues) ; ou encore la famille d'éléments nommés MIF-I qui se trouve chez les rongeurs (Brown et Dover ; Meunier et son équipe).

D'une manière générale, en comparant les séquences des familles de SINE's *(short interspersed nucleotide sequences)* ou de LINE's *(long interspersed nucleotide sequences)*, on aboutit à la conclusion que, chez les rongeurs, elles manifestent une assez grande divergence de composition, *même si le nombre total de ces copies* — fait surprenant — *demeure à peu près identique d'une espèce à l'autre*. En revanche, chez les *primates*, les éléments de type SINE et LINE forment plutôt des familles affichant un type prépondérant, relativement identique d'une espèce à l'autre, comme cela a été souligné.

Ce qui est intéressant pour les spécialistes de l'évolution, c'est que les modes de distributions des séquences répétitives dispersées — que celles-ci soient courtes ou longues — commencent à être pris en compte pour établir des *diagnostics d'espèces*. À chaque espèce correspondrait en effet *une distribution caractéristique* de sous-familles de SINE's, de LINE's ou des deux types de séquences.

Il se pourrait donc que ce type d'éléments intervienne dans l'expression des propriétés traditionnellement invoquées pour distinguer les genres et les espèces.

Ainsi, bien qu'on ne sache encore que fort peu de chose sur les motifs génétiques itératifs, longs ou courts, qui sont présents dans les chromosomes des mammifères, il convient d'insister à nouveau sur quelques traits de cet ADN mystérieux qui en rendent l'étude particulièrement intéressante : il s'agit en premier lieu, nous l'avons dit, de leur proportion très élevée dans le génome, en second lieu de leur distribution topologique au sein des chromosomes, qui paraît liée aux propriétés de l'espèce, et enfin de leur nombre sensiblement constant pour une espèce donnée, même si des changements interspécifiques dans la séquence chimique sont observables dans certains « genres » chez les mammifères. Bien des travaux seront nécessaires avant que l'on comprenne la « raison d'être » de ces éléments, dont les fonctions font l'objet d'hypothèses qui ont, pour certaines d'entre elles, déjà été évoquées. Il est d'ailleurs à noter que si leur présence, leur nombre et leurs dispositions relatives sont pour quelque chose dans le maintien des caractéristiques de l'espèce (et leur remplacement dans le passage d'une espèce à une autre), l'étude de leur influence au cours d'expériences de transgénose génétique, du type de celles que l'on a décrites au chapitre précédent, pourrait s'avérer dans l'avenir d'un assez grand intérêt.

Éléments répétés, disposés en « tandem »

Nous venons de discuter de familles itératives de séquences géniques, qui sont réparties en plusieurs endroits dans le chromosome *(interspersed)* et se trouvent, de ce fait, entremêlées à des séquences à copies uniques, lesquelles sont dans la plupart des cas des déterminants spécifiques pour des protéines. Mais il existe également dans le génome eucaryotique des séquences itératives, disposées « en tandem » ou formant des enchaînements colinéaires. Ces éléments se trouvent, contrairement aux précédents, rassemblés en des territoires bien définis des chromosomes (leurs extrémités ou des zones d'étranglement), c'est-à-dire au niveau des télomères ou des centromères.

> C'est ainsi que l'ADN de tous les primates renferme une proportion élevée d'« unités de base » organisées en longs motifs itératifs et positionnés les uns à la suite des autres. Ces unités ont en général une longueur de cent soixante-dix paires de bases. Cet ADN particulier, qui a reçu le nom d'αDNA, peut être extrêmement abondant : par exemple chez une variété de singe africain, elle représente jusqu'à 25 % de l'ADN nucléaire. Chez l'homme, les expériences d'« hybridation *in situ* » ont permis de localiser cet αDNA au niveau de l'hétérochromatine des centromères et des télomères. À l'inverse des séquences itératives dispersées, qui sont généralement transposables, et sans doute impliquées dans la régulation de l'expression génétique ou les réarrangements du matériel chromosomique, ces unités organisées en « tandem » représenteraient une forme particulière d'ADN « tectonique » (ou structural) dont la configuration serait importante pendant les événements de division cellulaire (D. Brutlag, A. Varshavsky).

Ainsi, contrairement aux idées qui ont prévalu jusque dans les débuts des années soixante, les génomes des organismes eucaryotiques ne sont pas constitués par de simples alignements plus ou moins réguliers de déterminants héréditaires ayant des propriétés de codage pour des protéines spécifiques, comme c'est le cas en général chez les organismes inférieurs, dépourvus de noyau (procaryotes). Non seulement, comme on l'a vu au chapitre précédent, les « déterminants » classiques sont organisés en familles dont le nombre des membres évolue (le « rabachage génétique » est donc fréquent), mais tous les génomes « eucaryotiques » renferment des « éléments itératifs dans une proportion qui peut atteindre 40 % de l'ADN nucléaire. La plupart du temps, ces motifs nucléotidiques répétés, des milliers, voire des millions de fois selon les cas, *n'ont pas, contrairement aux isogènes, de fonction spécifique de codage*. Ils ne manifestent pas sous cet angle les propriétés des gènes de « structure » classiques, ni celles des gènes régulateurs procaryotiques du type Monod-Jacob dont la fonction est liée à l'homéostase. De plus et très fréquemment, ces éléments sont transposables.

Ainsi, à côté de la *redondance* d'une partie de l'ADN eucaryotique, dont on n'a soupçonné l'existence que vers les années soixante, il faut souligner une autre caractéristique, quelque peu troublante et à tout le moins inattendue : la *mobilité*. Parmi les manifestations les plus frappantes de cette mobilité génique qui ont été décrites ici, figurent les « va-et-vient » des transposons chez la levure, la drosophile, le maïs... Mais nous aurions également pu citer le phénomène « extraordinaire » des variations antigéniques chez les *trypanosomes* — ces parasites responsables de nombreuses maladies tropicales (telles que la maladie du sommeil) — qui déploient une stratégie de résistance aux défenses animales, fondée sur la transposition de gènes codant pour des antigènes nouveaux. Enfin, les mouvements de gènes au cours de la maturation ontogénique des systèmes immuno-compétents (Tonegawa, Davis et coll.) aurait, à elle seule, mérité un développement spécial puisqu'elle illustre, sur un cas particulier (mais d'une considérable importance physiologique), comment peut être engendrée l'énorme diversité des immunoglobulines-anticorps.

Si bien des aspects de cette génétique demeurent obscurs, s'agissant notamment de la fonction cellulaire de certains des éléments impliqués, l'impression d'ensemble qui s'en dégage est que l'ADN « itératif » n'est nullement, comme on l'a pensé au début, une sorte de territoire sans importance (« junk DNA »). Il doit jouer, bien au contraire, un rôle considérable. Ceci est manifeste par exemple dans le cas des transposons puisque les études génétiques nous révèlent l'existence d'enzymes et de facteurs spécifiques de régulation qui en gouvernent la distribution et le mouvement à travers les chromosomes de façon spécifique et précise. De plus, nous avons vu (exemple des séquences Alu ou kpm) qu'il existe une conservation *taxonomique* assez stricte dans la distribution et le nombre de ces éléments par génome cellulaire chez les mammifères supérieurs et l'homme. Une telle précision dans la machinerie et une telle stabilité évolutive dans la constitution des « ensembles » plaident elles aussi pour des fonctions importantes.

Ce rôle serait cependant distinct de celui qui est joué par les éléments dont les archétypes sont les gènes régulateurs des enzymes inductibles de bactéries. Ici il est clair — et nous l'avons bien souligné — que s'il y a *adaptation* à un nouveau contexte, cette adaptation relève de *l'homéostasie au niveau cellulaire* : il s'agit d'une adaptation transitoire, réversible, et *qui ne modifie pas les structures héréditaires*, les propriétés du génome. Elle ne fait qu'en moduler l'expression.

Si l'on songe, en revanche, au rôle des éléments mobiles à séquences itératives[13] dans des phénomènes tels que la perte de chromosomes complets au cours du cycle des diptères, et tout un ensemble de changements chromosomiques lors de processus aussi distincts que les variations de phase des salmonelles, l'interconversion du *mating type* chez la levure, les variations antigéniques des trypanosomes, l'expression des immunoglobulines, l'induction des prophages, la dysgénésie hybride, l'induction des rétrovirus, les cycles du maïs, etc., *on pense davantage à des mécanismes contrôlant certains changements (rarement*

---

13. Il est à noter que l'ADN itératif est quasiment absent des chromosomes procaryotiques *cellulaires* alors que les transposons y abondent. Peut-être conviendrait-il de voir dans les transposons bactériens également conçus par certains comme éléments favorisant l'évolution des micro-organismes, les ancêtres des séquences itératives présentes dans les génomes cellulaires des eucaryotes ?

réversibles) du matériel héréditaire proprement dit, et donc lui conférant une certaine plasticité. Ces changements seraient de nature à favoriser *son évolution, sa spéciation ou encore la genèse des combinatoires (HLA, immunoglobulines) conférant à l'espèce sa diversité et sa survie*. C'est là une autre forme d'adaptation à coup sûr, mais une adaptation à plus long terme que la précédente ; adaptation sans doute équilibrée pour conserver les avantages de l'espèce une fois ces derniers acquis. À la conception un peu « biblique » d'une hérédité *immuable* et donc d'une prédétermination sans appel que seules peuvent influencer des forces extérieures, hérédité dont les génétiques classiques et moléculaires ont précisé le support matériel, les « mutationnistes » du début de ce siècle étaient venus apporter les retouches nécessaires et les théories darwiniennes avaient pu en faire leur profit. Il semble qu'il nous faille aller bien plus loin tant l'ADN du noyau cellulaire est riche en diversités de structures mais aussi en possibilités de remaniements. On est loin de la conception qui voulait que les gènes soient serrés les uns contre les autres comme les perles d'un collier : le génome revêt aujourd'hui une allure étrangement dynamique.

CHAPITRE IX

Génétique et cancer : les oncogènes

Le « rêve » d'une bactérie c'est de se diviser pour donner deux bactéries. L'aphorisme est de François Jacob. Jacques Monod aimait y faire allusion lorsqu'il discutait de la notion de « projet » transposable aux « objets vivants ». Il est manifeste, en effet, que la cellule des micro-organismes appelés « procaryotes » (les bactéries, certaines algues, etc.) recèle un dispositif génétique parfaitement adapté à certains *stimuli* externes. Qu'il s'agisse de se nourrir du *stimulus* lui-même ou d'y résister, la machinerie génétique est apte à répondre extrêmement vite. C'est là affaire de minutes ! Ce qui importe c'est, au bout du compte, de former une population. C'est en jouant sur la loi des grands nombres que les infiniment petits parviennent à compenser les contraintes du paradigme microbien. Se diviser à tout prix pour survivre ! Notons en passant que, contrairement aux grandes cellules à noyau (les eucaryotes), elles tirent un formidable parti de la *vitesse* même de la réponse génétique. Réplication de l'appareil génétique, formation des messagers et des protéines, ces trois opérations sont si intimement couplées, si précisément ajustées à la « condition procaryotique », qu'à peine un chromoïde a-t-il achevé de se diviser, que démarre sur l'une des « répliques génétiques » une seconde, voire une troisième vague de réplication. À peine un messager est-il sur le point de se détacher du gène dont il est la copie, que les ribosomes, ces « lecteurs assidus du code », entreprennent d'en décrypter le sens et commencent à tisser le ruban polypeptidique. Oui, la bactérie représente en ce sens un bioréacteur optimisé qui économise au mieux le temps et l'espace. Si la lutte biologique et bien d'autres facteurs écologiques ne rétablissaient l'équilibre, la terre ne serait qu'un vaste bouillon de culture...

Est-ce à dire que les microbes sont « aveugles » à la présence d'autres microbes, que chacun d'entre eux travaille et se divise pour son propre compte sans reconnaître d'autres individualités *adverses* (autres microbes, bactériophages) ou *favorables* (présence d'un tissu animal ou végétal autorisant une symbiose) ? Certes pas ! Les bactéries qui fixent l'azote « reconnaissent » bien certaines substances chimiques, faites de protéines et de sucres qui se trouvent sur les plantes et qu'on appelle des lectines, lesquelles abondent dans les radicelles des légumineuses. Ainsi peuvent-elles s'y associer. Des bactéries vivant dans l'intestin des mammifères (les entérobactéries) disposent de mille artifices pour coloniser les villosités en se fixant notamment aux cils des cellules épithéliales. L'antibiose (production d'antibiotiques, de colicines...), la sporulation, la sécrétion de toxines, représentent elles aussi d'autres façons, plus drastiques, de paralyser une autre bactérie, de réduire la défense naturelle d'un tissu, d'y résister, bref de développer des stratégies adaptatives, qu'elles soient défensives, offensives... ou dissuasives ! Les bactéries, après tout, vivent plus souvent dans la nature qu'au laboratoire. Résister aux conditions physiques extrêmes (salinité, température, pH) est au nombre de ces stratégies. Les biotechnologues en savent quelque chose, eux qui se passionnent aujourd'hui pour ces bioréacteurs d'un nouveau genre.

Pourtant, qu'il s'agisse de consommer, de résister, de se défendre, d'adhérer à de nouvelles surfaces, de sporuler, la finalité est la même, chaque bactérie prise individuellement dans la population et à des degrés divers, n'a qu'un projet, et un seul : donner deux bactéries. C'est sur le nombre, rarement sur la différenciation, la communication, la formation d'ensembles doués de propriétés nouvelles, la coopération, etc., que mise alors l'espèce.

Le « rêve » d'une cellule eucaryote est autre. Ou plutôt, cette cellule-là fait plusieurs rêves au cours de son histoire. Se diviser et faire de la masse dans les débuts ; faire un tissu, par la suite... Sans donner dans un finalisme trop évident, force est de reconnaître que les cellules des ensembles pluricellulaires ou « métazoaires » que nous sommes ont autant de projets et de rêves qu'il y a de tissus morphologiquement et physiologiquement distincts dans l'espèce. La cellule d'hépatocyte, l'un des précurseurs de la cellule spécialisée du foie, « sait » qu'après avoir commencé sa différenciation, elle terminera sa « carrière » comme ouvrière spécialisée dans cette gigantesque usine qu'est le foie, organe de détoxication, d'assimilation des glucides, de stockage... La cellule neuronale « sait bien » d'une certaine manière que telle ne sera pas sa destinée ! Elle semble même « connaître » parmi les centaines de millions de ses consœurs qui forment avec elle les quelque deux kilos de notre cerveau d'adulte, le parcours qui lui sera assigné, la position précise qui sera la sienne dans l'immense entrelacs cérébral. A-t-elle acquis ce sens cellulaire de la topologie dès le début ? En d'autres termes, est-ce que sa position dans l'organe final, le cerveau, est entièrement prédéterminée au niveau génétique et inscrite dans son « programme » ? Sans doute pas complètement. L'épigenèse apporte probablement des réajustements en cours de route. Il existe même une *plasticité* dans le formidable ballet de reconnaissance des neurones, que l'on ne soupçonnait pas. Certaines écoles suédoises récentes (Borjklund) l'ont bien montré. Il n'empêche que, tout en tenant compte, bien sûr, des interactions intertissulaires, une cellule d'hépatocyte embryologiquement déterminée n'a pas pour projet de faire sa place dans le cerveau, ni un neurone dans le foie ! Comment s'effectue cette formidable spécialisation cellulaire ?

Certes, l'énorme quantité d'information génétique que recèle la cellule eucaryote au niveau de ses chromosomes (1×10^{12} daltons d'information par noyau) autorise le choix précoce de tel ou tel programme de développement. À partir d'une certaine phase de son histoire, de son ontogenèse, la cellule animale ou végétale a précisément « fait son choix », ou on l'a fait pour elle. Mais le résultat est le même. Contrairement à la bactérie qui se veut toujours identique à toutes les autres bactéries de la même espèce, elle se veut désormais *différente* des autres cellules dont l'ensemble constituera un individu. Son rêve devient particulier, je l'ai déjà dit.

Mais il ne suffit pas qu'une cellule « détermine » son choix, comme disent les embryologistes, parmi les milliers de programmes génétiques possibles pour faire un tissu. L'organogenèse chez les métazoaires implique de fantastiques contraintes topologiques spatio-temporelles. S'il n'en était pas ainsi, les espèces seraient méconnaissables et leurs comportements ne parviendraient pas à se typifier. Bref, il est évident que si l'horloge génétique devient particulière et est remontée en vue d'un programme de développement spécifique dans les premiers stades de la différenciation, il convient que toutes les cellules « réglées sur la même horloge » se *reconnaissent, communiquent*, échangent des signaux, puis se rencontrent, s'assemblent et coopèrent pour donner un tissu, ou un organe. C'est ainsi qu'elles participent à ces « paliers d'intégration successifs », si particuliers aux « êtres organisés » que nous sommes, et qui font que les ensembles sont différents des parties, que l'homogénéité n'est pas la règle mais l'exception et que l'avantage doit être tiré de la diversité. En réalité, la formation d'un tissu spécialisé, je viens de le dire, implique plusieurs phénomènes qu'on a parfois tendance à confondre. À analyser le problème d'un peu plus près, lors de la formation d'un organe adulte à partir des cellules qui vont prendre part à son édification, plusieurs étapes peuvent être distinguées, même si l'ordre dans lequel elles se déroulent n'est pas toujours parfaitement appréhendé. En premier lieu, l'organisation en des ensembles *tissulaires* exige que les cellules se rapprochent et par conséquent met en jeu le *mouvement*. Mais le mouvement ne constitue en aucune manière un état permanent et désordonné. Les cellules ignorent dans la plupart des cas le mouvement « brownien ». Elles ont au contraire un excellent sens de l'orientation. Par exemple, elles ne se déplacent pas à chaque instant de leur développement, mais seulement à certaines phases de celui-ci. Les cellules adultes qui ont terminé leur différenciation sont généralement immobiles, figées sur quelque substrat grâce à un appareil interne extrêmement complexe, fait de « microcâbles » et de minisocles d'adhésion, d'éléments de raccordement, véritable merveille de « circuiterie » miniaturisée que les biologistes appellent le « cytosquelette » de (*cytos* : cellule). Pour se mouvoir, la cellule embryonnaire doit être sollicitée par un *stimulus* chimique quelconque, émanant souvent d'une autre cellule. La micro-architecture interne, le micro-édifice qui la maintenait en position fixe sont alors défaits (par des enzymes), les matériaux de construction étant conservés. La cellule se déplace de plusieurs façons en émettant des « pseudopodes », en lançant vers l'extérieur un fin réseau de câbles, en procédant par des cycles de minicontractions et relâchements produits sous l'action d'un système contractile ultra-perfectionné : le microfilament. De plus, le mouvement de la cellule est orienté de telle façon que les éléments du tissu puissent s'assembler correctement. On sait que des voies de migration préférentielles sont ouvertes au cheminement cellulaire : de très longues molécules, généralement faites de protéines, de sucres ou des deux (les fibronectines, les polyglycanes, etc.) sont sécrétées par la cellule en mouvement. Elles vont s'assembler dans des directions déterminées, constituant une sorte de pavement ou de rail sur lequel la cellule non seulement pourra se mouvoir, mais qui, le plus souvent, sera déterminant pour impartir un sens au mouvement, le montage étant défait une fois que la cellule a atteint sa cible... Ensuite, les cellules doivent établir des contacts suffisamment rapprochés avant de se

« lier » les unes aux autres. Cette association implique elle aussi tout un jeu de récepteurs de surface, de molécules d'adhésion (les CAM ; en anglais : *cell adhesion molecule*). Les métaux divalents, généralement le calcium, y jouent aussi un rôle. Des ponts intercellulaires s'établissent, puis des minijonctions se font alors, sortes de « fenêtres » percées à travers les membranes contiguës des cellules ainsi assemblées, à travers lesquelles les substances cellulaires pourront circuler librement.

Mais ce n'est pas tout. Toute cette dynamique, cette mise en place que nous venons de décrire est « vue » pour ainsi dire à travers l'histoire particulière de la cellule. Si l'on considère à présent les choses au niveau de l'individu dans son entier (un animal, une plante), il est clair qu'un problème d'une grande importance se pose : c'est celui des *plans d'ensembles* auxquels la construction tridimensionnelle de cet individu doit obéir. Pour préciser les choses, imaginons ce qui se passerait si, chez un animal, le foie était deux fois plus grand et le cerveau deux ou trois fois plus petit que ce qu'impartit l'espèce. Qu'adviendrait-il si un organe s'établissait à la place d'un autre, s'il manquait un membre, ou poussait une seconde tête ? Depuis Ambroise Paré et sa fameuse description des monstres et des chimères, c'est là un problème qui n'a cessé de frapper l'imagination. Plus précisément, il est des naissances monstrueuses ou de simples déformations héréditaires qui sont là pour nous rappeler qu'en règle générale la construction biologique d'un individu complet sous-entend le respect de deux grandes règles : la première est la reconnaissance des emplacements relatifs, qui répond à une sorte de « préétiquetage » des « ensembles », sur laquelle est fondée l'architecture harmonieuse d'un corps. La seconde est le respect des limites dans un espace à trois dimensions. On perçoit bien qu'il existe là des règles d'une extrême précision, faute de quoi les êtres adultes n'adopteraient jamais leur morphologie globale caractéristique. Nous verrons au chapitre suivant que l'on a mis depuis fort peu de temps en évidence... de véritables « gènes architectes », qui assurent l'« étiquetage » de tel ou tel ensemble et en prédéterminent l'*identité* globale et mieux encore, qui en « guident » l'emplacement relatif dans telle ou telle partie du corps (voir au chapitre suivant le développement sur la génétique des ensembles). Pour l'heure, nous reviendrons à une échelle plus modeste : celle du tissu. Nous supposerons les cellules d'un tissu ou organe donné mises en place, et nous nous interrogerons sur la façon dont ce tissu ou cet organe fonctionne. C'est là avant tout un problème de *communication*. Comment s'effectue cette interaction intercellulaire ? Quel langage les cellules différenciées se parlent-elles ? Ces langages sont très différents, bien sûr, selon les types de cellules. C'est là le domaine de l'homéostasie physiologique, le terrain de prédilection des hormones et des médiateurs chimiques. Mais notre propos est plutôt de discuter de la dynamique de formation d'un tissu à partir de cellules eucaryotiques génétiquement prédéterminées.

Il est très important, comme nous venons de le voir, qu'à cette phase du développement d'un individu, les cellules de même « phénotype » entrent en contact, cessent de se diviser et commencent à adopter des relations d'interdépendance spatio-temporelles extrêmement précises. Faute de quoi… c'est l'anarchie. Le tissu devient une masse sans limites définies, un conglomérat informe, à l'intérieur duquel il n'est plus possible de distinguer une organisation. Pire, ce conglomérat peut apparaître n'importe où chez l'individu. Imaginons une usine d'assemblage d'automobiles, où toutes les pièces des voitures seraient mélangées pêle-mêle à l'intérieur de l'usine.

La très grande « affaire » dans le développement d'un métazoaire, c'est donc cet équilibre particulièrement délicat qu'il faut établir à un moment donné entre la division des cellules d'un même phénotype et leur interaction qui s'effectue par contacts. Cet équilibre implique que seul soit autorisé le nombre de divisions nécessaires à l'organe pour atteindre sa masse génétiquement programmée, en évitant que tel ensemble ne prenne le pas sur les autres.

Comment s'exercent ces influences entre cellules et comment la communication contribue-t-elle à l'équilibre final ? Les mécanismes sont complexes et les commandes se font à plusieurs niveaux. Lorsqu'elles sont encore en phase de division, les cellules qui formeront plus tard un tissu, répondent, grâce à des récepteurs localisés en leur surface, à des sortes d'« hormones de développement » encore appelées « facteurs de croissance », dont la spécificité d'action est plus ou moins étroite : on connaît par exemple les facteurs assurant la croissance de l'épithélium (*épithelium growth factor* ou EGF), ceux des érythrocytes (érythropoïétine), des neurones (*nerve growth factor* ou NGF), des plaquettes sanguines (PDGF...), etc. En se fixant aux récepteurs spécialisés, ces « facteurs » déclenchent ce que l'on appelle un effet « mitogénique », c'est-à-dire qu'ils stimulent la division nucléaire mitotique de la cellule soumise à leur effet. Ce déclenchement repose lui-même sur une chaîne d'événements à l'intérieur de la cellule. Par exemple, le récepteur occupé en son site actif par le facteur de croissance subit un changement de conformation allostérique, ce qui active, par un processus encore mal compris[1], une enzyme généralement située à proximité ou dont l'activité peut être liée à une partie de la molécule du récepteur. Cette enzyme a généralement pour fonction de modifier à son tour, en les activant, d'autres protéines, grâce à la fixation d'une molécule de phosphate (protéine-kinase). La réception et la transduction de ces premiers signaux externes que sont les facteurs de croissance entraîneront donc, par une *cascade* complexe d'événements intracellulaires sur laquelle nous reviendrons, des modifications au niveau des protéines du noyau, dont l'effet ultime sera de déclencher le processus de *réplication* d'ADN et les mitoses. Sans que l'on soit à même d'en comprendre aujourd'hui tous les rouages, la chaîne d'effecteurs : facteur de croissance, récepteur, protéine-kinase, protéine nucléaire déclencheuse, semble intervenir presque chaque fois.

1. Il y a très fréquemment intervention de protéines intermédiaires (les facteurs G) interagissant avec le GTP.

Dans le cas normal, lorsqu'il y a formation d'un tissu, les cellules de même lignage parviennent, après plusieurs divisions, au contact les unes des autres. Des facteurs d'adhésion cellulaire — les CAM — y contribuent (G. Edelman, J.-P. Thierry, Rutishauser, F. Jacob). Il se produit alors ce que les histologistes appellent une « inhibition de contact ». Par un processus inconnu, les récepteurs des facteurs de croissance subissent des modifications telles que le facteur mitogénique propre à la cellule considérée cesse d'agir. Les divisions mitotiques s'arrêtent : le tissu peut alors s'organiser : formation de jonctions intercellulaires, établissement de microcâblages grâce aux éléments du cytosquelette, échange de molécules diffusibles, etc. Presque toujours, fort heureusement, cette coopération organique sera maintenue pendant la durée de la vie. (Si les cellules du tissu sont artificiellement dissociées et placées dans des milieux permettant leur croissance, l'inhibition de contact est levée. Les mitogènes présents dans le milieu « enclenchent » à nouveau le processus de division jusqu'au stade où la confluence cellulaire provoque la cessation des mitoses. Et ainsi de suite...)

Le point sur lequel il convient d'insister ici tout particulièrement est le suivant : *toutes ces interactions sont rendues possibles grâce au jeu d'un petit nombre de gènes*, guère plus de deux douzaines, qui tiennent sous leur dépendance la fabrication — et partant les propriétés — des facteurs de croissance, des récepteurs, des kinases et des protéines aptes à se fixer à l'ADN du noyau pour en provoquer la réplication. Que l'activité de certains de ces gènes subisse des modifications par mutation, transposition, amplification, etc., on imagine aisément ce qui peut en résulter : la cellule ne répond alors plus aux mécanismes de contrôle qui opèrent pendant l'organogenèse normale : elle continue de se diviser quoi qu'il arrive, « sourde » au langage des autres cellules. Se produit alors cette catastrophe propre aux cellules eucaryotiques qu'on dénomme un *cancer*. Leur rêve devient cauchemar : elles se désincarnent. Comme les bactéries, mais dans un contexte monstrueux, leur projet n'est plus que de se reproduire à l'infini. On peut comprendre par quel processus récurrent l'étude de l'état cancéreux, après plus d'un demi-siècle de patientes recherches, a permis de remonter jusqu'aux causes génétiques elles-mêmes, c'est-à-dire comment l'exacerbation des mécanismes régulateurs a, comme en d'autres circonstances, servi de *révélateur* aux chercheurs quant à l'existence même de ces mécanismes et à la nature des gènes qui s'y trouvent impliqués lors du fonctionnement cellulaire *normal*.

La connaissance de ces gènes particuliers figure au nombre des acquisitions les plus récentes de la biologie. Elle nous dévoile un pan entier d'une hérédité jusqu'ici inaccessible. Elle nous fournit sans doute l'une des clefs essentielles pour comprendre certains des principes les plus fondamentaux de la division et de la communication cellulaires.

Avant de parler de ces déterminants, si essentiels au couplage harmonieux des divisions et des interactions cellulaires, c'est-à-dire de ces gènes baptisés *oncogènes* (préfixe, *oncos* : tumeur), puisqu'ils peuvent engendrer un état « malin » par simple dérèglement, nous évoquerons dans ses grandes lignes ce que fut le long et difficile cheminement des idées qui conduisit finalement non seulement aux données actuelles intéressant la génétique du cancer mais aussi, et du même coup, à la commande génétique de l'organogenèse chez les métazoaires.

DU CANCER AUX ONCOGÈNES CELLULAIRES — ÉLÉMENTS D'HISTOIRE

Mon propos n'est pas tant, on l'a compris, de discuter des principales théories qui se sont développées et affrontées depuis le début de ce siècle afin d'expliquer l'origine et la nature de l'état cancéreux. Il est plutôt d'examiner, par une sorte de démarche récurrente, dans quelle mesure les données résultant de l'étude de l'état cancéreux aident à mieux comprendre ce qui règle la cellule normale dans sa vie et sa reproduction.

Il n'en demeure pas moins nécessaire d'évoquer brièvement le cheminement des idées sur le cancer si l'on veut percevoir comment on en est parvenu à la découverte des oncogènes cellulaires qui peuvent être, selon les cas, facteurs d'harmonie ou de désordre, et qui illustrent un registre nouvellement mis en lumière dans l'immense clavier génétique.

PREMIÈRES RECHERCHES

L'observation de l'état cancéreux est trop ancienne pour qu'on puisse la situer avec précision dans l'histoire. Ainsi, par exemple, comme l'écrit Guy de Thé[2] : « Une momie égyptienne vieille de trois mille ans, porteuse d'un cancer du rhino-pharynx, une momie esquimaude vieille de six cents ans, porteuse du même cancer, montrent que ce type de tumeur (dite “tumeur de Canton” et fréquente aujourd'hui dans la Chine du Sud) existe depuis de nombreux siècles. » L'imagination populaire qui est, à sa manière, un ferment irremplaçable de la recherche (il n'est que de relire les *Cahiers rouges* de Claude Bernard pour s'en convaincre), n'a pas manqué de faire appel aux causes les plus multiples pour expliquer cet autre fléau de Dieu. Mais si l'on tente de dater le début des premières hypothèses scientifiques s'y rapportant, c'est sans doute à la fin du XIXe siècle qu'il faut le placer. À l'époque où Mendel énonce en effet les lois fondamentales de l'hérédité, à l'université de Fribourg Virchow a déjà gagné nombre d'adeptes à la théorie selon laquelle la vie repose sur une organisation des êtres vivants en des unités particulières : les cellules. Ce médecin, anthropologue et homme politique prussien, né en Poméranie, va transposer rapidement

2. Guy de Thé, *Sur la piste du cancer*, Flammarion, 1984.

la théorie cellulaire à la pathologie et c'est ainsi qu'il sera amené à s'attaquer au problème du cancer.

Avant lui régnait, je l'ai dit, la plus extrême confusion : le cancer était considéré comme un « dépôt atrabilaire », une « tumeur contre nature », un « tissu accidentel ». Telle était la vision des Anciens. Avec les travaux de Virchow, le cancer va désormais devenir une *maladie des cellules*[3]. Au début de leurs recherches toutefois, Virchow et ses collègues pensaient que les tumeurs se développent à la faveur d'un processus d'agrégation des cellules et tissus environnants (*accretion* en anglais) et que celles qui se forment à distance des premiers foyers résultent d'une stimulation de la prolifération cellulaire par des substances diffusibles libérées de ces foyers et transportées par le flux sanguin. Ce n'est que plus tard qu'on se rendra à l'évidence : les tumeurs croissent par la multiplication de leurs *propres* constituants cellulaires et non par agrégation, ce qui prélude aux observations sur le caractère dit « métastasique » de certaines tumeurs malignes.

Une étape décisive dans l'abord expérimental des cancers est probablement la constatation que la plupart d'entre eux sont *transplantables*. Non seulement c'est une des propriétés essentielles qui les distingue des tumeurs dites bénignes, mais elle devait grandement faciliter l'étude des facteurs dits « de susceptibilité ou de résistance » liés tant à l'espèce, c'est-à-dire aux facteurs héréditaires, qu'au terrain propre à l'individu. On pense que cette propriété fut mise en évidence pour la première fois en 1875, par un vétérinaire russe, Nowinsky, après quoi cette caractéristique fut confirmée par Harrau en 1889 et par Moreau en 1891. Puis, le phénomène tomba dans l'oubli pour quelque temps jusqu'à ce que Borrel en France, Loeb aux États-Unis et surtout Jansen au Danemark en établissent à nouveau le bien-fondé, grâce à des expériences sur les carcinomes mammaires de la souris. Jansen tenta de préciser les facteurs nécessaires pour

3. P. Meyer, *La Révolution des médicaments — Mythes et réalités*, Éditions Fayard, 1984.

qu'une tumeur primaire s'avère aisément transplantable et il observa que pour qu'une tumeur (telle une greffe) « prenne », il faut qu'il y ait une réaction appropriée des tissus « support » (ou stroma) de l'hôte, faute de quoi l'implant tumoral dégénère. Il faudra cependant attendre 1911 pour que l'on perçoive un lien entre transplantabilité et réaction immunitaire. Tizzer, Loeb et Little semblent avoir été les premiers à reconnaître le rôle fondamental que joue le terrain immunitaire *(hereditary make-up)* des hôtes et des donneurs dans la transplantabilité tumorale. Mais les travaux décisifs n'ont cependant été rendus possibles que plus tard, avec l'utilisation des lignées de souris dites « *inbred* », c'est-à-dire émanant d'un lignage héréditairement homogène. Nous reviendrons sur ce point. Outre que ces travaux devaient déboucher sur la mise en évidence des premiers antigènes de transplantation (éléments de surface des cellules cancéreuses devant exister dans un certain état biochimique pour qu'une tumeur soit transférable à un animal de la même lignée), ils ont, en soulignant l'importance de la constitution héréditaire du transplant, conduit aux théories mutationnelles sur l'origine du cancer.

THÉORIES VIRALES

Tandis que l'on assistait à l'essor des théories mutationnelles, selon lesquelles les caractéristiques héréditairement transmissibles des cellules tumorales — analysables par des expériences de transplantation chez la souris — résultent de mutations génétiques produites dans des cellules somatiques normales (en d'autres termes le « cancer » est la conséquence de mutations particulières dans les cellules somatiques d'un individu donné, mutations qui ne sont pas nécessairement liées à un *agent* étiologique particulier), les théories « virales » du cancer ont été invoquées au début comme des *alternatives* aux hypothèses mutationnelles. Ici, ce sont des virus particuliers, propres à chaque type de cancer, qui constitueraient la cause persistante *(continuing cause)* ou la force d'entraînement *(driving force)* des tumeurs, provoquant leur croissance progressive et indéterminée.

Le premier virus tumoral (virus à ARN) mis en évidence fut l'agent d'une tumeur aviaire appelée « sarcome du poulet ». On doit cette observation capitale, qui se situe peu avant 1914, à Peyton Rous, un chercheur de l'Institut Rockefeller. Il faudra cependant attendre près de vingt ans pour que soit caractérisé le premier virus à ADN capable de produire une tumeur animale. Il s'agit du virus du papillome du lapin *(wild cottontail rabbit)*, isolé en 1933 par Shope.

Par la suite, une impressionnante panoplie de virus cancérigènes a été décrite. Il serait fastidieux d'y faire référence et nous nous contenterons de renvoyer aux revues spécialisées (voir les bibliographies et tout particulièrement l'ouvrage de J. Tooze).

Après la fin de la dernière guerre mondiale, il apparaît peu à peu aux virologues qui s'intéressent au cancer, que l'une des questions clefs est de tenter d'établir un lien de causalité entre les propriétés cancérigènes des virus isolés ici et là de diverses tumeurs et considérés comme leurs agents étiologiques principaux, et les propriétés génétiques de ces mêmes virus. Puisque tous les virus connus ne sont pas, tant s'en faut, cancérigènes, qu'est-ce qui, dans le génome de ces virus particuliers, les rend aptes à déclencher une tumeur lorsqu'ils infectent un individu appartenant à une espèce donnée ? De la même façon qu'on est parvenu à assigner aux différents gènes du bactériophage lambda, une fonction, un rôle particulier dans le cycle de reproduction, il apparaît indispensable de pouvoir disposer de modèles viraux, facilement utilisables chez l'animal de laboratoire (et plus spécialement la souris) chez qui l'on puisse mettre en évidence des mutations spécifiques, capables de modifier les propriétés oncogènes du virus. À cet égard, deux « modèles » allaient s'avérer d'une extraordinaire fécondité : le virus du polyome et le virus connu sous le nom de SV40.

Alors qu'il étudie certains types de cancers induits de la souris, Gross est amené à isoler un virus qu'il dénomme d'abord « agent viral parotidien ». Il observe avec ce virus un certain nombre de faits curieux. En effet, ce dernier s'avère capable de provoquer, dans beaucoup de lignées de cellules animales en culture, un ensemble de phénomènes (liés à la reproductibilité, à la morphologie ainsi qu'à l'organisation infracellulaire et au métabolisme des cellules infectées expérimentalement) qui semblaient jusqu'alors l'apanage des cellules isolées de tumeurs naturelles. À ce cortège d'événements observables dans des cultures *in vitro* sera donné le nom de « transformation néoplasique », ou en abrégé « transformation ». Puisque l'agent découvert par Gross peut transformer un spectre très étendu de cellules, on le désignera désormais du nom de « polyome ».

La découverte du virus SV40 dans les cellules du singe *Rhesus monkey* par Sweet et Hinneman est liée à la recherche systématique d'agents viraux dans les tissus de singe, utilisés il y a une vingtaine d'années pour la préparation d'un vaccin antipoliomyélitique. Très vite, on parvient à établir l'existence de similitudes marquées entre le virus polyome et le SV40, tant au plan physico-chimique que génétique. Les travaux de très nombreux chercheurs parmi lesquels Sachs et Winocour (1959), Vogt et Dulbecco (1960), vont permettre de transposer l'étude du cancer, jusqu'alors généralement conduite chez l'animal entier, à des systèmes cellulaires *in vitro*. De cette époque date également le concept des cellules « permissives » et « non permissives » (sous-entendu comme support à la reproduction virale). On constate en effet que si le virus polyome par exemple, ou le virus du Sarcome de Rous, dont les hôtes naturels sont respectivement les primates et les oiseaux, sont introduits dans des cultures de fibroblastes de souris, ils ne s'y reproduisent pas. En revanche, ils y déclenchent l'ensemble des événements décrits ci-dessus sous le nom de « transformation ». L'exploration des mécanismes de transformation et des caractéristiques de l'état transformé va occuper les esprits pendant plusieurs années et susciter un très grand nombre de travaux. Le rôle de l'antigène T, découvert par Habel en 1965 dans les cellules transformées par le virus polyome, antigène localisé dans le noyau des cellules transformées, sera particulièrement mis en relief. Son étude permettra de préciser la nature des déterminants génétiques qui en commandent la production et conduira peu à peu à étayer la notion de séquence oncogène virale.

Une question commence à se faire jour dans l'esprit des chercheurs et des pathologistes. Existe-t-il des virus cancérigènes humains ? Et tout d'abord peut-on isoler des virus à partir de tumeurs malignes chez l'homme ?

En 1962, les recherches de Trentin et de Huebner commencent à attirer l'attention sur l'existence d'une catégorie de virus responsables de certaines formes de cancer chez l'homme : les adénovirus. Padgett et ses collaborateurs, puis Weiner, découvrent en 1970 les premiers papovavirus humains, tandis qu'Aurelian et ses collaborateurs fournissent des arguments indirects en faveur d'un lien entre le cancer du col de l'utérus et le virus de l'*Herpès simplex* de sous-type 2. Par la suite, l'étude des virus Herpès de l'homme va se développer (« *Herpes* » en grec, veut dire serpent ou ramper). Les virus Herpès provoquent des lésions rampantes de la peau, formant des vésicules qui s'ouvrent, laissant des croûtes qui sèchent et cicatrisent en quinze à vingt jours. Toutes les espèces animales, poissons, reptiles, mammifères, y compris l'homme, sont infectées par leurs propres virus Herpès. Chez l'homme, il existe, on le sait depuis lors, cinq virus Herpès différents : le virus type I infecte les lèvres et est présent dans la salive ; le type II atteint les muqueuses génitales, le troisième est celui de la varicelle, le quatrième est le virus cytomégalique et le cinquième le virus d'Epstein Barr, découvert dans les tumeurs de Burkitt (voir Guy de Thé, *Sur la piste du cancer*). Il convient de s'arrêter un instant sur ce dernier type de virus.

En effet, les travaux d'Esptein et Barr, datant de 1964, ont peut-être été parmi les premiers à établir avec solidité, non seulement qu'il peut y avoir une étiologie virale d'un cancer humain mais également, ce qui est en soi tout aussi important, que cette étiologie n'est pas seule en cause. Le virus n'est en effet ici *qu'un* des composants parmi l'ensemble des facteurs déclenchant une certaine forme de cancer, maladie dont on s'accorde à dire aujourd'hui qu'elle est « multifactorielle ». Leurs travaux, bien que menés au début de façon indépendante, s'inscrivent dans la continuité expérimentale et logique de ceux d'un remarquable médecin militaire britannique, Denis Burkitt.

L'histoire du cancer de Burkitt mériterait un long développement car elle représente l'une des plus belles illustrations de ce à quoi peuvent conduire l'opiniâtreté et le désintéressement en recherche biomédicale. Le livre de Guy de Thé, *Sur la piste du cancer,* s'y rapporte. Il se lit comme un roman policier mais, surtout, il explique avec clarté et talent « la coopération et la coordination, désormais étroites, établies entre biologie moléculaire et épidémiologie » (J. Bernard) dans l'étude du cancer.

En 1958, Denis Burkitt découvre, en Afrique de l'Est, un cancer de la mâchoire de l'enfant qui ne laisse pas de le surprendre. Ce cancer paraît, en effet, *dépendre d'un ensemble de facteurs climatiques* : température, humidité, altitude. Burkitt pense qu'un moustique, sans doute porteur d'un virus en est l'agent. Personne n'y croit.

En 1961, il présente ses observations lors d'une conférence à Londres. Un autre médecin britannique, Anthony Epstein, se trouve parmi les auditeurs. Une rencontre a lieu, une collaboration s'établit. Epstein et son assistante australienne Yvonne Barr commencent à rechercher la présence d'un virus en examinant les prélèvements biopsiques en provenance d'Entebbe que leur font parvenir Burkitt. Toutefois, en 1963, après des recherches assidues, Epstein et Barr isolent une lignée de cellules lymphomateuses (c'est-à-dire émanant d'une multiplication cancéreuse des cellules de lymphocytes, éléments du système immunitaire), dans laquelle ils décèlent un virus jusqu'alors inconnu. Il s'avère appartenir à la classe des virus Herpès. On commence donc à avancer l'hypothèse que le cancer de la mâchoire étudié par Burkitt, cette forme de lymphome si étrange observée seulement jusqu'alors dans certaines régions de l'Afrique, implique au moins un virus.

L'histoire rebondira quelques années plus tard. De façon tout à fait indépendante, des chercheurs s'étaient intéressés à une autre forme de cancer extrêmement fréquente en Chine du Sud, cancer qui se développe dans le rhino-pharynx de l'homme (cancer dit du naso-pharynx ou NPC), maladie dont la mise en évidence remonte aux observations de Digby (1930), puis à celles des Français Durand, Fordel et Michaux. Un immunologiste du Sloan Kettering Institute de New York, Lloyd Old, découvre en 1966 que des sérums de malades atteints du cancer NPC, sérums qui devaient, dans son esprit, servir de « témoins négatifs » pour tester des réactions immunitaires contre le virus EB, fournissent contre toute attente une réaction positive ! Ceci sera le point de départ de toute une série de recherches qui aboutiront à la caractérisation définitive du virus EB par Guy de Thé dans des biopsies de NPC tunisien. Mais s'il s'agit du même virus, il s'avère peu à peu qu'il faut pour que se développe la tumeur de Canton *d'autres* facteurs épidémiologiques que ceux qui entraînent la formation des tumeurs africaines de Burkitt.

On sait en effet aujourd'hui qu'à l'origine du cancer de la mâchoire (tumeur de Burkitt) on a reconnu le rôle : 1) d'un virus ; 2) du parasite du paludisme ; 3) d'une anomalie des chromosomes ; 4) de ressources économiques insuffisantes. Pour le cancer de la gorge des Chinois de Canton, se trouvent associés : 1) le même virus ; 2) la présence dans l'alimentation d'un poisson préparé de façon particulière ; 3) peut-être l'appartenance à un groupe sanguin spécial (Jean Bernard).

Ainsi, à mesure que se développaient les arguments en faveur d'une étiologie virale de certains cancers humains, le concept d'une « *coopérativité* » dans les actions de multiples effets « déclencheurs » s'est également dégagé très clairement des recherches sur les tumeurs de Burkitt et les cancers du nasopharynx. Nous reviendrons sur cet aspect en examinant les mécanismes moléculaires qui sont impliqués. Retournons un instant aux autres exemples soulignant l'importance des virus dans l'apparition des cancers humains. Deux autres catégories de virus peuvent être mentionnées, dont les propriétés oncogènes n'ont été mises en évidence qu'au cours de ces dernières années : il s'agit du virus de l'*hépatite B* (dont l'étude a valu il y a quelques années le prix Nobel à Blumberg) et des *rétrovirus humains*.

Le « premier » cancer africain, si l'on se réfère au *nombre* de cas, est le cancer du foie ; il sévit particulièrement en Afrique tropicale. Mais on le rencontre aussi en Asie du Sud-Est. Deux facteurs semblent spécifiquement impliqués de façon conjointe : l'aflatoxine, substance accumulée par les arachides conservées dans de mauvaises conditions et le virus de l'hépatite B. Il existe une relation géographique frappante entre la distribution de ce virus de par le monde, et celle des cancers primitifs du foie ou hépato-carcinomes (Maupas). Il a été montré que le virus, dont le matériel héréditaire est fait d'ADN, peut s'incorporer dans le génome humain où il joue sans doute le rôle d'un provirus latent (Tiollais...).

Quant aux rétrovirus humains, les premiers d'entre eux furent découverts en 1969 par Robert Gallo aux États-Unis et par Hinuma à l'université de Kyoto. Il s'agit de virus isolés de cellules leucémiques humaines ou, pour ce qui concerne plus particulièrement les formes aiguës étudiées au Japon, de lymphomes de type T. Ces virus ont été baptisés « *Human T Cell Leukemia* », ou encore « *Human T Cell Lymphotropics viruses* », en abrégé « HTLV ».

Enfin, qui ne sait aujourd'hui, tant l'acuité du problème est évidente, que le (tristement) célèbre syndrome du SIDA (AIDS en anglais), provient lui aussi de perturbations dans la croissance d'un type de cellules représentant des sous-populations lymphocytaires ? Ces perturbations entraînent une diminution progressive puis la disparition des cellules dites « *helper* » ou auxiliaires, encore appelées OKT_4 (du nom du réactif qui sert à les déceler) et une augmentation du groupe des cellules dites « cytotoxiques » ou « tueuses », appelées OKT_8.

Tandis que les virus HTLV, précédemment décrits, ou HTLV-I, induisent une prolifération incontrôlée de ces cellules cibles, causant aussi des leucémies, une autre catégorie de rétrovirus décrits pour la première fois par L. Montagnier à l'Institut Pasteur sous le nom de virus LAV (puis par R. Gallo sous le nom d'HTLV-III[4]), entraînent au contraire la mort de ces mêmes cellules et sont causes du SIDA. De sorte que le *SIDA n'est pas un cancer*. Il s'apparente beaucoup plus à une paralysie immunitaire au niveau des lymphocytes (ce que Montagnier a appelé une lymphadénopathie).

THÉORIES « CHIMIQUES » ET « MUTATIONNELLES ». FACTEURS DU MILIEU

Les premières observations relatives aux cancers chimiquement induits remontent à 1908, après que l'Anglais Bashford eut entrevu l'intérêt d'étudier les effets déclencheurs de cancers de la peau, provenant de l'application répétée des hydrocarbures. Il prépara à ce sujet un projet d'études qui fut soumis à l'*Imperial Cancer Research Fund* de Londres. Ce projet, salué aujourd'hui comme brillamment prémonitoire..., ne vit jamais le jour ! Ce sont deux chercheurs japonais, Yamagiwa et Itchikuwa, qui parviendront quelques années plus tard les premiers à induire des papillomes, formes de tumeurs superficielles en appliquant des goudrons à la surface interne de l'oreille du

4. Le virus LAV (ou HTLV-III), bien qu'étant un rétrovirus (son matériel génétique est fait d'ARN et il se reproduit sous l'action d'une transcriptase inverse), n'appartient d'ailleurs pas à la même sous-classe que le virus des lymphomes de Gallo (HTLV-I). Il s'en distingue à la fois par son mode de formation, sa morphologie et sa constitution génétique. Son cousin germain est le virus VISNA du mouton.

lapin. Mais la phase vraiment moderne de la cancérogenèse chimique ne débute qu'en 1930, lorsque Kennaway isole de ces goudrons des substances chimiquement définies, capables de provoquer des cancers chez l'animal de laboratoire. Parmi les premiers carcinogènes chimiquement purs figurent le dibenzanthracène et le 3-4 benzopyrène. La cancérogenèse chimique est née. Avec elle va s'ouvrir une nouvelle voie d'étude. Jusque-là, en effet, on ne pouvait étudier que les tumeurs apparues spontanément, ou s'intéresser à l'induction virale ; mais cette dernière (elle devient d'ailleurs accessible à la même époque que celle où Kennaway fait ses observations) relève d'une succession de phénomènes apparemment complexes. Avec la découverte des cancérigènes chimiques, il est possible de déclencher expérimentalement par des composés de structures bien définis un processus de carcinogène dont il est dès lors plus aisé de suivre le développement.

Il faudra cependant attendre environ deux décennies pour que l'on commence à se préoccuper sérieusement du mode d'action des carbures ou autres substances, dont on aura dans l'intervalle établi le pouvoir cancérigène : par exemple, on cherche à prévoir en fonction de la configuration électronique de certaines substances chimiques, la raison de leur action. On étudie également au plan physico-chimique et biochimique l'interaction des cancérigènes chimiques avec les macromolécules : protéines et surtout acides nucléiques, notamment l'ADN. La carcinogenèse chimique, très à la mode à partir de 1950, suscitera un nombre énorme de travaux et de publications (voir par ex. B. Pullman).

Ces recherches trouvent aujourd'hui leur prolongement avec la mise en évidence d'un *mécanisme dualistique* pour le déclenchement des cancers. Nombre d'observations nous incitent en effet à penser que les carcinogènes se divisent en deux classes : les agents dits *inducteurs* et les agents *promoteurs*, dont l'effet conjoint est requis pour déclencher la carcinogenèse expérimentale. Mais, à vrai dire, ce mécanisme dépasse par ses implications le seul domaine de la carcinogenèse chimique. Le caractère multifactoriel de l'étiologie cancéreuse est certainement à rapprocher de ces observations expérimentales.

Nous avons vu précédemment comment, entre 1905 et 1930, les expériences de transplantation avaient débouché sur des théories attribuant aux mutations somatiques un rôle primordial dans le développement de l'état néoplasique.

De fait, à partir de 1960, on commence à asseoir la phénoménologie des états cancéreux sur des explications nettement plus précises. Qu'ils soient chimiques, physiques ou viraux, les facteurs carcinogènes devraient leur effet à ce qu'ils produisent des lésions de l'ADN et à ce qu'ils provoquent des mutations. Après sa découverte, en 1939, la mutagenèse chimique voit son étude se développer parallèlement à celle de la carcinogène expérimentale. Un très grand nombre d'agents mutagènes commence à être décrit : qu'il s'agisse de ceux qui induisent des erreurs de copie et des erreurs d'appariement ou des processus de réparation erronée de l'ADN lésé. Ainsi, les agents alkylants, l'acide nitreux ou l'incorporation d'un analogue chimique, pourront provoquer des altérations localisées de la séquence de l'ADN au cours de sa réplication. Les acridines agissent par intercalation. La caféine inhibe les systèmes de réparation, etc. À partir de ce moment, un pont commence donc à être jeté entre l'étude de la cancérogenèse et celle plus générale des mécanismes intervenant au cours de la réplication puis de l'expression de l'ADN. La biologie moléculaire qui était demeurée jusqu'alors plutôt en marge des recherches sur le cancer commence à s'y intéresser davantage. On est frappé par exemple de ce que la cellule, même à l'état normal, fait appel à des mécanismes dits de réparation au cours de la réplication de son matériel génétique. C'est l'époque où l'on commence à recenser un très grand nombre d'enzymes capables d'opérer le toilettage moléculaire de l'ADN : exciser les bouts qui dépassent, éliminer les mauvais appariements entre brins d'ADN dont les séquences ne sont pas rigoureusement complémentaires, boucher les interruptions dans la séquence du code, allonger les brins incomplets, etc., comme si la cellule veillait avec un soin jaloux à ce que la plus petite erreur chimique ne puisse se produire pendant la reproduction invariante du matériel héréditaire. Mais en fait, si l'on a conscience qu'il faut rechercher la cause de nombre de cancers au niveau d'altérations dans l'ADN, on est encore loin de penser qu'il puisse exister dans la continuité de celui-ci des séquences chimiques particulièrement sensibles.

Cette approche moléculaire des agents cancérigènes trouvera des prolongements dans la démarche épidémiologique pour l'étude et la prévention des cancers. On se préoccupe de plus en plus des effets cancérigènes et mutagènes des produits chimiques. C'est pourquoi des tests rapides commenceront à être mis au point, qui reposent sur l'étude de certaines mutations réverses chez les bactéries (salmonelles) pour éprouver l'action carcinogénique potentielle de certaines substances (B. Ames). Leur mise en œuvre repose sur le postulat d'une correspondance entre cancérogenèse et mutagenèse, correspondance à coup sûr intéressante et qui s'est avérée fort utile pour un premier « criblage » des agents suspects, mais dont on sait aujourd'hui qu'elle demande à être vue avec prudence, appelant pour le moins l'utilisation de tests complémentaires permettant de corroborer les premiers. Quoi qu'il en soit, l'importance attachée aujourd'hui aux relations entre cancers et facteurs du milieu (tabac, soleil, alimentation, polluants, etc.) encourage à la mise au point de toutes sortes de batteries d'essais.

AUTRES APPROCHES

À vrai dire, l'histoire des théories sur le cancer est riche de bien d'autres hypothèses ou, mieux, de tentatives pour dégager une explication unitaire de l'état cancéreux. Par exemple, Otto Warburg observe en 1930 que dans les tumeurs, contrairement à ce qui se passe chez les cellules normales, l'effet « Pasteur » (inhibition des processus d'utilisation fermentaires du glucose par l'oxygène) est très réduit, ce qui l'amène à proposer que l'état cancéreux est dû à une incapacité respiratoire cellulaire.

Mais d'autres pistes ont été ouvertes dans les années soixante-dix par les biologistes du développement. Elles reposent sur des études comparées des équipements enzymatiques dans les cellules normales et cancéreuses. C'est l'époque de prédilection de l'analyse des « isoenzymes » (nom introduit par Markert, en 1959), c'est-à-dire des sous-formes moléculaires que peut revêtir une enzyme donnée à l'intérieur d'une cellule, sous-formes qui prédominent dans tel ou tel tissu et qui, nous l'avons vu au chapitre précédent, ne sont que l'illustration du très haut degré de polymorphisme génétique existant dans la cellule eucaryotique. Weinhouse, par exemple, découvre toute une série d'isoformes de type fœtal dans les tissus tumoraux. D'où la théorie selon laquelle l'état néoplasique résulterait de la réactivation accidentelle de gènes embryonnaires (pour expliquer notamment les situations observées dans les hépatomes, les tumeurs intestinales ou ovariennes). De fait, il s'agit d'une remise à la mode d'une théorie plus ancienne, due à Cohnheim et connue sous le nom de « théorie embryonnaire du cancer ». On y suppose qu'au cours du développement embryonnaire normal, certaines cellules auraient subi une « dérégulation » et ne croîtraient plus en harmonie avec leurs consœurs du même tissu (*they do not keep pace*...). Potter a exprimé ce concept en disant que l'oncogenèse résultait du blocage de l'ontogenèse (*oncogeny is blocked ontogeny*). Par certains côtés, comme nous allons le voir, cette attitude d'esprit recouvre une part de vérité, mais il est clair qu'en bien des circonstances on a quelque peu confondu l'effet avec la cause.

HÉRÉDITÉ ET CANCER

Si toutes ces tentatives, ou toutes ces pistes, ont contribué à éclairer le mécanisme d'acquisition de l'état cancéreux, en révélant les différentes facettes du dérèglement cellulaire et en recensant les facteurs de causalité, peu d'entre elles ont cependant réussi à déboucher sur un schéma suffisamment précis pour rendre compte d'une façon unitaire des mécanismes moléculaires impliqués.

Il fait peu de doute que, comme l'écrit justement M. Bishop, en 1982, « si les causes du cancer sont légion, toutes en revanche doivent faire intervenir *un substrat génétique commun* ». Les composants de ce substrat ont échappé très longtemps aux biologistes jusqu'à la découverte, récente, qu'il existe dans les chromosomes un petit nombre de gènes dont le rôle est absolument essentiel pour maintenir l'équilibre entre la division cellulaire et sa différenciation. Leur fonctionnement peut être altéré de plusieurs façons. À la suite de certaines de ces altérations, ils cessent de jouer leur rôle d'« arbitres », laissant s'instaurer cette formidable dérégulation que l'on nomme un cancer. Le chemin qui devait conduire à leur découverte ne fut pas des plus directs. Il est passé par l'étude d'une certaine catégorie de virus, les rétrovirus. Mais avant de parler de ces fameux gènes oncogènes, avant de parvenir à ce degré de précision, bien des recherches ont été nécessaires, bien des essais infructueux ont été réalisés.

Les origines génétiques du cancer ont été une sorte d'article de foi pendant près de la moitié de ce siècle. La question fut cependant très clairement posée dès 1914 par T. Boveri et les premières analyses mendéliennes ont donné corps à cette créance.

Ce n'est cependant que beaucoup plus tard que l'on a identifié des déterminants génétiques de la cancérogenèse dans divers systèmes expérimentaux provenant d'animaux aussi différents que les poissons, les insectes ou les plantes (M. Schwab).

L'examen de certains « pédigrees humains », c'est-à-dire des relations héréditaires pouvant exister entre certains patients d'un même lignage ayant développé certaines formes de cancers, a débouché sur le concept de « gènes du cancer » dont les modifications prédisposent à certaines formes de néoplasmes (Krudson, Lommings).

Certaines tumeurs sont *toujours* héréditaires. L'une d'elle, par exemple, appelée la *polypose rectocolique,* se traduit au début par des tumeurs bénignes tapissant la muqueuse intestinale. Mais plus ou moins précocement, ces tumeurs vont dégénérer et donner naissance à autant de cancers. D'autres tumeurs peuvent être héréditaires ou non. Ainsi en est-il du *rétinoblastome,* tumeur maligne de l'œil, observée chez les jeunes enfants : les tumeurs unilatérales sont rarement héréditaires. En revanche, le rétinoblastome bilatéral l'est toujours (Frézal et Briard). Au demeurant, ce type de tumeurs est rare, mais leur intérêt est d'attirer l'attention sur le rôle des mutations génétiques comme étant à l'origine du processus tumoral.

Plus généralement, la transformation maligne, sans être un phénomène strictement héréditaire (c'est-à-dire transmissible à la descendance) est souvent liée à des anomalies chromosomiques spécifiques. On cite souvent les relations pouvant exister entre une délétion du bras court du chromosome 11, qui provoque une aplasie de l'iris (aniridie), et l'apparition d'une tumeur du rein. Un autre exemple concerne la translocation, c'est-à-dire le transfert d'un fragment chromosomique, en l'occurrence l'extrémité distale du chromosome 22 sur le chromosome 9 dans la leucémie chronique. Nous examinerons d'autres situations illustrant les remaniements chromosomiques associés à l'apparition de tumeurs. Mais tout ceci suggère qu'*un cancer peut être la conséquence d'une lésion génétique*. Selon les cas, la lésion touchera tous les chromosomes, y compris ceux des cellules germinales : le caractère tumoral obéira aux lois de transmission héréditaire, ou bien ce qui est le cas de loin le plus fréquent, elle sera *localisée* dans les chromosomes du tissu somatique cancéreux et il n'y aura *pas* transmission. Chez les animaux également, on a découvert que certaines leucémies — celles des souris *inbred* —, obéissent à une transmission « verticale », c'est-à-dire des parents à leurs descendants, et il a été suggéré que des séquences génétiques virales, notamment des oncogènes de rétrovirus résidaient dans les lignées germinales de ces espèces (Hueber et Todaro).

Dans les années 1964-1965, ces phénomènes de « transmission verticale » chez les murins ont commencé à être éclairés au niveau moléculaire. Faisant suite aux observations de Bader sur l'action de la bromo-déoxyuridine dans la transformation par des virus à ARN[5], Temin et Baltimore découvrent les transcriptases inverses, ARN dépendantes, ce qui, nous l'avons vu, conforte de façon décisive l'idée qu'il existe des « provirus à ADN » intégrés dans le génome cellulaire, tout en expliquant le cycle de reproduction de ces rétrovirus.

À partir de ce moment, on allait assister à toute une floraison de travaux mettant en lumière les effets cancérigènes de ces rétrovirus. L'étude de leurs modalités d'action allait conduire à découvrir deux catégories générales de ce type de virus dont nous commenterons brièvement les propriétés, car ces travaux devaient mettre sur la voie des oncogènes cellulaires. Il fut en effet observé que certains de ces virus déclenchent l'état cancéreux de façon rapide. L'analyse de leur génome révéla que celui-ci renferme généralement, outre les déterminants capables de coder pour les enzymes de réplication et les protéines d'enveloppe, un gène particulier dit « cancérigène ». Par exemple, on se souvient que le premier virus à ARN mis en évidence fut l'agent responsable du sarcome des poules. Or, il existe dans le rétrovirus un gène responsable du sarcome, appelé « sarc » ou en abrégé « *src* ». Ce gène est capable de déclencher à lui tout seul la cascade d'événements qui, chez la poule, se traduit par l'apparition d'une tumeur. Il doit sans doute cette propriété au fait qu'il code pour une certaine enzyme (une protéine kinase) peut-être capable de modifier par phosphorylation certai-

5. Il s'agit d'un analogue synthétique de la thymine laquelle est une des bases nucléiques normale de l'ADN, qui peut être incorporée à la place de celle-ci au cours de la réplication. Le brouillage chimique du code qui en résulte équivaut à un blocage de la réplication normale de l'ADN. Le caractère paradoxal des observations de Bader fut précisément qu'un agent altérant la réplication de l'ADN pouvait influer sur l'évolution d'un virus à ARN.

nes protéines présentes au niveau de la membrane interne. On découvrit peu à peu toute une gamme d'autres rétrovirus « rapides » comportant chaque fois un gène cancérigène. À côté de ces virus « rapides » existent des rétrovirus à effet plus lent. Chez ces derniers, fait curieux, aucun gène cancérigène (ou pour parler un langage plus savant, aucune séquence oncogénique) n'est présent. Leur effet déclencheur est lié à ce qu'au cours de leur intégration à l'état de provirus ADN dans le chromosome de la cellule hôte, ils peuvent entraîner des altérations locales au niveau de déterminants *cellulaires* dont ils modifient sans doute le fonctionnement.

Mais si toutes ces recherches mettaient en lumière l'existence chez certains rétrovirus (comme chez certains virus à ADN d'ailleurs ainsi qu'on l'a montré depuis) de véritables gènes à effet oncogénique, bien des faits demeuraient inexpliqués par ailleurs. Comment se déclenchent les cancers dont l'origine n'est apparemment pas liée à une étiologie virale (par exemple après carcinogenèse chimique) ? Comment les virus possesseurs de séquences oncogéniques les ont-ils acquis au cours de l'évolution ?

DÉCOUVERTE DES ONCOGÈNES CELLULAIRES

Cette lacune allait être comblée en 1976 à la suite des très belles observations de D. Stehelin, M. Bishop et Varmus. En effet, c'est au cours d'un stage post-doctoral aux États-Unis que D. Stehelin, un jeune chercheur du CNRS qui avait travaillé jusqu'alors à Strasbourg, allait faire une découverte capitale. Le laboratoire de Bishop était en effet préoccupé par l'origine de ces mystérieux gènes de cancer présents chez les rétrovirus « rapides ». D. Stehelin rechercha s'il existait dans les cellules normales — non infestées — des séquences génomiques présentant certaines parentés avec ces gènes viraux. Pour ce faire, il recopia une séquence oncogénique virale responsable du sarcome de poule et obtint, grâce à la transcription inverse, une réplique, ou copie d'ADN du gène qui, lui, existe, on s'en souvient, à l'état d'ARN dans le virus. À l'aide de la sonde ADN ainsi fabriquée *in vitro* et obtenue sous une forme radioactive, il rechercha si des hybrides moléculaires pouvaient être mis en évidence en mélangeant la sonde et des fragments d'ADN provenant des chromosomes de cellules normales. Il eut alors la surprise de constater que le génome aviaire recèle à l'état naturel des séquences d'ADN homologues du gène *src*...

Ceci allait être à l'origine d'une remarquable percée qui déboucha sur la mise en évidence, chez *toutes* les cellules eucaryotes connues à ce jour, d'une catégorie de gènes dont l'existence et la nature avaient jusqu'alors été tout à fait insoupçonnées : *les gènes oncogènes cellulaires*.

L'observation de D. Stehelin et M. Bishop fut rapidement confirmée par d'autres laboratoires. D'une certaine manière, elle faisait coup double et même « multiple » ! D'une part, l'explication de l'origine des séquences oncogènes virales se profilait. La situation ressemblait étrangement à celle d'une « transduction » par le bactériophage λ, opération au cours de laquelle le génome du prophage, après excision du chromosome, « emporte » assez souvent avec lui des fragments de gènes bactériens qu'il peut ensuite transporter au sein d'autres cellules bactériennes. Ainsi, on comprenait comment un provirus ADN d'un rétrovirus (sans doute de type lent à l'origine) avait pu emporter avec lui, au cours d'un phénomène d'excision, une séquence oncogénique cellulaire.

D'autre part, l'existence de gènes oncogènes « normaux » apportait une dimension nouvelle et inattendue à l'étude de l'origine des cancers, dès l'instant qu'un dérèglement de ces gènes pouvait désormais rendre compte de l'apparition de nombreux états néoplasiques consécutifs à des mutations ou à des réarrangements chromosomiques provoqués par des facteurs multiples. Il apparaissait en effet clairement que les séquences oncogéniques cellulaires normales pouvaient, dans ces conditions, subir des modifications conduisant à la production de substances ressemblant à celles qu'élaborent les séquences oncogéniques des rétrovirus lorsque ceux-ci confèrent l'état néoplasique à la cellule infectée. Si tel était bien le cas, on devait imaginer, poussant plus avant la logique du raisonnement, que les gènes oncogéniques, lorsqu'ils ne sont ni mutés ni activés par réarrangements chromosomiques, doivent avoir des fonctions importantes dans l'économie physiologique cellulaire.

ONCOGÈNES TRANSDUITS PAR DES RETROVIRUS

Oncogènes viraux	Tumorigénicité	Protéines Fonctions biochimiques supposées	Localisation
v-src	Sarcome	PK (tyr)	membrane plasmique
v-fps/v-fes	Sarcome	PK (tyr)	membrane plasmique ?
v-yes	Sarcome	PK (tyr)	?
v-ros	Sarcome	PK (tyr)	?
v-fgr	Sarcome	PK (tyr)	?
v-abl	Lymphome de cellules B	PK (tyr)	membrane plasmique
v-ski	Sarcome		noyau
v-myc	Carcinome-Sarcome & myélocytome	se fixe à l'ADN	noyau
v-myb	Leucémie myéloblastique	se fixe à l'ADN	noyau
v-fos	Sarcome	?	noyau
v-erbB	Érythroleucémie & Sarcome	EGF-R tronqué PK (tyr)	membrane plasmique

Oncogènes viraux	Tumorigénicité	Protéines Fonctions bio-chimiques supposées	Localisation
v-fms	Sarcome	Récepteur CSF-1 PK (tyr)	membrane plasmique
v-sis	Sarcome	PDGF-2/B	cytoplasme, secrété ?
v-ras	Sarcome & Érythro-leucémie	régule l'adénylate cyclase	membrane plasmique
v-mos	Sarcome	PK (thr & ser) ?	cytoplasme
v-mil/raf		PK (thr & ser) ?	cytoplasme
v-ets	Leucémie érythro-blastique	?	noyau (fusionné avec v-myb)
v-erbA			cytoplasme
v-rel	Leucémie lym-phatique	?	?

Tableau 2. — *Principaux types de séquences oncogéniques trouvées chez les rétrovirus.* Dans ce tableau figurent les dénominations de ces séquences (colonne de gauche), les types de tumeurs provoquées lorsque ces séquences oncogéniques sont transférées à une cellule non maligne par des rétrovirus (ou lorsque les oncogènes cellulaires correspondants sont activés), la nature des produits codés par ces séquences, ainsi que la localisation infracellulaire de ces produits.

PK phosphokinase (tyr : tyrosine ; thr : thréonine ; ser : serine).
EGF facteurs de croissance des cellules.
CSF *colony stimulating factor n° 1.*
PDGF facteur de croissance dérivé des plaquettes sanguines.

LES ONCOGÈNES CELLULAIRES. NATURE DES PRODUITS

Grâce à l'utilisation combinée de plusieurs voies d'approche expérimentales, un assez grand nombre de gènes oncogènes cellulaires ont été identifiés. On en connaît aujourd'hui plus d'une vingtaine de types, comme cela ressort de l'examen du *tableau 2*. Celui-ci comprend toute une série d'informations concernant : la nature des vecteurs viraux, celle des espèces animales sensibles à l'action tumorigène de ces virus — ou à partir desquelles les virus ont été isolés —, les caractères de tumorigénicité (type de tumeurs formées), ainsi que certaines données relatives aux produits codés par les gènes oncogènes, tant pour ce qui a trait à leur localisation subcellulaire qu'à leur fonction. L'examen de ce tableau montre que ces fonctions peuvent se regrouper en quelques classes majeures.

On constate que certains gènes oncogènes (ex. : *src, fps/fcs, yes, ros, abl...*) codent pour une protéine kinase (tyrosine spécifique). Ces enzymes sont localisées sur la membrane plasmique et sont généralement regroupées en amas (*clusters*) au niveau d'un territoire spécialisé de cette membrane, appelée « plaque d'adhésion ». Il s'agit d'une région supposée responsable de l'adhérence des cellules à un substratum solide, lorsque ces cellules sont mises en culture. Le substrat de ces kinases semble être une protéine cellulaire abondante, de masse moléculaire 36 000, qui serait liée à la membrane et au cytosquelette cellulaire. On pense également que la phosphorylation de « résidus Tyrosine », présents dans cette protéine ou dans des protéines similaires, intervient au cours de la réponse cellulaire aux facteurs de croissance doués d'activités mitogéniques. Les protéines kinases (tyr) joueraient donc un rôle dans le réglage de la croissance cellulaire et de la division. La phosphorylation de certains lipides a également été postulée et nous y reviendrons.

Les deux familles de gènes *c-ras* (*Ha-ras* et *ki-ras*) codent pour des protéines fort semblables, ayant des masses moléculaires de l'ordre de 21 000. Les produits de ces gènes, comme ceux de leurs homologues viraux, fixent les nucléotides à guanine, pour lesquels ils ont une grande affinité, et ils catalysent également la phosphorylation d'un autre reste d'acide aminé, la thréonine. Les « produits » de ces gènes s'apparenteraient donc aux facteurs G.

Comme l'ont établi Watterfield et ses collaborateurs en 1954, la séquence oncogénique « sis » admet pour produit d'expression une protéine qui s'avère être extrêmement proche, par sa structure, du facteur de croissance des plaquettes sanguines, facteur déjà décrit et connu sous le nom de PDGF.

Mais un autre exemple frappant, illustrant les relations qui existent entre le fonctionnement de certains gènes oncogènes et les facteurs de croissance, se rapporte au gène *V-erb B*. Il s'agit d'un gène trouvé dans le virus de l'érythroblastose aviaire qui code pour un grand fragment du récepteur pour le facteur de croissance des cellules épidermiques ou EGF (Schlessinger). Dans ce fragment, le « domaine » du récepteur responsable de la fixation de l'EGF fait défaut, tandis que l'activité « kinase » du récepteur est conservée. On détient donc là l'explication (du moins au niveau du produit d'expression génétique) de la conversion d'un gène oncogène cellulaire normal, *c-erb B*, codant pour le récepteur, en un oncogène viral, *V-erb B*, conversion qui s'accompagne de la perte des séquences de codage pour le domaine fixateur du ligand naturel. Il apparaîtrait alors un récepteur « déréglé », qui s'exprimerait de façon « constitutive » (c'est-à-dire sans qu'il soit besoin de l'activer par son facteur de croissance) et dans une conformation « activée ».

Une autre sous-classe de déterminants oncogéniques cellulaires a été mise en évidence dès 1982 par Donner et ses collaborateurs, Abrams et son équipe, puis plus récemment par Person ainsi que par P. Leder. Leurs produits d'expression sont de localisation nucléaire, et ils présentent une affinité élevée pour l'ADN. Tel est par exemple le cas de la protéine baptisée p110 K gag-myc — une protéine exprimée dans des lignées cellulaires MC-2y infectées ou transformées. P. Leder a montré par ailleurs qu'une protéine de 65 Kd, exprimée dans les cellules humaines activées par les mutagènes, et sous contrôle du gène *c-myc*, avait des propriétés très voisines. Elle se fixe très fortement aux ADN à simple ou double brin.

Au total, trois grandes classes de gènes oncogènes se dégagent, si l'on s'en réfère aux fonctions que leurs produits seraient appelés à remplir dans une cellule normale.

a) Certains d'entre eux, tel le gène *src* (qui a servi d'archétype à notre raisonnement concernant l'effet des rétrovirus) commandent, dans la cellule normale, à la formation de certaines enzymes connues pour intervenir dans les effets dits en cascades, tels qu'ils se déclenchent à partir du moment où un signal extérieur interagit avec un récepteur d'une cellule. Ces enzymes sont capables de modifier les propriétés d'un certain nombre de protéines en les associant à une molécule de phosphate. En général, les protéines ainsi phosphorylées subissent à leur tour des changements d'état leur permettant d'agir avec d'autres protéines, des acides nucléiques ou des substrats chimiques. On donne le nom de « kinases » à ces enzymes de phosphorylation. On peut donc dire qu'une certaine classe d'oncogènes cellulaires code pour des kinases spécifiques. Ces kinases se distinguent néanmoins de celles qui avaient déjà été décrites, car le résidu d'acide aminé qui est lié au phosphate est ici la tyrosine (parfois la thréonine) les autres kinases déjà connues agissant au niveau de la sérine.

b) Une seconde catégorie de gènes oncogènes cellulaires admet pour produits des facteurs de croissance ou des récepteurs pour ces facteurs. Comme nous l'avons vu, ces facteurs de croissance interagissent avec des récepteurs spécifiques présents à la surface de certaines cellules. Ils forment avec ceux-ci des complexes doués de propriétés conformationnelles particulières, telles qu'une chaîne d'événements aboutissant au démarrage de la division cellulaire se trouve déclenchée. Trois types de facteurs capables d'intervenir, chacun sur des gammes assez larges de cellules, le PDGF, l'EGF et le CSF, semblent impliqués.

c) Enfin, dans une troisième catégorie, figurent des séquences oncogéniques douées d'autres fonctions, parmi lesquelles certaines semblent concerner des effets régulateurs au niveau de l'ADN (grâce à l'intervention de protéines présentant des affinités élevées vis-à-vis de certaines séquences génétiques) ; d'autres peuvent intervenir dans des chaînes réactionnelles en fixant des cofacteurs à guanine.

Lorsque l'on prend en compte ces observations de façon globale, l'impression qui se dégage est que la famille des séquences oncogéniques cellulaires pourrait fort bien contribuer *dans son ensemble* à une cascade d'événements se déroulant entre l'étape où des facteurs de croissance s'attachent à certaines cellules et celle où la machinerie responsable de la division nucléaire se met en branle, en réponse à cet événement. Il est en effet possible d'imaginer la nature des séquences réactionnelles accompagnant l'envoi de signaux chimiques exogènes aux cellules, et la façon dont cette transduction de signaux pourrait être contrôlée, lorsque les cellules après avoir cessé leurs divisions entrent en contact, établissant entre elles les communications tissulaires dont nous avons déjà parlé.

Avec guère plus d'une trentaine de ces gènes, toute cellule eucaryotique serait à même de régler l'envoi et la réception des signaux lui permettant d'ajuster sa croissance en fonction de l'environnement des autres cellules. On conçoit alors mieux comment les dérèglements de certains de ces gènes bloquent tout ce bel équilibre et les conséquences qui peuvent en résulter. Nous tenterons d'examiner un peu plus tard selon quel ordre chronologique et en fonction de quelles séquences réactionnelles ces différents gènes de communication interviennent à l'état normal. Auparavant, il nous faut commenter brièvement ce que l'on sait de la façon dont ces gènes peuvent être perturbés, situation généralement décrite sous le nom d'« activation des oncogènes cellulaires » et susceptible de se traduire par diverses formes de cancers.

ACTIVATION DES ONCOGÈNES CELLULAIRES

Les mécanismes qui entraînent une transformation maligne en intervenant au niveau des séquences oncogéniques cellulaires sont nombreux. Certains impliquent une modification dans la nature même de la protéine codée par ces séquences génomiques : d'autres reposent sur un changement dans leur taux d'expression. Par exemple, on sait aujourd'hui (Tabin et son équipe ; Premkumar, Reddy et ses collaborateurs) que certains cancers de la vessie chez l'homme sont assortis d'un *seul* événement mutationnel (une mutation ponctuelle) entraînant la substitution *d'un seul* résidu d'acide aminé à l'intérieur de la chaîne polypeptidique codée par une séquence oncogénique unique : le gène *c-ras*. À tout bien considérer, c'est sans doute l'une des contributions la plus saisissante de l'apport récent de la biologie moléculaire du gène à l'explication d'un cancer, tant elle frappe par la simplicité du mécanisme en cause.

Dans la plupart des cas cependant, il ne s'agit pas de mutations de structure, mais de perturbations *régulatrices* qui rendent le gène oncogène réfractaire à l'influence normale de signaux qui en modulent d'ordinaire le fonctionnement. Tel est le cas des gènes *c-myc, c-abl,* etc., dont l'expression se trouve alors exacerbée et sans contrôle, le produit fabriqué demeurant normal, mais s'accumulant au-delà des limites tolérées.

Ce type d'activation (on pourrait presque dire de dérépression) s'observe notamment au cours des très fréquentes *anomalies chromosomiques* qui accompagnent l'état néoplasique, phénomène bien connu des anatomopathologistes et dont nous avons déjà relaté l'existence. Ces anomalies « déclencheuses » d'un état cancéreux peuvent être, soit de type *primaire* (il s'agit alors de translocations, de délétions ou d'inversions génétiques) ou bien, comme cela s'observe pour certains types de tumeurs (ex. : leucémies aiguës, lymphomes, tumeurs solides) de type *secon-*

daire (translocations secondaires, amplification génique, aneuploïdie, etc.).

De nombreuses équipes se sont récemment attachées à analyser l'activation par translocation primaire du gène *c-myc*, particulièrement dans les lymphomes de Burkitt dont nous avons déjà abondamment parlé. Ces translocations sont apparemment la règle : ainsi G. Klein a pu montrer que dans 100 % des cas, les lymphomes de Burkitt (que ceux-ci renferment ou non du virus de type EB) présentent des translocations. Il en va de même pour les plasmocytomes murins dont l'apparition résulte également de l'activation de ce gène oncogène.

Arrêtons-nous un instant à l'analyse moléculaire du phénomène : le gène *c-myc* est un allèle mendélien qui, dans l'état non cancéreux, est situé sur le chromosome 8 (au niveau de la bande 9-24). Quand apparaît le lymphome de Burkitt, on constate que le gène *myc* est « transposé » sur l'un des trois chromosomes suivants : 14, 22 ou 2 (codant pour les chaînes λ ou κ des immunoglobulines). La transposition insère le gène *c-myc* en position 5' (en amont) par rapport à un des gènes de ces chromosomes codant pour la partie constante des immunoglobulines ; parfois d'ailleurs à des distances assez grandes de ces gènes, comprises entre dix et cinquante kilobases.

Pour comprendre comment le gène *c-myc* ainsi transposé peut se trouver activé de façon constitutive, examinons la *figure 23* extraite d'un article de M. Robertson. Le gène normal *c-myc* possède trois exons. Deux d'entre eux, les exons 2 et 3, ont essentiellement une fonction de codage et ne sont pas altérés. Quant à l'exon 1, certains auteurs ont fait l'hypothèse qu'il aurait un rôle régulateur : il fonctionnerait comme un opérateur et il serait altéré au cours des réarrangements chromosomiques qui accompagnent l'apparition d'une tumeur. Ainsi P. Leder et ses collaborateurs ont-ils proposé que cet exon inclue un site de fixation pour un répresseur de transcription, ce répresseur n'étant autre que le produit du gène lui-même. Dans la configuration normale, c'est-à-dire quand le gène

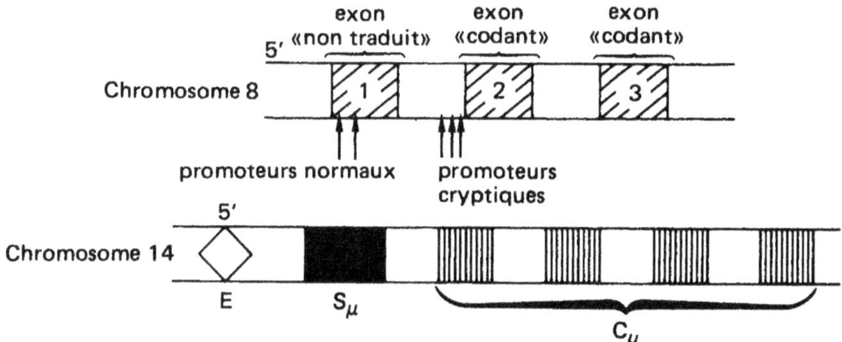

Figure 23. — *Organisation du gène c-myc.* — A) Le gène *c-myc* normal présent sur le chromosome 8 de l'homme renferme trois exons ; le plus proche de la partie 5'n'est pas traduit. Il est généralement transcrit de deux promoteurs situés en 5'de l'exon 1. La signification des produits de transcription est l'objet d'une controverse. Lorsque l'exon 1 est éliminé du gène par suite d'une translocation, la transcription démarre au niveau de l'un des promoteurs (désignés par les flèches) situés à l'intérieur du premier intron. — B) Dans le cancer de Burkitt, il y a transposition du gène *c-myc* au locus codant pour la chaîne lourde des immunoglobulines sur le chromosome 14, à gauche de la séquence E *(enhancer)*. (D'après *Nature*, 1984, vol. 309, p. 586, fig. 1.)

c-myc n'est pas transposé et ne provoque aucune transformation maligne, son produit protéique exercerait donc une répression autogénique (comme cela a d'ailleurs déjà été décrit pour rendre compte du réglage de l'activité du gène CI codant pour le répresseur du bactériophage λ). Au cours des translocations qui s'observent dans certaines formes de tumeurs appelées *plasmocytomes*, ce qui se passe est bien conforme au schéma de P. Leder : le premier exon du gène est en effet toujours perdu, ce qui va abolir toute régulation de ce gène. L'ARN messager sera transcrit à un taux anormalement élevé et la protéine correspondante produite en concentrations anormales. Malheureusement, la perte de l'exon I n'est pas toujours constatée. C'est notamment ce que l'on observe dans d'autres formes de cancer, en particulier lors des translocations accompagnant les lymphomes de Burkitt. On a cherché à tourner la difficulté. Ainsi G. Klein postule que de toute façon le site « chromosomique receveur » (c'est-à-dire au voisinage du locus IgG) présente une configuration telle que tous les gènes qui y résident sont exprimés de façon « constitutive » (donc échappant à toute régulation). Leder et Robbilt, quant à eux, font remarquer que cette même région est le site de mutations somatiques hyper-fréquentes, ce qui provoquerait des mutations dans l'exon 1...

Pourtant, d'autres équipes (Croce et collaborateurs) n'observent pas de mutation dans l'exon 1 du gène *c-myc* après les translocations de type lymphome... Pour eux, l'explication de l'« activation » du gène, après réarrangement, repose sur la nature des séquences activatrices de transcription, séquences de type *enhancer*. Dans les cellules lymphoblastoïdes normales (quand le gène *c-myc* n'est pas activé) il est sous la dépendance d'un *enhancer* « faible ». Après translocation (lorsque ces mêmes cellules deviennent des lymphomes), il se trouverait placé au voisinage d'un *enhancer* de type fort...

Comme on peut le voir, même si l'on n'est pas en mesure d'apporter un éclairage complet et définitif au mécanisme qui fait passer le gène *c-myc* de l'état d'allèle mendélien inoffensif à celui d'un gène cancéreux, on semble se rapprocher beaucoup ici encore d'une explication moléculaire précise. Beaucoup de chemin a été parcouru depuis l'observation originale de Denis Burkitt en 1958...

Un autre exemple d'activation oncogénique consécutive à une translocation est celui qui a trait à la leucémie myéloïde chronique humaine, translocation intéressant le gène oncogène *abl*, et dont Canaani a montré qu'elle se produit entre le chromosome n° 9 et le chromosome n° 22, plaçant la séquence oncogène en position 3'par rapport à une séquence *bcr*.

Les processus de transposition ou d'insertion intrachromosomique sont également susceptibles de déclencher l'activation oncogénique : ainsi, l'on connaît une catégorie particulière de rétrovirus dits « rétrovirus lents », ainsi appelés parce qu'ils ne déclenchent l'apparition de tumeurs qu'après une longue phase latente. Ces rétrovirus se trouvent dépourvus de séquence oncogénique propre. Leur effet néoplasique est précisément dû au fait qu'ils s'intègrent dans les chromosomes des cellules normales en des sites tels qu'ils activent à distance certains déterminants chromosomiques, ces déterminants étant le plus souvent des gènes oncogènes cellulaires et l'insertion pouvant avoir lieu, soit en 5', soit en 3'par rapport à ces gènes. Des *transposons* rétroviraux endogènes peuvent également déclencher l'activation d'oncogènes cellulaires au cours d'insertions mitoyennes : citons l'exemple des séquences rétrovirales endogènes type IAP de la souris et leur transposition en amont du gène *c-mos* accompagnant l'apparition des myélomes murins NSI et XXRPC-24. Ces transposons « déclencheurs » ne sont d'ailleurs pas toujours des séquences rétrovirales. Ainsi des éléments « itératifs », du type SINE ou LINE (voir chapitre précédent) peuvent, par insertion, provoquer un état malin. De même l'insertion d'une séquence LINE, dans la continuité du gène *c-myc*, cause l'apparition de tumeurs vénériennes chez le chien.

Enfin, parmi les autres mécanismes activateurs à mettre au compte des réarrangements chromosomiques figurent les processus d'*amplification génique* : l'un des exemples le mieux étudié est celui de *V-myc*. Il s'agit en fait d'une région du chromosome qui se trouve amplifiée de vingt à cent quarante fois dans des lignées cellulaires de neuroblastomes humains (Brodeur et son équipe ; Kohl et ses collaborateurs). Le degré d'amplification augmente considérablement dans les stades terminaux de la maladie. On a également rapporté des cas d'amplification du gène *c-myc*, dans plusieurs lignées tumorales humaines : la tumeur du côlon COLO 320, celle du poumon NC1 417, etc.

On retiendra de ce chapitre que la biologie moléculaire des gènes oncogènes cellulaires et viraux progresse vite, ouvrant un champ considérable à l'analyse mécanistique de l'état cancéreux. Ceci peut avoir des conséquences fort importantes. En premier lieu, parce que l'on semble parvenir enfin, après des décennies d'efforts, à un schéma qui permet de dégager, sinon une vision unitaire des mécanismes qui sont à l'origine de la transformation maligne[6], du moins un cadre d'explication cohérent. La découverte des séquences oncogéniques cellulaires et leur implication dans le développement de l'état cancéreux, une fois ces séquences altérées par quelque événement d'origine génétique spontané, ou induit par des agents dits « génotropiques », (c'est-à-dire ayant pour cible l'ADN, ou dérégulées par des réarrangements chromosomiques) fournissent désormais une remarquable base de recherches à la cancérologie fondamentale. D'ailleurs, à mesure que la nature des produits formés par les séquences oncogéniques sera mieux connue et leurs effets de coopération mieux compris (voir ci-après), on pourra rendre compte de façon plus précise des mécanismes intervenant dans le déclenchement précoce des états tumoraux par les agents étiologiques, multifactoriels qui ont jusqu'ici été impliqués.

En second lieu, et pour des raisons somme toute fort voisines, ces travaux devraient pouvoir déboucher sur des techniques de détection plus efficaces. Pour l'heure, l'emploi des sondes génétiques à ADN, obtenues artificiellement par copiage *in vitro* des ARN messagers formés à partir des séquences oncogéniques, n'a trouvé que des applications modestes. Il est possible par exemple, en mesurant grâce à ces sondes le taux d'activité des séquences génétiques *myc*, de suivre l'évolution de certains types de cancers, tels ceux du col de l'utérus, puisqu'ils s'accompagnent, notamment en cas de récidives, d'une forte amplification des gènes correspondants (Riou). Mais le recours à ces technologies n'en est vraiment qu'à ses débuts.

6. Rien n'autorise à penser pour l'heure que *tout* état néoplastique, spontané ou provoqué, relève de ce même schéma...

COOPÉRATION

Il y a environ trois ans, un chercheur américain du nom de R. Weinberg a mis en évidence un aspect sans doute tout à fait fondamental du rôle des séquences oncogéniques cellulaires dans l'acquisition de l'état néoplasique. Il a baptisé le phénomène observé « coopération oncogénique ».

Selon Weinberg, et ce point a été confirmé, on peut ranger nombre de gènes oncogènes actuellement connus en deux grandes *catégories* selon leurs modalités d'action, ou plutôt selon leurs contributions respectives au déclenchement d'un état cancéreux : le premier groupe d'oncogènes dont le prototype est le gène *ras*, est impliqué dans la *transformation* cellulaire, ensemble d'événements qui se caractérisent par des altérations dans la morphologie cellulaire, la perte de la capacité cellulaire à s'ancrer sur un substratum solide, des changements profonds dans la nature du cytosquelette infracellulaire. Le second groupe, dont l'un des éléments représentatifs est le gène *myc*, ne cause généralement pas les effets observés avec le premier groupe ; en revanche, il est capable de provoquer, après activation, le phénomène dit « d'*immortalisation* cellulaire », bien connu des biologistes du développement. Il s'agit de l'aptitude qu'acquièrent certaines cellules, au contact de certains virus, ou sous d'autres influences, à se multiplier indéfiniment en culture *in vitro* : elles sont en effet devenues réfractaires aux signaux habituels qui entrent en jeu lorsque la pullulation cellulaire devient très importante et qui se traduisent alors par un arrêt de croissance (inhibition dite « de contact »). Fait remarquable : pour faire apparaître l'état cancéreux dans des cellules cultivées *in vitro*, mais aussi pour que se développe une tumeur *in vivo*, il faut que survienne une altération dans au moins un des gènes oncogènes *de chacun des groupes* ; c'est donc bien à une forme de « coopération » que l'on assiste. L'altération d'un ou de plusieurs oncogènes de l'un des deux groupes ne suffit pas à provoquer un cancer.

Autres particularités : les oncogènes du premier groupe sont généralement activables, à la suite d'une mutation ponctuelle, ceux du second, plutôt à la faveur de réarrangements chromosomiques.

Ces observations ont reçu confirmation. Par exemple, D. Stehelin et ses collègues ont observé que si l'on examine certaines lignées dérivées de tumeurs humaines il apparaît des altérations *à la fois* dans le gène *c-myc* et dans le gène *c-ras*. Plus récemment, ils ont montré que certains rétrovirus sont capables d'entraîner le développement de l'état cancéreux par transduction, non pas d'un seul, mais précisément de deux gènes oncogènes cellulaires altérés.

L'explication de ces phénomènes n'est pas encore définitivement apportée, même si ceux-ci s'avèrent d'une grande importance dans l'étiologie des cancers. Nous aurons l'occasion de revenir sur ce point : les gènes oncogènes codent pour des signaux *intracellulaires* distincts, qui assurent le transfert des signaux *extracellulaires* jusqu'à l'« ordinateur génétique », de manière à assurer un réglage harmonieux de la division dans l'état cellulaire normal. Ce réglage est complètement brouillé après altération de ces mêmes gènes. Le fait que des oncogènes puissent donc agir en « cascades » n'est donc pas surprenant en soi.

Récemment, il semble qu'un *troisième groupe* d'oncogènes ait été mis au jour. Il inclurait les gènes impliqués dans la capacité qu'ont certaines tumeurs de former des métastases. Il est évident que l'étude approfondie de cette catégorie de déterminants oncogéniques va s'avérer d'une importance capitale en oncologie humaine. Ainsi se dessine peu à peu la trame explicative du caractère multifactoriel de la transformation maligne.

ORIGINE DES GÈNES ONCOGÈNES ET RELATIONS PHYLOGÉNÉTIQUES

L'un des apports le plus remarquable et sans doute le plus inattendu de cette nouvelle génétique réside dans la découverte, aujourd'hui étayée par un très grand nombre d'observations, qu'un spectre extrêmement large de cellules eucaryotiques recèle des séquences oncogéniques dans leur génome. La présence de ces séquences semble quasi universelle (à l'exception semble-t-il des eucaryotes végétaux), puisqu'on les a observées aussi bien dans la levure et dans la drosophile que chez tous les eucaryotes supérieurs.

L'ubiquité quasi absolue de ces gènes, pourtant considérés au départ comme des éléments essentiellement délétères qui seraient à l'origine des déterminants viraux capables d'engendrer des tumeurs, et notamment leur présence chez les eucaryotes inférieurs comme la levure, montre bien que, dans leur état normal, ils doivent jouer un rôle de tout premier plan dans l'économie cellulaire. Ils semblent d'ailleurs avoir été conservés depuis plus d'un milliard d'années ! Ceci a permis de réaliser une observation tout à fait saisissante : on a pu montrer que certaines mutations produites à l'intérieur du gène *c-ras* de la *levure* (par exemple celle qui s'accompagne d'une substitution d'un acide aminé, en position 18 de la chaîne protéique) confèrent à ce gène la propriété de provoquer la transformation de cellules *animales* cultivées *in vitro*. Qu'un déterminant génétique issu d'un organisme unicellulaire puisse (dans des conditions artificielles il est vrai, mais de façon nette) déclencher l'état cancéreux dans une cellule issue d'un métazoaire, illustre à quel point un gène parfaitement normal et appelé à jouer un rôle important dans la division cellulaire peut, après mutation, acquérir des capacités tumorigènes incontestables.

D'ailleurs, comme l'ont montré B.Z. Shilo et ses collaborateurs à l'Institut Weizmann de Rehovot (Israël), il existe des ressemblances tellement prononcées entre le gène *c-ras* de la drosophile et celui de l'homme (deux espèces séparées par des centaines de millions d'années), que l'on peut, par exemple, construire par génie génétique un gène « chimère ». Cela est réalisé en accolant le promoteur et la région codant pour la portion N-terminale en provenance du gène *c-ras* humain, à la partie du gène de drosophile qui code pour la portion C-terminale. On montre alors que ce gène hybride transforme très activement des cellules de rat...

De même, il existe des homologies de séquences très marquées entre les gènes *src* de drosophile et des vertébrés. Shilo a pu estimer que les événements de duplication qui auraient entraîné la formation de la « famille » *src* à partir du gène primordial (famille incluant *src, abl, erbB*, etc.) se seraient produits, il y a environ huit cents millions d'années.

Plusieurs auteurs estiment d'ailleurs que l'ensemble des gènes oncogènes connus à l'heure actuelle (soit environ deux à trois douzaines) dériverait d'une séquence « archétype » unitaire, ou d'un très petit nombre de gènes ancêtres.

RÔLE DES GÈNES ONCOGÈNES DANS UNE CELLULE NORMALE

Ces données de caractère phylogénétique nous confortent clairement dans l'idée que les gènes oncogènes ont un rôle ubiquitaire et permanent dans la physiologie cellulaire normale. Rappelons à cet égard un certain nombre de faits.

Si l'on tente de rattacher l'activité des séquences oncogéniques normales à des fonctions cellulaires définies, il semble que l'on se trouve en présence de deux catégories distinctes de gènes : certains semblent activables en fonction de la différenciation de cellules ou tissus *particuliers*, tandis que d'autres paraissent jouer un rôle plus *général* au cours de la division cellulaire.

Tout d'abord, il est apparu dès le début des études sur les oncogènes cellulaires que les changements dans les taux d'expression de *certains* d'entre eux obéissaient à une *spécificité tissulaire*, voire une spécificité liée à un *stade* particulier du développement d'un tissu donné ou d'un lignage cellulaire histologiquement défini. L'activité de ces gènes oncogènes paraît donc rattachable de façon plus ou moins directe à la différenciation somatique.

Par exemple, l'expression accrue d'un gène *erb B* s'observe à certaines phases du développement des cellules sanguines (érythrogenèse). Le gène *c-src* est très fortement activé dans certaines cellules normales de la rétine à la phase coïncidant avec le début de la différenciation neuronale et il se maintient à ce taux élevé d'expression même chez les neurones matures, etc. Ainsi, bien qu'un gène oncogène donné puisse être activé dans des tissus divers, il semble qu'il y ait des modes de différenciation tissulaire qui en privilégient l'expression. Néanmoins, il convient de noter qu'il est parfois difficile de distinguer entre la cause et l'effet. S'agit-il de gènes dont l'expression se trouve activée par suite d'un développement ontogénique particulier, ou dont l'activité concourrait au contraire à ce développement ?

Par ailleurs, il est clair que *d'autres* gènes oncogènes semblent avoir, contrairement à ceux dont le rôle est lié à un phénotype tissulaire *particulier*, des fonctions beaucoup plus *générales* au sein des cellules eucaryotiques. Ces gènes sont d'ailleurs exprimés au sein d'une assez grande variété de tissus normaux et tumoraux et leur expression paraît liée à des phases précises du cycle de division cellulaire. Un exemple typique en est fourni par le gène *c-myc*.

Cette seconde catégorie d'oncogènes liée au cycle de divisions a fait l'objet de nombreuses recherches au cours de ces dernières années (P. Leder, C. Stiles, G. Sonnensheim, A. Pardee). Rappelons tout d'abord qu'au cours d'un cycle de division normal une cellule eucaryote subit en effet une séquence d'événements aujourd'hui bien connue : à une phase de division chromosomique active, dite « phase S », pendant laquelle l'ADN se réplique activement, succède une phase d'arrêt de mitoses appelée « G1 ». Après quoi la cellule se prépare à nouveau à entrer en phase S en transitant par une phase G2 intermédiaire. À noter qu'une phase de « quiescence » — c'est-à-dire d'arrêt prolongé des divisions sans recyclage immédiat par G2 — est souvent observée, notamment avant le déclenchement des programmes de différenciation somatique.

Plusieurs laboratoires ont analysé les modalités d'expression de *c-myc* au cours du cycle de division. Ils ont eu recours à des modèles cellulaires différents : lymphocytes, fibroblastes, etc. Leurs résultats conduisent à deux types de conclusion : en premier lieu, il apparaît que la progression de l'état de quiescence à l'état de synthèse de l'ADN (en passant donc de l'état GO à l'état G1 puis S) comporte en fait plusieurs phases intermédiaires. Celles-ci peuvent être mises en évidence par l'analyse des effets de divers facteurs de croissance doués d'activité mitogénique. On peut ainsi discerner une toute première phase, au cours de laquelle les cellules passent de l'état de quiescence (Go) à l'état de compétence pour la synthèse d'ADN, étape dénommée : « *priming for growth competence* » par les auteurs anglais.

Par exemple, pour entraîner la stimulation de la division des lymphocytes T, *deux* événements sont nécessaires ; le premier consiste dans l'interaction d'une lectine avec un récepteur, ce qui engendre toute une série de réponses métaboliques, et le second peut être associé à l'action d'un facteur de croissance spécifique des cellules T, l'interleukine 2. De même la transition GO ——► S chez les fibroblastes, requiert en plus du PDGF, des facteurs de type EGF ainsi que des hormones apparentées dans leur action à l'insuline, les somatomédines. Quant aux lymphocytes de type B, ils subissent une première activation par un composé dont on connaît par ailleurs les activités mitogéniques, le lipopolysaccharide (LPS). On peut donc dire que les lectines, le PDGF, le LPS, chacun, pour le système cible considéré, sont capables d'induire l'état de compétence (dans la mesure où des facteurs additionnels sont requis, à partir de là, pour déclencher la synthèse d'ADN proprement dite). Or, il a été très clairement montré, par Kelly et ses collaborateurs, et c'est là la seconde conclusion importante de ces travaux, que *les trois agents mitogéniques (LPS, concanavaline, PDGF) utilisés dans leurs systèmes d'essais respectifs déclenchaient une induction considérable de la transcription du gène c-myc (10 à 40 fois)*. Cette induction a lieu même lorsque l'on bloque la synthèse des protéines par la cycloheximide ; elle n'est donc pas une conséquence secondaire de la croissance mais apparaît comme un des événements essentiels, probablement indispensable au déclenchement de la division. L'accroissement du taux d'expression du gène *c-myc* se produit d'ailleurs de façon très précoce. Elle a lieu dans l'heure qui suit l'addition des agents mitogéniques puis on observe un retour au niveau de base juste avant l'entrée en phase S[7].

L'importance du rôle du gène *myc* dans la régulation des processus mitotiques est également soulignée par les élégantes recherches de Campiri, Pardee et leurs collaborateurs. Ces auteurs ont en effet analysé en détail sur des lignées de fibroblastes, quelles étaient les conséquences de la manifestation d'un état tumoral. Ils ont observé que la synthèse de l'ARN messager du gène *c-myc* n'obéissait plus aux commandes habituellement exercées par les facteurs de croissance chez les cellules normales. Ainsi, tout paraît indiquer que la mise en activité du gène *c-myc* constitue une étape fondamentale et normale du déclenchement des divisions cellulaires. On peut rappeler que le produit de ce gène a été identifié à une protéine douée d'une forte affinité pour l'ADN. Peut-être intervient-il pour modifier la conformation de la chromatine, provoquant ainsi une décondensation locale, ce qui rendrait

7. Plus récemment Jeanteur et coll. ont également montré que dans certaines conditions le niveau cellulaire de l'ARN messager c-myc était réglé à la faveur d'un mécanisme post-transcriptionnel entraînant un changement dans la stabilité métabolique de ce messager.

certaines régions des chromosomes plus accessibles aux enzymes de réplication. Par ailleurs, le PDGF, déclencheur exogène de l'état de compétence, est codé par un autre oncogène cellulaire, le gène *sis*. On a là un exemple illustrant comment deux gènes oncogéniques cellulaires participent, en séquence, à une chaîne de régulation du cycle de division.

Il est probable que l'activation du gène *c-myc* ne représente pas le tout premier événement en réponse aux facteurs de croissance susceptibles d'induire l'état de compétence pour la division mitotique des chromosomes. D'autres séquences oncogéniques semblent intervenir encore plus tôt que *c-myc* dans la cascade des événements impliqués. En effet, Kruijer et ses collaborateurs ainsi que Müller et son équipe ont récemment montré que les facteurs tels que le PDGF, le FGF[8] ou le TPA[9], induisent *en tout premier lieu* l'expression du gène *c-fos* (et de sa protéine) dans des fibroblastes normaux de souris ; dix minutes après cet événement, qui semble bien représenter la toute première manifestation cellulaire de l'effet transducteur des facteurs de croissance, la synthèse du messager de *c-fos* est interrompue et l'on assiste à une élévation considérable dans la teneur en ARN messager *c-myc*.

Il ressort de tout ceci que les gènes oncogènes interviennent de façon sans doute très subtile dans une chaîne d'événements, pour régler les processus de division en fonction des *stimuli* exogènes. On peut donc les considérer comme de véritables *gènes de la communication cellulaire* et l'on comprend désormais pourquoi et comment leur dérèglement a pour corollaire l'apparition d'un état cancéreux.

Une grande interrogation persiste cependant : selon quels *mécanismes biochimiques* les gènes oncogènes influent-ils sur le *couplage* de la division et de la réception

---

8. FGF : « *fibroblast growth factor* » ou facteur de croissance fibroblastique.
9. TPA : ester de phorbol, un promoteur chimique de la cancérogenèse.

de ces signaux ? Comment retracer la chaîne des événements qui jalonnent leur fonctionnement au cours de la transduction des signaux ?

Ici il est clair que si l'on connaît déjà — nous en avons déjà parlé — les principaux produits dont la synthèse est commandée par les oncogènes cellulaires (protéines kinases, facteurs de croissance, récepteurs, protéines se fixant à l'ADN, etc.), cela ne peut, au mieux, que suggérer les séquences d'événements faisant intervenir ces « produits ». Pour le reste on en est réduit à des hypothèses.

L'un des schémas le plus complet a été avancé en 1984 par Berridge. Il repose sur un certain nombre de faits bien établis concernant le mode d'action des facteurs de croissance : on sait, par exemple, que des agents tels que le PDGF ou l'EGF stimulent l'activité mitotique en faisant intervenir deux événements transitoires : *un accroissement du pH et un accroissement de teneur en ions* Ca^{++} *cytoplasmiques*. Selon Berridge, on peut se représenter de la manière suivante la séquence des événements *(figure 24)* : le facteur se fixe à son récepteur sur la membrane plasmique, ce qui accroît l'activité protéine kinase endogène de ce récepteur entraînant une phosphorylation de certaines protéines intracellulaires (au niveau de leurs résidus tyrosine). La conséquence en serait une stimulation dans le clivage enzymatique de certains lipides de membrane, notamment ceux qui sont riches en un sucre alcool, *l'inositol* (tels que les phosphatidyles inositol).

Le clivage de ce lipide — ou plus exactement de son dérivé : le phosphatidyle inositol-4-5-biphosphate [(Ptd Ins (4-5) P_2] — engendrerait deux produits : le diacyle glycérol (DG) et l'inositol triphosphate (Ins P_3).

À son tour, le diacyle glycérol activerait une protéine kinase de membrane présente chez pratiquement toute cellule eucaryotique : la protéine kinase C. Une fois activée, la protéine kinase C agirait alors sur l'« échangeur » d'ions cellulaire $Na^+ \longrightarrow H^+$ entraînant une sortie d'ions H^+ et une entrée d'ions Na^+. Il en résulterait une « alcalinisation » intracellulaire transitoire.

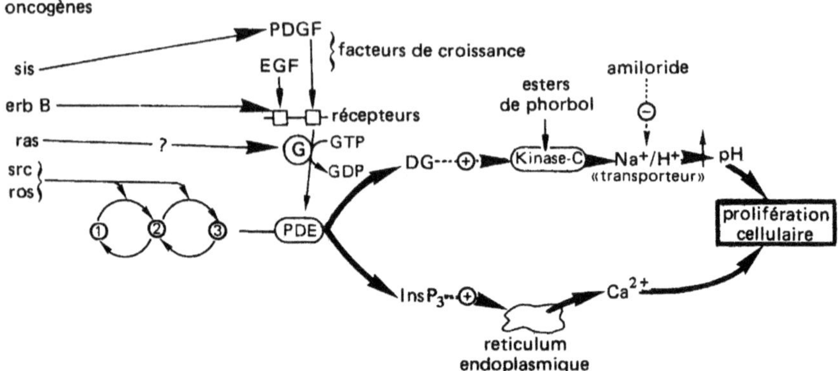

Figure 24. — *Croissance cellulaire et séquences oncogéniques. Le cycle diacyleglycérol-phosphoinositol.* Ce schéma vise à intégrer une partie des données de la littérature (1984) concernant les mécanismes de transduction convertissant des signaux chimiques externes (les facteurs de croissance) en un ensemble d'instructions dont l'effet terminal est de déclencher la prolifération cellulaire. Sur la colonne de gauche figure un certain nombre de séquences oncogéniques dont les produits correspondent aux éléments de cette chaîne de transduction. Ex. : *sis* : facteurs de croissance ; *src* et *ras* : inositol lipide-kinases responsables de la formation du substrat de la phosphodiesterase [Ptd Ins (45) Pr] convertible en phosphoinositol (InsP3). Le gène *erb-B* code pour un récepteur tronqué qui, selon certains auteurs, stimule le renouvellement du phosphatidyl-inositol. Le produit du gène *ras* interviendrait pour coupler les récepteurs aux mécanismes de transduction. Le diacyl-glycerol (DG) agit apparemment en élevant le pH intracellulaire, tandis que le triphosphoinositol (InsP3) mobiliserait les ions Ca^{++}. 1° phosphatidylinositol ; 2° PtdIns (4P) ; 3° Ptd Ins (4,5) Pr. — À noter le point d'impact d'un promoteur chimique de la cancérogenèse, l'ester de phorbol : la protéine kinase C, intermédiaire dans le processus d'élévation du pH intracellulaire (PDE : phosphodiesterase). (D'après *Nature*, 1984, vol. 312, p. 319, fig. 4.)

Quant à l'inositol 3 phosphate, il serait responsable de l'accroissement interne des ions Ca^{++} libérés à partir de leurs « poches » de stockage.

Ce sont ces deux événements : l'accroissement de pH et celui des ions Ca^{++} cytoplasmiques libres, qui déclencheraient enfin le cycle de division selon des modalités qui n'ont pas encore été élucidées dans le détail.

Ce schéma un peu complexe a reçu diverses confirmations. Il est à noter qu'il rend assez bien compte (selon Berridge) des réactions enzymatiques au niveau desquelles pourraient intervenir les gènes oncogènes :

— le gène *sis*, par exemple, code pour un facteur de croissance, le PDGF, dont l'action stimulante vis-à-vis du métabolisme des phosphatidyles inositol a par ailleurs été bien établie ;

— le gène *erb B* code pour un récepteur (tronqué) d'un facteur de croissance, l'EGF (or on a indépendamment observé que ce facteur provoque chez les fibroblastes un accroissement immédiat du Ca^{++} intracellulaire) ;

— des gènes tels que *src* et *ras* admettent pour produits d'expression des kinases capables de phosphoryler des lipides à inositol. Elles peuvent convertir, par exemple, le phosphatidyle inositol en phosphatidylinositol 4-5 biphosphate, lequel n'est autre que le substrat intracellulaire naturel de la phosphodiestérase clivant ce lipide phosphoré en diacyle glycérol et inositol triphosphate ;

— enfin, l'on sait que *ras* à l'état activé est une protéine capable de fixer le GTP, protéine dont on a tout lieu de penser qu'elle active la diestérase.

De cette façon, nombre d'éléments d'une « chaîne réactionnelle » reliant, à l'une des extrémités, les facteurs de croissance, et, à l'autre, la machinerie responsable de la synthèse d'ADN et des mitoses, seraient sous la dépendance des gènes oncogènes d'une cellule eucaryote. L'un des résultats, qui n'est donc pas le moins singulier de cette très longue étude sur les déterminants du cancer, aura été de mettre en évidence, tant au plan génétique que biochimique, la formidable mécanique de précision qui relie le machinisme de réplication des chromosomes avec celui qui assure le captage des signaux chimiques agissant à la surface même des cellules.

Il est long, certes, le cheminement conceptuel qui a conduit de l'observation des premiers cancers à la mise en évidence de virus cancérigènes, de ces virus à la caractérisation de certains de leurs gènes, capables de déclencher l'état malin, puis de là à la découverte des déterminants génétiques cellulaires, qui sont homologues à ces gènes viraux ; enfin, de ces oncogènes cellulaires à l'étude de leur mode d'action. Mais il est certain qu'un aspect nouveau de la génétique des eucaryotes s'est trouvé révélé. Il concerne l'intégration de trois événements qui sont, d'une certaine manière, caractéristiques de la « condition eucaryotique ». Il s'agit de la transmission de ces signaux exogènes que sont les facteurs de croissance tissulaire, de leur « transduction » en signaux intracellulaires, et du transfert de ces derniers jusqu'à cet ordinateur de division qu'est le noyau.

Nous étions partis du désordre et du chaos, de l'incontrôlé et de l'informe, du désastre et de la mort. La biologie fondamentale, par une sorte de processus « récurrent », nous a fait franchir maintes étapes qui débouchent sur une génétique de la communication et de l'harmonie. Quelque désintéressé et lié à l'humaine condition que soit l'éternel combat pour la connaissance, puisse cette génétique nouvelle nous aider à combattre le fléau lui-même ! Je suis résolument du côté de ceux qui le pensent. À tout le moins, l'histoire des oncogènes restera révélatrice d'une des plus étonnantes épopées de la biologie et de la médecine, ainsi que de leur alliance. Révélatrice aussi d'un autre fait : la génétique est bien loin d'avoir livré tous ses secrets.

CHAPITRE X

Les nouvelles pistes

Si l'on en sait un peu plus aujourd'hui sur la chimie de l'hérédité, et si nous éprouvons parfois le sentiment d'être « arrivés au port » après un siècle d'épopée biologique, désormais en possession du code, initiés au gouvernement des gènes et à leur dialogue incessant avec la cellule, ce sentiment de plénitude qui fonde ce que l'on appelle la « connaissance » n'est sans doute (heureusement) qu'une demi-illusion. D'une part, en effet — comme l'histoire de la génétique à l'âge moderne l'a souvent montré — beaucoup de dogmes et de certitudes ont été et continueront à être ébranlés. D'autre part, à mesure que les outils et les technologies s'affineront et gagneront en précision, de nouveaux territoires pourront être explorés ; des aspects jusqu'ici inconnus de la « logique du vivant » se révéleront. Ce qui se passe en génétique aujourd'hui en est l'illustration. Voyons quelles sont ces nouvelles pistes.

L'ADN ZIGZAG

Tout d'abord, l'image que l'on se fait de l'ADN génomique, celui des organismes supérieurs surtout, évolue vite et il semble que son étude soit appelée à réserver encore bien des surprises, notamment en ce qui concerne son état physico-chimique. Ainsi, en 1978, Alex Rich, un grand spécialiste américain de la structure des biopolymères, fit une observation quelque peu... inorthodoxe, en découvrant qu'une partie de l'ADN génomique des eucaryotes possédait une configuration distincte de celle qui avait été établie par Watson et Crick et considérée jusqu'alors comme une caractéristique jamais mise en défaut, comme le canon de la biologie moléculaire. À l'époque où elles furent présentées, les observations de Rich eurent un énorme retentissement. Certains y virent un coup supplémentaire porté à la partie la plus solide, la plus essentielle de la biologie moléculaire. De fait, il s'agit d'une exception remarquable qui confirme la règle.

Les cristallographes, à la suite des travaux de Franklin et Gosling (1953), et de Watson et Crick, avaient clairement montré, grâce à l'examen des fibres d'ADN aux rayons X, que si ces dernières subissent une dessiccation elles adoptent une conformation dite de type A, alors qu'après hydratation elles ont une conformation de type B. Il existe d'assez nombreuses différences entre les structures cristallines des deux types : par exemple, le degré d'inclinaison *(tilting)* des plans des bases par rapport à l'axe général de l'hélice, leur écartement par rapport à cet axe, et la configuration de l'atome du sucre, le désoxyribose, laquelle entraîne à son tour un éloignement plus ou moins grand des atomes de phosphore. Lorsque l'on fait allusion à la structure *native* de l'ADN, compte tenu du degré d'hydratation qui s'observe dans la cellule, c'est évidemment à une conformation de type B que l'on se réfère.

Mais, en étudiant les structures moléculaires de certains oligonucléotides synthétiques, et notamment de l'hexamère $(dC\text{-}dG)_3$, caractérisés par une alternance de désoxynucléotides puriques et pyrimidiques, A. Rich, A. Wang et leurs collaborateurs, puis Dickinson au Caltech, ont observé en 1979 que leurs conformations, bien que reflétant une prédominance de type A, présentaient des caractéristiques intermédiaires entre A et B. Peu à peu, cela conduisit à proposer une *nouvelle* conformation baptisée Z-ADN (ou ADN en « zigzag », pour des raisons cristallographiques qu'il serait trop long de développer ici, mais qui se réfèrent à la distribution relative des atomes de phosphore). Cet ADN est une double hélice gauche (et non droite), renfermant douze paires de bases par tour (au lieu de dix), d'un diamètre de 18 Å au lieu de 20, un sillon unique, au lieu de deux (sillons majeur et mineur). Plus généralement, alors que les paires de bases sont dirigées vers l'« intérieur » du manchon de la double hélice d'ADN dans les conformations B traditionnelles, elles sont au contraire projetées vers l'« extérieur » et forment une surface externe convexe dans l'ADN de type Z. La conformation de type Z est d'ailleurs grandement facilitée par la méthylation des résidus de désoxycytosine (dC) parce que le groupe méthyle occupe une dépression qui apparaît dans cette structure en son absence, et peut alors établir avec la désoxy-guanine des liaisons de type Van der Waals, etc. *(figure 25)*.

Les données d'A. Rich et de ses collaborateurs étant néanmoins issues d'études portant sur des oligomères de synthèse, la question se posa de savoir si une telle conformation pouvait se rencontrer dans des systèmes biologiques. Ceci a suscité des débats passionnés ainsi que toute une série de travaux, notamment depuis que l'on sait repérer l'ADN de conformation Z grâce à l'emploi d'anticorps spécifiques. Ces anticorps « anti ADN-Z » réagissent effectivement avec certains segments des chromosomes géants de la drosophile, ce qui prouve clairement que des arrangements en « zigzag » *existent donc bel et bien dans les chromosomes*, assez rares cependant, ce qui ne rend que plus attrayante la recherche de leur fonction. Celle-ci n'est toujours pas élucidée à l'heure présente. Certains pensent que l'ADN « zigzag » serait impliqué dans la régulation, d'autres dans la recombinaison génétique. Il s'agit donc d'une piste à suivre. Mais l'on retiendra comme un fait remarquable que dans les régions du matériel héréditaire qui comportent des séquences chimiques où alter-

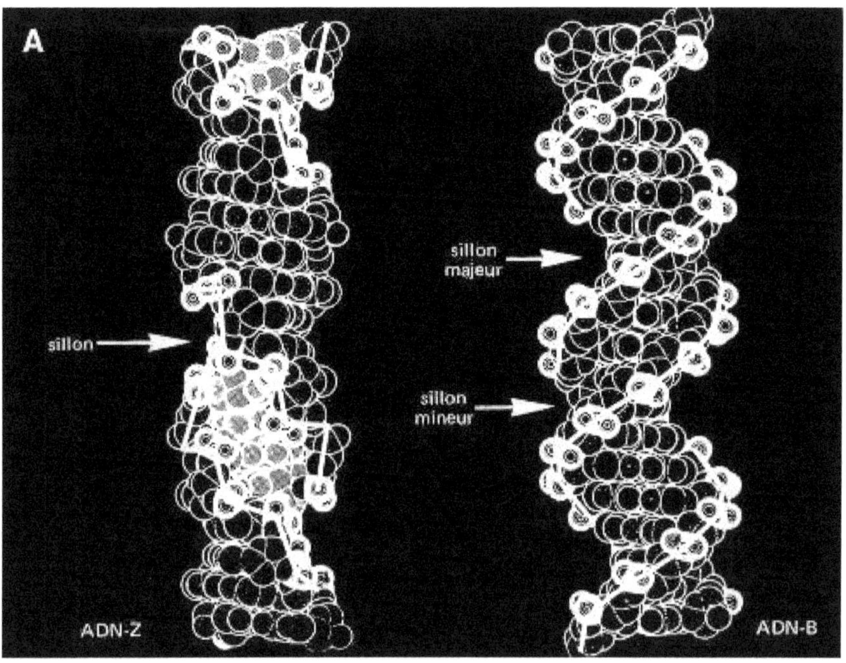

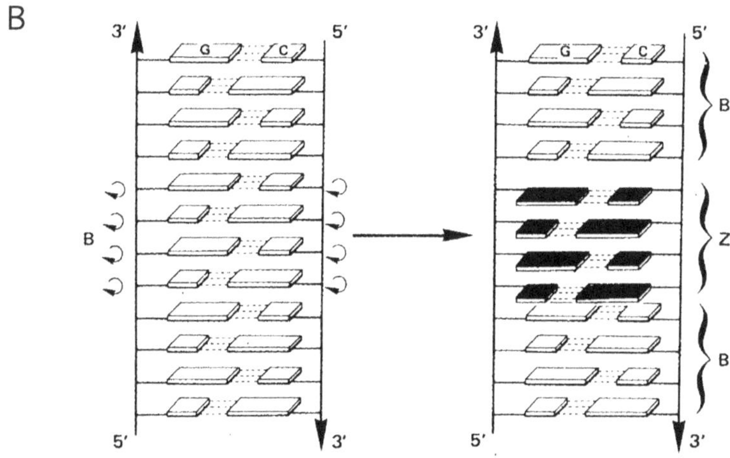

Figure 25. — *L'ADN zigzag.* — A) Diagrammes comparés montrant les conformations de l'ADN-Z [telles qu'on peut les déduire de l'étude cristallographique du polymère d (CG_3)] et de l'ADN ordinaire (type B). Une ligne sombre réunit les atomes de phosphore et indique le flux directionnel des squelettes sucre-phosphate. À noter que le sillon unique de l'ADN-Z correspond formellement au sillon mineur de l'ADN-B. — B) Conversion d'un segment d'ADN de conformation B en

nent les deux lettres G et C... l'ADN peut « virer à gauche ». La réplication et la transcription doivent donc être, plus encore qu'on ne le soupçonnait, des processus bien compliqués[1].

Il y a en tout cas « du pain sur la planche » pour les physico-chimistes de l'ADN.

LA GÉNÉTIQUE DES ENSEMBLES

Mais, tandis que se dessinent ces nouvelles pistes pour les physico-chimistes, on assiste insensiblement, mais de manière très nette, à l'émergence d'une *nouvelle génétique*, dont la caractéristique est de s'intéresser aux structures supracellulaires, ou en abrégé, aux « *ensembles* ». Le domaine couvert est nouveau — et d'ailleurs en plein bouleversement. Mais la nouveauté ne tient pas tant ici à la thématique ou aux prémisses, qu'à la méthodologie. En effet, le type de problèmes que traite *la génétique des ensembles* relève tout autant de l'expertise des embryolo-

conformation Z. À gauche est représenté l'ADN de type B. Les plateaux qui sont tous situés d'un même côté (en arrière du plan de la feuille) correspondent aux paires de bases G-C. On voit que dans la conformation Z se produit une inversion ramenant les plateaux des bases en avant de la feuille de papier (rotation de la guanine autour du lien glycosyle pour produire la conformation Syn et rotation simultanée des sucres et de la cytosine). (D'après *Cold Spring Harbor Symp. Quant. Biol.*, 1982, vol. 47, part. 1 : **A)** p. 2, fig. 1 ; **B)** p. 3, fig. 3.)

---

1. En effet, au fur et à mesure que se séparent les deux brins de la double hélice (pour former deux hélices filles), les contraintes physico-chimiques deviennent énormes et la cellule résout cette difficulté en utilisant plusieurs enzymes dont la plus remarquable, l'ADN gyrase, découverte par Gellert en 1975, est capable d'imposer des contraintes en direction opposée à celles qui apparaissent lors du déroulement de l'hélice, favorisant ainsi la réplication.

gistes, des tératologistes, des zoologistes, ou encore, pour d'autres aspects, des neurobiologistes et des psychophysiologistes, que de celle de ses nouveaux adeptes. C'est la nouvelle façon de « poser le problème » qui fait l'originalité de la démarche ainsi que les techniques mises en œuvre, combinant la génétique formelle, la biologie cellulaire et moléculaire, ou le génie génétique.

L'idée sous-jacente est claire : il ne s'agit plus seulement d'appréhender le déterminisme d'un caractère dans une cellule donnée, mais celui qui régit la formation, le fonctionnement et la réunion des sous-ensembles, au sens morphologique ou physiologique du terme. Il s'agit donc, d'une certaine manière, d'une génétique des *architectures biologiques* qui, comme telle, se préoccupe autant de la spécification des matériaux que de leur assemblage permettant la construction programmée des *individus* ou des parties qui les composent.

Par ses objectifs et ses ambitions, cette génétique s'adresse donc à des objets ou des situations plus complexes que les génétiques précédentes.

On peut y rattacher celle qui s'intéresse aux mécanismes de l'acquisition des formes chez les êtres organisés (les métazoaires), mais aussi la génétique de cet organe complexe entre tous qu'est le cerveau. On peut également ranger dans la génétique des ensembles celle qui se préoccupe des *comportements*, pour autant qu'elle s'intéresse à certains aspects de la fonctionnalité des individus en voie de constitution ou une fois qu'ils ont achevé leur développement.

Lorsqu'on réfléchit à la morphologie globale d'un animal, et que l'on tente de comprendre comment il a réussi à acquérir les caractéristiques distinctives qui l'apparentent à l'espèce à travers l'ensemble des événements de différenciation qui se sont produits depuis la fécondation de l'œuf, viennent alors à l'esprit toute une série de questions.

Par exemple, pour « faire une mouche » à partir d'un œuf fécondé, il ne suffit pas que les cellules spécialisées se différencient, ce qui implique *des programmes temporels* précis dans l'expression des gènes. Il ne suffit pas que les cellules, une fois formées, s'assemblent et s'organisent en tissus et organes. Il faut que ces organes — mais pas seulement eux, les membres aussi —, se mettent « en bonne place », acquièrent une forme à la fois particulière et *délimitée*. Il faut qu'une patte soit une patte et non une tête, qu'elle s'articule en certains endroits du thorax et non à la place des ailes, qu'elle ait une longueur compatible avec les normes de l'espèce. On est donc en droit de s'interroger sur la manière dont les gènes assurent le « positionnement » spatial et règlent les dimensions relatives des diverses parties du corps d'un individu. D'ailleurs, on est en droit de se demander *s'il existe* des gènes dont c'est la fonction spécifique plutôt que des lois d'interaction « épigénétiques » qui reposeraient pour l'essentiel sur l'existence de molécules d'agencement et de reconnaissance présentes aux « bons endroits ».

Il est clair que chacun des sous-ensembles discernables chez un individu (ex. : les taches de couleur visibles sur les ailes du papillon ou les parties d'un membre, etc.) ne se développe pas de façon totalement indépendante des autres. Il existe entre ces sous-ensembles des interactions impliquant des signaux chimiques tels ceux qui sont médiatisés par les hormones, les facteurs de croissance, des récepteurs spécifiques, etc. Nous avons déjà parlé des gènes de « communication » dans le chapitre précédent, en discutant des séquences oncogéniques normales. Les morphologistes savent bien que ce qui *délimite* un ensemble aux plans bi ou tridimensionnel (une tache pigmentée, un tissu, un membre...) ne relève pas seulement de l'information génétique exprimée pendant le programme de développement de cet ensemble, information dont la manifestation est modulée par des signaux extérieurs. Elle obéit également à ce que des chercheurs tels que Lawrence ou F. Crick ont appelé *l'information de position*. Elle met en jeu des phénomènes complexes faisant intervenir des antigènes

> de reconnaissance intercellulaire parfois disposés selon un *gradient* topologique en surface et toute une série de mécanismes limitant le degré de propagation géographique des populations clonales (c'est-à-dire dérivée d'une cellule souche et d'une seule)[2].

Dès lors, la question qui se pose est de savoir s'il existe des mécanismes génétiques particuliers, capables non seulement de déterminer *l'identité* des ensembles morphologiques, ou des grandes structures anatomiques (*patterns* en anglais), mais également *de fixer l'arrangement spatial définitif* de ces ensembles.

S'il existe de tels gènes définissant et précisant *les limites géographiques* des compartiments chez un individu, comment y avoir accès ? Quelles sont leurs manifestations, comment aborder leur étude au niveau moléculaire ?

À toutes ces questions on commence à trouver des éléments de réponse grâce à la découverte, depuis 1979, d'une nouvelle catégorie de gènes dont les mutations (et leurs phénotypes) furent initialement étudiées chez la drosophile, gènes dits d'« *acquisition des formes* » (*pattern formation* en anglais) et dont une classe particulière, baptisée *gènes homéotiques*, possède des propriétés tout à fait remarquables.

LES GÈNES HOMÉOTIQUES DE LA DROSOPHILE

La mouche du vinaigre, *Drosophila melanogaster*, est examinée « sous toutes les coutures » depuis des décen-

2. L'influence de *l'environnement cellulaire* local est également manifeste, par exemple à travers les phénomènes de programmation terminale que subissent les cellules pluripotentes de la crête neurale après leur migration qui les amène au contact d'autres tissus, lesquels leur impartissent fréquemment des caractéristiques biochimiques ou physiologiques spéciales (N. Le Douarin).

nies. Outre qu'elle s'est avérée être un modèle d'une étonnante fécondité pour les premiers travaux sur l'hérédité (Morgan, Müller, etc.), elle a de bonne heure frappé les anatomistes. À y regarder de près, ce qui, au plan macroscopique, s'impose à l'observateur, c'est que l'« architecture » d'une mouche — comme d'un très grand nombre d'insectes arthropodes — paraît résulter d'une juxtaposition d'unités morphologiques plus discrètes. L'articulation des divers éléments du thorax avec le cou, la tête, les pattes, les ailes, clairement discernable chez l'adulte, laisse en effet deviner que ces ensembles anatomiques proviennent d'unités répétitives, parfaitement observables aux stades embryonnaires et larvaires, mais dont les limites commencent à s'estomper dans les phases terminales du développement : ces unités ont été baptisées « segments ».

Par ailleurs, on constate chez certains mutants de la drosophile des aberrations macroscopiques remarquables qui affectent tant le *nombre* que la *position* des membres.

Par exemple, de temps en temps, naît une drosophile dont les antennes sont *remplacées* par des pattes ; une tête apparaît dans le mésothorax ou encore devient un protothorax, etc. *(figure 26)*. Comment sont produites ces monstruosités, quels sont les mécanismes régulateurs qui empêchent, au niveau génétique, qu'elles se manifestent normalement ?

Grâce aux travaux des écoles suisses, espagnoles et américaines et à certains biologistes, au premier rang desquels il convient de citer Bateson, W. Gehring, Garcia-Bellido, Lewis, Schofield, Hogness, l'étude de ce déterminisme génétique des formes a enregistré des progrès spectaculaires.

Pour nous en tenir à la drosophile, leurs recherches démontrent qu'en réalité l'organisation « spatiale » de l'embryon est assurée et contrôlée par au moins trois classes de gènes :

— *des gènes hérités de la mère (maternal effect genes)*, dont l'action paraît déterminante dans les tout premiers stades de la différenciation de l'œuf fécondé. Ces gènes contribuent à assurer *la polarité* et à fixer *les coordonnées*

A

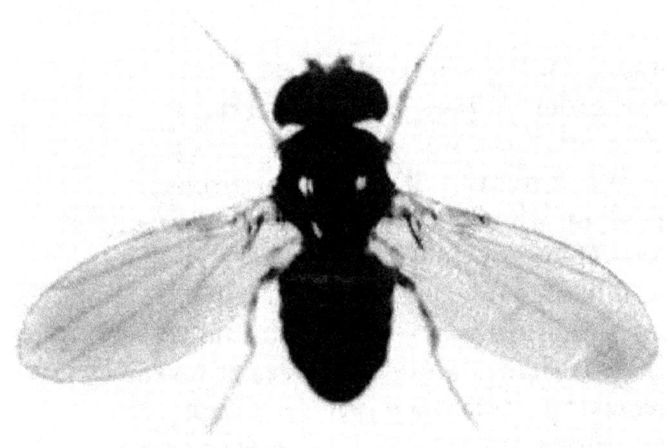

B

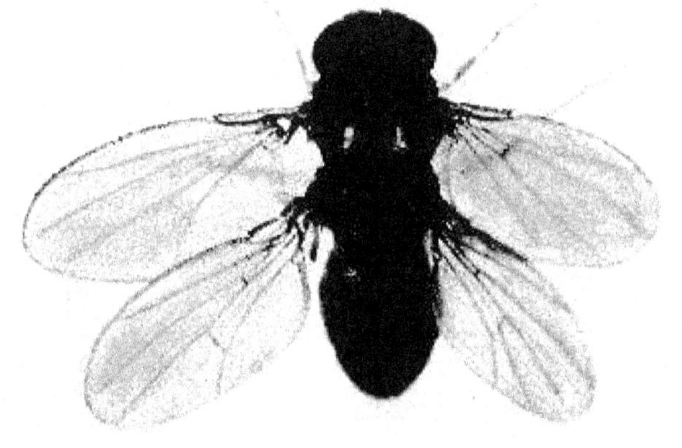

C

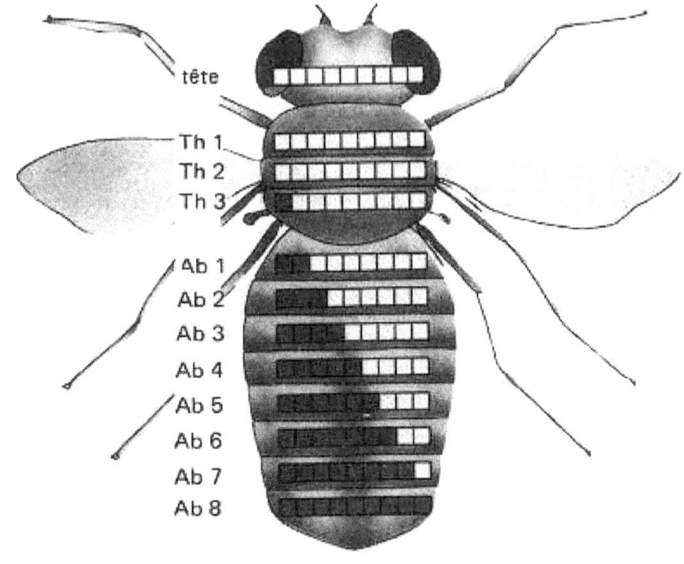

spatiales auxquelles obéissent les plans de segmentations de l'œuf. Les recherches sur ces types de gènes, commencées par Gehring en 1973, ont d'ailleurs été poursuivies à travers les travaux conduits à l'heure actuelle sur le développement précoce de la souris ;

— *des gènes dits de « segmentation »*. La manifestation de leur activité est surtout patente aux stades embryonnaire et larvaire. Ce sont ces gènes qui fixeraient *le nombre* et *la polarité* des segments embryonnaires dont nous

Figure 26. — *Mouches « homéotiques »*. — A) Drosophile à l'état normal ayant une unique paire d'ailes, plus trois paires de pattes locomotrices. Noter la présence d'organes en forme de massue : les balanciers. — B) Mouche ayant subi des mutations homéotiques. Elle est dotée de deux paires d'ailes ; les balanciers ont été transformés en ailes à la suite de deux mutations. L'une appelée « bi-thorax » a transformé la partie antérieure des balanciers en ailes. — C) Différenciation progressive des « segments » de la mouche au cours du développement. Selon Lewis, les instructions dévolues aux cellules des segments, instructions qui diffèrent d'un segment à l'autre, sont choisies par des gènes sélecteurs. On représente ici des batteries de gènes sélecteurs dans chaque segment (chaque carré représentant un ou deux gènes sélecteurs).

La morphologie dite « de base » correspond à la situation observée au niveau du second segment thoracique (Th2). Elle comprend une paire d'ailes dorsales et une paire de pattes ventrales. Ici, aucun gène sélecteur n'intervient (pas de carré noir). À Th3, des gènes sélecteurs entrent en jeu (en réalité, il s'agit de bx^+ et pb^+ dont l'activité est symbolisée par un carré noir). Les cellules fabriquent des balanciers plutôt que des ailes. Au niveau du premier segment abdominal (Ab1), outre les gènes sélecteurs précédents, intervient le gène bxd^+. Il en résulte que les instructions orientant les cellules vers l'édification des pattes et des balanciers ne sont pas exécutées. Et ainsi de suite jusqu'en Ab8. La morphologie de chaque segment diffère dans ses détails de celle du segment précédent, traduisant l'entrée en jeu d'un nouveau gène sélecteur. (D'après *La Recherche*, 1985, n° 165, vol. 16 : A et B) p. 452, fig. 1 ; C) p. 455, fig. 3.)

avons parlé un peu plus haut[3]. Ils seraient donc responsables de l'organisation segmentaire de base (ce que les spécialistes appellent l'« organisation métamérique ») ;

— enfin des *gènes dits homéotiques*, qui « qualifient » les segments embryonnaires de la mouche, leur confèrent leur *identité*, font que tel d'entre eux se différencie en patte, tel autre en antenne, etc.

C'est pour une large part sur les gènes de « segmentation » et plus encore sur les gènes homéotiques, qu'ont porté les travaux les plus récents. C'est à partir de l'étude de ces gènes que se dessinent les perspectives les plus intéressantes, du moins pour le moment.

En effet, comme l'a montré Bateson depuis 1894, les mutations produites à l'intérieur de ces gènes ont des conséquences tout à fait étonnantes : elles entraînent par exemple la *transformation* d'un segment en un autre, ou seulement d'une partie d'un des segments de la future mouche en un autre segment, rendant ainsi compte des monstruosités de longue date mises en évidence et dont nous avons relaté quelques exemples.

ORGANISATION DES GÈNES HOMÉOTIQUES

Arrêtons-nous un instant sur ces fameux gènes homéotiques, et examinons quelles sont leurs modalités d'action aux plans cellulaire et moléculaire ainsi que leur organisation chromosomique.

Les spécialistes distinguent ce qu'ils appellent les gènes *sélecteurs* et les gènes *régulateurs*. Les premiers ont pour fonction de déterminer la destinée ontogénique de tel ou tel segment ou compartiment cellulaire. Ils sont ainsi dénommés parce qu'ils sélectionnent parmi les cellules « souches » celles qui vont s'engager vers telle ou telle

3. Par polarité, nous entendons que chaque segment, localisé dans une chaîne, présente un pôle postérieur et un pôle antérieur, par rapport à l'axe antéro-postérieur du corps de l'animal.

voie de développement déterminée. Les seconds ont pour rôle de veiller au bon fonctionnement des premiers : en effet, il ne suffit pas qu'un choix ait été fait, il convient qu'il se maintienne au cours du développement, sinon ce qui est en train de devenir un membre défini cesserait de le devenir, et pourrait évoluer autrement.

À vrai dire, on ne connaît pour l'heure que deux régions dans le matériel héréditaire de la drosophile où résident les quelque dix gènes « sélecteurs » connus. Ces deux régions appartiennent au bras droit du troisième chromosome. L'une de ces régions homéotiques, baptisée « ANT-C », prédétermine dans les tout premiers stades *l'identité* des segments de l'embryon qui fourniront la partie postérieure de la tête (porteuse d'antennes) ainsi que le thorax. L'autre, baptisée « BXW-C » (pour bithorax parce qu'elle est le siège d'une mutation qui produit deux thorax), confère son identité à la partie postérieure du thorax et à l'abdomen. Le lecteur peut se reporter à la *figure 27*. On y voit, disposés sur une carte partielle du troisième chromosome, les deux groupements de gènes dont je viens de parler.

Pour des raisons qui apparaîtront plus évidentes d'ici un instant, nous individualiserons trois de ces gènes : « ftz » et « Antp » pour le groupe ANT-C, ainsi que « UbX » pour le groupe BXC.

En effet, c'est sur ces déterminants génétiques qu'ont porté les recherches les plus récentes. Celles-ci sont de trois ordres : elles concernent l'organisation fine de ces gènes, leur mécanisme d'action et leur présence chez d'autres espèces.

La particularité la plus remarquable qu'ait révélée le clonage de ces gènes par les méthodes du génie génétique touche à leur organisation physique. Il a en effet été observé qu'ils incluent tous les trois une petite région localisée dans un exon (position 3'). Cette région est en fait une séquence répétée, qui est dessinée sur la *figure 27* en zone sombre. Elle est communément appelée « *homéoboîte* » (on la

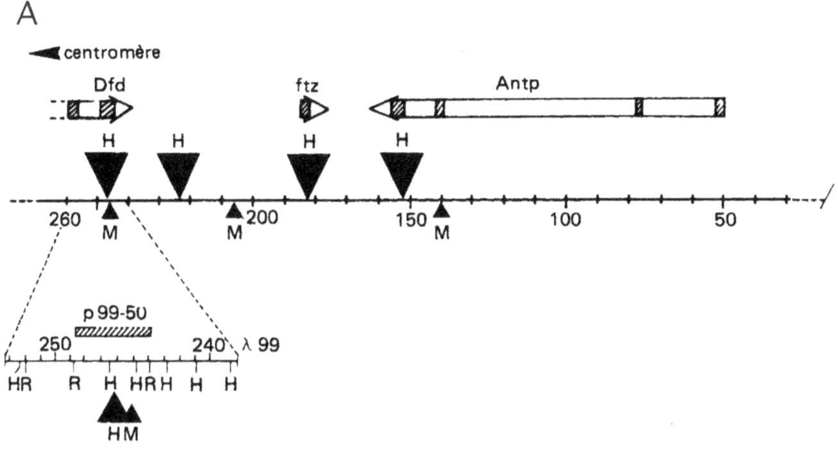

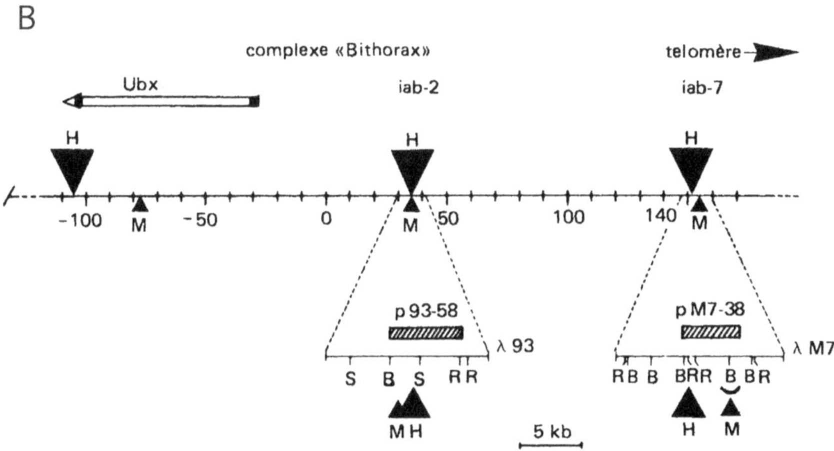

Figure 27. — *Les complexes de gènes « homéotiques » et leurs « homéoboîtes » chez la drosophile.* Les produits des gènes homéotiques Antp (Antennapedia) sont requis pour le développement normal des segments thoraciques Tr et T3 chez la drosophile, ceux du gène Ubx (ultrabithorax) pour le développement de Tr et des premiers segments abdominaux (voir *figure précédente 26 C*). Les locus Antp et Ubx résident dans deux « groupements » génétiques séparés ou « complexes » qui sont présents sur le bras droit du troisième chromosome (appelés « complexes ANT-C et BX-C »). ANT-C définit l'identité des segments antérieurs du corps (tête et thorax) ; BX-C, celle des segments thoraciques et abdominaux. — A) Complexe ANT-C : on y a individualisé les gènes Antp, ftz et Dfd ainsi que leurs « messagers »

retrouve d'ailleurs également chez les huit autres gènes des complexes ANT-C et BXC). (On se souviendra que la dénomination de « boîte » est réservée à des séquences chimiques de gènes ayant en général des fonctions régulatrices et qui sont très *conservées* tant à l'intérieur de l'espèce qu'entre des espèces différentes.)

L'intérêt qui s'attache à cette séquence conservée de l'homéoboîte est que non seulement elle est apparemment responsable des effets majeurs des gènes homéotiques mais *qu'elle se retrouve également dans le génome de la plupart des animaux : du ver de terre à l'homme en passant par la grenouille* !

MODE D'ACTION DES GÈNES HOMÉOTIQUES

En effet, les gènes homéotiques codent pour des protéines et celles-ci présentent toutes, dans une portion de leurs séquences (celle qui précisément correspond à l'homéoboîte), un « domaine » polypeptidique conservé, traduction de l'information incluse dans l'homéoboîte. Ce domaine couvre une soixantaine d'acides aminés dont un grand nombre sont fortement basiques. Ceci confère aux « protéines homéotiques » la capacité de pouvoir se fixer avec une grande affinité à l'ADN ou à la chromatine.

À la lueur de ces études, on suppose donc aujourd'hui que les produits des gènes homéotiques agiraient à la manière d'« inducteurs de développement ». Une fois les

(flèches). Les triangles noirs inversés (H) désignent les régions conservées appelées « homéoboîtes » (voir le texte). — B) Complexe BX-C : on y a individualisé les gènes Ubx, lab2, lab7 ; H : homéoboîtes ; M : autres éléments répétitifs. (D'après *Cell*, 1985, vol. 43, p. 72, fig. 1 a et p. 73, fig. 2 a.)

gènes homéotiques « sélecteurs » activés à l'intérieur *d'un groupe particulier de cellules souches*, leurs protéines iraient se fixer à d'autres batteries de gènes dont ils déclencheraient le fonctionnement. Ainsi se trouverait assuré le programme de différenciation du compartiment cellulaire ainsi sélectionné et son organisation spatiale[4].

Notons que les protéines à haute affinité pour l'ADN qui résultent de l'expression des gènes homéotiques pourraient manifester parallèlement à leur effet inducteur un effet de type répresseur. Les produits de ces gènes bloqueraient dans le compartiment au sein duquel ils s'expriment l'apparition d'un phénotype conduisant à une *autre* forme que celle pour laquelle le compartiment est prédéterminé. En effet, des expériences récentes dues au groupe de Gehring suggèrent que le produit de l'allèle normal $Antp^{+}$ *empêche* la formation des têtes au niveau du mésothorax (*figure 26 C*).

Une découverte pourrait revêtir une grande importance pour la biologie du développement des organismes les plus évolués : comme nous l'avons déjà évoqué, les

4. Des travaux dus à Artavenis et ses collègues et à Kidd et son équipe orientent vers une autre explication du mode d'action des gènes homéotiques. Ces auteurs ont en effet réussi à cloner un gène dont la mutation affecte le développement de la drosophile, le gène Notch. Cette mutation, découverte en 1916 par Bridges et Morgan, se traduit par une hyperprolifération des cellules neuroblastiques qui finissent par envahir tout l'embryon. Celui-ci (« tout cerveau » est pratiquement dépourvu de tissus de revêtement épithélial) donne naissance à des larves qui meurent jeunes et ont des altérations très profondes des ailes. Le gène Notch s'apparente à un gène homéotique. Or, à partir des données provenant des analyses de séquence, il s'avère qu'il code, du moins dans la partie correspondant à la portion N terminale, pour une longue série de peptides identiques entre eux qui ne sont autres que le facteur de croissance EGF. Certains gènes homéotiques pourraient donc intervenir en entraînant l'hyperproduction de *classes particulières de facteurs de croissance*.
Des conclusions similaires dérivent des études consacrées à un autre gène de développement, le gène Lin-12, dont la mutation provoque chez le nématode des anomalies au niveau du développement des lignages cellulaires.

séquences d'ADN présentes dans la région conservée des gènes homéotiques de la drosophile se retrouvent également dans les génomes d'un très grand nombre d'espèces, l'homme compris.

Ce point a été facilement établi grâce à des expériences d'hybridation moléculaire. Utilisant des séquences génomiques provenant des gènes « Antp » « Ubx » ou « ftz » (ou des ADN complémentaires fabriqués à partir des messagers transcrits à partir de ces gènes) après les avoir rendus radioactifs, on est parvenu à déceler la présence dans divers tissus de batraciens et même de mammifères (souris, homme) d'ARN messagers doués d'une homologie chimique *très étroite* avec ces gènes. Il a également été possible, en utilisant les techniques du génie génétique, de cloner certains de ces gènes homéotiques de mammifères.

Des études dues à D. Hogness et à ses collaborateurs indiquent que c'est principalement dans les phases les plus précoces du développement, comme on pouvait s'y attendre, que ces gènes se trouvent exprimés notamment chez la souris. La transcription d'un gène (H-24-1) de souris (apparenté au gène Antp de la drosophile) atteint son maximum d'intensité entre le douzième et le treizième jour après la fécondation et est surtout intense dans les territoires primitifs de la corde spinale et du cerveau. Elle cesse d'être manifeste dans ces mêmes tissus chez l'adulte, mais est alors fort prononcée dans le tissu rénal.

Ces résultats ont conduit les biologistes à se demander si les séquences génétiques des mammifères, qui sont apparentées aux gènes homéotiques des insectes, jouaient chez les premiers un rôle identique à celui que l'on a observé chez les seconds ou si elles remplissaient d'autres fonctions.

À vrai dire, bien qu'on ne soit pas encore en état d'apporter une réponse définitive à cette question, certains arguments plaident pour la première hypothèse. En particulier, les biologistes du développement constatant que les animaux supérieurs, appartenant au groupe des

« Chordés »[5], renfermaient des séquences homéotiques et que ces séquences étaient fonctionnelles pendant la vie embryonnaire, se sont demandé dans quelle mesure le développement précoce des mammifères répondait, comme celui des insectes, à une organisation de « type segmentaire ». Si tel était le cas, la souris et l'homme seraient, dans les débuts de leur vie, organisés en compartiments morphologiquement discontinus, comme le sont les segments à développement programmé des insectes. Chez ces derniers, on sait de longue date que certains groupes de cellules, appelés « *disques imaginaux* », sont de bonne heure génétiquement prédéterminés, sans doute sous *l'action* de gènes homéotiques « sélecteurs ». Cette prédétermination se manifeste notamment à travers des expériences de transplantation. C'est ainsi que, si l'on greffe le disque imaginal (ou *imago*) d'une patte dans une région de l'embryon destinée à devenir une antenne, le disque transplanté se différenciera en patte, ignorant totalement le « contexte tissulaire » dans lequel il se trouve, n'obéissant qu'aux ordres de l'inné génétique.

Peut-on supposer qu'il se produise quelque chose de tel chez un embryon de mammifère au cours des tout premiers stades ? À coup sûr non, si l'on songe à des expériences de transplantation. Mais il n'en demeure pas moins qu'à cette phase du développement, un animal tel que la souris (et probablement aussi un fœtus humain) a

5. La situation n'est pas sans rappeler celle des séquences oncogéniques puisque là aussi on observe une conservation phylogénétique vraiment surprenante pour certains gènes à fonction biologique essentielle, gènes dont les agencements chimiques n'ont pratiquement pas varié depuis près d'un milliard d'années. Mais alors que dans le cas des séquences oncogéniques l'étonnement a été de retrouver chez la mouche des gènes primitivement caractérisés chez les mammifères du fait des mutations dont ils peuvent être le siège et qui déclenchent l'état tumoral, la situation est quelque peu symétrique ici : la surprise tient au fait que des gènes identifiés par leur déterminisme de la segmentation anatomique chez les insectes paraissent se rencontrer chez les animaux supérieurs et chez l'homme.

bien, comme la drosophile, un plan d'organisation par « segments ». Chez la souris par exemple, les vertèbres, les côtes, les muscles du squelette et le derme dérivent de compartiments cellulaires prédéterminés, appelés « *somites* », qui existent en nombre fini et occupent chez l'embryon des positions parfaitement déterminées. Par exemple, l'embryologie nous apprend que ces tissus ou organes spécialisés dérivent très exactement de soixante-cinq somites.

Ces somites correspondent en réalité à des « blocs » de cellules du mésoderme primitif disposées selon une séquence topologique précise de chaque côté de ce que l'on appelle le sillon médian (*midline*), lequel se creuse après remaniement des deux feuillets de l'œuf fécondé.

La juxtaposition de ces blocs somitiques équivaut donc bien à une organisation de type segmentaire. Cette organisation se perçoit, par exemple, dès les premiers huit à neuf jours de la vie embryonnaire de la souris, période à laquelle on peut distinguer de l'ordre de six à huit somites par dissection et examen microscopique. Par la suite, ces somites se différencient. Leur caractère segmenté est plus difficile à mettre en évidence hormis bien sûr l'arrangement très caractéristique des vertèbres le long de la future moelle épinière...

Bien qu'on ignore si, chez des animaux comme la grenouille ou la souris, les gènes s'apparentant aux gènes homéotiques d'insectes interviennent dans l'acquisition des formes, l'idée est séduisante. Si tel était le cas, l'étude de la morphologie globale des insectes se serait avérée d'une importance considérable pour comprendre celle des animaux supérieurs. Un pas considérable aurait ainsi été franchi. On détiendrait une clef pour comprendre les tout premiers stades de l'embryogenèse des mammifères, phénomène dont l'étude s'est jusqu'ici avérée particulièrement délicate au niveau moléculaire.

Les gènes homéotiques seraient donc en conclusion *les gènes architectes* qui interviennent dans la construction de ces organismes segmentés que sont les *vrais* métazoaires, et parmi lesquels on peut sans doute ranger l'homme, à considérer en tout cas le stade fœtal de son développement. L'aphorisme souvent cité dans les manuels scolaires, « l'ontogenèse est une récapitulation rapide de la phylogenèse », semblerait puiser dans ces faits une vigueur nouvelle et inattendue.

GÉNÉTIQUE MOLÉCULAIRE DU CERVEAU

L'étude du cerveau illustre à coup sûr une autre voie vers laquelle s'oriente ce que nous avons appelé la « génétique des ensembles ». Disons d'entrée de jeu que cette génétique-là en est encore à ses débuts. Ce qui ne l'empêche pas pour autant d'apparaître dès à présent comme l'une des pistes les plus séduisantes pour la génétique moderne.

Ce à quoi l'on s'intéresse depuis une demi-décennie, c'est au développement et au fonctionnement de cet organe dont la différenciation a fait franchir aux grands primates que nous sommes un saut prodigieux dans l'évolution. En abordant la biologie moléculaire de l'expression génétique cérébrale, on vise en réalité deux grands objectifs : tout d'abord, il s'agit de mieux cerner le programme d'édification et de morphogenèse de ce territoire dont la mise en place n'est comprise que de façon superficielle. Comment cette formidable « tectonique » est-elle bâtie, par quels événements génétiques et épigénétiques parvient-on à assembler ce superordinateur ? On est bien là, comme pour les gènes homéotiques, devant une problématique d'« acquisition de formes », mais dont la complexité est sans commune mesure avec celles dont nous avons eu à discuter jusqu'à présent. Songeons plutôt : chez l'homme, le nombre de neurones est estimé à un chiffre compris entre 1 000 et 10 000 milliards, interconnectés par l'intermédiaire de quelque 10^{14} à 10^{15} synapses ! En second lieu, les biologistes moléculaires caressent l'espoir, en étudiant le fonctionnement des gènes dans un cerveau adulte, d'obtenir certaines informations relatives aux mécanismes *physiologiques* dont il est le siège. En effet, de même que la mise en activité de certains territoires cérébraux s'accompagne (les neurophysiologistes le savent bien) d'un accroissement local de la consommation de glucose, on se demande s'il serait possible de relier également cette stimulation territoriale à l'activation ou à l'inhibition de certains groupes de gènes. Que ces espoirs se heurtent rapidement à des frontières infranchissables, certains, comme je l'ai évoqué dans l'introduction de ce livre, seraient tentés de le penser.

Jacques Monod évoque ces réserves lorsqu'il écrit : « Le logicien pourrait avertir le biologiste que ses efforts pour "comprendre" le fonctionnement entier du cerveau humain sont voués à l'échec puisque aucun système logique ne saurait décrire intégralement sa propre structure. »

Mais, contrairement à l'intention que l'on pourrait prêter ici aux biologistes moléculaires, il ne s'agit pas tant d'accéder au fonctionnement « entier » du cerveau que de rechercher si son ontogenèse et son fonctionnement peuvent recevoir un éclairage nouveau, même partiel, en prenant appui sur la génétique des eucaryotes.

Nous avons vu en effet dans l'introduction pourquoi et comment beaucoup de biologistes moléculaires qui s'intéressaient aux modèles des organismes inférieurs s'étaient « rués sur le cerveau » depuis près d'une quinzaine d'années. Les résultats de leurs recherches permettront-ils de fonder une génétique moléculaire du cerveau ? Il serait à mon sens tout à fait prématuré de le prétendre. Tout au plus se trouve-t-on placé aujourd'hui face à un certain nombre de données intéressantes. Bien que provisoires et pour certaines d'entre elles fragiles, il m'a semblé utile de les évoquer ne serait-ce que comme témoignage des tentatives visant à établir un pont entre biologie moléculaire du gène et neurobiologie.

LE NOMBRE DE GÈNES « ACTIFS » DANS LE CERVEAU

Les questions auxquelles les biologistes moléculaires, s'intéressant au cerveau, ont tout d'abord tenté de répondre peuvent sans doute être formulées ainsi : le cerveau des mammifères présente-t-il des particularités par rapport aux autres organes en ce qui concerne le *nombre* de gènes qui y fonctionnent, la *nature* de ces gènes, et les *mécanismes* de leur activation ? Lorsque les premières recherches furent entreprises, rien en tout cas n'autorisait à le penser. On pouvait imaginer au contraire, qu'à l'image de tout organe ayant achevé sa différenciation physiologique, le cerveau adulte exprime certains gènes dont le fonctionnement a été sélectionné par le programme de développement auquel obéit son ontogenèse. Ainsi, de même qu'il existe des gènes spécifiques des globules rouges, du foie, du rein, etc., qui déterminent la fabrication de protéines propres à ces organes, on devait s'attendre à ce que certains gènes affichent dans le cerveau mature une spécificité fonctionnelle et rien de plus (le seul paramètre intéressant à prendre en compte étant dès lors la *nature* des gènes exprimés et non leur *nombre*).

Or, une première donnée assez singulière s'est dégagée d'études quantitatives faisant appel aux techniques d'hybridation moléculaire. On a constaté que, dans le cerveau, le nombre de gènes exprimés (c'est-à-dire transcrits en leurs ARN messagers) est de trois à cinq fois plus élevé que dans tout autre organe. Selon les estimations les plus précises, ce nombre avoisinerait de 30 à 40 000 dans un cerveau de souris par exemple, tandis qu'il est compris entre 5 et 10 000 chez la plupart des principaux organes de caractère non neuronal. En outre, on a pu établir que pour plus de la moitié de ces gènes fonctionnels, leur activité n'était décelable *que* dans le système nerveux central. Ainsi, de nombreux déterminants génétiques inscrits dans le patrimoine héréditaire d'un individu ne fonctionnent que dans son cerveau et ne semblent pas être activés dans quelque autre partie du corps. Que ce soit au niveau de sa formation ou de son fonctionnement, le cerveau « mobilise » donc à lui seul autant de gènes que tout le reste du corps. Restait à savoir si cette très grande richesse du cerveau en produits de transcription (ARN messagers) est le reflet d'une *hétérogénéité de populations cellulaires*, chaque neurone pris isolément n'activant qu'un petit nombre de gènes, mais dont la *nature* différerait beaucoup d'un neurone à l'autre, ou s'il s'agit au contraire d'une propriété intrinsèque de la cellule neuronale, quelle qu'elle soit : il résulte des travaux de plusieurs chercheurs que c'est plutôt cette dernière interprétation qui serait correcte (Sutcliffe, Hahn, Chadarki, etc.), sans qu'il faille écarter pour autant le facteur d'hétérogénéité cellulaire.

On aboutit ainsi à cette fort remarquable conclusion : le neurone n'est pas seulement la cellule noble du plus perfectionné des organes que recèlent l'homme et les animaux, et n'est pas seulement doué d'une morphologie et de propriétés physiologiques le distinguant de tous les autres types cellulaires. Il possède aussi un « registre » exceptionnel au plan génétique : le nombre de gènes qui s'y trouvent activés et qui sont transcrits est supérieur à ce que l'on observe dans toute autre cellule du corps.

Pourquoi ce luxe génétique ? Comment l'expliquer sans donner dans un anthropomorphisme évident ? Il n'y a pas de réponse à ce genre de « pourquoi biologique ». Tout au plus une interprétation : un neurone est une cellule appelée à établir des liens passagers, soit avec d'autres neurones, soit avec des cellules gliales, musculaires ou des cellules sécrétrices, parfois avec plusieurs types de cellules à la fois. Outre que les interconnections sont nombreuses dans un neurone mature, leur nature n'est pas entièrement prédéterminée chez les jeunes neurones aptes à se déplacer avant d'avoir atteint leur cible. Enfin, ces communications intercellulaires revêtent une certaine plasticité. On peut dès lors penser que, pour l'essentiel, le spectre exceptionnellement étendu des ARN messagers d'une cellule nerveuse représenterait donc une sorte de *réservoir d'information*, dotant cette cellule de l'aptitude à exercer de très nombreux choix topologiques, dont bon nombre seraient réversibles. Telle interconnexion, telle synapse impliquerait la formation, à la surface des neurones pré et post-synaptiques, d'éléments antigéniques de reconnaissance et de récepteurs, lesquels ne représenteraient par leur masse qu'un pourcentage faible des protéines totales, mais dont la synthèse aurait lieu aux dépens de certains ARN messagers préexistants. Les données de la littérature sont compatibles avec ce type d'hypothèse.

« DÉTERMINATION » NEURONALE AU NIVEAU MOLÉCULAIRE

D'autres « singularités » de la génétique neuronale sont à évoquer brièvement. On sait que la formation d'un neurone, au cours du développement d'un individu, passe par toute une série d'étapes intermédiaires, dont l'ensemble est baptisé « neurogenèse », c'est-à-dire, en clair, différenciation neuronale. Au tout début de cette différenciation figurent des cellules provenant de la couche externe du tube neural de l'embryon, cellules dites neuro-épithéliales, puis ces cellules se transforment en neuroblastes, cellules arrondies, possédant un noyau mais qui ne présentent pas à ce stade les caractéristiques d'un vrai neurone (excitabilité électrique, morphologie très particulière impliquant la présence de prolongements appelés « dendrites » et « axones », capacité à synthétiser des neurotransmetteurs chimiques, etc.). Après quoi, le neuroblaste devient un jeune neurone, cellule présentant une ébauche de prolongement (les neurites) souvent apte à se diviser et à se déplacer. Enfin se forme le neurone dit mature. Le processus de différenciation est complété après la naissance, des ramifications nombreuses venant souvent enrichir ce que l'on appelle l'« arborisation dendritique ». Il apparaît de fines épines à leur surface, etc. À ce stade, les neurones ne se divisent plus et ont contracté plusieurs jonctions (synaptiques) avec les neurones environnants. La question qui, dès lors, se pose est celle-ci : comment, au cours de la neurogenèse — c'est-à-dire du processus de différenciation qui caractérise la transformation d'une cellule « précurseur » en un neurone du système nerveux central — s'effectue l'activation de ses quelque 30 à 50 000 gènes ? Quel est le mécanisme moléculaire impliqué dans ce choix ? Certains chercheurs (Sutcliffe) ont révélé l'existence d'éléments génomiques particuliers, appelés « séquences identificatrices » (*identifyiers*) présentes à raison de quelque 10^5 copies et qui joueraient ici un rôle déterminant. Elles « étiquetteraient » ceux des gènes appelés à être sélectivement transcrits dans une cellule nerveuse en agissant un peu comme des séquences de régulation « à effet positif » séquences dont nous avons déjà parlé, qui sont connues sous le nom d'« activateurs » (ou d'*enhancers*), et qui impartissent aux gènes qu'elles commandent une spécificité liée à l'ontogenèse du tissu en formation.

Ces séquences « identificatrices » sont relativement courtes (environ quatre-vingts paires de bases). Elles appartiennent à la classe des éléments répétitifs.

Selon Sutcliffe, elles résideraient la plupart du temps à l'intérieur de régions non codantes (introns) des gènes à spécificité neuronale. Enfin elles pourraient selon les cas, soit être transcrites en des motifs d'ARN qui font partie intégrante d'une molécule d'ARN messager devant subir l'épissage, soit être copiées en petits ARN indépendants, qui abondent alors dans le cytoplasme des cellules neuronales.

Ces données font encore, il est vrai, l'objet de multiples controverses. Si elles sont confirmées, on se trouverait peut-être en présence d'une des clefs explicatives de l'acquisition du phénotype neuronal. Si elles ne le sont pas (d'autres laboratoires semblant retrouver des séquences ID à proximité de gènes à expression non neuronale), elles inciteront pour le moins à rechercher s'il existe d'autres séquences de type « enhancer » capables d'activer spécifiquement certains gènes à l'intérieur des seules cellules neuronales.

CLONAGE DES GÈNES ACTIFS DANS LE CERVEAU

Cette génétique moléculaire naissante du système nerveux central soulève, on le voit, plus de questions qu'elle n'en résout. Elle a toutefois prouvé son utilité grâce à un ensemble de résultats tangibles, dont la neurobiologie générale et même la neurophysiologie ont commencé à faire leur profit.

En tout premier lieu, plusieurs laboratoires ont commencé à s'attaquer au clonage par les techniques du génie génétique, des séquences ADN complémentaires des ARN messagers du cerveau. Il s'agit d'une étonnante opération de triage qui revient à recopier *in vitro* les quelques dizaines de milliers de types moléculaires d'ARN messagers présents pour obtenir un échantillonnage de toutes les séquences d'ADN correspondants, puis à souder par voie enzymatique l'ensemble de ces séquences d'ADN à des vecteurs propageables à l'intérieur de cellules bactériennes, enfin à isoler les colonies de bactéries ainsi transformées pour purifier et caractériser ces séquences. Une telle démarche permet d'établir une *classification des produits des gènes* fonctionnant dans le cerveau ou, par récurrence, des gènes eux-mêmes. On constate alors que les produits (ARN) des gènes du cerveau se rangent en deux catégories : ceux dont on démontre (par recoupements en étudiant d'autres organes) qu'ils ne sont présents *que* dans le cerveau, et ceux qui s'avèrent présents *à la fois* dans le cerveau et dans d'autres organes. L'étude de la première catégorie « neurospécifique » (phénotypiquement s'entend) est intéressante ; elle devrait permettre de mettre en évidence de nouvelles protéines pouvant jouer un rôle propre dans le maintien du fonctionnement cérébral. Pour atteindre cet objectif, on détermine la séquence chimique de certains des gènes (ou des « messagers ») de cette catégorie dont on décide d'entreprendre l'étude. Ceci permet automatiquement à partir du code génétique d'en déduire celle de la protéine correspondante. Il devient dès lors possible de fabriquer par synthèse chimique des fragments polypeptidiques déterminés. Une fois en possession de ces fragments, il s'avère aisé d'obtenir des anticorps dirigés contre eux. Enfin, grâce à ces anticorps couplés à la péroxydase, on parvient par immunodétection sur des coupes de cerveau à établir la distribution naturelle de la protéine « inconnue » au sein des principaux territoires du système nerveux central. De proche en proche, on est donc en mesure de préciser la fonction physiologique de la protéine étudiée. Bien sûr, les protéines exprimées dans le cerveau sont au nombre de plusieurs milliers, parmi lesquelles une majorité n'est pas caractérisée. De plus, la méthodologie décrite ici s'avère encore assez lourde. Elle n'en a pas moins débouché dans certains cas sur l'identification de nouveaux neuropeptides. Eu égard aux très rapides progrès dans l'automatisation des techniques d'établissement des séquences de l'ADN, aux facilités dont disposent désormais la plupart des laboratoires pour consulter les banques de données concernant les séquences génétiques déjà déterminées de par le monde, on peut espérer enrichir nos connaissances sur bon nombre de molécules jouant un rôle clef dans le système nerveux central. Il n'est donc pas absurde de penser que la standardisation des techniques de génie génétique et des biotechnologies offre là une voie d'exploration aux gènes présentant des activités prépondérantes dans telle ou telle aire cérébrale. À côté de la découverte et de l'étude systématique des neuropeptides, étude qui, depuis les travaux de Roger Guillemin, fait littéralement fureur depuis ces cinq ou six dernières années [et qui bénéficie très largement des techniques de chromatographie liquide à haute performance (ou HPLC)], on voit désormais se dessiner grâce au clonage des produits des gènes de cerveau une étape nouvelle dans l'analyse du chimisme cérébral (Hahn, Sutcliffe, Floyd Bloom et leurs équipes respectives).

Des antigènes de neurones à leurs gènes

En utilisant à bon escient, et de façon combinée, les techniques du génie génétique et celles des anticorps monoclonaux, on peut obtenir aujourd'hui des informations d'une très grande précision et d'une finesse jusqu'alors inégalée sur les bases moléculaires de la neurogenèse. En effet, dans le passé, l'hétérogénéité cellulaire du tissu nerveux a constitué un formidable obstacle à toute analyse moléculaire du fait de l'extraordinaire complexité des connexions synaptiques et de l'incapacité d'isoler et de purifier les molécules supposées jouer un rôle dans l'établissement de ces connexions. Les deux techniques de clonage : celle des anticorps (grâce à l'obtention d'hybridomes) et celles des gènes, souvent complémentaires, permettent d'atteindre un degré de résolution considérable même pour des éléments peu abondants dans la cellule nerveuse. Ainsi, l'étude de la mise en place (ce que les embryologistes dénomment l'ontogenèse) du système nerveux commence à pouvoir s'appuyer sur une analyse moléculaire précise.

Un premier exemple en est fourni par les travaux de Zipser et de ses collaborateurs qui sont parvenus à préparer des anticorps monoclonaux contre les éléments présents à la surface des neurones entrant dans la constitution de la chaîne des ganglions chez la sangsue. Combinant l'approche immunologique, neuroanatomique et neurophysiologique, ces auteurs parviennent à un début de classification des neurones sensitifs, sensitomoteurs ou nociceptifs, en fonction des catégories d'antigènes reconnus par des anticorps monoclonaux. Ces derniers sont obtenus en hybridant les cellules provenant de la rate de souris immunisées par des broyats de ganglions isolés (et préalablement disséqués) avec des cellules de plasmocytome et en sélectionnant les hybridomes sécrétant des anticorps dirigés contre les antigènes de surface. Le repérage se fait grâce aux techniques d'immunofluorescence.

Bien d'autres exemples d'application des techniques immunitaires modernes à l'analyse fine des tissus nerveux pourraient être cités : ainsi l'emploi des anticorps monoclonaux s'est-il avéré d'un grand intérêt par exemple dans l'étude des « gradients antigéniques » dont l'instauration, dans les phases précoces du développement chez le poulet, permet aux cellules neurorétiniennes de s'organiser en un tissu dont les divers types neuronaux forment entre eux des interactions spatiales bien déterminées (antigènes dits « toponymiques » de M. Nierenberg et son équipe). Mais la possibilité de mettre en œuvre des anticorps monoclonaux ne reconnaissant qu'un « déterminant antigénique » unique, présent au sein d'une population moléculaire, permet d'aller plus loin encore. Ces anticorps peuvent servir par exemple de réactifs biochimiques capables de sélectionner des antigènes associés à des événements particuliers ou à des structures spécifiques liées au développement du système nerveux. À partir de là, la protéine ainsi reconnue peut être purifiée en quantité suffisante pour que certains éléments de sa séquence polypeptidique soient établis. La connaissance de cette séquence conduit à la synthèse d'oligodéoxynucléotides correspondants, lesquels vont à leur tour servir à repérer le ou les gènes codant pour le polypeptide antigénique. Une fois le gène cloné, des sondes à ADN peuvent être préparées à l'état radioactif ce qui permet de localiser ce gène sur les chromosomes grâce à la technique d'hybridation *in situ*. Parallèlement, l'étude de mutations intéressant ce gène fournit des précisions quant à sa fonction au cours du développement.

Une très belle illustration de cette approche en marches d'escalier a été fournie récemment par les travaux dus à l'équipe de S. Benzer. Ces auteurs ont analysé en détail le développement des neurones photorécepteurs présents dans l'œil de la drosophile. Après avoir montré qu'à chaque stade de développement séparant les cellules neuro-épithéliales indifférenciées des cellules photoréceptrices matures, correspondent des combinatoires d'antigènes de surface particuliers reconnaissables par des anticorps monoclonaux différents, ils sont parvenus à purifier l'un de ces antigènes, à en établir la séquence partielle, à synthétiser des sondes oligonucléotidiques, à cloner le gène et à localiser ce gène près de l'extrémité du chromosome 3 R au voisinage des bandes 100 B-C.

Bien que ce type d'approche expérimentale n'en soit qu'à ses débuts, il apparaît qu'un pont commence à pouvoir être jeté entre la génétique moléculaire et l'étude des molécules de reconnaissance qui permettent aux cellules neuronales de participer à la formation de réseaux plus ou moins complexes. Peut-être est-ce même, d'une certaine manière, l'étude des ensembles neuronaux qui, à terme, bénéficiera le plus des progrès de la biotechnologie et notamment du génie génétique ou de l'emploi des anticorps monoclonaux ?

GÉNIE GÉNÉTIQUE ET PROTÉINES DES NEURONES

Comme on vient de le voir, le génie génétique et l'immunologie moderne offrent la possibilité de mettre en évidence des produits de gènes dont la nature était jusqu'ici inconnue. Mais le génie génétique s'est aussi avéré d'une étonnante fécondité pour *compléter* de façon souvent décisive nos informations sur la structure chimique et même physico-chimique de substances déjà identifiées par ailleurs, grâce à leurs activités dans la physiologie du neurone. On est parvenu à cloner des protéines neuro-spécifiques de natures très diverses. Il s'agit par exemple :

— de protéines jouant un rôle dans l'organisation structurelle, infracellulaire des neurones ou de leurs cellules « nourricières », les cellules gliales (ex. : la protéine basique de la myéline, la protéine S 100) ;

— d'enzymes de biosynthèse des neurotransmetteurs chimiques (ex. : tyrosine hydroxylase, choline-acétyltransférase, dopamine-β-hydroxylase) ;

— de grands polypeptides précurseurs de neuropeptides connus (l'exemple le plus fameux étant celui d'un composé appelé « pro-opio-melano-cortine », précurseur commun des endorphines, de l'ACTH et de l'hormone mélanotrope) ;

— des récepteurs post-synaptiques de l'acétyl-choline, et du canal NA^{++}, voltage dépendant, qui joue un rôle clef dans l'hyperpolarisation des neurones, etc.

Le clonage des gènes codants pour des précurseurs polypeptidiques de neuropeptides a parfois permis de mettre en évidence des neuro-transmetteurs *nouveaux* dont la formation accompagne le clivage de ces précurseurs. Dans le cas des protéines neuronales intramembranaires (récepteurs, canaux ioniques, etc.), ces travaux ont débouché sur l'établissement de *la séquence primaire complète* de molécules dont la biochimie analytique eût été des plus ardues, du fait, soit de leurs propriétés d'insolubilité (hydrophobicité), soit du caractère infinitésimal de leur concentration dans la cellule. La connaissance de la structure primaire de ces protéines clefs, relais essentiels de la transmission synaptique, a fourni des modèles stéréospécifiques à trois dimensions qui s'avèrent d'un intérêt considérable pour comprendre au niveau moléculaire les changements de conformations physiques que subissent ces protéines, à l'échelle de la milliseconde. De là à concevoir de nouveaux agents chimiques doués d'activités pharmacologiques puissantes, il n'y a qu'un pas et la biotechnologie du neurone s'emploie à le franchir.

DES PROBLÈMES PLUS COMPLEXES

Préciser, comme cela n'a jamais pu être fait, le nombre de gènes actifs dans le cerveau, en établir les premières classifications rationnelles en fonction de la distribution par aires cérébrales des ARN messagers correspondants, aborder les mécanismes de la « détermination ontogénique » des neurones au niveau moléculaire, mettre en évidence des effecteurs peptidiques nouveaux de la transmission synaptique ou des protéines ayant un rôle clef dans la physiologie neuronale, affiner enfin l'étude des récepteurs post-synaptiques et des canaux ioniques... tels sont donc en gros les résultats d'une rencontre amorcée, il y a une quinzaine d'années, entre les adeptes de la biologie moléculaire du gène et les neurosciences.

Mais s'il y avait à dresser un premier bilan, on serait amené à faire d'une part un premier constat optimiste et d'autre part un constat de réserve. En effet, on remarque tout d'abord que ces acquisitions biochimiques sont à coup sûr importantes. La génétique — et surtout les techniques de clonage — marchant de pair avec l'immunologie — la neuropharmacologie — la chimie des protéines apportent, comme nous le voyons, un début d'explication à l'ontogenèse du tissu nerveux, fournissent certaines clefs à la complexité organisationnelle du cerveau et des données complémentaires très remarquables aux mécanismes de la transmission synaptique, et sans doute aussi de la mémoire à court terme[6].

Mais « une hirondelle ne fait pas le printemps » ! Disséquer le fonctionnement neuronal est bien, mais, faut-il le dire sans donner dans un certain truisme, tout ceci ne concerne encore que les niveaux *inférieurs* d'intégration

---

6. Il y a d'ailleurs fort à parier que l'emploi des sondes génétiques clonées du récepteur cholinergique vont permettre de mieux comprendre comment un stimulus exogène, traduit par une hyperpolarisation, influe sur les gènes contrôlant la synthèse et l'organisation des récepteurs post-synaptiques, ce qui éclairera sans doute le problème des relations entre l'activité neuronale et l'établissement des circuits synaptiques, l'une des questions clefs de la neurobiologie cellulaire moderne (J.-P. Changeux). On se rapproche donc d'une interprétation de la transmission synaptique en termes d'interactions moléculaires, et ce ne sera pas là un mince résultat si, comme on le pense, c'est là que réside l'ultime secret de la mémoire. L'électrophysiologie, pour sa part, nous avait d'ailleurs déjà fourni — et elle continue de le faire grâce aux progrès récents qu'elle connaît, des résultats significatifs. Ainsi en savons-nous beaucoup plus aujourd'hui sur le neurone en tant qu'intégrateur de signaux émis par les autres cellules.

qui se rapportent surtout à l'analyse sensorielle. Or, ce que nous voudrions bien sûr pouvoir expliquer ce sont les fonctions *supérieures* du cortex, le haut raffinement des processus « cognitifs » de l'homme, sa faculté d'abstraction et de langage, ses comportements...

Là, il nous faut bien reconnaître que la génétique est muette sur *les mécanismes moléculaires* des fonctions cognitives supérieures[7]. Mais, est-ce à dire qu'elle n'apporte rien à l'étude des systèmes d'*intégration* neuronale en général et qu'elle ne dépasse point le stade de l'analyse du neurone isolé ? Certainement pas.

En effet, il existe au moins *deux voies* possibles pour aborder la génétique des ensembles neuronaux, voies qui finissent d'ailleurs par converger dans une même démarche. La première est abordée à travers l'analyse des *altérations neuro-anatomiques* génétiquement déterminées, la seconde consiste à tenter d'établir une *génétique du comportement*. S'agissant du déterminisme génétique des lésions neuro-anatomiques, il s'agit de préciser quelles sont les aires cérébrales, les afférences ou les circuits synaptiques qui se trouvent sélectivement affectés à la suite de troubles neurologiques résultant d'une mutation définie, généralement chez la souris, mais parfois aussi chez l'homme.

7. Comme l'écrit J. Monod : « Si nous pouvons deviner l'existence de ce merveilleux instrument [l'auteur fait ici allusion au cerveau en tant qu'instrument logique et d'anticipation] si nous savons traduire par le langage, le résultat de ses opérations, nous n'avons aucune idée de son fonctionnement, de sa structure. L'expérimentation physiologique est, à cet égard, presque impuissante encore. L'introspection, avec tous ses dangers, nous en dit malgré tout un peu plus. Reste l'analyse du langage qui cependant ne révèle le processus de simulation qu'au travers de transformations inconnues et n'explicite sans doute pas toutes ses opérations. »

MUTATIONS ET AFFECTIONS NEUROLOGIQUES

En ce qui concerne la souris, on connaît en effet depuis plusieurs années toute une série d'altérations génétiques, de localisation chromosomique déterminée dont la transmission est typiquement mendélienne, et qui se caractérisent par des troubles affectant le comportement locomoteur ou la réactivité à des *stimuli* mécaniques. Ces mutants de souris ont de longue date été étudiés à la fois par les généticiens et les neuroanatomistes : les mutations *weaver, staggerer,* (souris trembleuses, valseuses) *reeler*... sont parmi les plus connues. Elles se traduisent soit par l'absence de certaines aires neuronales, soit par une dégénérescence localisée, soit par l'absence de fibres myélinisées, etc. Plus récemment, on a pu dans certains cas établir des corrélations entre ces altérations du système nerveux central ou périphérique et l'absence (ou la diminution) de certaines protéines, ainsi que le révèle l'électrophorèse bidimensionnelle.

Des cas de troubles neurologiques affectant, soit les facultés intellectuelles, soit les facultés locomotrices ou les deux à la fois et liées à des altérations chromosomiques localisées et ponctuelles, ou à des changements de chromosomes, sont connus chez l'homme[8]. On sait que le mongolisme est lié à la trisomie 21, la chorée d'Huntington (autrefois dénommée danse de Saint-Guy) maladie grave, fréquente dans certaines ethnies du Venezuela (et qui se traduit par une dégénérescence progressive d'une catégorie particulière de neurones catécholaminergiques centraux) est due à une ou plusieurs mutations localisées

8. Selon J.-P. Changeux, un nombre important de mutations a été répertorié chez l'homme : 2 336 résulteraient d'altérations de gènes différents dont 300 concernant le système nerveux central et se manifestant par des lésions anatomiques variées (J.-P. Changeux, *L'Homme neuronal*, Fayard, 1983, p. 234).

sur le chromosome... Récemment, le génie génétique a permis d'en préciser la position : en effet, Gusella est parvenu à montrer que l'altération génétiquement transmissible à l'intérieur de certaines fratries était liée, au sens classique du terme, à une ou plusieurs mutations affectant les sites de clivage d'un chromosome par des enzymes de restriction particulières. Chez les personnes atteintes, qu'elles soient homo ou hétérozygotes, il est donc possible de déceler, *longtemps avant l'apparition de la maladie*, par exemple après la naissance, l'existence de changements dans ces sites de clivage enzymatique en opérant des prélèvements cellulaires minimes et en dressant les « cartes » des fragments chromosomiques clivables. On constate que les sites de coupure normalement présents chez les sujets sains ont disparu, et la « carte de restriction » (comme on la dénomme dans le jargon des généticiens) est alors altérée. On détient là un exemple intéressant à plus d'un titre. D'abord, parce qu'il montre que, même lorsque l'on ne connaît pas, biochimiquement parlant, le déterminisme d'une maladie héréditaire — ce qui est le cas de la chorée d'Huntington —, il est néanmoins possible par l'étude des cartes de clivage des chromosomes de *localiser* (avec une précision plus ou moins grande il est vrai) les sites ou régions des chromosomes qui sont altérés. (Un autre exemple, tout aussi remarquable est la localisation récente par Kunkel du gène responsable de la dystrophie de Duchenne de Boulogne, une myopathie grave de fréquence relativement élevée et qui a pu être attribuée à une altération précise du bras court du chromosome X.)

Mais ces réalisations illustrent aussi le parti qui peut être tiré des biotechnologies liées aux applications du génie génétique dans le diagnostic de certaines maladies héréditaires[9].

---

9. Le diagnostic précoce de la chorée Huntington qui ne se manifeste qu'à l'âge adulte n'est cependant pas sans poser de très graves problèmes éthiques.

Enfin, les travaux de Gusella — surtout lorsqu'on sera parvenu à une identification précise du locus génétique incriminé — constitueront un exemple montrant comment peut se dessiner une génétique (à terme moléculaire), de dysfonctionnements comportementaux.

GÉNÉTIQUE DU COMPORTEMENT

Mais il existe une autre voie. En effet, à côté de l'étude des troubles neuro-anatomiques ou neurodégénératifs caractérisés, héréditairement transmissibles, figure ce que depuis plus de vingt ans on dénomme la génétique *du comportement*. Il s'agit d'une génétique de portée plus générale, qui tente de mettre en évidence par analyse comparée de « races » animales génétiquement pures, ou par croisements et sélections à partir de groupes d'animaux appartenant à une espèce donnée, quels sont les déterminants génétiques ayant une influence prépondérante dans la genèse des comportements. Il n'est sans doute pas inutile de préciser qu'une telle démarche ne répond en aucune manière à un « acte de foi réductionniste » selon lequel *tous* les comportements seraient génétiquement déterminés et minimisant le rôle de l'acquisition, mais, comme le souligne Monod faisant allusion aux travaux d'éthologistes, comme Konrad Lorenz, « lorsque le comportement implique des éléments acquis par l'expérience, ils le sont selon un *programme* qui, lui, est inné, c'est-à-dire génétiquement déterminé. La structure du programme appelle et guide l'apprentissage qui s'inscrira donc dans une certaine "forme" préétablie, définie dans le patrimoine génétique de l'espèce ». Et d'ajouter : « C'est sans doute ainsi qu'il faut interpréter le processus d'apprentissage primaire du langage chez l'enfant. Il n'y a aucune raison de supposer qu'il n'en soit pas de même pour les catégories fondamentales de la connaissance de l'homme et peut-être aussi pour bien d'autres éléments du comportement humain *moins fondamentaux* [souligné ici par nous] mais de grande signification pour l'individu et la société. »

De cette génétique du comportement, je n'évoquerai ici que quelques traits. Comme le rappelle A. Oliverio, dans les débuts de ce siècle, l'intérêt manifesté pour le « terrain génétique » du comportement était faible, voire inexistant, précisément du fait des théories philosophiques alors en vigueur sur le comportementalisme *(behaviorism)*. Voici par exemple ce que disent les « behavioristes » de l'hérédité psychologique : « Les membres de l'espèce humaine naissent tous semblables dans les limites des variations individuelles [...]. L'hérédité est un fait biologique mais elle s'exerce dans le domaine organique et non dans celui du comportement [...]. Des variations structurales à la naissance et une formation rapide de l'habitude dès la naissance, voilà de quoi s'expliquer la plupart des soi-disant transmissions héréditaires des caractéristiques mentales » (P. Naville). Ce sont les travaux de Hirsch et Tyroson qui ont commencé à mettre en lumière la contribution de la génétique aux différences comportementales individuelles. Vale et Vale attiraient à leur tour l'attention sur l'interférence susceptible d'exister entre des formes ou modes d'action fixés par l'hérédité *(inborn fixed action patterns)* et le comportement anormal de certaines espèces animales sous l'influence d'un conditionnement expérimental type. À partir de 1960, on a vu fleurir un nombre considérable d'expériences utilisant des lignées sélectionnées ou des races pures de rongeurs, expériences fondées sur le postulat que le comportement peut être, génétiquement parlant, considéré et étudié comme tout autre trait phénotypique d'un individu, au même titre que sa taille ou la pigmentation de ses yeux...

Mais au début, on a eu tendance à s'adresser à des races animales non sélectionnées (non génétiquement pures), et on s'est intéressé à la transmission héréditaire des aptitudes à réagir au test des labyrinthes (Tyron), l'idée étant de modifier, par des croisements appropriés, le comportement par rapport aux normes de l'espèce.

Les expériences de R.C. Tyron, qui ont pris un développement important à partir de 1939, ont eu à l'époque un très gros impact et méritent d'être brièvement résumées. Leur principe était le suivant : sur un groupe de rats choisis au hasard, on effectue des épreuves permettant de choisir ceux qui possèdent au maximum une caractéristique donnée, par exemple *l'intelligence, l'émotivité, la curiosité,* etc. Supposons que l'expérimentateur s'intéresse à la manifestation de *l'intelligence* chez le rat : chaque animal est éprouvé pour la rapidité avec laquelle il apprend à se diriger dans un labyrinthe, au bout duquel il trouve la nourriture. On sélectionne alors les mâles et les femelles qui ont montré le plus de dispositions à l'apprentissage et l'on procède de même façon pour les couples les plus « lents ». Les produits de ces accouplements, provenant soit de rats « rapides », soit de rats « lents », sont soumis de nouveau à l'épreuve du labyrinthe, puis sélectionnés et accouplés ; les opérations étant conduites sur plusieurs générations. La *figure 28* montre les résultats. On porte en ordonnée le % d'animaux qui commettent un nombre déterminé d'erreurs, en abscisse le nombre d'erreurs. Au départ les résultats sont très hétérogènes, mais au fur et à mesure des générations apparaissent clairement deux groupes : celui des plus doués (faisant le moins d'erreurs) et le groupe des plus lents.

Figure 28. — *Développement progressif et systématique de deux souches de rats « intelligents » et « lents ».* En ordonnée le pourcentage d'animaux atteignant un nombre déterminé d'erreurs (test du labyrinthe) ; en abscisse le nombre d'erreurs. Courbes de gauche : souche « intelligente » et ses progressions ; courbes de droite : souche « lente » et ses stabilisations. À la septième génération, il ne reste qu'un faible pourcentage de rats lents commettant le même nombre d'erreurs que celui des rats les moins doués de la souche « intelligente » (expériences de Tyron). (D'après *l'Encyclopédie des sciences et des techniques,* 1970, vol. 6, p. 613, fig. 2.)

Pour le test d'*émotivité*, on a suivi la fréquence des mictions et des défécations chez des animaux confrontés à des situations dangereuses. On a également étudié le rôle des facteurs héréditaires dans la *motivation* par rapport à la nourriture, dans l'*activité* (pédalage des animaux à l'intérieur d'un tambour cylindrique), dans la *curiosité* (exploration de l'environnement). Le comportement social

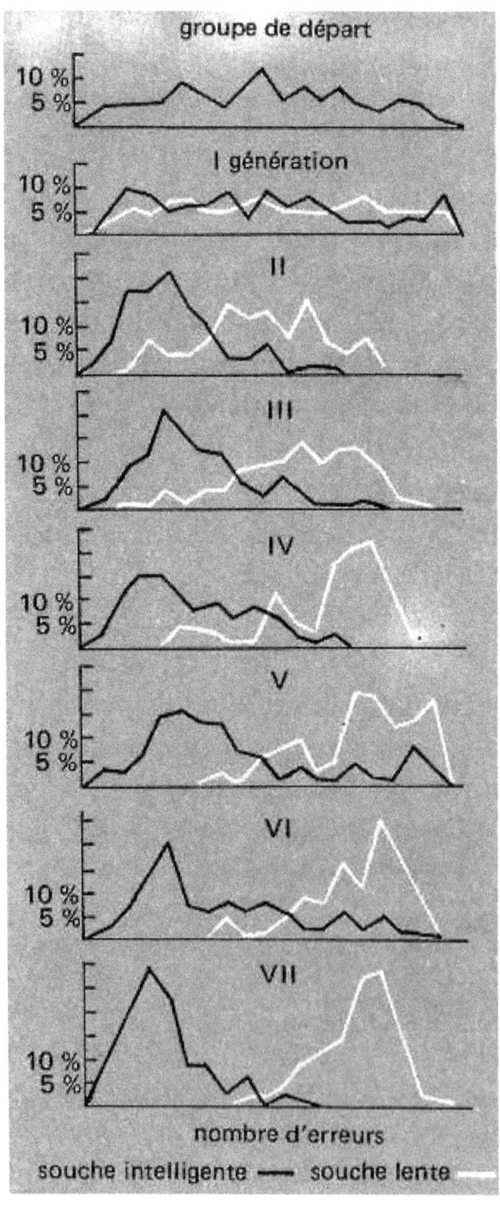

(dominance, opposée à soumission, et agressivité, opposée à douceur) a également fait l'objet d'expériences de même nature en ayant recours ici à des chiens de différentes races ou à des souris.

Toutes ces expériences convergent vers la conclusion que chez les animaux les variations individuelles du comportement doivent dans de nombreux cas correspondre à des génotypes différents. En recherchant quels pouvaient être les supports physiologiques, anatomiques ou biochimiques de ces variations, on a constaté par exemple que les rats, montrant les meilleures performances au labyrinthe, possédaient un cerveau de volume supérieur à celui des rats lents et que l'activité de la cholinestérase (une enzyme capable de cliver le neurotransmetteur acétylcholine et qui joue un rôle dans la transmission synaptique) était plus élevée chez les rats intelligents que chez les lents. Mais ces données, au fond anciennes, demandent à être très sérieusement confirmées. Elles ne sont pas à l'abri de biais expérimentaux et ont fait l'objet de maintes critiques...

Elles faisaient dire en tout cas à Zazo, en 1965, que « l'intelligence dépend de facteurs héréditaires (aussi fortement que la taille) et que, à égalité de conditions sociales, elle se distribue des niveaux les plus bas aux niveaux les plus élevés ».

Sans peut-être aller aussi loin, il est clair que les travaux de Tyron[10] ont contribué à faire proposer l'hypothèse qu'*il existe une composante génétique du comportement des animaux*.

Par la suite, et vers 1960, les chercheurs, au lieu de s'appuyer au départ sur des groupes d'animaux pris au hasard comme dans les expériences du type de celles que Tyron réalisa et de s'efforcer à sélectionner des races à performances « bonnes » ou « mauvaises », se sont au contraire tournés dès le départ vers des races *génétiquement pures* (dites « *inbred* » en anglais) en cherchant à comparer leurs performances vis-à-vis d'un comportement donné. Ils ont eu essentiellement recours dans ce cas à des races de souris et ont alors observé que les différences sous-jacentes à ces races ont pour corollaires des différences comportementales particulièrement tranchées.

Ceci peut être illustré par les réponses à toute une série de tests : endurance, pédalage, évitement d'obstacles, épreuves du labyrinthe (tests qui caractérisent les facultés dites « exploratoires » de l'espèce) ou encore les comportements sexuels et maternels, l'agressivité, la nutrition, le sommeil, etc. Par la suite ces tests ont tout naturellement été assortis d'études neurochimiques et d'explorations anatomiques ou ultra-structurelles au niveau du système nerveux central ou périphérique. On a observé par exemple que trois races de souris génétiquement pures (et dont on commence incidemment à connaître les cartes de restriction chromosomiques), races connues sous les noms de C57/BL/6, DBH/2 et SEC/IRE, présentent des différences assez profondes en ce qui concerne la biochimie de leur système nerveux central. Elles manifestent également des traits distinctifs évidents dans leur développement post-natal au niveau neurologique (maturation corticale) et comportemental. En d'autres termes, le terrain génétique individuel fixerait certaines limites, à l'intérieur desquelles l'environnement est susceptible d'influer, aux manifestations du comportement et à la maturation du système nerveux dans la période post-natale.

À la suite de ces travaux, on a pensé, d'une façon sans doute un peu naïve, qu'on pourrait établir une corrélation

---

10. Ils ont été en général corroborés par ceux d'autres auteurs (Hall, Billingslea, Willingham). Encore convient-il de dire qu'entre 1962 et 1966, ce type d'expériences a été assez sévèrement critiqué. Ainsi plusieurs auteurs ont-ils eu l'idée de conduire des expériences sur les expérimentateurs, d'où il ressort que l'attitude de ces derniers tend, inconsciemment, à encourager chez les animaux certaines conduites. Par exemple il a été clairement prouvé que les expérimentateurs qui croient (parce qu'on le leur a suggéré à tort) qu'ils ont affaire à des rats intelligents obtiennent des résultats nettement supérieurs à ceux qui croyaient que leurs rats étaient lents, alors que tous les rats avaient été pris au hasard. Il semble néanmoins que même en tenant compte de ces « facteurs d'encouragement », ceci n'invalide pas pour autant les conclusions dans leur ensemble.

sans équivoque entre gène et comportement ce qui conduirait à caractériser des allèles comportementaux parfaitement définis. Mais, en analysant les effets secondaires de toute une série de mutations, il est progressivement apparu — comme on pouvait s'y attendre — qu'il n'existe pas de gènes ayant une influence uniciste suffisante, leur permettant de régler seuls un comportement donné. Si on peut parler de déterminisme génétique même pour les comportements expérimentaux simples des rongeurs, c'est plutôt au niveau d'« ensembles de gènes » groupés sur le même fragment chromosomique qu'il faut le rechercher. Encore ces ensembles, que les compartementalistes dénomment parfois « supergènes », n'exercent-ils leur influence que dans un contexte bien défini, celui que choisit l'expérimentateur, et cette influence dépend-elle de l'activité d'autres gènes qui, quelque secondaires que puissent être leurs effets, n'en sont pas moins indispensables.

Nous n'avons évoqué ici que quelques exemples illustrant l'importance de facteurs génétiques dans la réalisation de comportements. L'ouvrage récent de J.-P. Changeux (voir *l'Homme neuronal*, chapitre VI, p. 236) en décrit bien d'autres, avec infiniment plus de précision que nous ne le faisons ici : qu'il s'agisse des travaux du groupe de S. Benzer sur les mutants de comportement de la drosophile (et notamment des très remarquables mutants d'apprentissage, « amnesiac » « dunce » ou « rutabaga » qui, soit perdent la mémoire, soit sont incapables de stocker l'information, soit encore la stockent mais ne l'utilisent pas), qu'il s'agisse de la génétique du chant des grillons ou encore de l'héritabilité de la psychose maniaco-dépressive...

Il existe donc une composante héréditaire importante dans les comportements. On peut dire toutefois que la démarche qui, à travers l'étude de mutations comportementales ou de comparaisons intraspécifiques, tente d'associer des propriétés observables relevant d'un comportement à des gènes spécifiques, rencontre encore (et c'est bien normal) un certain nombre de difficultés lorsqu'il s'agit de comportements complexes. D'une part, il n'est pas toujours possible de repérer des lésions anatomiques définies. D'autre part, les troubles biochimiques impliqués ne sont pas toujours évidents. Enfin, le déterminisme héréditaire peut relever d'ensembles de gènes liés plutôt que d'un seul gène.

VERS UNE VRAIE GÉNÉTIQUE MOLÉCULAIRE DU COMPORTEMENT ? L'EXEMPLE DE L'APLYSIE

On pourrait donc s'étonner que j'aie rangé l'étude du comportement parmi les « nouvelles pistes » de la génétique, d'autant que la démarche remonte, on l'a vu, à plusieurs décennies. Ce qui est nouveau n'est donc pas tant le fondement même de celle-ci, si important soit-il pour l'étude des fonctions cérébrales supérieures, mais plutôt la nature des technologies qui sont mises en œuvre *depuis peu*. Ainsi l'étude de la distribution topologique des neuropeptides, l'analyse par les anticorps monoclonaux d'antigènes de surface (telle qu'on l'a notamment pratiquée dans le système ganglionnaire de la sangsue), l'étude par coupes sérielles du système nerveux des animaux inférieurs, tel le nématode, à l'aide du microscope électronique, tout ceci devrait converger vers une meilleure définition des structures et des effecteurs liés aux comportements animaux et préciser du même coup les incidences cellulaires, mais aussi *moléculaires* des gènes de comportement.

Bien qu'il s'agisse plutôt d'un microcomportement lié à la reproduction que d'un comportement complexe de type « exploratoire », l'étude du phénomène de ponte chez les *aplysies*, étude menée il y a peu par les équipes de R. Axel et de E. Kandel, illustre de façon intéressante les nouvelles voies empruntées. C'est donc sur cet exemple que nous allons nous arrêter un instant et avec lui que nous conclurons ce chapitre.

Les travaux sur l'aplysie, qui ont débuté il y a quelques années à peine, illustrent à coup sûr fort bien les nouvelles tentatives de la génétique moléculaire dans l'analyse et l'explication chimique d'un comportement.

Le choix de l'aplysie ne relève pas du simple hasard. Fréquent sur les côtes de Californie, cet escargot de mer présente plusieurs particularités. De taille considérable (il pèse de deux à cinq kilos...), dépourvu de coquille, il est comme ses congénères terrestres, hermaphrodite. Au reste, cet animal passe le plus clair de son temps à copuler, formant avec ses partenaires une sorte de grand cercle. La fertilisation est interne (canal hermaphrodite), tandis que le développement des œufs fertilisés s'effectue en milieu marin. Le comportement de ponte répond à un ensemble de processus parfaitement stéréotypés. Il y a expulsion d'environ un million d'œufs agglutinés pour former une sorte de long ruban. À ce stade, l'animal cesse de s'alimenter et de se mouvoir, il y a accélération de la respiration et du rythme cardiaque. Pour faciliter l'évacuation du ruban d'œufs à partir du canal hermaphrodite, l'aplysie s'en empare avec sa cavité buccale et parvient à l'extraire en lui imprimant toute une série de tractions. La dernière étape, une fois le ruban libéré, est d'assurer son adhésion à une paroi solide grâce à une substance de caractère muqueux, sécrétée par une glande buccale. Ces comportements caractéristiques de la ponte sont, nous l'avons dit, stéréotypés. Ils suivent une séquence rigoureuse, invariante, et obéissent à un programme génétique précis. En outre, ils répondent, cela est clair, à un mécanisme de « tout ou rien » : si les premières étapes du comportement se déclenchent, les autres suivent ; il n'y a jamais découplage entre ces étapes.

Si le choix de l'aplysie n'a pas, je l'ai dit, relevé du hasard, c'est d'une part à cause du caractère parfaitement stéréotypé et à la limite quasi caricatural du comportement de reproduction qu'elle manifeste, mais c'est aussi et surtout parce que le système nerveux de cet escargot est très particulier. Au total, il ne comporte que 2×10^4 neurones, mais il s'agit de neurones géants (1 mm de diamètre) renfermant des quantités énormes d'ADN, jusqu'à 2 µg par cellule, ce qui facilite beaucoup l'étude de la chaîne de causalité intéressant les biologistes moléculaires : gène — neurone — comportement. En effet, les neurones peuvent être disséqués à la main et leur taille rend possible l'étude de leur fonctionnement au niveau individuel. Enfin et surtout, la très grande quantité de matériel génétique présent dans ces neurones facilite les opérations de clonage des gènes par les techniques de l'ADN recombinant.

Le mérite des équipes californiennes (R. Axel, E. Kandel, S. Arch, F. Strumwasser) a été de pouvoir rattacher le comportement de ponte décrit ci-dessus à deux caractéristiques moléculaires extrêmement précises : l'existence d'une famille multigénique codant pour des précurseurs de polypeptides et le clivage sélectif de ces précurseurs en une série de petits peptides présentant chacun une cible neuronale spécifique.

D'un point de vue très schématique, voici comment l'on peut retracer la séquence des événements qui se déroulent au niveau génétique *(figure 29)*.

Le génome de l'aplysie renferme, entre autres, trois gènes apparentés, que pour abréger nous appellerons A, B et C. Ces gènes, du fait des grandes homologies de séquences chimiques qu'ils présentent, ont dû provenir, à n'en point douter, du triplement d'un gène ancestral, assorti de réarrangements tels qu'ils manifestent aujourd'hui certaines différences clefs dans leurs séquences.

Deux de ces gènes A et B se trouvent activés après accouplement — au sein d'un organe situé dans le système reproducteur appelé « glande atriale ». Les produits de ces deux gènes vont déclencher, par un processus en « cascade », l'activité du troisième au niveau d'un *autre* groupe de cellules. L'effet cascade se déroule comme suit. Chacun des gènes A et B détermine la synthèse d'un long polypeptide précurseur, lequel subit un clivage enzymatique ce qui engendre plusieurs fragments. Parmi ces fragments figurent deux petits peptides, baptisés « a » et « b », correspondant aux gènes A et B respectivement. Leur rôle est d'aller stimuler à distance plusieurs autres gènes parmi lesquels le gène C présent dans deux groupes de

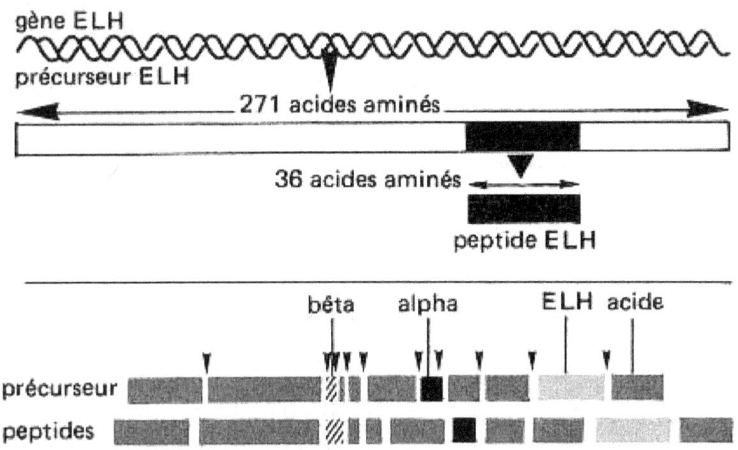
gène ELH
précurseur ELH
271 acides aminés
36 acides aminés
peptide ELH
bêta
alpha
ELH
acide
précurseur
peptides

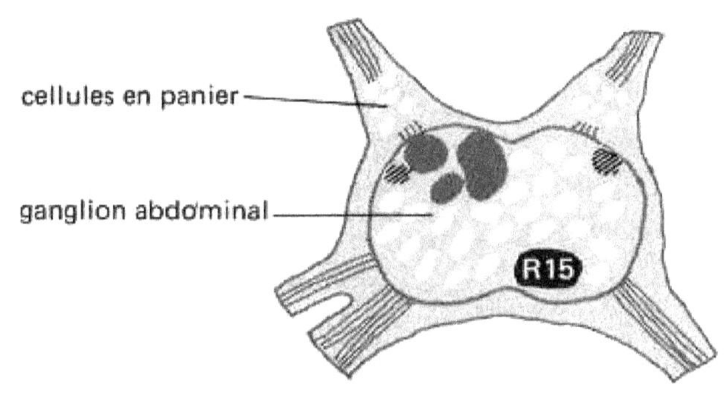
cellules en panier
ganglion abdominal
R15

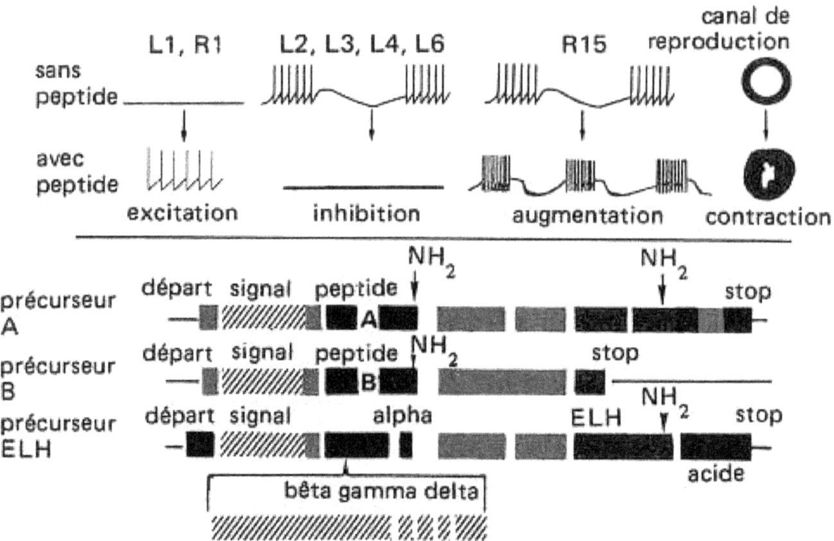
L1, R1
L2, L3, L4, L6
R15
canal de reproduction
sans peptide
avec peptide
excitation
inhibition
augmentation
contraction
précurseur A
départ
signal
peptide
A
NH_2
stop
précurseur B
B
précurseur ELH
alpha
ELH
acide
bêta gamma delta

cellules nerveuses situées au sommet du ganglion abdominal (cellules en panier). Le gène C (ou gène « ELH »), stimulé, fabrique alors à son tour un précurseur polypeptidique qui subit lui aussi une fragmentation. Il en résulte onze petits peptides différents parmi lesquels figurent : le peptide ELH *(egg laying hormone)* qui n'est autre que *l'hormone de ponte* et trois autres petits peptides baptisés, α, β et « peptide acide » (les sept autres peptides sont libérés mais leur rôle est inconnu).

À son tour, le peptide ELH se transporte sur un neurone géant particulier, le neurone R15, situé dans le ganglion abdominal, et il passe dans le système circulatoire pour y stimuler les cellules de muscles lisses responsables de la contraction du canal hermaphrodite à partir duquel se produit l'expulsion du ruban d'œufs. Le facteur α inhibe quant à lui les neurones L2, L3, L4, et L6, tandis que le peptide β excite de façon transitoire deux gros neurones symétriques L1 et R1. Ceci nous montre de façon saisissante comment un comportement stéréotypé peut être génétiquement prédéterminé dans ses moindres détails : un gène *unique* (ELH), mis en activité lui-même par le relais des peptides A et B, code pour de *nombreux*

Figure 29. — *Gènes du comportement reproducteur chez l'aplysie.* — A) Le gène ELH code pour un long précurseur du peptide ELH. Celui-ci est libéré de cette longue chaîne par protéolyse spécifique. — B) Le précurseur ELH est lui-même une polyprotéine, clivable en des endroits précis par des endopeptidases (flèches). Onze peptides sont ainsi relâchés dont quatre (facteurs α, β, ELH, peptide acide) par les cellules en panier. Trois de ces quatre peptides agissent comme neurotransmetteurs modifiant l'activité de neurones particuliers du ganglion abdominal ; le facteur β excite les cellules L_1 et R_1 ; α inhibe les cellules L_2 et L_6. ELH augmente l'excitabilité de la cellule R_{15}, pénètre dans la circulation et provoque les contractions de l'appareil reproducteur. — C) Types de précurseurs formés par les trois membres de la famille multigénique ELH (voir le texte). (D'après *le Génie de la vie*, 1985, vol. 6, p. 65, fig. 2, 3, 4.)

neuropeptides actifs qui peuvent ainsi imposer un répertoire complexe de comportements innés.

Ainsi trois caractéristiques sont à l'origine du comportement de reproduction chez l'aplysie :

— la première, de *nature phylogénétique*, repose sur l'existence d'une famille multigénique dont les membres répondent à des *stimuli* tissulaires particuliers (ex. : seuls les gènes des peptides A et B sont stimulés dans la glande atriale, tandis que le gène ELH, voisin des deux premiers, n'est stimulé, au sein des cellules « en panier » qu'en réponse aux produits des deux autres). À noter que l'évolution a provoqué des réarrangements tels, dans chacun de ces trois gènes, que lorsque l'un quelconque des trois peptides A, B ou ELH est engendrable, les deux autres ne le sont pas, leur synthèse aux dépens de chaque gène étant exclusive (par exemple, une insertion de quatre-vingts acides aminés dans le gène ELH interrompt les séquences des peptides A et B et donne naissance à plusieurs peptides *différents*, etc.) ;

— la seconde repose sur le principe du découpage d'un long précurseur engendrant une multitude de neuropeptides capables d'activer à distance d'autres neurones ou d'autres cellules cibles non neuronales. Ces neuropeptides agissent soit comme des « neurotransmetteurs » vis-à-vis de neurones voisins, soit comme des « neuro-hormones » lorsqu'ils sont sécrétés dans la circulation ;

— le fait que certains neuropeptides agissent en des endroits différents leur permettant souvent de faire coïncider des événements d'ordre physiologique avec certains comportements pour tendre vers une fin commune.

Une dernière remarque illustrera, je pense, la grande portée des expériences sur l'aplysie. On a souligné, avec beaucoup d'à-propos (voir notamment l'ouvrage de Jean-Pierre Changeux, intitulé *l'Homme neuronal*), que le rôle de l'inné génétique dans nos comportements devait se ramener à fort peu de chose, si l'on compare le nombre total de gènes « actifs » (certainement inférieur à 10^5 chez les métazoaires supérieurs) avec le nombre de connexions synaptiques ; sans parler du nombre quasi infini de comportements relevant des processus cognitifs supérieurs. Il n'est point dans mon intention de relancer ici le débat sur les rôles respectifs de l'inné et de l'acquis et il convient de reconnaître, cela me paraît évident, l'importance considérable de l'apprentissage et, sous-jacent à celui-ci, le rôle considérable de ce que l'on appelle la dimension *épigénétique*. Mais il convient toutefois de remarquer que le potentiel informatif des gènes se trouve considérablement « démultiplié » si l'on songe aux diverses modalités de clivage d'un même précurseur en autant de petits peptides commandant à distance des microcomportements neuronaux. À quoi s'ajoute l'intervention du polymorphisme génétique, de règle chez les métazoaires, qui veut que des gènes « cousins germains » codant pour ces précurseurs peuvent être eux-mêmes activés de façon élective dans des contextes physiologiques différents. Ainsi se trouve assuré, à coup sûr, un nombre considérable de *combinatoires*. Des comportements complexes pourraient donc résulter de la manifestation coordonnée d'unités de comportement simples, sous la conduite d'un ou de plusieurs peptides[11].

S'il fallait donc illustrer les voies nouvelles de la génétique, celles qui s'offrent avec l'étude de l'acquisition des formes et des répertoires morphogénétiques *(pattern formation)*, ou avec la complexité des structures corticales et l'analyse des comportements, montrent bien le type de démarche et le genre d'attitude qui se dessinent. Ainsi, partie du constat de la diversité des espèces et de la complexité des individus qui les composent, la biologie s'est graduellement tournée vers cet « invisible simple » que sont les molécules en tentant de dégager des principes unicistes à partir de leur réactivité physique et de leurs

11. Encore n'avons-nous pas fait intervenir une autre variable importante : celle qu'offrent les mécanismes d'épissage différentiel, mécanismes tels qu'un même ARN messager peut selon les conditions de l'environnement subir plusieurs modes de réarrangements moléculaires engendrant chacun un message distinct qui pourrait coder à son tour pour des précurseurs polypeptidiques différents.

interactions. Aujourd'hui enrichie d'une longue expérience méthodologique ainsi que d'une meilleure connaissance, tant de la cybernétique que du fonctionnement et de la structure fine des gènes, elle s'efforce, comme il est naturel, de faire retour vers les grandes interrogations premières : comment s'est construite la diversité du monde vivant au décours de l'évolution ? Par quels mécanismes et selon quels plans directeurs s'établit l'architecture tridimensionnelle des êtres vivants ? Comment et pourquoi affichent-ils les comportements qui typifient l'espèce ? Quelles structures et quelles forces sont sous-jacentes au plus grand des événements évolutifs : l'émergence du cerveau humain ? Faut-il considérer comme vaine, et même pour certains comme coupable, cette course vers les pourquoi ? Bien que ce ne soit pas le propos de mon livre, tel n'est en tout cas pas mon sentiment personnel. Je ne pense d'ailleurs pas que l'on s'en étonnera.

Mais, j'en suis convaincu, il n'y a pas de démarche linéaire en science, la connaissance procède par cycles successifs où alternent de façon à peu près régulière la tendance à « démonter les rouages » (comme l'enfant démonte un jouet), et la tendance à les reconstituer, comme alternent la curiosité de rechercher ce qui se passe au niveau des composants les plus petits et les plus humbles, et le désir de transcender les parties pour contempler le cheminement accompli et replacer les acquis dans une construction provisoirement logique. Ainsi se tissent en tout cas, par ce « va-et-vient incessant », les trames de la vérité, et la génétique pour sa part s'attaque-t-elle désormais à des questions et à des objets de plus en plus complexes.

Conclusion

Dirai-je en conclusion, comme il est d'usage après le récit d'une vaste odyssée, que nous voici parvenus au terme du voyage où nous a invités cette grande épopée génétique d'après-guerre ? Nous faut-il désormais, tel le héros de Schiller, contempler le chemin parcouru et prendre nos quartiers, savourant une douce et romantique retraite ?

Ce serait aller à contre-courant du message que nous avons tenté de livrer au lecteur à travers ce livre. La biologie du gène ne s'est pas arrêtée, on l'a vu, avec l'aventure de la double hélice, du code et de la régulation, quelles qu'aient pu être l'esthétique et la limpidité de leur démarche. De nouveaux paradoxes se sont présentés, stimulant la recherche : d'autres faces de l'iceberg ont été mises au jour. À l'algèbre première, et un peu trop parfaite, de la biologie moléculaire sont venus s'ajouter — voire se substituer, comme autant d'interrogations nouvelles — les algorithmes d'une génétique insoupçonnée et beaucoup plus complexe ; une génétique où la cellule des formes évoluées apparaît comme une étonnante magicienne, jonglant avec l'ADN, brisant les barrières du gène classique, enfermé dans les limites aux géométries précises, mais étroites, faisant du neuf avec du vieux, remaniant, déplaçant et reconstruisant sans cesse les combinaisons de nos chromosomes pour fabriquer des molécules plus adaptées, plus variées, enrichissant ainsi la panoplie des possibles. Ainsi l'ordinateur génétique apparaît-il aujourd'hui plus compliqué certes, mais aussi plus puissant, apte à réaliser un nombre d'opérations extrêmement variées. Après le relatif « simplisme » qui présidait à notre représentation du gène et à la description de ses vertus abstraites, on voit ainsi se dégager une vision plus dynamique des mécanismes de l'hérédité.

Non ! Pas plus aujourd'hui qu'hier l'odyssée génétique ne semble être sur le point de se terminer : on découvrira d'autres paysages et d'autres acteurs. Non seulement bien d'autres codes moléculaires ou supramoléculaires du fonctionnement du vivant seront déchiffrés après celui dont se réclame le langage des gènes, mais l'hérédité est encore extrêmement loin d'avoir livré tous ses secrets. Ayant découvert qu'existaient de nouvelles dimensions de la génétique, celles des assemblages, des communications et des comportements, nous n'en sommes qu'au début du déchiffrage des algorithmes, bien loin de comprendre comment les ordres issus des gènes donnent leurs couleurs aux roses, leurs élans aux oiseaux et sa soif de connaître à l'homme !

Certains déploreront cette marche en avant, ces bonds prodigieux de la connaissance, ceux-là mêmes qui auraient tendance à ne considérer tout ceci que comme un viol de barrières infranchissables ; avons-nous le droit de percer les secrets du noyau cellulaire après ceux de l'atome ? Sommes-nous une fois de plus des apprentis sorciers ? Aurons-nous la sagesse d'assimiler ces connaissances pour le bien de la grande communauté humaine ? Ne risquons-nous pas plutôt de défier les équilibres et d'attirer ainsi sur nous quelque malédiction du destin ? Y a-t-il une fin à cette spéléologie du savoir ? Faut-il descendre plus profond et pourquoi ?

D'autres penseront au contraire que se comble peu à peu le fossé qui séparait le caractère abstrait de la génétique et les réalités du vivant, surtout celles qui sous-tendent la biologie de l'homme. À mieux distinguer les gènes responsables des fonctions les plus complexes, non seulement nous pouvons espérer gagner en connaissance, en dissipant bien des tabous ou des mystères inutiles et en levant des interdits ancestraux, gagnant ainsi en clarté et en liberté, mais nous voyons également se dessiner de nombreuses promesses enrichissant le futur de l'homme.

Mieux connaître les principes de fonctionnement de nos gènes, les séquences chimiques dont ils sont faits, la manière dont ils participent au vaste programme de notre développement, à notre adaptation au milieu, c'est sans doute ouvrir de nouvelles voies à la médecine de demain. Ce livre s'en est fait l'écho, ici et là.

Ici, la génétique aidera le médecin à prévoir les risques encourus dès la naissance. À la vieille et d'ailleurs sage notion du « terrain » physiologique se substitueront sans doute des études beaucoup plus précises de notre patrimoine génétique, qui, dans certains cas, aideront à compenser, voire à guérir une affection héréditaire, et lèveront aussi bien des souffrances ou des deuils. Là, nous lirons peut-être comme dans un livre quelles peuvent être *certaines* des potentialités physiologiques d'un individu confronté aux nombreux stress d'une société toujours plus exigeante. Ici, beaucoup plus qu'une médecine, une biologie prédictive accroîtra les chances ou réduira les inégalités, permettra d'adapter à chacun des modes de vie plus conformes à ses résistances physiques ou à ses aptitudes. Rêve que tout ceci ? Projection maximaliste et un peu idéalisée tout au plus. Mais l'emploi des sondes à ADN, issu des progrès du génie génétique, n'apporte-t-il pas déjà des informations précieuses à certaines familles, les aidant thérapeutiquement ou apaisant leurs angoisses ?

Les grandes percées que nous a values la connaissance des séquences oncogènes autorisent des espoirs nouveaux dans la lutte contre le cancer, ce cauchemar du vivant. À mieux comprendre, il n'est pas fou d'espérer être en mesure de mieux prévoir et de mieux guérir. Après bien des cheminements, l'étude du cancer semble entrer dans une ère rationnelle. Certes, le chemin du savoir au pouvoir du médecin n'est pas direct. L'histoire de la médecine est riche d'exemples illustrant — et c'est heureux — comment le « savoir-guérir » a précédé le « connaître ». Mais il est très rare que la connaissance n'ait fini par accroître les possibilités de guérir.

S'il est un autre domaine où l'on risque de passer pour un singulier utopiste en prévoyant l'apport de la génétique, c'est bien celui de la neuropharmacologie. Tout jusqu'ici n'y est que dialogue entre transmetteurs chimiques et récepteurs, tout paraît affaire de boucles de régulation cellulaires intéressant la membrane et son potentiel électrotonique, ignorant ou court-circuitant le noyau du neurone et ses chromosomes. Pourtant, il se pourrait bien, là aussi, que la génétique moléculaire du cerveau devienne demain le terrain de prédilection des neuropharmacologues. Le chemin qui y mènera est encore très long mais qui sait si, dans l'avenir, la connaissance des messagers du cerveau ne servira pas au moins de système d'épreuve, de moyen de criblage, pour éprouver les agents neurotropes ?

Irons-nous enfin jusqu'à intervenir sur le patrimoine génétique de l'homme malade, en nous efforçant d'apporter à ses cellules somatiques des instructions nouvelles, aptes à corriger telle ou telle déficience consécutive à une altération chromosomique ? De nombreux biologistes y songent. Le moment n'est pas venu de passer du modèle animal à l'homme, mais s'il paraît totalement condamnable d'opérer sur l'ovocyte fécondé (compte tenu des risques, vis-à-vis desquels nul expérimentateur ne serait à l'abri, de causer plus de dérèglements héréditairement transmissibles que d'amélioration...), d'aucuns assimilent déjà l'implantation d'un gène nouveau dans le système médullaire à une greffe. La bioéthique internationale, mais plus encore la conscience de chacun en décidera.

En écho avec ce que j'ai dit dans l'introduction de ce livre, on pourrait être tenté d'attribuer à son auteur le désir de tout ramener à la génétique et à ses règles. Ne me suis-je pas efforcé de montrer qu'il existait de multiples catégories de gènes, intervenant dans chaque opération physiologique importante, conçues pour des niveaux de complexité croissante, ou des niveaux d'intégration biologique chaque fois supérieurs : gènes de structure, gènes de traduction, gènes régulateurs, gènes de spéciation, de communication, de détermination des plans morphogéniques, voire des comportements ? À l'extrême, cette vision des choses ne pourrait-elle conduire à penser que, si l'on connaissait un jour tous les gènes d'un individu, on serait à même de prévoir toute sa vie ? Une telle extrapolation serait absurde et si j'ai tenté de montrer à quel point le concept de gène s'était diversifié et enrichi au cours de ces dernières années, loin de moi l'intention de souscrire à une explication « pangénique » du vivant. Il est de fait que nos connaissances sur l'influence de l'inné génétique iront en s'accroissant : qu'il s'agisse des prédispositions physiologiques générales, des degrés de résistance ou de susceptibilité aux maladies et même de certaines aptitudes globales de nos comportements face à des situations plus ou moins stéréotypées.

Mais tout en étant de ceux qui pensent que l'activité des gènes codant pour des fonctions neuronales joue, au niveau cérébral, un rôle plus important que ne l'admettent les neurobiologistes, j'ai rappelé après d'autres que le registre intellectuel émotionnel et créatif de l'homme, son potentiel cognitif, ne sauraient évidemment s'inscrire (si ce n'est pour une faible part) dans un simple code de déterminants génétiques, voire de leurs combinatoires. D'ailleurs, A. Malraux a raison lorsqu'il écrit : « La science ne peut pas faire un homme[1] », même si elle peut aider l'homme à se faire.

Mieux connaître nos gènes, c'est d'une certaine manière mieux appréhender ce qui, hérité de l'espèce autant que de nos ascendants, nous détermine. C'est nous « resituer » avec lucidité dans le formidable *continuum* des êtres vivants, et, tout en prenant ainsi conscience de nos limites et de notre histoire biologique, nous préparer à les transcender dans le combat que mène chaque homme contre la fatalité, et pour la liberté de sa condition.

---

1. Propos recueillis en 1975 par Ion Mihaileanu, « Le Monde sans visa », *Le Monde*, 5 juillet 1986.

Glossaire

Acide aminé : encore appelé aminoacide. L'un des éléments aux fonctions amine et acide dont sont formées les longues molécules de protéines. On en connaît vingt types différents dans les protéines, mais ils peuvent assurer également d'autres fonctions dans la cellule (telle celle de neurotransmetteurs...). C'est l'ordre d'enchaînement ou « séquence » de ces acides aminés dans les protéines qui confère à celles-ci leur spécificité.

Acide nucléique : très longue molécule rencontrée dans le noyau, dans le cytoplasme ou dans les organites (mitochondries, chloroplastes) au sein des cellules eucaryotes. Elles sont formées par l'assemblage, selon une séquence précise, de maillons appelés nucléotides. On en connaît deux types principaux selon la nature du sucre qui entre dans leur constitution : ribose (ARN), désoxyribose (ADN).

Adapteur : petite molécule d'ARN (également appelée ARN de transfert ou tARN) qui positionne les acides aminés face à chaque triplet codant de l'ARN messager (triplet : enchaînement successif de trois nucléotides).

ADN : acide désoxyribonucléique : molécule ayant la structure d'une double hélice et représentant le support chimique de l'hérédité. Présente dans les chromosomes, mais également dans les mitochondries et les chloroplastes.

Allèles : se dit des différents « états » dans lesquels peut se trouver un gène présent en un locus particulier d'un chromosome. On parle, par exemple, d'allèle « sauvage » ou d'allèle « mutant », etc.

Allostérique (du grec, *allos* : autre) : se dit de la conformation d'une protéine ou d'un ensemble supramoléculaire, généralement constitué de plusieurs sous-unités et manifestant une symétrie déformable, telle que l'interaction d'un site actif avec un ligand (substrat, etc.), provoque à distance l'altération d'un autre site.

ARN : acide ribonucléique. Macromolécule ressemblant à l'ADN et intervenant dans le décodage des gènes en protéines, contient comme sucre de constitution le ribose. On connaît au moins trois grandes catégories d'ARN : « ribosomique » (voir *ribosome*), « de transfert » (voir *adapteur*) et « messager ». Ce dernier est la véritable matrice pour la formation des protéines.

Auxotrophe : se dit d'un micro-organisme ayant besoin d'un métabolite particulier pour sa croissance.

Bactérie : microbe sans noyau défini de caractère unicellulaire pouvant revêtir des morphologies variées et trouvé dans des niches écologiques très diverses.

Bactériophage : virus s'attaquant aux bactéries.

Base purique : l'une des catégories de constituants azotés présents dans les acides ribo et désoxyribonucléiques. Les bases puriques les plus fréquemment rencontrées sont l'*adénine* et la *guanine*.

Base pyrimidique : autre catégorie de composé azoté trouvé dans l'ARN ou l'ADN. Les principales bases pyrimidiques de l'ARN sont : l'*uracile* et la *cytosine* ; celles de l'ADN : la *thymine* (ou méthyle-uracile) et la *cytosine*.

Catalyseur : substance capable d'activer la vitesse d'une réaction sans changer l'équilibre des composants.

Cellule gamétique : cellule reproductrice, mâle ou femelle, dont le noyau ne contient que « n » chromosomes.

Cellule germinale : se dit d'une cellule appartenant au « germen », c'est-à-dire à la lignée des éléments reproducteurs d'un être vivant.

Cellule somatique : se dit d'une cellule présente dans un tissu issu du développement de l'œuf. De constitution diploïde.

Chimie abiotique : concerne l'ensemble des réactions chimiques qui se sont produites à la surface du globe avant l'apparition de la vie.

Chloroplaste : organite cellulaire riche en chlorophylle présent dans les cellules végétales et constituant le lieu de la photosynthèse.

Chromosome : structure physique que revêt la chromatine du noyau cellulaire après condensation ; fixe les colorants basiques (d'où son nom) et contient les gènes.

Codon : se dit d'un enchaînement de trois paires de bases dans l'ADN, ou de trois nucléotides consécutifs dans l'ARN messager. Soixante et un des soixante-quatre codons possibles déterminent l'emplacement d'un acide aminé. Les trois autres servent de signal pour arrêter la traduction.

Cytoplasme : partie de la cellule en dehors du noyau et délimitée par une membrane.

Différenciation : processus au cours duquel une cellule, un tissu ou un organe acquiert sa spécificité physiologique et morphologique.

Diploïde : se dit d'une cellule renfermant 2n chromosomes dans son noyau.

Enzyme : protéine apte à catalyser des réactions biochimiques.

Eucaryote : se dit d'une cellule possédant un noyau bien déterminé, enfermé dans une membrane spéciale. Il s'agit des cellules des organismes supérieurs ainsi que des levures, champignons, protozoaires et certaines algues. Se dit par opposition à un « procaryote » (ou « protocaryote ») : cellule dont le matériel génétique n'est pas inclus dans un noyau déterminé (ex. : bactéries, certaines algues...).

Exon : partie d'un gène d'organisme eucaryotique capable de coder pour une séquence polypeptidique, elle-même partie d'une protéine.

Génome : ensemble des gènes (codants ou non) présents dans le matériel héréditaire d'un individu.

Germen : voir *Cellule germinale*.

Histocompatibilité : propriété liée à l'existence de gènes particuliers (système HLA chez l'homme, H2 chez la souris) codant pour des antigènes de surface présents chez toutes les cellules somatiques d'un individu et réglant son aptitude à reconnaître des éléments cellulaires ou viraux exogènes, comme identiques *(self)*, ou étrangers *(non self)*.

Histone : type de protéine basique présente dans les chromosomes en état d'association avec l'ADN. Il existe cinq histones principales (H1, H_2 A, H_2B, H3 et H4).

Homéostase : état d'un système qui compense les variations dont il est le siège par le jeu d'un ensemble de réactions tel que le système tend à retourner à l'état initial.

Induction : processus au cours duquel un gène (le plus souvent bactérien) se trouve activé après l'ajout d'une substance particulière à la cellule. L'induction peut relever d'une régulation négative (levée d'un effet répresseur) ou positive (activation d'une molécule stimulant l'expression du gène).

Intron : partie le plus souvent non codante séparant les exons chez les gènes chromosomiques d'organismes eucaryotiques. (Dans le cas des gènes mitochondriaux, il peut s'agir exceptionnellement de régions codantes.)

Isogène : séquence génétique constituant un sous-ensemble au sein d'une famille dite « multigénique ».

Lien phosphodiester : type de liaison chimique réunissant deux nucléotides adjacents dans une chaîne d'acide nucléique. Les liens phosphodiesters dans les acides nucléiques relient un atome de phosphore en 5'avec le radical hydroxyle en 3'du nucléotide adjacent.

Lyse : dissolution brutale des composés d'une cellule faisant suite à l'éclatement de celle-ci.

Métabolisme : ensemble des réactions catalysées par les enzymes et conduisant soit à l'assemblage des macromolécules (anabolisme), soit à leur dégradation et à celle des métabolites (catabolisme).

Métabolite : molécule produite par le jeu des réactions de biosynthèse enzymatique entrant dans la constitution des macromolécules ou pouvant être dégradée pour produire de l'énergie et d'autres composés chimiques.

Méthylase : enzyme capable de transférer (souvent à partir d'un donneur, la S-adénosyl-méthionine) un groupe méthylé, CH_3, sur une molécule acceptrice, telle qu'un acide nucléique.

Mitochondrie : organite infracellulaire au niveau duquel se produisent certaines des réactions clefs de la chaîne respiratoire (synthèse d'ATP, transport d'électrons, etc.).

Monocotylédone : plante qui naît avec une seule feuille comme les céréales (blé, orge, riz).

Mutagenèse : action qui consiste à produire une mutation. On se réfère surtout dans ce livre à la mutagenèse « provoquée » (par exemple sous l'action de radiations) ou « dirigée ». Dans la mutagenèse dirigée, un gène purifié par clonage est recopié *in vitro* dans des conditions imposant des mutations en des sites prédéterminés, avant d'être transféré artificiellement à une cellule donnée.

Mutation : changement brusque dans l'état allélique d'un gène consécutif à l'action d'un agent chimique ou physique et se traduisant soit par une modification ponctuelle dans la séquence de l'ADN (changement d'une paire de bases), soit par une délétion ou une insertion.

Nucléase : enzyme dégradant un acide nucléique.

Nucléotide : maillon d'une chaîne d'acide nucléique comprenant lui-même une base (purique ou pyrimidique), un sucre (ribose ou désoxyribose) et un atome de phosphore.

Opéron : ensemble des gènes régulateurs et des gènes de structure qui, chez les bactéries ou les phages, forment des unités de régulation et d'expression coordonnées.

Phénotype : caractère exprimé correspondant à l'activité d'un gène.

Pigment : molécule comprenant un chromophore et un chromogène qui confèrent une couleur déterminée à une cellule ou un tissu, et pouvant avoir des fonctions physiologiques diverses.

Plasmide : chromosome circulaire de la bactérie qui se reproduit indépendamment du chromosome principal et qui sert fréquemment de vecteur dans les expériences de génie génétique.

Pneumocoque : agent bactérien responsable de la pneumonie et dont la transformation a permis de caractériser pour la première fois le rôle de l'ADN en tant que support chimique de l'hérédité.

Polypeptide : agencement d'acides aminés représentant les produits principaux des gènes de structure. Ces protéines peuvent être composées d'une seule ou de plusieurs chaînes de polypeptides.

Polysaccharide : assemblage linéaire, avec embranchements ou non, formé par la réunion de plusieurs molécules de sucres.

Protéine : macromolécule constituée d'acides aminés reliés par une liaison peptidique, servant d'éléments de soutien, de reconnaissance et de catalyseurs des êtres vivants.

Protozoaire : organisme eucaryotique inférieur, unicellulaire, comme l'amibe ou l'infusoire et doué de vie autonome.

Pseudogène : élément de séquence génétique dépourvu d'activité, généralement non copiable en ARN messager...

Régions en α-hélice : se dit des régions des protéines à l'intérieur desquelles la chaîne polypeptidique admet une conformation en hélice simple et régulière, par échange de liens hydrogènes intra-caténaires (à l'intérieur de cette même chaîne), par opposition aux régions de la protéine non organisées (pelote satistique).

Ribosome : organite infracellulaire, fait d'ARN et de protéines, qui sert de tête de lecture dans la traduction de l'ARN messager en protéines, grâce à sa capacité de fixer les ARN de transfert et l'ARN messager en relations de contiguïté.

Rétrovirus : virus dont le matériel génétique est fait d'ARN et qui se reproduisent par l'action d'une transcriptase réverse copiant l'ARN en ADN proviral. Agents étiologiques de nombreux cancers.

Thymus : glande présente chez les métazoaires au niveau de laquelle s'effectue la conversion de cellules précurseurs en lymphocytes matures intervenant dans les processus de défense immunitaire.

Transconformation : changement d'état d'une protéine ou d'un ensemble macro-moléculaire, lié à une déformation généralement réversible, sous l'influence d'un ligand.

Transcriptase : enzyme catalysant la transcription des gènes en ARN, première étape de l'expression génétique.

Transposon : élément génétique mobile, cellulaire ou viral, capable de se déplacer d'un endroit d'un chromosome à un autre que l'on rencontre tant chez les organismes eucaryotiques que procaryotiques.

Bibliographie

CHAPITRE I

BATESON, W., *Mendel's Principles of Heredity*, Cambridge University Press, Cambridge (1909).

BEADLE, G. & EPHRUSSI, B., « Différenciation de la couleur cinnabar chez la drosophile (*Drosophila melanogaster*) », *C. R. Acad. Sci.*, Paris, 201, 620 (1935).

BEADLE, G. & TATUM, E.L., « Genetic control of biochemical reactions in *Neurospora* », *Proc. Nat. Acad. Sci.*, USA, 27, 499 (1941).

BENEDEN, E. Van, « Recherches sur la maturation de l'œuf et la fécondation », *Archs. Biol.*, Paris, 4, 265 (1883).

BENZER, S., « The elementary units of heredity », in *The Chemical Basis of Heredity* (W.D. Mc Elroy & B. Glass, eds), John Hopkins Press, Baltimore, 70 (1957).

BENZER, S., « Fine structure of a genetic region in bacteriophage », *Proc. Nat. Acad. Sci.*, USA, 41, 344 (1955).

BERNARD, J. *Le Sang des hommes*, Buchet-Chastel, Paris (1981).

CORRENS, C., « Vererbungsversuche mit Glass (gelb) grünnen und bunt blättrigen Sippen bei *Mirabilis jalapa Urtica pululifera* and Lunaria annua », *Z. Vererblehre*, 1, 291 (1909).

CUÉNOT, L., « La loi de Mendel et l'hérédité de la pigmentation chez les souris », *Archs Zool. Exp. Gene.*, (3e série), 10, 27 (1902).

FLEMMING, W., *Zellsubstanz, Kern und Zelltheilung*, Leipzig (1882).

HALDANE, J.B.S., *NewPaths in Genetics*, Harper & Brothers, New York (1942).

JACOB, F. *La Logique du vivant. Une histoire de l'hérédité*, Gallimard, Paris (1978).

JOHANNSEN, W., *Am. Naturalist.*, 45, 129 (1911).

KOELREUTER, J., cité dans R. OLBY, *Origins of Mendelism*, Londres, p. 154 (1966).

MAUPERTUIS, P., *Lettres ; Œuvres*, t. II, p. 418 (1733).

MENDEL, G., « Versuchen über Pflanzen-Hybriden — mémoire présenté devant la société scientifique de Brünn, *Ver. Naturforsch. Ver.*, Brünn, 4, 3 (1866).

MIESCHER, F., « Uber die chemische zusammenzetzung der Eiterzellen », in *Hoppe Seyler's Medicinisch Gemische Unterschungen*, ed. August Hirschwald, Berlin, 4, 441 (1871).

MORGAN, T.H., « Sex limited inheritance in *Drosophila* », *Science*, 32, 120 (1910).

SARABHAI, A.S., STRETTON, A.O., BRENNER, S. & BOLLE, A., « Colinearity of the gene with the polypeptide chain », *Nature*, 201, 13 (1964).

TSCHERMAK, E. Von, « Uber Künstliche Krenzung bei *Pisum sativum* », *Ber. dt. Bot. Ges.*, 18, 232 (1900).

VRIES, H. de, « Das Spaltungsgesetz der Bastarde », *Ber. dt. bot. Ges.*, 18, 83 (1900).

VRIES, H. de, *Espèces et Variétés : leur naissance par mutation*, traduit par Louis Blaringhem, Alcan, Paris (1909).

WALDEYER, W., « Die Protozoen und die Zelletheorie », *Archiv für Protistenkunde*, 1, 1 (1092).

WEISSMANN, A., *Essais sur l'hérédité*, trad. franc., Paris, p. 171 (1892).

YANOFSKY, C., CARLTON, B.C., GUEST, J.R., HELINSKY, D.R. & HENNING, U., « On the colinearity of gene structure and protein structure », *Proc. Nat. Acad. Sci.*, USA, 51, 266 (1964).

YANOFSKY, C., DRAPEAU, G.R., GUEST, J.R. & CARLTON, B.C., « The complete aminoacid sequence of the tryptophan synthetase A protein (α-subunit) and its colinear relationship with the genetic map of the A gene », *Proc. Nat. Acad. Sci.*, USA, 37, 296 (1967).

CHAPITRE II

ALLOWAY, J.L., « The transformation *in vitro* of R pneumococcus into S forms of different specific types by the use of filtered pneumococcus extracts », *J. Exp. Med.*, 55, 91 (1932).

ALLOWAY, J.L., « Further observations on the use of pneumococcus extracts in effecting transformation of type *in vitro* », *J. Exp. Med.*, 57, 265 (1933).

ANTEBI, E. & FISCHLOCK, D., *Le Génie de la vie*, Hologramme, Paris (1985).

AVERY, O.T., MACLEOD, C., MCCARTY, M., « Studies on the chemical nature of the substance inducing transformation of pneumococcal types », *J. Exp. Med.*, 79, 137 (1944).

BOIVIN, A., VENDRELY, R. & VENDRELY, C., « L'acide désoxyribonucléique du noyau cellulaire dépositaire des caractères héréditaires ; arguments d'ordre analytique », *C.R. Acad. Sci.*, Paris, 226, 1061 (1948).

BURNET, F.M. « The relationship between heat stable agglutinogens and sensitivity to phages in the Salmonella group », *Brit. J. Exp. Path.*, 8, 121 (1927).

DAWSON, M.H., « The transformation of pneumococcal types II. The interconvertibility of type S specific pneumococci », *J. Exp. Med.*, 51, 123 (1930).

DUBOS, R.J., *The Professor, the Institute and DNA Oswald T. Avery his Life and Scientific Achievements*, Rockefeller University Press, New York, 1976.

GRIFFITH, F., « Types of pneumococci obtained from cases of lobar pneumonia », *Reports on Public Health and Medical Subjects N° 13, Bacteriological Studies*, HMSO, Londres, p. 36 (1922).

HERELLE, F. d', *Le Bactériophage : son rôle dans l'immunité*, Masson, Paris (1921).

HERSHEY, A.D., « Conservation of nucleic acids during bacterial growth », *J. Gen. Physiol.*, 38, 145 (1955).

HERSHEY, A.D. & CHASE, M., « Independent functions of viral protein and nucleic acid in growth of bacteriophage », *J. Gen. Physiol.*, 36, 39 (1952).

HOTCHKISS, R.D., « Gene, transformation principle and DNA », in *Phage and the Origins of Molecular Biology* (J. Cairns, G. Stent & J.D. Watson eds.), Cold Spring Harbor Laboratory, p. 180 (1966).

KOCH, A.L. & LEVY, R., « Protein turnover in growing cultures of *Escherichia coli* », *J. Biol. Chem.*, 217, 947 (1955).

LURIA, S., commentaires de Luria cités par J.D. WATSON, *The Double Helix*, Atheneum, New York, p. 23 (1968).

MCCARTHY, M., *The Transforming Principle : Discovering that genes are made of DNA* (pub. W.W. Norton Company Inc.), 1985.

TWORT, F. « An investigation on the nature of ultra-microscopic viruses », *Lancet*, 2, 1241 (1915).

WATSON, J.D. & CRICK, F.H., « Molecular structure of nucleic acids. A structure for desoxyribose nucleic acid », *Nature*, 171, 737 (1953).

CHAPITRE III

BEADLE, G. & EPHRUSSI, B., *op. cit.*, dans le chapitre I.

BEADLE, G. & TATUM, E.L., *op. cit.*, dans le chapitre I.

CHARGAFF, E., « Isolation and composition of the deoxypentose nucleic acids and of the corresponding nucleoproteins », in *The Nucleic Acids Chemistry and Biology* (E. Chargaff & J.N. Davidson), Academic Press, New York, p. 307 (1955).

FREESE, E., « The specific mutagenic effect of base analogues of phage T4 », *J. Mol. Biol.*, 1, 87 (1959).

FREESE, E., « Molecular mechanism of mutation », in *Molecular Biology* (N. Kaplan & H.A. Sheraga eds), Academic Press, pub., part I, 207 (1963).

HALL, B.D. & SPIEGELMAN, S., « Sequence complementarity of T2 DNA and T2 specific RNA », *Proc. Nat. Acad. Sci.*, USA, 47, 137 (1961).

JACOB, F., *La Logique du vivant, op. cit.*, dans le chapitre I.

KORNBERG, A., « Aspects of DNA replication », *Cold Spring Harbor Symp. Quant. Biol.*, 43, 1 (1978).

MARMUR, J., SCHILDKRAUT, C.I. & DOTY, P., « Biological and physical-chemical aspects of reversible denaturation of deoxyribonucleic acids », in *The Molecular Basis of Neoplasia*, University of Texas Press, Austin, p. 14-43 (1962).

MARMUR, J. & DOTY, P., « Heterogeneity in deoxyribonucleic acids. I. dependence on composition of the configurational stability of deoxyribonucleic acids », *Nature*, 183, 1427 (1959).

MESELSON, M. & STAHL, F., « The replication of DNA in *Escherichia coli* », *Proc. Acad. Sci.*, USA, 44, 671 (1958).

MONOD, J., *Le Hasard et la Nécessité*, Le Seuil, Paris (1970).

PAULING, L., COREY R.B., & BRANSON, H.R., « The structure of proteins : two hydrogenbonded helical configurations of the polypeptide chain », *Proc. Nat. Acad. Sci.*, USA, 37, 205 (1951).

SCHRÖDINGER, E., *What is life ?*, Cambridge Press, Cambridge, England (1945).

WATSON, J.D., *La Double Hélice*, Laffont, Paris (1984).

WATSON, J.D. & CRICK, F.H., « A structure of DNA », *Cold Spring Harbor Symp. Quant. Biol.*, 18, 123 (1953).

WATSON, J.D. & TOOZE, J., *The DNA Story : a Documentary History of Gene Cloning*, W.H. Freeman and Compagny pub., San Francisco (1980).

CHAPITRE IV

BRENNER, S., JACOB, F. & MESELSON, M., « An unstable intermediate carrying information from genes to ribosomes for protein synthesis », *Nature*, 190, 576 (1961).

BUSSARD, A., NAONO, S., GROS, F. & MONOD, J., « Effets d'un analogue de l'uracile sur des propriétés d'une protéine enzymatique synthétisée en sa présence », *C.R. Acad. Sci.*, Paris, 250, 4049 (1960).

CAMPBELL, A., « Genetic structure », in *The Bacteriophage* λ, ed. A.D. Hershey, Cold Spring Harbor Lab., New York, 13 (1971).

COHEN G. & MONOD, J., « Bacterial permeases », *Bacter. Rev.*, 21, 169 (1957).

COHEN, S.S., « The biosynthesis of nucleic acids in some microbial systems », in *The Chemical Basis of Heredity*, (Mc Elroy & Glass eds), Johns Hopkins Press, Baltimore, p. 651 (1957).

DAVERN, C.I. & MESELSON, M., « The molecular conservation of ribonucleic acid during bacterial growth », *J. Mol. Biol.*, 2, 153 (1960).

DAVISON, B.L., EGLY, J.M., MULVIHILL, E.R. & CHAMBON, P., « Formation of stable preinitiation complexes between eukaryotic class β — transcription factors and promoter sequences », *Nature*, 301, 680 (1983).

DEMEREC, M. & HARTMAN, P.E., « Complex loci in microorganisms », *Ann Rev. Microb.*, 13, 377 (1959).

DYNAN, W.S. & TJIAN, R., « Control of eukaryotic messenger RNA synthesis by specific DNA binding protein », *Nature*, 316, 774 (1985).

EMERSON, B.M. & FELSENFELD, G., « Specific factor conferring nuclease hypersensitivity of the 5'end of the chicken adult β-globin gene », *Proc. Nat. Acad. Sci.*, USA, 81, 95 (1984).

ENGLESBERG, E., IRR, J., POWER, J. & LEE, N., « Positive control of enzyme synthesis by gene C in the L-arabinose system », *J. Bact.*, 90, 946 (1965).

ENGLESBERG, E., SQUIRES, C. & MEROUK Jr., F., « The L-arabinose operon in *Escherichia coli* B/r : a genetic demonstration of two functional states of the product of a regulator gene », *Proc. Nat. Acad. Sci.*, USA, 62, 1110 (1962).

EVERETT, R.D., BATY, D. & CHAMBRON P., « The repeated GC-rich motifs upstream from the TATA box are important elements of the SV40 early promoter », *Nucl. Acids Res.*, 11, 2447 (1983).

GILBERT, W. & MÜLLER-HILL, « Isolation of the lac repressor », *Proc. Nat. Acad. Sci.*, USA, 56, 1891 (1966).

GROS, F., HIATT, H., GILBERT, W., KURLAND, C.G., RISEBROUCH, R.W. & WATSON, J.D., « Unstable ribonucleic acid revealed by pulse labelling of *E. coli* », *Nature*, 190, 581 (1961).

HAWLEY, D.K. & ROEDER, R.G., « Separation and partial characterization of three functional steps in transcription initiation by human RNA polymerase II », *J. Biol. Chem.*, 260, 8163 (1985).

HERSHEY, A.D., *The Bacteriophage Lambda*, ed. Cold Spring Harb. Lab., New York, 221 (1971).

HINSHELWOOD, C.N., *The Chemical Kinetics of the Bacterial Cell*, Clarenton Press, Oxford (1946).

HOFSTADTER, D.R., *Gödel, Escher, Bach : an Eternal Golden Braid*, Vintage Books. A division of Random House, New York (1980).

JACOB, F. & MONOD, J., « Genetic regulatory mechanisms in the synthesis of proteins », *J. Mol. Biol.*, 3, 318 (1961).

JACOB, F. & MONOD, J., « Genetic mapping of the elements of the lactose region in *E. coli* », *Biochem. Biophys. Res. Commun.*, 18, 693 (1965).

JACOB, F., PERRIN, D., SANCHEZ, C. & MONOD, J., « L'opéron : groupe de gènes à expression coordonnée par un opérateur », *C.R. Acad. Sci.*, Paris, 250, 1727 (1960).

JACOB, F. & WOLLMAN, E., « Genetic aspects of lysogeny », in *The Chemical Basis of Heredity*, McElroy & Glass eds, p. 468 (1957).

Kaiser, A.D. & MADUSA, I., « Evidence for a prophage excision gene in λ », *J. Mol. Biol.*, 47, 557 (1970).

KAWAKAMI, K., NOGUGHI, S., NODA, M., TAKAHASHI, H., OHTA, T., KAWAMURA, M., NOJIMA, H., NAGANO, K., HIROSE, T., INAYAMA, S., HAYASHIDA, H., MIYATA, T. & NUMA, S., « Primary structure of the α-subunit of *Torpedo californica* (NA^+ + K^+) ATPase deduced from cDNA sequence », *Nature*, 316, 733 (1985).

KELLENBERGER, E. & ARBER, W., « Die struktur des Schwanges der phagen T2 und T4 und der mechanismus der irreversiblen adsorption », *Z. Naturforsch*, 10b, 698 (1955).

KOCH, A. & LEVY, H.R., *op. cit.* dans le chapitre II.

KOSHLAND, D.E., Jr., « Enzyme flexibility and enzyme action », *J. Cellular Comp. Physiol.*, 54, 245 (1959).

KOURILSKY, P., BOURGUIGNON, M.-F., BOUQUET, M. & GROS, F., « Early transcription controls after induction of prophage λ », *Cold Spring Harb. Symp. Quant. Biol.*, 35, 305 (1970).

KOURILSKY, P., LUZZATI, D. & GROS, F., « Production de deux RNA messagers de constante de sédimentation élevée au début du cycle végétatif du prophage λ », *C.R. Acad. Sci.*, Paris, 265, 89 (1967).

KOURILSKY, P., MARCAUD, L., PORTIER, M.-M., ZAMANSKY, M.H. & GROS, F., « Étude des ARN messagers synthétisés après induction du prophage λ », *Bull. Soc. Chim. Biol.*, Paris, 51, 1429 (1969).

LWOFF, A., « Lysogeny », *Bacteriol. Rev.*, 17, 269 (1953).

LWOFF, A., SIMINOVITCH, L. & KJELDGAARD, N., « Induction de la production de bactériophages chez une bactérie lysogène », *Ann. Inst. Pasteur*, 79, 815 (1950).

LWOFF, A. & ULLMANN, A., *Selected Papers in Molecular Biology by J. Monod* (A. Lwoff & A. Ullmann eds, Academic Press (1978).

MAKMAN, R.S. & SUTHERLAND, E.W., « Adenosine 3', 5', phosphate in *E. coli* », *J. Biol. Chem.*, 240, 1309 (1965).

MATSUI, T., SEGALL, J., WEIL, P.A. & ROEDER, R.G., « Multiple factors required for accurate initiation of transcription by purified RNA polymerase II », *J. Biol. Chem.*, 255, 11992 (1980).

MILLER, J.H., PLATT, T. & WEBER, K., « Strains with the promoter deletion L1 synthesize an altered lac repressor », *The Lactose Operon* (Beckwith, Zipser eds), Cold Spring Harbor Laboratory pub., p. 343 (1970).

MONOD, J., « Sur un phénomène nouveau de croissance complexe dans les cultures bactériennes », *C.R. Acad. Sci.*, Paris, 212, 934 (1941).

MONOD, J. & COHN, M., « La biosynthèse induite des enzymes (adaptation enzymatique) », *Adv. Enzymol.*, 13, 67 (1952).

MONOD, J., CHANGEUX, J.-P. & JACOB, F., « Allosteric proteins and cellular control systems », *J. Mol. Biol.*, 6, 306 (1963).

MONOD, J., WYNAN, J. & CHANGEUX, J.-P., « On the nature of allosteric transitions : a plausible model », *J. Mol. Biol.*, 12, 88 (1965).

MÜLLER-HILL, H., CRAPO, L. & GILBERT, W., « Mutants that make more lac repressor », *Proc. Nat. Acad., Sci.*, USA, 59, 1259 (1968).

NAONO, S. & GROS, F., « Synthèse par *E. Coli* d'une phosphatase modifiée en présence d'un analogue pyrimidique », *C.R. Acad. Sci.*, Paris, 250, 3889 (1960).

NAONO, S. & GROS, F., « Effets d'un analogue de base nucléique sur la biosynthèse de protéines bactériennes — Changements de la composition globale des protéines », *C.R. Acad. Sci.*, Paris, 250, 3527 (1960).

NOVICK, A. & SZILARD, L., « Experiments with the chemostat on the rates of aminoacid synthesis in bacteria », in *Dynamics of Growth Processes*, Princeton University Press, Princeton, New Jersey, p. 21 (1954).

PARDEE, A., (1958) communication personnelle citée dans NAONO S. & GROS, F., *C.R. Acad. Sci.*, Paris, 250, 3527 (1960).

PARDEE, A., JACOB, F. & MONOD, J., « The genetic control and cytoplasmic expression of "inducibility" in the synthesis of β-galactosidase by *E. coli* », *J. Mol. Biol.*, 1, 165 (1959).

PARKER, C.S. & TOPOL, J., « A drosophila RNA polymerase II transcription factor contains a promotor-region-specific DNA-binding activity », *Cell*, 36, 357 (1983).

PTASHNE, M., « Isolation of the λ repressor », *Proc. Nat. Acad. Sci.*, USA, 57, 306 (1967).

RAIBAUD, O. & SCHWARTZ, M., « Positive control of transcription initiation in bacteria », *Ann. Rev. Genet.*, 18, 173 (1984).

RICHMOND, T.J., FINCH, J.T. & KLUG, A., « Studies of nucleosome structure », *Cold Spring Harb. Symp. Quant. Biol.*, 47, 493 (1982).

RIGGS, A.D. & BOURGEOIS, S., « On the assay, isolation and characterization of the *lac* repressor », *J. Mol. Biol.*, 34, 361 (1968).

RIGGS, A.D., BOURGEOIS, S., NEWBY, R.F. & COHN, M., « DNA binding of the lac repressor », *J. Mol. Biol.*, 34, 305 (1968).

ROUVIÈRE-YANIV J. & GROS, F., « Characterization of a novel, low molecular weight DNA binding protein from *Escherichia coli* », *Proc. Nat. Acad. Sci.*, USA, 72, 3428 (1975).

ROUVIÈRE-YANIV, J., GROS, F., HASELKORN, R. & REISS, C., « Histone like proteins in prokaryotic organisms and their interaction with DNA », in *The Organization and Expression of the Eukaryotic Genome*, Proc. Intern. Symp. Teheran (1976) (E.M. Bradbury & K. Javaherian eds), pub. Academic Press, Londres, 211 (1977).

SCHAFFNER W., « Eukaryotic transcription — The role of cis- and trans- acting elements in initiation », in *Eukaryotic Transcription Current Communications in Molecular Biology* (Y. Gluzman, ed.), Cold Spring Harbor Laboratory, p. 1 (1985).

SCHWARTZ, M., « Sur l'existence chez *Escherichia coli* K12 d'une régulation commune à la biosynthèse des récepteurs du bactériophage λ et au métabolisme du maltose », *Ann. Inst. Pasteur*, 113, 685 (1967).

SHOENHEIMER, R., *The Dynamic State of Body Constituents*, Harvard University Press, Cambridge (1942).

SPIEGELMAN, S., ROTMAN-SUSSMAN, R. & PINSKA, E., « On the cytoplasmic nature of "longterm adaptation" in yeast », *Proc. Nat. Acad. Sci.*, USA, 36, 591 (1950).

SZYBALSKI, W., « Initiation and patterns of transcription during phage development », *Can. Cancer Conf.*, 8, 183 (1969).

THOMAS, R., « Control of development of temperate phages. I. Induction of prophage genes following heteroimmune superinfection », *J. Mol. Biol.*, 22, 79 (1966).

ULLMANN, A. & MONOD, J., « Cyclic AMP as an antigonist of catabolite repression in *Escherichia coli* », *FEBS Lett.*, 2, 57 (1968).

UMBARGER, H.E., « Feedback control by endproduct inhibition », *Cold Spring Harb. Symp. Quant. Biol.*, 26, 301 (1961).

VOLKIN, E. & ASTRACHAN, L., « RNA metabolism in T2 infected *E. coli* », in *The Chemical Basis of Heredity* (Mc Elroy & Glass eds), Johns Hopkins Press, Baltimore, p. 686 (1957).

WEISBROD, S., « Active chromatin », *Nature*, 297, 289 (1982).

WEISS, M.C. & GREEN, H., « Human mouse hybrid cell lines containing partial complements of human chromosomes and functioning human genes », *Proc. Nat. Acad. Sci.*, USA, 58, 1104 (1967).

WU, C., « Two protein binding sites in chromatin implicated in the activation of heat shock genes », *Nature*, 309, 229 (1984).

YANIV, M., « Regulation of eukaryotic gene expression by transactivating proteins and cis-acting DNA elements », *Biol. Cell.*, 50, 203 (1984).

ZABIN, I., KEPES, A. & MONOD, J., « Thiogalactoside transacetylase », *J. Biol. Chem.*, 237, 253 (1962).

CHAPITRE V

ATTARDI, G., NAONO, S., ROUVIÈRE, J., JACOB, F. & GROS, F., « Production of messenger RNA and regulation of protein synthesis », *Cold Spring Harbor Symp. Quant. Biol.*, 28, 363 (1963).

BAWDEN, F.C. & PIRIE, N.W., « Crytsalline preparations of tomato bushy stunt virus », *Brit. J. Exp. Path.*, 19, 251 (1938).

BERC, P., « Specificity in protein synthesis », *Ann. Rev. Biochem.*, 30, 293 (1961).

BEADLE & TATUM, *op. cit.* dans le chapitre I.

BERTRAND, K., KORN, L., LEE, F., PLATT, T., SQUIRES, O.L., SQUIRES, C. & YANOFSKY, C., « New features on the regulation of the tryptophan operon », *Science*, 189, 22 (1975).

BOIVIN & VENDRELY, *op. cit.* dans le chapitre II.

BRACHET, J., « Recherches sur la synthèse de l'acide thymonucléique pendant le développement de l'œuf d'oursin », *Arch. Biol.*, Liège, 44, 519 (1933).

BRACHET, J., « Remarques sur la formation de l'acide T pendant le développement des œufs à synthèse partielle », *Arch. Biol.*, Liège, 48, 529 (1937).

BRACHET, J., « La localisation de l'acide T pendant l'oogénèse et la maturation chez les amphibiens », *Arch. Biol.*, Liège, 51, 151 (1940).

BRACHET, J., « Recherches sur les interactions biochimiques entre le noyau et le cytoplasme chez les organismes unicellulaires », *Biochim. Biophys. Acta*, 18, 247 (1955).

BRACHET, J., *Biochemical Cytology*, Academic Press, New York (1957).

BRAWERMAN, G., « Eukaryotic messenger RNA », *Annual Rev. Biochem.*, 43, 621 (1974).

BRENNER, S., JACOB, F. & MESELSON, M., « An unstable intermediate carrying information from genes to ribosomes for protein synthesis », *Nature*, 190, 576 (1961).

BUSSARD, A., NAONO, S., GROS, F. & MONOD, J., « Effets d'un analogue de l'uracile sur des propriétés d'une protéine enzymatique synthétisée en sa préférence », *C.R. Acad. Sci.*, Paris, 250, 4049 (1960).

CAPECCHI, M.R., « Polypeptide chain termination *in vitro* : isolation of a release factor », *Proc. Nat. Acad. Sci.*, USA, 58, 1144 (1967).

CARON, F. MEYER, E., « Does *Paramecium primaurelia* use a different genetic code in its macronucleus ? », *Nature*, 314, 185 (1985).

CASKEY, C.J., TOMPKINS, R., SCOLNICK, E., CARYK, T. & NIRENBERG, M., « Sequential translation of trinucleotide codons for the initiation and termination of protein synthesis », *Science*, 162, 135 (1968).

CASPERSSON, V.T., « Studien über den Eiweissumsatz der Zelle », *Naturwiss*, 29, 33 (1941).

CHADA, K., MAGRAM, J., RAPHAEL, K., RADICE, G., LACY, E. & COSTANTINI, F., « Specific expression of a foreign β-globin gene in erythroid cells of transgenic mice », *Nature*, 314, 377 (1985).

CHAMBON, P., « Eukaryotic RNA polymerases », in *The Enzymes* (P.D. Boyer ed.), Academic Press, New York, 10, 261 (1974).

CHAMBON, P., « Eukaryotic nuclear RNA polymerases », *Ann. Rev. Biochem.*, 44, 613 (1975).

CHAMBERLIN, M. & BERG, P., « Mechanism of RNA polymerase action : characterization of the DNA dependent synthesis of polyadenylic acid », *J. Mol. Biol.*, 8, 708 (1964).

CHAO, M., MELLON, P., CHARNAY, P., MANIATIS, T. & AXEL, R., « The regulated expression of β-globin genes introduced into mouse erythroleukemia cells », *Cell*, 32, 483 (1983).

CHAPEVILLE, F., LIPMANN, F., EHRENSTEIN, G. Von, WEINBLUM, B., RAY, W.J. & BENZER, S., « On the role of soluble ribonucleic acid in coding for aminoacids », *Proc. Nat. Acad. Sci.*, USA, 48, 1086 (1962).

CHARNAY, P., TREISMAN, R., MELLON, P., CHAO, M., AXEL, R. & MANIATIS, T., « Differences in human α and β globin gene expression in mouse erythroleukemia cells : the role of intragenic sequences », *Cell*, 38, 251 (1984).

CHEN, B., CROMBRUGGHE, B. de, ANDERSON, W., GOTTESMAN, M., PASTAN, I. & PERLMAN, R.L., « On the mechanism of action of the lac repressor », *Nature (New Biol.)*, 233, 67 (1971).

CLAUDE, A., « Studies on cell morphology and functions : methods and results », *Ann. N.Y. Acad. Sci.*, 50, 854 (1950).

COHEN, G. & MONOD, J., « Bacterial permeases », *Bacter. Rev.*, 21, 169 (1957).

COHEN, S.S., « The biosynthesis of nucleic acids in some microbial systems », in *The Chemical Basis of Heredity* (Mc Elroy & Glass eds), Johns Hopkins Press, Baltimore, p. 651 (1957).

CRICK, F.H.C., GRIFFITH, J.S. & ORCEL, L.E., « Codes without commas », *Proc. Nat. Acad. Sci.*, USA, 43, 416 (1957).

CRICK, F.H.C., BARNETT, L., BRENNER, S. & WATTS-TOBIN, R.J., « General nature of the genetic code for proteins », *Nature*, 192, 1227 (1962).

CRICK, F.H.C., « Codon anticodon pairing : the wobble hypothesis », *J. Mol. Biol.*, 19, 548 (1966).

DAVERN, C.I. & MESELSON, M., « The molecular conservation of ribonucleic acid during bacterial growth », *J. Mol. Biol.*, 2, 153 (1960).

DARNELL, J.E., JELINEK, W.R. & MOLLOY, G.R., « Biogenesis of messenger RNA : genetic regulation in mammalian cells », *Science*, 181, 1215 (1973).

DINTZIS, H.M. & KNOPF, P.M., in *Informational Macromolecules* (Vogel, Brysen & Lampen eds), Academic Press, New York (1963).

DOBZHANSKY, T. & BOESIGER, E., *Essai sur l'évolution*, p. 7 (1968).

DOUNCE, A.L., « Enzyme systems of isolated cell nucleic », *Ann. N.Y. Acad. Sci.*, 50, 982 (1950).

EHRENSTEIN, G. Von & LIPMANN, F., « Experiments on hemoglobin biosynthsis », *Proc. Nat. Acad. Sci.*, USA, 47, 941 (1961).

EISENSTADT, J.M. & BRAWERMANN, G., « A factor from *E. coli* concerned with the stimulation of cell-free polypeptide synthesis by exogenous ribonucleic acid. I. Evidence for the occurrence of a stimulation factor », *Biochem.*, 5, 2777 (1966).

EPSTEIN, C., GOLDBERGER, R.F. & ANFINSEN, C., « The genetic control of tertiary protein structure : studies with model systems », *Cold Spring Harbor Symp. Quant. Biol.*, 28, 439 (1963).

ERON, L., & BLOCK, R., « Mechanism of initiation and repression of *in vitro* transcription of the *lac* operon of *E. coli* », *Proc. Nat. Acad. Sci.*, USA, 68, 1828 (1971).

GAMOV, G., « Possible relation between deoxyribonucleic acid and protein structures », *Nature*, 173, 318 (1954).

GAREN, A., « Sense and nonsense in the genetic code », *Science*, 160, 149 (1968).

GILBERT, W., « Why genes in pieces ? », *Nature*, 271, 501 (1978).

GOODBOURN, S., *Zinn*, K., *Maniatis*, T., « Regulation of human β-interferon gene expression by an inducible enhancer element », in *Eukaryotic Transcription Current Communications in Molecular Biology* (Gluzman ed.), Cold Spring Harbor Laboratory, p. 150 (1985).

GROS, F., HIATT, H., GILBERT, W., KURLAND, C.G., RISEBROUGH, R.W. & WATSON, J.D., « Unstable ribonucleic acid revealed by pulse labelling of *E. coli* », *Nature*, 190, 581 (1961).

GROS, F., « Biosynthesis of protein in intact bacterial cells », in *The Nucleic Acids* (E. Chargaff & J. Davidson eds), pub. Academic Press, New York, vol. III, p. 409 (1960).

GROS, F., NAONO, S., HAYES, D., HAYES, F. & WATSON, J.D., « Étude du rôle de l'ARN dans le transfert de l'information génétique », *Colloque international du CNRS* (Strasbourg, 1961), 106, 437 (1962).

GRUNBERG-MANAGO, M. & GROS, F., « Initiation mechanisms of protein synthesis », in *Progress in Nucleic Acid Research and Molecular Biology*, Academic Press, New York, 20, 209 (1977).

GRUNBERG-MANAGO, M. & OCHOA, S., « Enzymatic synthesis and breakdown of polynucleotides : polynucleotide phosphorylase », *J. Am. Chem. Soc.*, 77, 3165 (1955).

HALL, B.D. & SPIEGELMAN, S., « Sequence complementarity of T2 DNA and T2 specific RNA », *Proc. Nat. Acad. Sci.*, USA, 47, 137 (1961).

HOAGLAND, M.B., « An enzymic mechanism for amino acid activation in animal tissues », *Biochim. Biophys. Acta*, 16, 288 (1955).

HOAGLAND, M.B., ZAMECNIK, P.C. & STEPHENSON, M.L., « Intermediate reaction in protein biosynthesis », *Biochim. Biophys. Acta*, 24, 215 (1957).

HOAGLAND, M.B., « The relationship of nucleic acid and protein synthesis as revealed by studies in cell-free systems », in *The Nucleic Acids* (E. Chargaff & J.N. Davidson eds), Academic Press, New York, vol. III, p. 349 (1960).

INGRAM, V.M., « How do genes act ? », *Scientific American*, 198, 58 (1958).

KELLENBERGER, F. & ARBER, W., « Die struktur des Schwanzes der Phagen T2 und der mechanismus der irreversiblen adsorption », *Z. Naturforsch*, 10 B, 698 (1955).

KHOURY, G. & GRUSS, P., « Enhancer elements », *Cell*, 33, 313 (1983).

KIMURA, M., *The Neutral Theory of Molecular Evolution*, Cambridge University Press (1983).

KOCH, A. & LEVY, H.R., *op. cit.* dans le chapitre II.

LACKS, S. & GROS, F., « A metabolic study of the RNA aminoacid complexes in *E. coli* », *J. Mol. Biol.*, 1, 301 (1959).

LEDER, P. & NIERENBERG, M., « RNA codewords and protein synthesis II — nucleotide sequence of a valine RNA codeword », *Proc. Nat. Acad. Sci.*, USA, 52, 420 (1964).

LEVINTHAL, C., FAN, D.P., HICA, A. & ZIMMERMAN, R.A., « The decay and protection of messenger RNA in bacteria », *Cold Spring Harbor Symp. Quant. Biol.*, 28, 183 (1963).

LEWIS, M., JEFFREY, A., WANG, J., LADNER, R., PTASHNE, M. & PABO, C.O., « Structure of the operator binding domain of bacteriophage λ repressor : implications for DNA recognition and gene regulation », *Cold Spring Harbor Symp. Quant. Biol.*, 47, 435 (1982).

LIPMANN, F., « What do we know about protein synthesis », in *Gene Expression and its Regulation* (Kenney, Hamkalo, Faveluker, August eds), Olenum Press, New York, vol. I, p. 1 (1973).

LIPMANN, F., HULSMANN, W.C., HARTMANN, G., BOMAN, H.G. & ACS, G., « Amino acid activation and protein synthesis », *J. Cellul. Comp. Phys.*, 54 (supp. 1), 75 (1959).

MELLOUL, D., ALONI, B., CALVO, J., YAFFE, D. & NUDEL, U., « Developmentally regulated expression of chimeric genes containing muscle actin DNA sequences in transfected myogenic cells », *EMBO J.*, 3, 983 (1984).

MORAS, D., DOCK, A.-C., DUMAS, P., WESTHOF, E., ROMBY, P., EBEL, J.-P. & GIÈGE, R., « Anticodon-anticodon interaction induces conformational changes in tRNA : yeast $tRNA^{Asp}$, a model for tRNA-mRNA recognition », *Proc. Nat. Acad. Sci*, USA, 83, 932 (1986).

NAONO, S. & GROS, F., *op. cit.* dans chapitre IV.

NAONO, S. & GROS, F., *op. cit.* dans chapitre IV.

NOMURA, M., « Ribosomes », *Scientific American*, 221, 28 (1969).

NOMURA, M., MIZUSHIMA, S., OZAKI, M., TRAUB, P. & LOWRY, C.V., « Structure and function of ribosomes and their molecular components », *Cold Spring Harb. Symp. Quant. Biol.*, 34, 49 (1969).

NIRENBERG, M.W. & MATTHAEL, J.H., « The dependence of cell free protein synthesis in *E. coli* upon naturally occurring or synthetic polyribonucleotides », *Proc. Nat. Acad. Sci.*, USA, 47, 1588 (1961).

PALADE, G.F., « A study of fixation for electron microscopy », *J. Exptl. Med.*, 95, 285 (1952).

PALADE, G., « Intracellular aspects of the process of protein synthesis », *Science*, 189, 3477 (1975).

PARDEE, A. (1958), communication personnelle citée dans NAONO, S. & GROS, F., *C.R. Acad. Sci.*, Paris, 250, 3527 (1960).

PAULING, L., ITANO, H., SINGER, S.J. & WELLS, I.C., « Sickle cell anemia, a molecular disease », *Science*, 110, 543 (1949).

PERRY, R.P., KELLEY, D.E., FRIDERICI, K.H. & ROTTMAN, F.M., « Methylated constituents of heterogeneous nuclear RNA : presence in blocked 5'terminal structures », *Cell*, 6, 13 (1975).

PREER Jr., R.P. PREER, L.B., RUDMAN, B. & BARNETT, A.J., « Deviation from the universal code shown by the gene for the surface protein 51 A in *Paramecium* », *Nature*, 314, 188 (1985).

PTASHNE, M., JEFFREY, A., JOHNSON, A.D., MAURER, R., MEYER, B.J., PABO, C.O., ROBERTS, T.M. & SAUER, R.T., « How the λ repressor and Cro work », *Cell*, 19, 1 (1980).

REVEL, M. & GROS, F., « A factor from *E. coli* required for the translation of natural messenger RNA », *Biochem. Biophys. Res. Commun.*, 25, 124 (1966).

RICH, A., « Polyribosomes », *Scientific American*, 209, 44 (1963).

ROBERTS, R.B., BRITTEN, R.J., MCCARTHY, B.J., « Kinetic studies of the synthesis of RNA and ribosomes », in *Molecular Genetics* (J.H. Taylor ed.), 1, 291 (1963).

ROSSET, R. & MONIER, R., « À propos de la présence de RNA de faible poids moléculaire dans les ribosomes », *Biochim. Biophys. Acta*, 68, 653 (1963).

RUFFIÉ, J., *De la biologie à la culture*, Flammarion, Paris (1976).

SARABHAI, A.S., STRETTON, A.O., BRENNER, S. & BOLLE, A., *op. cit.* dans le chapitre I.

SCHACHMAN, H., PARDEE, A. & STANIER, R., « Studies on the macromolecular organization of microbial cells », *Arch. Biochem. Biophy.*, 38, 245 (1952).

SCHERRER, K., MARCAUD, L., ZAJDELA, F., BRECKRENDIGE, B. & GROS, F., « Étude des RNA nucléaires et cytoplasmiques à marquage rapide dans les cellules érythropoïétiques aviaires différenciés », *Bull. Soc. Chim. Biol.*, 48, 1037 (1966).

SCHERRER, K., SPOHR, R., GRANBOULAN, N., MOREL, C., GROSCLAUDE, J. & CHEZZI, C., « Nuclear and cytoplasmic messenger like RNA and their relation to the active messenger RNA in polyribosomes of HeLa cells », *Cold Spring Harb. Symp. Quant. Biol.*, 35, 539 (1970).

SHOENHEIMER, R., *op. cit.* dans le chapitre IV.

SHINE, J. & DALGARNO, L., « The 3'-terminal sequence of *E. coli* 16 S ribosomal RNA : complementarity to nonsense triplets and ribosome binding sites », *Proc. Nat. Acad. Sci.*, USA, 71, 1342 (1974).

SHINE, J. & DALGARNO, L., « Determinant of cistron specificity in bacterial ribosomes », *Nature*, 254, 34 (1975).

SCHOLER, H.R. & GRUSS, P., « Specific interaction between enhancer containing molecules and cellular components », *Cell*, 36, 403 (1984).

SPAHR, P.F. & TISSIERES, A., « Nucleotide composition of ribonucleoprotein particles from *E. coli* », *J. Mol. Biol.*, 1, 237 (1959).

SPEYER, J., LENGYEL, P., BASILIO, C., WAHBA, A., GARDNER, R. & OCHOA, S., « Synthetic polynucleotides and the aminoacid code », *Cold Spring Harbor Symp. Quant. Biol.*, 28, 559 (1963).

STANLEY Jr., W.M., SALAS, M., WAHBA, A.J. & OCHOA, S., « Translation of the genetic message : factors involved in the initiation of protein synthesis », *Proc. Nat. Acad. Sci.*, 56, 290 (1966).

STOFFLER, G. & WITTMANN, H.G., *Molecular Mechanisms of Protein Synthesis* (Weissbach, Petska eds), Academic Press, New York, p. 47 (1977).

TISSIERES, A., SCHLESSINGER, D. & GROS, Fse, « Amino acid incorporation into proteins by *E. coli* ribosomes », *Proc. Nat. Acad. Sci.*, USA, 46, 1450 (1960).

VOLKIN, E. & ASTRACHAN, L., « RNA metabolism in T2 infected *E. coli* », *The Chemical Basis of Heredity* (Mc Elroy & Glass eds), Johns Hopkins Press, Baltimore, p. 686 (1957).

WATSON, J.D., « Involvement of RNA in the synthesis of proteins », *Science*, 140, 17 (1963).

WEISS, S.B., « Enzymatic incorporation of ribonucleoside triphosphates into the interpolynucleotide linkages of ribonucleic acid », *Proc. Nat. Acad. Sci.*, USA, 46, 1020 (1960).

WESTHOF, E., DUMAS, P. & MORAS, D., « Crystallographic refinement of yeast aspartic acid transfer RNA », *J. Mol. Biol.*, 184, 119 (1985).

WILLSON, C. & GROS, F., « Protein synthesis with an *E. coli* system *in vitro* », *Biochim. Biophys. Acta*, 80, 478 (1964).

WRIGHT, S., BOER, F.G. de, GROSVELD, F.G. & FLAVELL, R.A., « Regulated expression of the human β-globin gene family in murine erythroleukemia cell hybrids », *Nature*, 305, 333 (1983).

WRIGHT, S., ROSENTHAL, A., FLAVELL, R. & GROSVELD, F., « DNA sequences required for regulated expression of β-globin genes in murine erythroleukemia cells », *Cell,* 38, 265 (1984).

ZAMENICK, P.C. & KELLER, E., « Relation between phosphate energy donors and incorporation of labeled amino acids into proteins », *J. Biol. Chem.*, 209, 337 (1954).

ZILLIG, W., ZECHEL, K., RABUSSAY, D., SCHACHNER, M., SETHI, V., PALM, P., HEIL, A. & SEIFERT, W., « On the rule of different subunits of DNA dependent RNA polymerase from *E. coli* in the transcription process », *Cold Spring Harbor, Symp. Quant. Biol.*, 35, 47 (1970).

ZINN, K., MELLON, P., PTASHNE, M. & MANIATIS, T., « Regulated expression of an extrachromosomal human β-interferon gene in mouse cells », *Proc. Nat. Acad. Sci.*, USA, 79, 4897 (1982).

ZUBAY, G., LEDERMANN, M., VRIES, J.K. de, « DNA-directed peptide synthesis III : repression of β-galactosidase synthesis and inhibition of repressor by inducer in a cell free systems », *Proc. Nat. Acad. Sci.*, USA, 58, 1669 (1967).

CHAPITRE VI

ARBER, W. & DUSSOIX, D., « Host specificity of DNA produced by *E. coli* I — Host controlled modification of bacteriophage », *J. Mol., Biol.*, 5, 18 (1962).

BALTIMORE, D., « RNA dependent DNA polymerase in virions of RNA tumor viruses », *Nature,* 226, 1209 (1970).

BALTIMORE, D. & SMOLER, D., « Primer requirement and template specificity of the DNA polymerase of RNA tumor viruses », *Proc. Nat. Acad. Sci.*, USA, 68, 1507 (1971).

BARJAC, H. de, CHARLES, J.F., BOURGOUIN, C. & LARGET-THIERY, I., « Aspects actuels de la lutte microbiologique dans le domaine de la santé », *Biosciences,* III, n° 14, 11 (1984).

BARTON, K.A. & BRILL, W.J., « Prospects in plant engineering », *Science,* 219, 671 (1983).

BERG, P., BALTIMORE, D. & BOYER, H., COHEN, S., DAVIS, R., HOGNESS, D., NATHANS, D., ROBLIN, R., WATSON, J.D., WEISSMAN, S. & ZINDER, N., « Potential biohazards of recombinant DNA molecules », *Science,* 185, 303 (1974).

BERG, P., BALTIMORE, D., BRENNER, S., ROBLIN, R.O. III & SINGER, M.F., « Asilomar conference on recombinant DNA molecules », *Science,* 188, 991 (1975).

BRILL, W.J., « Nitrogen fixation : basic to applied », *American Scientist, n° 4,* 67, 461 (1979).

CAPLAN, A., HERRERA-ESTRELLA, D., INZE, D., HAUTE, E. Van, MONTAGU, M. Van, SCHELL, J. & ZAMBRYSKI, P., « Introduction of genetic material into plant cells », *Science*, 222, 815 (1983).

CASKEY, T., « Clinical stage draws nearer in ongoing studies of gene therapy », *JAMA*, 253, 13 (1985).

CHARNAY, P., POURCEL, C., LOUISE, A., FRITSCH, A. & TIOLLAIS, P., « Cloning in *E. coli* and physical structure of hepatitis B virion DNA », *Proc. Nat. Acad. Sci.*, USA, 76, 2222 (1979).

CHARNAY, P., GERVAIS, M., LOUISE, A., GALIBERT, F. & TIOLLAIS, P., « Biosynthesis of hepatitis B virus surface antigene in *E. coli* », *Nature*, 286, 893 (1980).

CLINE, M.J., STANG, H., MERCOLA, K., MORSE, L., RUPRECHT, R., BROWNE, J. & SALSER, W., « Gene transfer in intact animals », *Nature*, 284, 422 (1980).

CLINE, M.J., Expériences de transfert génétique chez des femmes ayant une thalassémie βo — cité dans la thérapeutique du gène (CASKEY, T., *JAMA*, 10, 358, 1985).

COHEN, S., CHANG, A., BOYER, H. & HELLING, R., « Construction of biologically functional bacterial plasmids *in vitro* », *Proc. Nat. Acad. Sci.*, USA, 70, 3240 (1973).

COMAI, L., FACCIOTTI, D., HIATT, W.R., THOMPSON, G., ROSE, R.E. & STALKER, D.M., « Expression in plants of a mutant aroA gene from *Salmonella Typhymurium* confers tolerance to glyphosate », *Nature*, 317, 741 (1985).

COUDE, F.X., DIAZ, J., MORRE, M., ROSKAM, W. & RONCUCCI, R., « Le GRF, facteur de la libération hypothalamique de l'hormone de croissance », *Biofutur*, 37 (1984).

DAME, J.B., WILLIAMS, J.L., MCCUTCHAN, T.F., WEBER, J.L., WIRTZ, R.A., HOCKMEYER, W.T., MALOY, W.L., HAYNES, J.D., SCHNEIDER, I., ROBERTS, D., SANDERS, G.S., REDDY, P., DIGGS, C.L. & MILLER, L.H., « Structure of the gene encoding the immunodominant antigen on the sporozoite of the human malaria parasite *Plasmodium falciparum* », *Science*, 225, 593 (1984).

DANIELS, D.L., SANGER, F. & COULSON, A.R., « Features of bacteriophage λ : analysis of the complete nucleotide sequence », *Cold Spring Harbor Symp. Quant. Biol.*, 47, 1009 (1983).

DAUSSET, J., « Le diagnostic de susceptibilité », in *Génétique, Procréation et Droit* (H. Nyssen ed.), Actes du Sud, p. 413 (1985).

DIXON, R., EADY, R.R., ESPIN, G., HILL, S., JACCARINO, M., KAHN, D. & MERRICK, M., « Analysis of regulation of *K. pneunonia* nitrogen fixation (nif) gene cluster with gene fusions », *Nature*, 286, 128 (1980).

DREYFUS, B.L. & DOMMERGUES, Y.R., « Nitrogen-fixing nodules induced by rhizobium on the stem of the tropical legume *sesbania rostrata* », *FEMS, Microbiol. Lett.*, 10, 313 (1981).

ELMERICH, C., « Génétique et régulation de la fixation de l'azote », *Physiol. Veg.*, 17, 883 (1979).

ENEA, V., ELLIS, J., ZAVALA, F., ARNOT, D.E., ASAVANICH, A., MASUDA, A., QUAKYL, I. & NUSSENZWEIC, R., « DNA cloning of *Plasmodium falciparum* circumsporozoite gene : amino acid sequence of repetitive Epitope », *Science*, 225, 628 (1984).

FRADELIZI, D. & ROSKAM, W., « L'interleukine 2 humaine », *Biofutur*, 37 (septembre 1983).

GELLERT, M., LITTLE, J.W., OSHINSKY, C.K. & ZIMMERMAN, S.B., « Joining of DNA strands by DNA ligase of *E. coli* », *Cold Spring Harbor Symp. Quant. Biol.*, 33, 21 (1968).

GRAY, P. & GOEDDEL, D., « Structure of the human immune interferon gene », *Nature*, 298, 859 (1982).

GROS, F., JACOB, F. & ROYER, P., *Sciences de la vie et Société*, rapport au président de la République, Documentation française (1979).

GUSELLA, J., WEXLER, N., CONNEALLY, M., NAYLOR, S., ANDERSON, M.-A., TANZI, R., WATKINS, P., OTTINA, K., WALLACE, M., SAKAGUCHI, A., YOUNG, A., SHOULSON, I., BONILLA, E. & MARTIN, J., « A polymorphic DNA marker genetically linked to Huntington's disease », *Nature*, 306, 234 (1983).

GUSELLA, J.F., TANZI, R.E., ANDERSON, M.A., HOBBS, W., GIBBONS, K., RASCHTCHIAN, R., GILLIAM, T., WALLACE, M.R., WEXLER, N.S., CONNEALLY, P.M., « DNA markers for nervous system diseases », *Science*, 225, 1320 (1984).

HEYNINGEN V. Van, HAYWARD, C., FLETCHER, J. & MCAULEY, C., « Tissue localization and chromosomal assignment of a serum protein that tracts the cystic fibrosis gene », *Nature*, 315, 513 (1985).

HOCK, R. & MILLER, A., « Retrovirus mediated transfer and expression of drug resistance genes in human haematopoietic progenitor cells », *Nature*, 320, 275 (1986).

ITAKURA, K., HIROSE, T., CREA, R., RIGGS, A., HEYNEKES, H., BOLIVAR, F. & BOYER, H., « Expression in *E. coli* of a chemically synthesized genes for the hormone somatostatine », *Science*, 198, 1056 (1977).

JACOB, F., BRENNER, S., & CUZIN, F., « On the regulation of DNA replication in bacteria », *Cold Spring Harbor Symp. Quant. Biol.*, 28, 329 (1963).

JACOB, F., SCHAEFFER, P. & WOLLMAN, E., « Episomic elements in bacteria », in *Microbial Genetics 69, 10e Symp. of the Soc. Gen. Microb.*, Cambridge University Press, England (1960).

JACOB, F. & WOLLMAN, E.L., *Sexuality and the Genetics of Bacteria*, Academic Press, New York (1961).

JACKSON, D.A., SYMONS, R.H., BERG, P., « Biochemical method for inerting new genetic informatio into DNA of SV40, circular SV40 DNA molecules containing λ phage genes and the galactose operon of *E. coli* », *Proc. Nat. Acad. Sci.*, USA, 69, 2904 (1972).

JONES, M.G., « Transformation of cereral crops by direct gene transfer », *Nature*, 317, 579 (1985).

KAN, Y.W. & DOZY, A.M., « Antenatal diagnosis of sickle cell anemia by DNA analysis of amniotic fluid cells », *Lancet*, vol. 2, 910 (1978).

KAN, Y.W. & DOZY, A.M., « Polymorphism of DNA sequence adjacent to human β-globin structural gene : relationship to sickle cell mutation », *Proc. Nat. Acad. Sci.*, USA, 75, 5631 (1978).

KLAUSNER, A., « Adjustement in the blood fraction market », *Biotechnology*, 3, 119 (1985).

KOENEN, M., SCHERF, A., MERCEREAU, O., LANGSLEY, G., SIBILLI, L., DUBOIS, P., PEREIRA DA SILVA, L. & MULLER-HILL, B., « Human antisera detect a *Plasmodium falciparum* genomic clone encoding a nonapeptide repeat », *Nature*, 311, 383 (1984).

KNOWLTON, R.G., COHEN-HAGUENAUER, O., CONG, N. Van, FREZAL, J., BROWN, V.A., BARKER, D., BRAMAN, J.C., SCHUMM, J.W., TSUI, L.C., BUCHWALD, M. & DONIS-KELLER, H., « A polymorphic DNA marker linked to cystic fibrosis is located on chromosome », *Nature*, 318, 380 (1985).

LEONARD, W., DEPPER, J.M., CRABTREE, G., RUDIKOFF, S., PUMPHREY, J., ROBB, R., KRONKE, M., SVELTLIK, P., PEFFER, N., WALDMANN, I. & GREENE, W.C., « Molecular cloning and expression of cDNAs for the human interleukin-2 receptor », *Nature*, 311, 626 (1984).

LERECLUS, D., LECADET, M., KLIER, A., RIBIER, J., RAPOPORT, G. & DEDONDER, R., « Recent aspects of genetic manipulation in *Bacillus thuringiensis* », *Biochimie*, 67, 91 (1985).

LERECLUS, D., RIBIER, J., KLIER, A., MENOU, G. & LECADET, M., « A transposon like structure related to the δ endotoxin gene of *Bacillus thuringiensis* », *EMBO J.*, 3, 2561 (1984).

MANN, R., MULLIGAN, R.C. & BALTIMORE, D., « Construction of a retrovirus packaging mutant and its use to produce helper-free defective retrovirus », *Cell*, 33, 153 (1983).

MANTEI, N. & WEISSMANN, C., « Controlled transcription of a human α-interferon gene introduced into mouse L cells », *Nature*, 297, 128 (1982).

MARX, J., « Human malarial gene cloned — Cloning of the gene for the major surface protein of *Plasmodium falcipurum* sporozoite opens the way to a malarial vaccine », *Science*, 225, 607 (1984).

MAXAM, A. & GILBERT, W., « Sequencing end labeled DNA with base specific chemical cleavages », in *Methods in Enzymology* (Wu, Grossman & Moldave eds), Acad. Press, New York, 65, 499 (1980).

MEADE, H.M., LONG, S.R., RUVKUN, G.B., BROWN, S.F. & AUSUBEL, F.M., « Physical and genetic characterization of symbiotic and auxotriphic mutants of *Rhizobium melitoli* induced by transposon Tn_5 mutagenesis », *J. Bacteriol*, 149, 114 (1983).

MONACO, A.P., BERTELSON, C.J., MIDDLESWORTH, W., COLLETTI, C.A., ALDRIDGE, J., FISCHBECK, K.H., BARTLETT, R., PERICACK-VANCE, M.A., ROSES, A.D. & KUNKEL, L.M., « Detection of deletions spanning the Duchenne muscular dystrophy locus using a tightly linked DNA segment », *Nature*, 316, 842 (1985).

NUTI, M., LEPIDI, A.A., PRAKASH, R.K., SCHILPEROORT, R.A. & CANNON, F.C., « Evidence for nitrogene fixation genes (nif) or indigenous *Rhizobium* plasmids », *Nature*, 282, 533 (1979).

OKAZAKI, R., OKAZAKI, T., SAKABE, K., SUGIMOTO, K. & SUGINO, A., « Mechanism of DNA chain growth I — possible discontinuity and unusual secondary structure of newly synthesized chains », *Proc. Nat. Acad. Sci.*, USA, 59, 598 (1968).

ROBERTON, M., « Plant engineering : gene transfer makes a start », *Nature*, 318, 5 (1985).

ROBINSON, W.S., « Genetic variation among hepatitis B and related viruses », *Ann. N.Y. Acad. Sci.*, 354, 371 (1980).

SALOMON, M., *L'Avenir de la vie*, Seghers, Paris (1981).

SANGER, F., NICKLEN, F. & COULSON, A.R., « DNA sequencing with chain terminating inhibitors », *Proc. Nat. Acad. Sci.*, USA, 74, 5463 (1977).

SERRES, M., dans *Colloque génétique, Procréation et Droit* (H. Nyssen ed.), Actes du Sud, p. 23 (1985).

SIEGL, G., FROSNER, G., GAUSS-MULLER, V., TRATSCHIN, J.-D. & DEINHARDT, F., « The physicochemical properties of infectious hepatitis A virions », *J. Gen. Virol.*, 57, 331 (1981).

SIMMONS, K., « Diagnostic medicine gains from DNA probes », *JAMA*, 253, 1-18 (1985).

TEMIN, H. & MIZUTANI, S., « RNA dependant RNA polymerase in virions of Rous Sarcoma virus », *Nature*, 226, 1211 (1970).

TEMIN, H. & BALTIMORE, D., « RNA directed DNA synthesis and RNA tumor viruses », *Advances Virus Res.*, 17, 129, Academic Press, N.Y. (1972).

TIMKO, M., KAUSCH, A., CASTRESANA, C., FASSLER, J., HERRERA-ESTRELLA, L., BROECK, C. VAN DEN, MONTAGU, M. VAN, SCHELL, J. & CASHMORE, A.R., « Light regulation of plant gene expression by an upstream-enhancer like element », *Nature*, 318, 579 (1985).

TIOLLAIS, P., CHARNAY, P. & VYAS, G.N., « Biology of hepatitis B virus », *Science*, 213, 406 (1981).

TIOLLAIS, P., POURCEL, C. & DEJEAN, A., « The hepatitis B », *Nature*, 317, 489 (1985).

TOOLE, J., KNOPF, J., WOZNEY, J., SULTZMAN, L., BUECKER, J., PITTMAN, D., KAUFMAN, R., BROWN, E. SHOEMAKER, C., ORR, E., AMPHLETT, G., FOSTER, W.B., COE, M.L., KNUSTON, G.J., FASS, D. & HEWICK, R.M., « Molecular cloning of a cDNA encoding human antihaemophilic factor », *Nature*, 312, 342 (1984).

WAINWRIGHT, B.J., SCAMBLER, P.J., SCHMIDTKE, J., WATSON, E.A., LAW, H.Y., FARRALL M., COOKE, H.J., EIBERG, H., & WILLIAMSON, R., « Localization of cystic fibrosis locus to human chromosome 7 cen-q22 », *Nature*, 318, 384 (1985).

WHITE, R., WOODWARD, S., LEPPERT, M. O'CONNELL, P., HOFF, M., HERBST, J., LALOUEL, J.-M. DEAN, M. & VANDE WOUDE, G., « A closely linked genetic marker for cystic fibrosis », *Nature*, 318, 382 (1985).

WILLIAMS, D.A., LEMISCHKA, I.R., NATHAN, D.G. & MULLIGAN, R.C., « Introduction of new material into pluripotent haematopoietic stem cells of the mouse », *Nature*, 310, 476 (1984).

WOLLMAN, E.L., JACOB, F., HAYES, W., « Conjugation and genetic recombination in *Escherichia coli* K 12 », *Cold Spring Harb Symp. Quant. Biol.*, 21, 141 (1956).

ZAMBRYSKI, P., GOODMAN, H., MONTAGU, M. VAN, & SCHELL, J., *Mobile Genetic Elements* (J. Shapiro ed.), Academic Press, New York, p. 505 (1983).

Revues ou ouvrages généraux recommandés à propos de thèmes relevant des biotechnologies

ANTEBI, E. & FISCHLOCK, D., *Le Génie de la vie*, Hologramme, Paris (1985).

BIOFUTUR, *Biotechnologies et Industries agro-alimentaires* (octobre 1984).

Commercial Biotechnology : An International Analysis (Washington DC : US Congress, Office of Technology Assessment), OTA-BA 218 (1984).

DODET, B., « Santé : rien n'est perdu mais peut-on encore gagner ? », in *Biofutur*, p. 83 (décembre 1984).

GOMA, G. & MONSAN, P., « Les bioindustries ont-elles un avenir ? », in *La Biotechnologie à la croisée des chemins, La Recherche*, 14 (n° 147), p. 1148 (1983).

GROS, F., « Conférence sur les biotechnologies », in *Les Six Jours de la biotechnologie*, Colloque Biosciences 83, *Bull. Assoc. des Anciens Élèves de l'Institut Pasteur*, n° 98, p. 13 (1983).

CHAPITRE VII

BELFORT, M., PEDERSEN-LANE, J., WEST, D., EHRENMAN, K., MALEY, G., CHU, F. & MALEY, F., « Processing of the intron-containing thymidylate synthase (td) gene of phage T4 is at the RNA level », *Cell*, 41, 375 (1985).

BERGET, S.M., MOORE, C. & SHARP, P.A., « Spliced segments at the 5'terminus of adenovirus 2 late mRNA », *Proc. Nat. Acad. Sci.*, USA, 74, 3171 (1977).

BERNARDI, G., OLOFSSON, B., FILIPSKI, J., ZERIAL, M., SALINAS, J., CUNY, G., MEUNIER-ROTIVAL, M. & RODIER, F., « The mosaic genome of warm-blooded verte-brates », *Science*, 228, 953 (1985).

BREATHNACH, R., MANDEL, J.L. & CHAMBON, P., « Ovalbumin gene is split in chicken DNA », *Nature*, 270, 314 (1970).

BRENNER, S., communication personnelle (1985).

BUCKINGHAM, M.E., « Actin and myosin multigene families, their expression during the formation of skeletal muscle », in *Essays in Biochemistry*, 20, 78 (1985).

CECH, T.R., ZAUG, A.J. & GRABOWSKI, P.J., « *In vitro* splicing of the ribosomal RNA precursor of *Tetrahymena*. Involvement of a guanosine nucleotide in the excision of the intervening sequence », *Cell,* 27, 487 (1981).

CHAMBON, P., « Structure et expression des gènes eucaryotes en mosaïque I », in *Exposés sur la génétique, C.R. Acad. Sci.*, Paris, 291, supplément, p. 21 (1980).

CHOW, L.T., GELINAS, R.E., BROKER, T.R., ROBERTS, R.J., « An amazing sequence arrangement at the 5'ends of adenovirus 2 messenger RNA », *Cell,* 12, 1 (1977).

CHU, F., MALEY, G., MALEY, F. & BELFORT, M., « Intervening sequence in the thymidylate synthase gene of bacteriophage T4 », *Proc. Nat. Acad. Sci.*, USA, 81, 3049 (1984).

CLEARY, M., SCHON, E. & LINGREL, J., « Two related pseudogenes are the result of a gene duplication in the goat β-globin locus », *Cell,* 26, 181 (1981).

DAHL, J.L. & WEIBEL, V.J., « Changes in tubulin heterogeneity during postnatal development of rat brain », *Biochem. Biophys. Res. Commun.*, 86, 822 (1969).

DENOULET, P., EDDE, B., JEANTET, C. & GROS, F., « Evolution of tubulin heterogeneity during mouse brain development », *Biochimie,* 64, 165 (1982).

DOOLITTLE, W.F., « Genes in pieces : were they ever together ? », *Nature,* 272, 581 (1978).

DOOLITTLE, W.F., « Selfish DNA after fourteen months », in *Genome Evolution* (G.A. Dover & R.A. Flavell eds), Academic Press, p. 3 (1982).

FREZAL, J., *L'Hérédité humaine,* coll. « Que sais-je ? » (1985).

GILBERT, W., « Why genes in pieces », *Nature,* 271, 501 (1978).

GOZES, I. & LITTAUER, U.Z., « Tubulin microheterogeneity increases with rat brain maturation », *Nature,* 276, 411 (1978).

GWO-SHU LEE, M., LEWIS, S., WILDE, D. & COWAN, N., « Evolutionary history of a multigene family : an expressed human β-tubulin gene and three processed pseudogenes », *Cell,* 33, 477 (1983).

JACQ, C., LAZOWSKA, J., SLONIMSKI, P.P., « Sur un nouveau mécanisme de la régulation de l'expression génétique », *C.R. Acad. Sci.*, Paris, 290, 89 (1980).

JEFFREYS, J. & FLAVELL, R.A., « The rabbit β-globin gene contains a large insert in the coding sequence », *Cell,* 12, 1097 (1977).

JEFFREYS, A.J. & HARRIS, S., « Processes of gene maturation », *Nature,* 296, 9 (1982).

JONES, R., OLD, J., TRENT, R., GLEGG, J. & WEATHERALL, D., « Major rearrangement in the human β-globin gene cluster », *Nature*, 291, 39 (1981).

KEDES, L.H. & BIRNSTIEL, M.L., « Reiteration and clustering of DNA sequences complementary to histone messenger RNA », *Nature (New Biol.)*, 230, 165 (1971).

KOURILSKY, P., « Structure et expression des gènes eucaryotes II », in *Eposés sur la génétique, C.R. Acad. Sci.*, Paris, 291, supplément (1980).

KOURILSKY, P. & CHAMBON, P., « The ovalbumin gene : an amazing gene in 8 pièces », *T.I.B.S.*, 3, 244 (1978).

KOTYLAK, Z., LAGOWSKA, J., HAWTHORNE, D.C. & SLONIMSKI, P.P., « Intron encoded proteins of mitochondria : key elements of gene expression and genomic evolution », in *Achievements and Perspectives of Mitochondrial Research*, 2 : Biogenesis (Guagliariella, Slater, Palmieri, Saccone, Kroon, eds), Elsevier Science pub. (1985).

KRUGER, K., GRABOWSKI, P.J., ZAUG, A.J., SANDS J., GOTTSCHLING, D.E. & CECH, I., « Self splicing RNA : autoexcision and autocyclization of the ribosomal RNA intervening sequence of tetrahymena », *Cell*, 31, 147 (1982).

LAGOWSKA, J., JACQ, C. & SLONIMSKI, P.P., « Sequence of introns and flanking exons in wild-type and box3 mutants of cytochrome b reveals an interlaced splicing protein coded by an intron », *Cell*, 22, 333 (1980).

LEDER, P., HANSEN, J.N., KONDEL, D., LEDER, A., NISHIOKA, Y., TALKINGTON, C., « Mouse globin systems : a functional and evolutionary analysis », *Science*, 209, 1336 (1980).

LEWONTIN, R.G. & HUBBY, J.L., « A molecular approach to the study of genic heterozygosity in natural populations II Amount of variation and degree of heterozygosity in natural populations of *drosophila peudo obscura* », *Genetics*, 54, 595 (1966).

MCLACHLAN, A.D. & KARN, J., « Periodic charge distributions in the myosin rod amino acid sequence match cross-bridge spacings in muscle », *Nature*, 299, 226 (1982).

MOUNT, S., PETTERSSON, I., HINTERBERGER, M., KARMAS, A. & STEITZ, J., « The U1 small nuclear RNA protein complex selectively binds a 5'splice site *in vitro* », *Cell*, 33, 509 (1983).

O'FARRELL, P.H., « High resolution two dimensional electrophoresis of proteins », *J. Biol. Chem.*, 250, 4007 (1975).

PRICE J. & CECH, T., « Coupling of tetrahymena ribosomal RNA splicing to β-galactosidase expression in *E. coli* », *Science*, 228, 719 (1983).

ROUGEON, F., KOURILSKY, P. & MACH, B., « Insertion of a rabbit β-globin gene sequence into an *E. coli* plasmid », *Nucl. Acids Res.*, 2, 2365 (1975).

RUFFIÉ, J., *De la biologie à la culture. Polymorphisme naturel et fardeau génétique*, Flammarion, Paris, p. 85 (1976).

SAPIENZA, C. & DOOLITTLE, W.F., « Unusual physical organization of the *Halobacterium* genome », *Nature*, 295, 384 (1982).

SHAH, D.M., HIGHTOWER, R.C. & MEAGHER, R.B., « Complete nucleotide sequence of a soybean actin gene », *Proc. Nat. Acad. Sci.*, USA, 79, 1022 (1982).

SHEN, S.-H., SLIGHTOM, J. & SMITHIES, O., « A history of the human fetal globin gene duplication », *Cell*, 26, 191 (1981).

SLIGHTOM, J., BLECHL, A. & SMITHIES, O., « Human fetal $^{g}\gamma$ and $^{a}\gamma$ globin genes : complete nucleotide sequences suggest that DNA can be exchanged between these duplicaded genes », *Cell*, 21, 627 (1980).

SMITHIES, O., ENGELS, W., DEVEREUX, J., SLIGHTOM, J. SHEN, S.-H., « Base subtitutions, length differences and DNA strand asymmetries in the human $^{g}\gamma$ and $^{a}\gamma$ fetal globin gene region », *Cell*, 26, 345 (1981).

SOUTHERN, E.M., « Detection of specific sequences among DNA fragments separated by gel electrophoresis », *J. Mol. Biol.*, 98, 503 (1975).

VANDEKERCKHOVE, J. & WEBER, K., « Actin aminoacid sequences. Comparison of actins from calf thymus, bovine brain, and SV40-transformed mouse 3T3 cells with rabbit skeletal muscle actin », *Eur. J. Biochem.*, 90, 451 (1978).

WARING, R.B., RAY, J., EDWARDS, S., SCAZZOCHIO, C. & DAVIES, W., « The tetrahymena rRNA intron self-splices in *E. coli : in vivo* evidence for the importance of key basepaired regions of RNA for RNA enzyme function », *Cell*, 40, 371 (1981).

WOLF, A., DENOULET, P. & JEANTET, C., « High level of tubulin microheterogeneity in the mouse brain », *Neurosciences Letters*, 31, 323 (1982).

ZAKUT, R., SHANI, M., GIVOL, D., NEUMAN, S., YAFFE, D. & NUDEL, U., « Nucleotide sequence of the rat skeletal muscle actin gene », *Nature*, 298, 957 (1982).

CHAPITRE VIII

ADAMS, J.W., KAUFMAN, R.E., KRETSCHMER, P.J., HARRISON, M. & NIENHUIS, A.W., « A family of long reiteraded DNA sequences, one copy of which is next to the human β-globin », *Nucl. Acids Res.*, 8, 6113 (1980).

BALTIMORE, D., « Retroviruses and retrotransposons : the role of reverse transcription in shaping the eukaryotic genome », *Cell*, 40, 481 (1985).

BINGHAM, P.M., KIDWELL, M.G. & RUBIN, G.M., « The molecular basis of P.M. hybrid dysgenesis : the role of the P element, a P strain specific transposon family », *Cell*, 29, 995 (1982).

BRADBURY, E.M., « Structure and function of chromatin », *CIBA Foundation*, 28, Elsevier, North Holland, 131 (1975).

BRADBURY, E.M., « Histones, chromatin structure and control mitosis », *Proc. Tenth FEBS Meeting*, 38, 81 (1975).

BRAM, S. & RIS, H., « On the structure of nucleohistone », *J. Mol. Biol.*, 55, 325 (1971).

BRITTEN, R.J. & KOHNE, D.E., « Nucleotide sequence repetition in DNA », *Carnegie Inst. Wash. Year Book*, 65, 73 (1966).

BRITTEN, R.J. & KOHNE, D.E., « Repeated sequences in DNA », *Science*, 161, 529 (1968).

BROWN, S.D. & DOVER, G., « Organization and evolutionary progress of a dispersed repetitive family of sequences in widely separated rodent genomes », *J. Mol. Biol.*, 150, 441 (1981).

BRUTLAG, D., « Molecular arrangements and evolution of heterochromatic DNA », *Ann. R. Genet.*, 14, 121 (1980).

BURR, B. & BURR, F.A., « Ds controlling elements of maize at the shrunken locus are large and dissimilar insertions », *Cell*, 29, 977 (1982).

CAIRNS, J., « The chromosome of *E. Coli* », *Cold Spring Harb. Symp. Quant. Biol.*, 28, 43 (1963).

CALABRETTA, B., ROBBERSON, D., BARRERA-SALDANA, H., LAMBROU, T.P. & SAUNDERS, G.F., « Genome instability in a region of human DNA enriched in Alu repeat sequences », *Nature*, 296, 219 (1982).

CAVALLI, L., LEDERBERG, J., LEDERBERG, E.M., « An infective factor controlling sex compatibility in bacterium coli », *J. Gen. Microb.*, 8, 89 (1953).

DAVIDSON, E.H. & HOUGH, B.R., « High sequence diversity in the RNA synthesized at the lampbrush stage of oogenesis », *Proc. Nat. Acad. Sci.*, USA, 63, 342 (1969).

DAVIDSON, E.H. & HOUGH, B.R., « Genetic information in oocyte RNA », *J. Mol. Biol.*, 56, 491 (1971).

DAVIS, M.M., CALAME, K., EARLY, P., LIVANT, D.L., JOHO, R., WEISSMAN, I. & HOOD, L., « An immunoglobulin heavy-chain gene is formed by at least two recombinational events », *Nature*, 283, 733 (1980).

DAVISON, B.L., EGLY, J.M., MULVIHILL, E.R., CHAMBON, P., « Formation of stable preinitiation complexes between eukaryotic class B transcription factors and promoter sequences », *Nature*, 301, 680 (1983).

DOONER, H.K., « Regulation of the enzyme UFGT by the controlling element Ds in bz-m4 an unstable mutant in maïze », *Cold Spring Harbor Symp. Quant. Biol.*, 45, 457 (1980).

DYNAN, W. & TJIAN, R., « The promoter-specific transcription factor Sp1 binds to upstream sequences in the SV40 early promoter », *Cell*, 35, 79 (1983).

EMERSON, B.A. & FELSENFELD, G., « Specific factors conferring nuclease hypersensitivity of the 5'end of the chicken adult β-globin gene », *Proc. Nat. Acad. Sci.*, USA, 81, 95 (1984).

FINCH, J.T. & KLUG, A., « Solenoidal model for superstructure in chromatin », *Proc. Nat. Acad. Sci.*, USA, 73, 1897 (1976).

FINNEGAN, D., « Transposable elements and proviruses », *Nature*, 292, 800 (1981).

FINNEGAN, D., WILL, B.H., BAYEV, A.A., BOWCOCK, A.M. & BROWN, L., « Transposable DNA sequences in eukaryotes », in *Genome Evolution* (G.A. Dover & R.B. Flavell eds), Academic Press, p. 29 (1982).

HAYES, W., « The mechanism of genetic recombination in *E. coli* », *Cold Spring Harb. Symp. Quant. Biol.*, 18, 75 (1953).

HIRSCH, H.J., STARLINGER, P. & BRACHET, P., « Two kinds of insertion in bacterial genes », *Mol. Gen. Genet.*, 119, 191 (1972).

HOFSTADTER, D.R., *op. cit.* dans chapitre IV.

IDA, S., MEYER, J. & ARBER, W., « Genesis and natural history of Is mediated transposons », *Cold Spring Harbor Symp. Quant. Biol.*, 45, 27 (1980).

JACOB, F. & WOLLMAN, E.L., « Les épisomes, éléments génétiques ajoutés », *C.R. Acad. Sci.*, Paris, 247, 154 (1958).

JACK, R.S., BROWN, M.T. & GEHRING, W.J., « Protein blotting as a means to detect sequence specific DNA binding proteins », *Cold Spring Harbor Symp. Quant Biol.*, 47, 483 (1982).

JACK, R.S., GEHRING, W. & BRACK, C., « Protein component from drosophila larval nuclei showing sequence specificity for a short region near a major heat-shock protein gene », *Cell*, 24, 321 (1981).

KLECKNER, N., « Transposable elements in prokaryotes », *Ann. Rev. Genet.*, 15, 341 (1981).

KLUG, A., RHODES, D., SMITH, J., FINCH, J.T. & THOMAS, J.O., « A low resolution structure for the histone core of the nucleosome », *Nature*, 287, 509 (1980).

KATAOKA, T., KAWAKAMI, T., TAKAHASHI, N. & HONJO, T., « Rearrangement of immunoglobulin γ-1 chain gene and mechanism for heavy chain class switch », *Proc. Nat. Acad. Sci.*, USA, 77, 919 (1980).

KORNBERG, R.D., « Structure of chromatin », *Ann Rev. Biochem.*, 46, 931 (1977).

MCCLINTOCK, B., « Chromosome organization and genic expression », *Cold Spring Harb. Symp. Quant Biol.*, 16, 13 (1951).

MCCLINTOCK, B., « Controlled mutation in maïze », *Carnegie Inst. Wash., Year Book*, 54, 245 (1955).

MCCLINTOCK, B., « The suppressor mutator system of control of gene action in maïze », *Carnegie Inst. Wash. Year Book*, 57, 415 (1958).

MCCLINTOCK, B., « Genetic systems regulating gene expression during development », *Dev. Biol. (suppl.)*, 1, 84 (1967).

MCCLINTOCK, B., « Mechanisms that rapidly reorganizes the genome », *Stadler Genet. Symp.*, 10, 25 (1978).

MCCLINTOCK, B., « Controlling elements and the gene », *Cold Spring Harbor Symp. Quant. Biol.*, 21, 197 (1956).

MAIO, J.J., BROWN, F.N., MC KENNA, W.G. & MUSICH, P.R., « Towards molecular paleontology of primate genomes II. The KpnI families of alphaoïd DNAs », *Chromosoma*, 83, 127 (1981).

MEUNIER-ROTIVAL, M., SORIANO, P., CUNY, G., STRAUSS, F. & BERNARDI, G., « Sequence organization and genomic distribution of the major family of interspersed repeats of mouse DNA », *Proc. Nat. Acad. Sci.*, USA, 79, 355 (1982).

MIESCHER, F., *Hoppe Seylers* (1871), *op. cit.* dans le chapitre I.

MIRZABEKOV, A.D., SHICK, V.V., BELYAVSKY, A.V. & BAVYKIN, S.G., « Primary organization of nucleosome core particle of chromatin : sequence of histone arrangement along DNA », *Proc. Nat. Acad. Sci.*, USA, 75, 4184 (1978).

NASMYTH, K.A., « The regulation of yeast mating type chromatin structure by SIR : an action at a distance affecting both transcription and transposition », *Cell*, 30, 567 (1982).

OHNO, S., « The total number of genes in mammalian genome », *Trends Genet.*, 2, 8 (1986).

OLINS, A.L. & OLINS, D.E., « Spheroid chromatin units (v bodies) », *Science*, 183, 330 (1974).

OUDET, P., GROSS-BELLARD, M. & CHAMBON, P., « Electron microscopic and biochemical evidence that chromatin structure is a repeating unit », *Cell*, 4, 281 (1975).

PAYVAR, F., DEFRANCO, D., FIRESTONE, G., EDGAR, B., WRANGE, O., ORET, S., GUSTAFSSON, J.A. & YAMAMOTO, K., « Sequence specific binding of glucocorticoid receptor to MTV DNA at sites within and upstream of the transcribed region », *Cell*, 35, 381 (1983).

RICHMOND, T.J., FINCH, J.T. & KLUG, A., « Studies of nucleosome structure », *Cold Spring Harbor Symp. Quant. Biol.*, 47, 493 (1982).

RIS, H., « Chromosomal structure as seen by electron microscopy », in *The Structure and Function of Chromatin*, CIBA Foundation Symposium 28 — Amsterdam, 7 (1974).

RIS, H. & CHANDLER, B.L., « The ultrastructure of genetic systems in prokaryotes and eukaryotes », *Cold Spring Harbor Symp. Quant. Biol.*, 28, 1 (1963).

ROEDER, G.S. & FINK, G.R., « Movement of yeast transposable elements by gene conversion », *Proc. Natl. Acad. Sci.*, USA, 79, 5621 (1982).

ROBERT, B., DAUBAS, P., AKIMENKO, M.-A., COHEN, A. GARNER, I., GUENET, J.-L. & BUCKINGHAM, M.E., « A single locus in the mouse encodes both myosin light chains 1 and 3, a second locus corresponds to a related pseudogene », *Cell*, 39, 129 (1984).

ROUVIÈRE-YANIV, J. & GROS, F., « Characterization of a novel low molecular weight DNA binding protein from *E. coli* », *Proc. Natl. Acad. Sci.*, USA, 72, 3428 (1975).

ROUVIÈRE-YANIV, J., HASELKORN, R., GROS, F. & REISS, C., in *The Organization and Expression of the Eukaryotic Genome*, Proc. Intern. Symp. Teheran (1976) (E.M. Bradbury & K. Javaherian eds), pub. Academic Press, Londres, 211 (1977).

RUBIN, G.M., KIDWELL, M.G. & BINGHAM, P.M., « The molecular basis of P-M hybrid dysgenesis : the nature of induced mutations », *Cell*, 29, 987 (1982).

SANDEEN, G., WOOD, W.I. & FELSENFELD, G., « The interaction of high mobility proteins in HMG14 and 17 with nucleosomes », *Nucl. Acids. Res.*, 8, 3757 (1980).

SCHMECKPEPER, B., WILLARD, H. & SMITH, K., « Isolation and characterization of cloned human DNA fragments carrying reiterated sequences common to both autosomes and the X chromosome », *Nucl. Acid. Res.*, 9, 1853 (1981).

SHAPIRO, J.A. & CORDELL, B., « Eukaryotic mobile and repeated genetic elements », *Biol. Cell.*, 43, 31 (1982).

SINGER, M., « SINEs and LINEs : highly repeated short and long interspersed sequences in Mammalian genomes », *Cell*, 28, 433 (1982).

SINSHEIMER, R.L., « A single-stranded DNA from bacteriophage ΦX174 », *J. Mol. Biol.*, 1, 43 (1959).

STRAUSS, F. & VARSHAVSKY, A., « A protein binds to a satellite DNA repeat at three specific sites that would be brought into mutual proximity by DNA folding in the nucleosome », *Cell*, 37, 889 (1984).

TEMIN, H.M., « Function of the retrovirus long terminal repeat », *Cell*, 28, 3 (1982).

TONEGAWA, S., BRACK, C., HOZUNI, N. & PIRROTTA, V., « Organization of immunoglobulin genes », *Cold Spring Harb. Symp. Quant. Biol.*, 42, 921 (1978).

TRIADOU, P., CREPIN, M., GROS, F. & LELONG, J.-C., « Tissue specific binding of total and β-globin genomic DNA to non-histone chromosomal proteins from mouse erythropoietic cells », *Biochemistry*, 22, 6724 (1982).

WEINTRAUB, H. & GROUDINE, M., « Chromosomal subunits in active genes have an altered conformation », *Science*, 193, 848 (1976).

WEISBROD, S., GROUDINE, M. & WEINTRAUB, H., « Interaction of HMG14 and 17 with actively transcribed genes », *Cell*, 19, 289 (1980).

WOLLMAN, E. & JACOB, F., « Sexuality in bacteria », *Scient. American*, 195, 109 (1956).

WU, C., « The protein binding sites in chromatin implicated in the activation of heatshock genes », *Nature*, 309, 229 (1984).

WU, C., « Activating protein factor binds *in vitro* to upstream control sequences in heat shock gene chromatin », *Nature*, 311, 81 (1984).

YANIV, M., « Regulation of eukaryotic gene expression by transactivating proteins and cis acting DNA elements », *Biol. Cell.*, 50, 203 (1984).

CHAPITRE IX

ABRAMS, H.D., ROHRSCHNEIDER, L.R. & EISENMAN, R.N., « Nuclear location of the putative transforming protein of avian myelocytomatosis virus », *Cell*, 29, 427 (1982).

ALITALO, K., RAMSAY, G., BISHOP, J.M., OHLSON S., PFEIFFER, S.O., COLBY, W.W. & LEVINSON, A.D., « Identification of nuclear proteins encoded by viral and cellular myconcogenes », *Nature*, 306, 274 (1983).

AMES, B.N., LEE, F.D. & DURSTON, W.E., « An improved bacterial test system for the detection and classification of mutagens and carcinogens », *Proc. Nat. Acad. Sci.*, USA, 70, 782 (1973).

AMES, B.N., MCCANN, J., YAMASAKI, E., « Methods for detecting carcinogens and mutagens with the Salmonella/mammalian microsome mutagenicity test », *Mutat. Res.*, 31, 347 (1975).

AURELIAN, L., SCHUMANN, B., MARCUS, R.L. & DAVIS, H.J., « Antibody to HSV-2 induced tumor specific antigens in serums from patients with cervical carcinoma », *Science*, 181, 161 (1973).

BADER, J.P., « The role of DNA in synthesis of Rous sarcoma virus », *Virology*, 22, 462 (1964).

BADER, J.P., « The requirement for DNA synthesis in the growth of Rous sarcoma and Rous associated virions », *Virology*, 26, 253 (1965).

BALTIMORE, D., « RNA dependent DNA polymerase in virions of RNA tumour viruses », *Nature*, 226, 1209 (1970).

BALTIMORE, D., « Expression of animal virus genomes », *Bacter. Rev.*, 35, 235 (1971).

BALTIMORE, D. & SMOLER, D., « Primer requirement and template specificity of the RNA tumor virus DNA polymerase », *Proc. Nat. Acad. Sci.*, USA, 68, 1507 (1971).

BARRE-SINOUSSI, F., CHERMANN, J.C., REY, F., NUGEYRE, M.T., CHAMARET, S., GRUEST, J., DAUGUET, C., AXLER-BLIN, C., VEZINET-BRUN, F., ROUZIOUX, C., ROZENBAUM, W. & MONTAGNIER, L., « Isolation of T-lymphotropic retrovirus from a patient at risk for acquired immune deficiency syndrome (AIDS) », *Science*, 220, 868 (1983).

BASHFORD, E.F., « Appendix. Draft scheme for enquiry into the nature, cause, prevention and treatment of cancer », *Scient. Rep. Invest. imp. Cancer Res. Fund.*, 3, 441 (1908).

BERRIDGE, M.J. & IRWINE, R.F., « Inositol triphosphate, a novel second messenger in cellular signal transduction », *Nature*, 312, 315 (1984).

BISHOP, J.M., « Cellular oncogens and retroviruses », *Ann. Rev. Biochem.*, 52, 301 (1983).

BLUMBERG, B.S., ALTER, H.J., VISNICH, S., « A "new" antigen in leukemia sera », *J. Am. Med. Assoc.*, 191, 541 (1965).

BOVERI, T., *Zur Frage der Erstehung maligner Tumoren*, Jena-Fisher (1914).

BRECHOT, C., POURCEL, C., LOUISE, A., RAIN, B. & TIOLLAIS, P., « Presence of integrated hepatitis B virus DNA sequences in cellular DNA of human hepatocellular carcinoma », *Nature*, 286, 533 (1980).

BRIARD-GUILLEMOT, M.L., BONATTI-PELLIE, C., FEINGOLD, J. & FREZAL, J., « Étude génétique du rétinoblastome », *Humangenetik*, 24, 271 (1974).

BRODEUR, G., SEEGER, R., SCHWAB, M., VARMUS, H. & BISHOP, J.M., « Amplification of *N-myc* in untreated human neuroblastomas correlates with advanced disease stage », *Science*, 224, 1121 (1984).

BURKITT, D.P., « A sarcoma involving the jaws in African children », *Brit. J. Surg.*, 46, 218 (1958).

BURKITT, D.P., « A children's cancer dependent on climatic factors », *Nature*, 194, 232 (1962).

BURKITT, D.P., « Determining the climatic limitations of a children's cancer common in Africa », *Brit. Med. J.*, 1019 (1962).

CAMPISI, J., GRAY, H.E., PARDEE, A.B., DEAN, M. & SONENSHEIN, G.E., « Cell cycle control of *c-myc* but not *c-ras* expression is lost following chemical transformation », *Cell*, 36, 241 (1984).

CHAKRABORTY, P.R., RUIZ-OPAZO, N., SHOUVAL, D., SHAFRITZ, D.A., « Identification of integraded hepatitis B virus DNA and expression of viral RNA in an HBsAg-producting human hepatocellular carcinoma cell line », *Nature*, 286, 531 (1980).

CHANI, C., BLANCHARD, J.M., PIECHACZYK, M., SABOUTY, E., MARTY, L., & JEANTEUR, P., « Extreme instability of myc mRNA in normal and transformed human cells », *Proc. Nat. Acad. Sci.*, USA, 81, 7046 (1984).

CHEN, K.-X., GRESH, N. & PULLMAN, B., « A theoretical investigation on the sequence selective binding of adriamycin to double-stranded polynucleotides », *Nucl. Acids Res.*, 14, 2251 (1986).

CHEN, K.-X., GRESH, N. & PULLMAN, B., « A theoretical investigation on the sequence selective binding of daunomycin », *Int. J. Biomol. Struct. Dyn.*, 3, 445 (1985).

COMINGS, D.E., « A general theory of carcinogenesis », *Proc. Nat. Acad. Sci.*, USA, 70, 3324 (1973).

CROCE, C., ERIKSON, J., AR-RUSHDI, A., ADEN, D. & NISHIKURA, K., « Translocated *c-myc* oncogene of Burkitt lymphoma is transcribed in plasma cells and repressed in lymphoblastoid cells », *Proc. Nat. Acad. Sci.*, USA, 81, 3170 (1984).

DHAR, R., NIETO, A., KOLLER, R., DEFOE-JONES, D. & SCOLNICK, E.M., « Nucleotide sequence of two *ras*^{H} related genes isolated from the yeast *Saccharomyces cervisiae* », *Nucl. Acids Res.*, 12, 3611 (1984).

DOOLITTLE, R.F., HUNKAPILLER, M.W., HOOD, L.E., DEVARE, S.G., ROBBINS, K.C., AARONSON, S.A., ANTONIADES, H.N., « Simian sarcoma virus *onc* gene, *v-sis*, is derived from the gene (or genes) encoding a platelet-derived growth factor », *Science*, 221, 275 (1983).

DOWNWARD, J., YARDEN, Y., MAYES, E., SCRACE, G., TOTTY, N., STOCKWELL, P., ULLRICH, A., SCHLESSINGER, J., & WATERFIELD, M.D., « Close similarity of epidermal growth factors receptor and *v-erB* oncogene protein sequences », *Nature*, 307, 521 (1984).

DULBECCO, R., « A consideration of virus-host relationships in virus-induced neoplasia at the cellular level », *Cancer Res.*, 20, 751 (1960).

DUNNETT, S.B., BJORKLUND, A. & STENEVI, U., « Dopamine rich transplants in experimental parkinsonism », *Trends in NeuroSciences*, 6, 266 (1983).

EDMAN, J., GRAY, P., VALENZUELA, P., RALL, L.B., RUTTER, W.J., « Integration of hepatitis B virus sequences and their expression in a human hepatoma cell », *Nature*, 286, 535 (1980).

EPSTEIN, M.A., « Aspects of the EB virus », *Adv. Cancer Res.* (G. Klein & S. Weinhouse eds), pub. Academic Press, 13, 383 (1970).

EPSTEIN, M.A., ACHONG, B.G. & BARR, Y.M., « Virus particles in cultured lymphoblasts from Burkitt's lymphoma », *Lancet*, 2, 702 (1964).

FEORINO, P.M., KALYANARAMAN, V.S., HAVERKOS, H.W., CABRADILLA, C.D., WARFIELD, D.T., YAFFE, H.W., HARRISON, A.K., GOTTLIEB, M.S., GOLDFINGER, D., CHERMANN, J.C., BARRE-

SINOUSSI, F., SPIRA, T.T., MCDOUGAL, J.S., CURRAN, J.W., MONTAGNIER, L., MURPHY, F.A. & FRANCIS, D.P., « Lymphadenopathy associated virus infection of a blood donor-recipient pair with acquired immunodeficiency syndrome », *Science*, 225, 69 (1984).

GROSS, L., « A filterable agent recovered from AK leukemia extracts causing salivary gland carcinomas in C_3H mice », *Proc. Soc. Exp. Biol. Med.*, 83, 414 (1953).

HABEL, K., « Specific complement fixing antigens in polyoma tumors and transformed cells », *Virology*, 25, 55 (1955).

HINUMA, Y., NAGATA, K., HANAOKA, M., NAKAI, M., MATSUMOTO, T., KINOSHITA, K.I., SHIRAKAWA, S., MIYOSHI, I., « Adult T-cell leukemia : antigen in an ATL cell line and detection of antibodies to the antigen in human sera », *Proc. Nat. Acad. Sci.*, USA, 78, 6476 (1981).

HOFFMANN, F.M., FRESCO, L.D., HOFFMANN-FALK, H. & SHILO, B.Z., « Nucleotide sequences of the drosophila *src* and *abl* homologs : conservation and variability in the *src* family oncogens », *Cell*, 35, 393 (1983).

HUEBNER, R.J., ROWE, W.P., WARD, T.G., PARROTT, R.H. & BELL, J.A., « Adenoidal-pharyngeal conjunctival agents : a newly recognized group of common viruses of the respiratory system », *New Eng. J. Med.*, 251, 1077 (1954).

HUEBNER, R.J., CHANOCK, R.M., RUBIN, B.A. & CASEY, M.J., « Induction by adenovirus type 7 of tumors in hamsters having the antigenic characteristics of SV40 virus », *Proc. Nat. Acad. Sci.*, USA, 52, 1333 (1964).

HUEBNER, R.J. & TODARO, G.J., « Oncogenes of RNA tumor viruses as determinants of cancer », *Proc. Nat. Acad. Sci.*, USA, 64, 1087 (1969).

KELLY, K., COCHRAN, B.H., STILES, C.D. & LEDER, P., « Cell specific regulation of the *c-myc* gene by lymphocyte mitogens and platelet-derived growth factor », *Cell*, 35, 603 (1983).

KENNAWAY, E.L., « The identification of a carcinogenic compound in coal-tar », *Br. Med. J.*, II, 749 (1955).

KENNAWAY, E.L. & HIEGER, I., « Carcinogenic substances and their fluorescence spectra », *Br. Med. J.*, I, 1044 (1930).

KLEIN, G. & KLEIN, E., « Evolution of tumours and the impact of molecular oncology », *Nature*, 315, 190 (1985).

KNUDSON, A.G., « Mutation and human cancer », *Adv. Cancer Res.*, 17, 317 (1973).

KOHL, N., GEE, C., ALT, F., « Activated expression of the *n-myc* gene in human neuroblastomas and related tumors », *Science*, 226, 1335 (1984).

KRIS, R.M., LIBERMANN, T.A., AVIVI, A. & SCHLESSINGER, J., « Growth factors, growth factor receptors and oncogene », *Biotechnology*, 3, 135 (1985).

KRUIJER, W., COOPER, J.A., HUNTER, T. & WERMA, I., « Platelet derived growth factor induces rapid but transient expression of the *c-fos* gene and protein », *Nature*, 312, 711 (1984).

LAND, H., PARADA, D.F. & WEINBERG, R.A., « Cellular oncogenes and multistep carcinogenesis », *Science*, 222, 771 (1983).

LEDER, P., BATTEY, J., LENOIR, G., MOULDING, C., MURPHY, W., POTTER, H., STEWART, T. & TAUB, R., « Translocations among antibody genes in human cancers », *Science*, 222, 771 (1983).

LÉVY, J.P., HOFFMAN, A.D., KRAMER, S.M., LANDIS, J.A., SHIMABUKURO, J.M., OSHIRO, L.S., « Isolation of lymphocytophathic retroviruses from San Francisco patients with AIDS », *Science*, 225, 840 (1984).

LITTLE, C.C. & TYZZER, E.E., « Further experimental studies on the inheritance of susceptibility to a transplantable tumour, carcicoma, (J.W.A.) of the Japanese waltzing mouse », *J. Med. Res.*, 33, 393 (1915).

LOEB, L. & FLEISHER, M.S., « Transplantation of benign tumors », *J. Cancer Res.*, 1, 427 (1916).

MARION, P.L., SALAZAR, F.H., ALEXANDER, J.J., ROBINSON, W.S., « State of hepatitis B viral DNA in a human hepatoma cell line », *J. Virol.*, 33, 795 (1979).

MARKERT, C.L., « Biochemical embryology and genetics », *Natn. Cancer Inst. Monogr.*, 2, 3 (1960).

MAUPAS, P., WERNER, B., LAROUZE, B., MILLMAN, I., LONDON, W.T., O'CONNELL, A., BLUMBERG, B., « Antibody to hepatitis B core antigen in patients with primary hepatic carcinoma », *Lancet*, 2, 9, 1975.

MÜLLER, R., CURRAN, T., MÜLLER, D. & GUILBERT, L., « Induction of *c-fos* during myelomonocytic differentiation and macrophage proliferation », *Nature*, 314, 546 (1985).

NEUMAN-SILBERBERG, F.S., SCHEJTER, E., HOFFMANN, F.M. & SHILO, B., « The drosophila *ras* oncogens : structure and nucleotide sequence », *Cell*, 37, 1027 (1984).

PADGETT, B.L., WALKER, D.L., ZURHEIN, G.M., ECKROADE, R.J. & DESSEL, B.H., « Cultivation of papova-like virus from human brain with progressive, multifocal leucoencephalopathy », *Lancet*, 1, 1257 (1971).

PARADA, L.F., TABIN, C.J., SHIH, C. & WEINBERG, R.A., HUMAN E.J. Baldder carcinoma concogene is homologue of Harvey sarcoma virus *ras* gene », *Nature*, 297, 474 (1982).

POIESZ, B.J., RUSCETTI, F.W., GAZDAR, A.F., BUNN, P.A. MINNA, J.D., GALLO, R.C., « Detection and isolation of type C retrovirus particles from fresh and cultured lymphocytes of a patient with cutaneous T-cell lymphoma », *Proc. Nat. Acad. Sci.*, USA, 77, 7415 (1980).

POPOVIC, M., SARNGADHARAN, M.G., READ, E. & GALLO, R.C., « Detection, isolation and continuous production of cytopathic retroviruses (HTLV-III) from patients with AIDS and pre-AIDS », *Science*, 244, 497 (1984).

POTTER, VAN, R., « Summary of discussion on neoplasms », *Cancer Res.*, 28, 1901 (1968).

POWERS, S., KATAOKA, S., FASANO, O., GOLDFARB, M., STATHERN, J., BROACH, J. & WIGLER, M., « Genes in *S. cerevisiae* encoding proteins with domains homologous to the mammalian ras proteins », *Cell*, 36, 607 (1984).

PREMKUMAR-REDDY, E., REYNOLDS, R.K., SANTOS, E. & BARBACID, E., « A point mutation is responsible for the acquisition of transforming properties by the T24 human bladder carcicoma oncogene », *Nature*, 300, 149 (1982).

QUILLARDET, P., HUISMAN, O., D'ARI, R. & HOFNUNG, M., « SOS chromotest, a direct assay of induction of an SOS function in *Escherichia coli* K-12 to measure genotoxicity », *Proc. Nat. Acad. Sci.*, USA, 79, 5971 (1982).

ROBERTSON, M., « Message of *myc* in context », *Nature*, 309, 585 (1984).

ROUS, P., « A sarcoma of the fowl transmissible by an agent separable from the tumor cells », *J. Exp. Med.*, 13, 397 (1911).

ROUS, P., « A transmissible avian neoplasm : sarcoma of the common fowl », *J. Exp. Med.*, 12, 696 (1910).

RUTISHAUSER, U. & EDELMAN, G., « Effects of fasciculation on the outgrowth of neurites from spinal ganglia in culture », *J. Cell., Biol.*, 87, 370 (1980).

SACHS, L. & WINOCOUR, E., « Formation of different cell virus relationships in tumour cells induced by polyoma », *Nature*, 184, 1702 (1959).

SCHWAB, M., ALITALO, K., KLEMPNAUER, K., VARMUS, H., BISHOP, J.M., GILBERT, F., BRODEUR, G., GOLDSTEIN, M., TRENT, J., « Amplified DNA with limited homology to *myc* cellular oncogene is shared by human neuroblastoma cell lines and a neuroblastoma tumour », *Nature*, 305, 245 (1983).

SHOPE, R.E., « A filterable virus causing tumor-like conditions in rabbits and its relationship to virus myxomatosum », *J. Exp. Med.*, 56, 803 (1932).

SHOPE, R.E., « Infections papillomatosis of rabbits », *J. Exp. Med.*, 58, 607 (1933).

SHITVELMAN, E., LIFSHITZ, B., GALE, R.P. & GANAANI, E., « Fused transcript of *abl* et *bcr* genes in chronic myelogenous *leukaemia* », *Nature*, 315, 550 (1985).

STEHELIN, D., VARMUS, H.E., BISHOP, J.M. & VOGT, P.K., « DNA related to the transforming gene (s) of avian sarcoma viruses is present in normal avian DNA », *Nature*, 260, 170 (1976).

STEHELIN, D., Communication personnelle et rapport au Colloque « Pasteur Weizmann » de Monaco (1984).

SWEET, B.H. & HILLEMAN, M.R., « The vacuolating virus SV40 », *Proc. Soc. Exp. Biol. Med.*, 105, 420 (1960).

TEMIN, H., « The effects of actinomycin D on growth of Rous sarcoma virus *in vitro* », *Virology*, 20, 577 (1963).

TEMIN, H., « The participation of DNA in Rous sarcoma virus production », *Virology*, 23, 486 (1964).

TEMIN, H., « Homology between RNA from Rous sarcoma virus and DNA from Rous sarcoma virus infected cells », *Proc. Nat. Acad. Sci.*, USA, 52, 323 (1964).

TEMIN, H., « Malignant transformation of cells by viruses », *Perspect. Biol. Med.*, 14, 11 (1970).

TEMIN, H., KANG, C.T. & MIZUTANI, S., « RNA directed DNA synthesis in viruses and cells », *Lepetit Colloque Biol. Med.*, 4, North Holland, Amsterdam (1973).

TEMIN, H. & BALTIMORE, D., « RNA directed DNA synthesis and RNA tumor viruses », *Adv. virus Res.*, 17, p. 129, Academic Press (1972).

TEMIN, H., « The protovirus hypothesis and cancer », in *RNA Viruses and Host Genome in Oncogenesis* (P. Emmelot, & P. Bentvelzen, eds), North Holland, Amsterdam, p. 351 (1972).

THÉ, G. de, *Sur la piste du cancer*, Flammarion, Paris (1984).

TIOLLAIS, P., CHARNAY, P., VYAS, G.N., « Biology of hepatitis B virus », *Science*, 213, 406 (1981).

TOOZE, J., « The molecular biology of tumour viruses », *Cold Spring Harbor Laboratory*, second edition (1980).

TRENTIN, J.J., YABE, Y. & TAYLOR, G., « The quest for human cancer viruses », *Science*, 137, 835 (1962).

VIGIER, P. & GOLDE, A., « Effects of actinomycin D and mitomycin C on the development of Rous sarcoma virus », *Virology*, 23, 511 (1964).

VIRCHOW, R., *Die Cellularpathologie in inhrer Begründung auf physiologische und pathologische Gewebelehre*, Berlin, 1858, 25.

VOGT, M. & DULBECCO, R., « Virus cell interaction with a tumor producing virus », *Proc. Nat. Acad. Sci.*, USA, 46, 365 (1960).

WARBURG, O., « On the origin of cancer cells », *Science*, 123, 309 (1956).

WARBURG, O., « On respiratory impairment in cancer cells », *Science*, 124, 267 (1956).

WATERFIELD, M.D., SCRACE, G.T., WHITTLE, N., STROOBANT, P., JOHNSSON, A., WASTESON, A., WESTERMARK, B., HELDIN, C.H., HUANG, J.S. & DEUEL, T., « Platelet derived growth factor is structurally related to the putative transforming protein p28sis of simian sarcoma virus », *Nature*, 304, 35 (1983).

WEINER, L.P., HERNDON, R.M., NARAYAN, O. & JOHNSON, R.T., « Further studies of a SV40 like virus isolated from human brain », *J. Virol.*, 10, 147 (1972).

WEINHOUSE, S., « Enzyme activities and tumor progression », *The J.P. Greenstein Memorial Symposium on Amino Acids Proteins and Cancer Biochemistry* (Edsall, ed.), Academic Press, New York, p. 109 (1960).

CHAPITRE X

ARTAVANIS-TSAKONAS, S., MUSKAVITCH, M. & YEDVOBNICK, B., « Molecular cloning of *Notch*, a locus affecting neurogenesis in *drosophila melanogaster* », *Proc. Nat. Acad. Sci.*, USA, 80, 1977 (1983).

BANTLE, J.A. & HAHN, W.E., « Complexity and characterization of polyadenylated RNA in the mouse brain », *Cell*, 8, 139 (1976).

BARNSTABLE, C.J., « Developmental studies of rat retina cells using cell-type specific monoclonal antibodies », *Gene Expression in Normal and Transformed Cells* (J. Celis & R. Bravo eds), Plenum Publishing Coorporation, p. 219 (1983).

BATESON, W., *Materials for the Study of Variation*, McMillan & Company, Londres (1894).

BENDER, W., AKAM, M., KARCH, F., BEACHY, P., PEIFER, M., SPIERER, P., LEWIS, E.B. & HOGNESS, D.S., « Molecular genetics of the bithorax. Complex in drosophila melanogaster », *Science*, 221, 23 (1983).

BENZER, S., « Behavorial mutants of drosophila isolated by counter current distribution », *Proc. Nat. Acad. Sci.*, USA, 58, 1112 (1967).

BENZER, S., « Genetic dissection of behavior », *Scient. Amer.*, 229, 24 (1973).

BUCK, L., STEIN, R., PALAZZOLO, M., ANDERSON, D.J. & AXEL, R., « Gene expression and the diversity of identified neurons », *Cold Spring Harbor Symp. Quant. Biol.*, 48, 485 (1983).

CARRASCO, A.E., MC GINNIS, W., GEHRING, W. & ROBERTIS, E.M. DE, « Cloning of an X. laevis gene expressed during early embryogenesis coding for a peptide region homologous to drosophila homeotic genes », *Cell*, 37, 409 (1984).

CHANCEUX, J.-P., *L'Homme neuronal*, Fayard, Paris (1984).

CHIKARAISHI, D., « Complexity of cytoplasmic polyadenylated and non polyadenylated rat brain ribonucleic acids », *Biochemistry*, 18, 3249 (1979).

DESPLAN, C., THEIS, J. & O'FARRELL, « The drosophila developmental gene "engrailed" encodes a sequence specific DNA binding activity », *Nature*, 318, 630 (1985).

DEVILLERS-THIERY, A., GIRAUDAT, J., BENTABOULET, M. & CHANGEUX, J.-P., « Complete mRNA coding sequence of the ACh binding α-subunit from Torpedo marmorata ACHR : a model for the transmembrane organization of the polypeptide chain », *Proc. Nat. Acad. Sci.*, USA, 80, 2067 (1983).

DICKERSON, R.E., DREW, H.R., CONNER, B.N., KOPKA, M.L. & PJURA, P.E., « Helix geometry and hydratation in A-DNA, B-DNA and Z-DNA », *Cold Spring Harbor Symp. Quant. Biol.*, 47, 13 (1982).

FRANKLIN, R.E. & GOSLING, R., « Molecular configuration in sodium thymonucleate », *Nature*, 171, 740 (1953).

GARCIA-BELLIDO, A., LAWRENCE, P.A., MORATA, G., « Compartment in animal development : flies and may be other animals too, seem to be composed of a number of compartments homologous units within which key genes execute decisions committing several clones of cells to a line of development », *Scient. American*, 241, 90 (1979).

GELLERT, M. LITTLE, J.W., OSHINSKY, C.K. & ZIMMERMAN, S.B., « Joining of DNA strands by DNA ligase of *E. coli* », *Cold Spring Harbor Symp. Quant. Biol.*, 33, 21 (1968).

GEHRING, W., « The homeobox : a key to the understanding of development ? », *Cell*, 40, 3 (1985).

GUILLEMIN, R., VARGO, T., ROSSIER, J., MINICK, S., LING, N., RIVIER, C., VALE, W. & BLOOM, F., « β-endorphin and adrenocorticotropin are secreted concomitantly by the pituitary gland », *Science*, 197, 1367 (1977).

GUILLEMIN, R., LING, N., LAZARUS, L., BURGUS, R., MINICK, S., BLOOM, F., NICOLL, R., SIGGINS, G. & SEGAL, D., « The endorphins, novel peptides of brain and hypophysal origin, with opiate-like activity : biochemical and biological studies », *Ann. N.Y. Acad. Sci.*, 297, 131 (1977).

GUSELLA, F., WEXLER, N., CONNEALLY, P., NAYLOR, S., ANDERSON, A., TANZI, R., WATKINS, P., OTTINA, K., WALLACE, M., SAKAGUCHI YOUNG, A., SHOULSON, I., BONILLA, E. & MARTIN, J., « A polymorphic DNA marker genetically linked to Huntington's disease », *Nature*, 306, 234 (1983).

HAHN, W.E., NESS, J. VAN, & MAXWELL, I.H., « Complex population of mRNA sequences in large polyadenylated nuclear RNA molecules », *Proc. Nat. Acad. Sci.*, USA, 75, 5544 (1978).

HIRSCH, J. & BOUDREAU, J.C., « The heritability of phototaxis in a population of *drosophila melanogaster* », *J. Comp. Physiol. Psychol.*, 51, 647 (1958).

HOGAN, B., HOLLAND, P. & SCHOFIELD, P., « How is the mouse segmented ? », *Trends Genet.*, 67 (mars 1985).

KANDEL, E.R., « The organisation, of sub-population in the abdominal ganglion of Aplysia », in *The Interneuron* (A. Scheibel ed.), 71 UCLA Press, Los Angeles (1970).

KANDEL, E.R., *Behavioral Biology of Aplysia* (W.H. Freeman pub.), San Francisco (1979).

KIDD, S., LOCKETT, T. & YOUNG, M., « The Notch locus of *drosophila melanogaster* », *Cell*, 34, 421 (1983).

LAWRENCE, D.A. & MORATA, G., « Compartments in the wing of drosophila : a study of the engrailed gene », *Devel. Biol.*, 50, 321 (1976).

LAWRENCE, P.A., « The cellular basis of segmentation in insects », *Cell*, 26, 3 (1981).

LE DOUARIN, N., « The ontogeny of the neural crest in avian embryo chimaeras », *Nature*, 286, 663 (1980).

LEWIS, E.B., « A gene complex controlling segmentation in *drosophila* », *Nature*, 276, 565 (1978).

MALLET, J., FAUCON-BIGUET, N-., BUDA, M., LAMOUROUX, A. & SAMOLYK, D., « Detection and regulation of the tyrosine hydroxylase mRNA levels in rat adrenal medulla and brain tissues », *Cold Spring Harbor Symp. Quant. Biol.*, 48, 305 (1983).

McGinnis, W., Levine, W., Hafen, M., Kuroiwa, E. & Gehring, W.J., « A conserved DNA sequence in homoeotic genes of the *drosophila Antennapedia* and bithorax complexes », *Nature*, 308, 428 (1984).

McGinnis, W. Garber, Wirz, R.L., Kuroiwa, A., & Gehring, W., « A homologous protein coding sequence in drosophila homeotic genes and its conservation in other metazoans », *Cell*, 37, 403 (1984).

Monaco, A.P., Bertelson, C.J., Middlesworth, W., Colletti, C.-A., Aldridge, J., Fischbeck, K.H., Bartlett, R., Pericak-Vance, M.A., Roses, A.D. & Kunkel, L.M., « Detection of deletions spanning the Duchenne muscular dystrophy locus using a tightly linked DNA segment », *Nature*, 316, 842 (1985).

Morata, G., Lawrence, P.A., « Homoetic genes, compartments and cell determination in *Drosophila* », *Nature*, 265, 211 (1977).

Morgan, T.H. Sturtevant, A.H., Muller, H.J. & Bridges, C.B., *The Mechanism of Mendelian Heredity*, Henry Holt and Co. (1915).

Ness J. van, Maxwell, I.H. & Hahn, W.E., « Complex populations of non polyadenylated messenger RNA in mouse brain », *Cell*, 18, 1341 (1979).

Numa, S., Noda, M., Takahashi, T., Tanabe, M., Toyosato, Y., Furutani, Y. & Kikyotani, S., « Molecular structure of the nicotinic acetylcholine receptor », *Cold Spring Harbor Symp. Quant. Biol.*, 48, 57 (1983).

Oliverio, A., « Genetic variations and heritability in a measure of avoidance learning in mice », *J. Comp. Physiol. Psychol.*, 74, 390 (1971).

Oliverio, A., « Genetic factors in the control of drug effect on the behaviour of mice », in *The Genetics of Behaviour* (J.H.F. Van Abeelen ed), pub. North Holland Pub. Comp., Amsterdam, chap. 15, p. 375 (1974).

Oliverio, A. & Messeri, P., « An analysis of single gene effects on avoidance, maze and wheel running and exploratory behavior in the mouse », *Behav. Biol.*, 8, 771 (1973).

O'Malley, K.L., Mauron, A., Raese, J., Barchas, J.D. & Kedes, L., « Genes for catecholamine biosynthesis : cloning by expression and identification of the cDNA for rat dopanine beta-hydroxylase », *Proc. Nat. Acad. Sci.*, USA, 80, 2161 (1983).

OWENS, G., CHAUDHARI, N. & HAHN, W., « Brain "identifier sequence" is not restricted to brain : similar abundance in nuclear RNA of other organs », *Science*, 229, 1263 (1985).

PATRICK, J., BALLIVET, M., BOAS, L., CLAUDIO, T., FORREST, J., INGRAHAM, H., MASON, P., STENGELIN, S., UENO, S. & HEINEMAN, S., « Molecular cloning of the acetylcholine receptor », *Cold Spring Harbor Symp. Quant Biol.*, 48, 71 (1983).

RAFF, R.A. & KAUFMAN, T.C., *Embryos, Genes and Evolution*, McMillan (1983).

REGULSKI, M., HARDING, K., KOSTRIKEN, R., KARCH, F. LEVINE, M. & MCGINNIS, W., « Homeobox genes of the *antennapedia* and bithorax complexes of drosophila », *Cell*, 43, 71 (1985).

RICH, A., « Right handed and left handed DNA : conformational information in genetic material », *Cold Spring Harb. Symp. Quant. Biol.*, 47, 1 (1982).

SAPIENZA C. & St JACQUES, B., « Brain specific transcription and evolution of the identifier sequence », *Nature*, 319, 418 (1986).

SCOTT, M.P. & WEINER, A.J., « Structural relationships among genes that control development : sequence homology between the *antennapedia*, ultrabithorax and *fushi tarazu* loci of *drosophila* », *Proc. Nat. Acad. Sci.*, USA, 81, 4115 (1984).

SPIERER, P. & GOLDSCHMIDT-CLERMONT, M., « La génétique du développement de la mouche », *La Recherche*, 16, 453 (1985).

SCHELLER, R.H. JACKSON, J.F., MCALLISTER, L.B., ROTHMAN, B.S., MAYERI, E., & AXEL, R., « A single gene encodes multiple neuropeptides mediating a stereotyped behavior », *Cell*, 32, 7 (1983).

STRUMWASSER, F., KACZMAREK, L.K., CHIN, A.Y., HELLER, E., JENNINGS, K.R. & VIELE, D.P., « Peptides controlling behavior in Aplysia », *Soc. Gen. Physiol. Ser.*, 35, 197 (1980).

SUTCLIFFE, G., MILNER, R., GOTTESFELD, J. & REYNOLDS, W., « Control of neuronal gene expression », *Science*, 225, 308 (1984).

SUTCLIFFE, G., MILNER, R., BLOOM, F. & LERNER, R., « Common 82 nucleotide sequence unique to brain RNA », *Proc. Nat. Acad. Sci.*, USA, 79, 4942 (1982).

SUTCLIFFE, J.G., MILNER, R.J. & BLOOM, F.E., « Cellular localization and function of the proteins encoded by brain specific mRNAs », *Cold Spring Harbor Symp. Quant. Biol.*, 48, 477 (1983).

TRISLER, G.D., SCHNEIDER, M.D. & NIRENBERG, M., « A topographic gradient of molecules in retina can be used to identify neuron position », *Proc. Nat. Acad. Sci.*, USA, 78, 2145 (1981).

TYRON, R.C., « Genetic differences in maze learning ability in rats », in *39 th Year Book*, Nat. Soc. Stud. Educ., Part I (Public School Publ., Corp. Bloomington, III), p. 111 (1940).

VENKATESH, T.R., ZIPURSKY, S.L. & BENZER, S., « Molecular analysis of the development of the compound eye in *Drosopphila* », *Trends Neurosciences*, 8, 251 (1985).

WANG, A.H.J., QUIGLEY, G.J., KOLPAK, F.Y., GRAWFORD, J.L., BOOM, J.H. VAN, DER MAREL, G. VAN, & RICH, A., « Molecular structure of a left handed double helical DNA fragment at atomic resolution », *Nature*, 282, 680 (1979).

WOLPERT, L., « Positional information and spatial pattern of cellular differentiation », *J. Theoret. Biol.*, 25, 1 (1969).

ZIPSER, B. A, MCKAY, R., « Monoclonal antibodies distinguish identifiable neurones in the leech », *Nature*, 289, 549 (1981).

Table

Imprimé par Lightning Source France
1 avenue Gutenberg
78310 Maurepas

N° d'édition :0200-9325-Y

www.ingramcontent.com/pod-product-compliance
Lightning Source LLC
LaVergne TN
LVHW012111170826
845678LV00001BA/4

* 9 7 8 2 0 2 0 0 9 3 2 5 5 *